监管科学中的创新统计学
Innovative Statistics in Regulatory Science

［美］周贤忠（Shein-Chung Chow）著
李宁 主译

清华大学出版社
北京

北京市版权局著作权合同登记号　图字：01-2024-2036

Innovative Statistics in Regulatory Science / by Shein-Chung Chow
ISNB:978-0-3672-2476-9
© 2020 by Taylor & Francis Group, LLC

图书在版编目（CIP）数据

监管科学中的创新统计学 /（美）周贤忠著；李宁主译 . — 北京：清华大学出版社，2024.5
书名原文：Innovative Statistics in Regulatory Science
ISBN 978-7-302-66312-6

Ⅰ．①监…　Ⅱ．①周…　②李…　Ⅲ．①药品管理—监管制度—研究—美国　Ⅳ．① R954

中国国家版本馆 CIP 数据核字（2024）第 099960 号

责任编辑：孙　宇
封面设计：钟　达
责任校对：李建庄
责任印制：丛怀宇

出版发行：清华大学出版社
　　　网　　　址：https://www.tup.com.cn，https://www.wqxuetang.com
　　　地　　　址：北京清华大学学研大厦 A 座　　　邮　　　编：100084
　　　社　总　机：010-83470000　　　邮　　　购：010-62786544
　　　投稿与读者服务：010-62776969，c-service@tup.tsinghua.edu.cn
　　　质量反馈：010-62772015，zhiliang@tup.tsinghua.edu.cn
印 装 者：北京联兴盛业印刷股份有限公司
经　　销：全国新华书店
开　　本：185mm×260mm　　　印　张：27.5　　　字　数：534 千字
版　　次：2024 年 5 月第 1 版　　　印　次：2024 年 5 月第 1 次印刷
定　　价：268.00 元

产品编号：105468-01

译者名单

主 译 李 宁

副主译 黄慧瑶　邓红洁　唐 玉

译 者（按姓氏笔画排序）

丁雪梅　王 乐　韦加为　刘梅若

杜 琼　李 莉　李文婷　杨 典

吴 钒　吴天敏　邱婧君　何翰卿

陈 颖　武海燕　孟宪花　徐 圣

郭兰伟　黄真娜　戴鲁燕

序 1

近年来，中国新药临床试验取得了令世界瞩目的成就，我们正在共同亲历、见证和创造创新医药发展的伟大时代。监管科学作为一门独立的新兴交叉学科，也随之在国际上应运而生，正日益显现其在促进创新药物研发、推动创新医药学科化发展等方面至关重要的作用。监管科学的核心是开发支持产品监管决策的新工具、新标准、新方法，也包括医药创新的法律法规和制度体系建设。我们要理解"监管科学在中国的起源和意义"和"临床试验统计学之于监管科学"这两个问题，首先需要了解其产生的社会和时代背景。

以肿瘤为例，1960 年，中国首个抗肿瘤新药临床试验（N- 甲酰溶肉瘤素）在中国医学科学院肿瘤医院启动，拉开了我国抗肿瘤新药试验的序幕。在很长一段时间里，医药研发是摸着石头过河，缺乏成熟的研究方法和科学监管体系，包括缺乏科学的疗效评估标准、安全性评价和事半功倍的试验设计方法等。为了推动新药研发，我国监管科学建设雏形已经出现。1983 年国家原卫生部批准 14 家医疗单位成立首批"临床药理基地"，1985 年中华人民共和国全国人民代表大会常务委员会正式颁布了《药品管理法》作为我国药品监管的基本法律，1998 年成立国家食品药品监督管理局，2000 年原卫生部发布并开始实施《药品临床试验管理规范》（试行）。

从 2008 年开始，国家在"十一五""十二五"和"十三五"期间设立"重大新药创制"科技重大专项，逐步完善我国药品和器械监管的法律法规和科学体系，重塑临床研究生态和我国全生命周期的质量管理体系，开发和使用成熟的工具、标准和方法。2017 年中国正式成为 ICH 成员国，我国监管体系开始全面接轨国际；2019 年国家药品监督管理局启动中国监管科学行动计划，加快推进我国从医药大国向医药强国迈进。这既是中国近年来医药研发取得卓越进展的原因，也是有效激励创新活力和持续解决患者用药需求的关键手段。

在医药创新研发和监管过程中，临床试验统计学发挥着至关重要的作用，它们不仅是实现精准医疗和个性化治疗的关键，也是构建现代医药研发体系的基石。作为一名医生和一位研究者，在一定程度上，统计学是"科学""方法"的代名词。它既能帮助我们科学地理解数据，得出科学的结论，还能指导我们科学决策，帮助行业统计师、研究者等人员充分理解和恰当应用创新的统计学方法，可有效提升我国医药创新水平。

　　《监管科学中的创新统计学》原著由周贤忠（Shein-Chung Chow）教授撰写完成，该书不仅是监管统计领域的先锋之作，更是桥接统计理论与临床应用的重要纽带。我国正处于监管科学和创新医药学学科化推动的初期阶段，不论是监管、医院还是企业的从业者，都迫切需要一本围绕创新药物研究统计新需求、以统计问题为导向，讲得清、说得透、看得懂的教材。

　　这本译著由李宁教授广泛联合多家企业和兄弟单位的中青年人才精心翻译而成，能够为我国临床试验统计师、医生、管理者等相关从业者提供相应的参考。我也衷心期待本书能够激励更多有志之士投身于医药事业，以患者为中心、弘扬科学精神、秉持创新原则，为全人类健康福祉作出更大的贡献。

中国工程院院士
北京协和医学院长聘教授
中国医学科学院肿瘤医院 GCP 中心主任
2024 年春于北京

序 2

临床试验统计学在药物研发、新技术评价和监管工作中发挥着至关重要的作用，为评估药物或治疗方法的安全性、有效性和质量提供了科学的方法学框架，以确保基于证据的监管决策，有助于保护公共健康。近年来，我国监管机构在不断发展的过程中，走过了摸着石头过河的探索阶段，对于监管科学中的统计学问题愈加重视并予以系统化考量。随着 2017 年我国国家药品监督管理局正式加入人用药品注册技术要求国际协调理事会（ICH），配合 ICH 相关指导原则在我国的落地和实施，我国药监机构陆续出台了生物统计学和数据管理相关指导原则。同时，国内各大院校的生物统计学专业也在蓬勃发展，不断为行业输送专业人才。然而，国内外行业目前缺乏系统性讨论药品研发监管科学中的统计问题的著作。

由周贤忠（Shein-Chung Chow）博士编著的《Innovative Statistics in Regulatory Science》，是首部致力于讨论药品监管科学中的统计学问题的著作。原著系统深入地介绍了药物研发和监管科学中涉及的统计方面的问题，特别是创新研究设计、实施与监管中的统计学挑战，在生物等效/相似性评估、精准医学、大数据、罕见病药物开发、适应性设计等创新试验设计方面，提供了深刻的见解和先进的方法论。强调了为保证监管科学中的统计效度，监管统计需遵循三个原则：①确保所收集的临床数据的质量、可靠性和完整性，为监管审批提供支持；②对新药安全性和有效性的实质性证据提供公正和可靠的评估；③确保提供的证据是非偶然的，且在相同的试验条件下可重现。本书不仅涉及关键统计概念、理论方法，还包括大量创新设计和实际案例分析，使得内容既有深度也有广度，为监管人员、药物研发人员，特别是该领域的生物统计学工作者提供了指导。尽管原著的出发点和侧重点是基于美国食品药品监督管理局（FDA）在监管统计方面的考量，但对我国不断发展的监管科学统计学具有重要参考价值，对研究者发起的临床试验也同样具有指导意义。

原著作者周贤忠（Shein-Chung Chow）博士现任杜克大学医学院生物统计学教授，曾任美国 FDA 药物审评和研究中心（CDER）的生物统计部门副主任，在制药行业也有丰富的经验，横跨监管、企业和学术界，使其更具有药物研发的全局视角，也是药物研发临床试验统计学领域著述最为丰盛的学者。

中国医学科学院肿瘤医院副院长李宁教授深耕临床研究数十载，持续致力于推动创新医药学学科发展和人才培养，在临床试验设计、实施、质量控制和监管等方面具有丰富的理论和实践经验，对生物统计学在临床试验和监管科学中的作用和地位有着深刻的理解和认识。在其召集下，联合领域内专家对这本书进行了翻译工作。由各大药企和临床研究机构组成的译者团队认真细致，从初稿翻译、审校到最终定稿，进行了多轮讨论，确保忠于原著，真实准确。

相信该书的出版，对于提高我国临床试验相关科研工作者和监管人员对生物统计学在临床试验设计、实施、质控和监管方面的认识，推广统计学的基本概念、基本理论和方法，促进创新试验统计方法的研究，持续推进我国药品临床研发和监管科学水平等均具有深远的影响。

南京医科大学教授
2024 年春于南京

目　　录

第 1 章 绪 论

1.1 绪论

《美国法典》第 21 编第 314 节规定，在美国审批药品（包括药物、生物制品和医疗器械）时，食品药品监督管理局（Food and Drug Administration，FDA）要求在向监管提交程序中提供有关所调查试验疗法安全性和有效性的实质性证据。然后，审评员（包括统计审查员、医学审查员和其他相关学科的审查员）将在审评和批准所调查试验疗法的过程中，对有关安全性和有效性的实质性证据进行评估。而统计学在确保药品开发研究中获得的实质性证据的准确性、可靠性和可重复性方面发挥着重要作用。在提交给监管审评审批的材料中常用的统计方法和（或）工具通常被称为监管科学统计或监管统计。因此从广义上，监管统计学定义为可有效用于药品监管审评审批过程的统计方法。监管统计的目的是对试验疗法进行客观、公正和可靠的评估。

为确保在监管审评审批材料中使用统计数据的有效性，监管统计学一般遵循以下三项原则：第一，针对试验疗法的安全性和有效性的实质性证据，进行公正可靠的评估；第二，确保为支持监管审批所需的实质性证据生成而收集的数据的质量、有效性和完整性；第三，确保观察到的实质性证据并非偶然，并且如果在类似的试验条件下进行相同的研究，这些证据具有可重复性。为确保监管统计数据的有效性，建议应遵循"人用药品注册技术国际协调会议（International Conference Harmonization，ICH）"E9 指南中概述的"良好统计规范（Good Statistics Practice，GSP）"（ICH，2018）。

一般统计原则（或关键统计概念）是监管科学中良好统计规范的基础，它不仅能确保药品开发过程中预期临床研究的质量、有效性和完整性，还能对所研究的试验疗法进行公正可靠的评估。关键的统计概念包括但不限于混杂和交互作用、假设检验和 P 值、单侧假设与双侧假设、临床意义/等效性、可重复性以及可推广性。在实践中，监管审评审批过程中可能会出现一些具有挑战性和争议性的问题。这些问题包括全部证据与实质性证据；使用 $(1-\alpha) \times 100\%$ 评估新药疗效置信区间（confidence interval，CI），在评估仿制药/生物类似药疗效 CI 时却使用 $(1-2\alpha) \times 100\%$；终点选择；选择适当的期中决策标准；非劣效界值或等效界值的选择；缺失数据的处理、多重性问题；样本量要求；多区域试验中的一致性趋势评估；外推性；含有多种成分的药物产品；以及咨询委员会（如肿瘤药物咨询委员会）的作用。此外，FDA 最近还制订了几项重要的临床计划，这些关键临床计划涉及精准和（或）个体化医疗；基于生物标志物的临床研究；复杂创新设计；模型引导药物研发（model-informed drug development，MIDD）；罕见病药物开发；大数据分析；真实世界数据和真实世界证据，以及用于穿戴式便携医疗设备和医学影像学领域的机器学习。

第 1.2 节简要介绍了一些关键的统计概念。第 1.3 节介绍了一些复杂创新设计和相应的统计方法。这些复杂的创新设计包括适应性试验设计、完全 n-of-1 试验设计、主方案和贝叶斯方法。第 1.4 节概述了在监管申请的审查和批准过程中通常会遇到的具有挑战性和争议性的问题。本节还介绍了 FDA 近期的重要临床举措。第 1.5 节介绍了本书的目的和范围。

1.2 关键统计学概念

1.2.1 混杂和交互

在药物 / 临床研究与开发中，混杂效应和交互作用可能是评估试验疗法过程中最常见的影响因素。混杂效应是由种族和性别等各种因素导致的，这些因素无法通过研究设计分离出来，而因素间的交互作用则是一个或多个因素的共同效应（Chow 和 Liu，2013）。混杂效应和交互作用是药物 / 临床开发中的重要考虑因素。例如，当观察到混杂效应时，因为治疗效果已被影响，我们无法准确评估治疗效果。另外，当观察到各因素之间存在交互作用时，我们必须要分离出这些效应才能对疗法进行评估。

1.2.1.1 混杂

在临床试验中，有许多变量会干扰治疗措施对主要临床终点影响的评估。如果其中一些变量造成的影响没有被识别出来并加以适当控制，它们就会与试验旨在证明的治疗措施引起的效果混淆在一起，那么治疗效果就会被这些变量造成的影响所混杂。为了更好地理解混杂的概念，请看下面这个示例。假设去年冬天史密斯医生注意到某医院急诊室的温度相对较低，导致医护人员和患者有些不适。史密斯医生怀疑可能是暖气系统没有正常运行，于是请技术人员对暖气系统进行了改进，结果今年冬天急诊室的温度达到了舒适的水平。不过，由于今年冬天并没有去年冬天那么冷，因此尚不清楚急诊室温度的改善是由于供暖系统的改进，还是由于冬季变暖的影响。事实上，供暖系统的改进和冬季变暖的影响是相互混淆，无法分开的。在临床试验中，有许多微小的、难以辨认的、看似无关的混杂因素会导致临床试验结果受到破坏性影响。

摩西（1985）讨论了一个由于混杂对临床试验结果产生破坏性影响的案例，其中混杂因素是患者的个人选择。这个案例为一项脊髓灰质炎疫苗试验，该试验针对全球 200 万名儿童，目的是调查索尔克脊髓灰质炎疫苗的效果。该试验报告称，父母拒绝注射疫苗的儿童小儿麻痹症发病率低于父母同意后注射安慰剂的儿童（Meier，1989）。对数据进行仔细研究后发现，小儿麻痹症的易感性与同意注射疫苗家庭和拒绝注射疫苗家庭之间的差异有关。

　　在许多情况下，混杂因素是研究设计中固有的。例如，在临床试验 Ⅱ 期阶段，剂量递增研究通常用于研究降压药的剂量 – 反应关系。在典型的剂量递增研究中，经过一个停用先前药物和使用安慰剂的洗脱期后，N 名受试者在一个预先设定的时间间隔内开始服用最低剂量药物。在间隔期结束时，根据方案中预先规定的一些标准，将每个患者评估为对治疗有反应或无反应者。在剂量递增研究中，如果受试者在当前剂量下未能达到某些客观的生理标准，如舒张压降低了指定值，且未出现任何不可接受的不良反应，则将继续接受下一个更高的剂量。图 1.1 是典型剂量递增研究的示意图（Shih 等，1989）。剂量递增研究在临床医生中颇受欢迎，因为它模拟了真实的患者护理临床实践过程。但是，这种典型的剂量递增研究设计存在的主要问题是，剂量 – 反应关系往往与时间进程以及无法估计和消除的先前剂量水平的延滞效应相混淆。人们总是可以争辩说，剂量递增研究中发现的关联不是剂量造成的，而是时间造成的。在某些假设条件下，已经提出了剂量递增研究二元数据的统计方法（例如，Chuang，1987；Shih 等，1989）。由于剂量水平与时间相混淆，因此基于连续数据的剂量 – 反应关系的估计尚未解决。

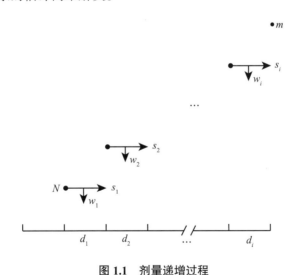

图 1.1　剂量递增过程

　　剂量研究的图形显示。d_i，第 i 个剂量水平；s_i，在第 i 个剂量时有反应的受试者人数；w_i，在第 i 个剂量时退出的受试者人数；m，在没有反应的情况下完成研究的受试者人数。（摘自 Shih, W.J., 统计医学，8，583-591，1989）

另一种设计是交叉设计，如果使用不当，可能会引起混杂问题。在标准的 2×2 交叉设计中，每个受试者被随机分配到 2 个序列中的 1 个。

在序列 1 中，受试者在第 1 个给药期接受参照（或对照）组干预，在经过足够长的洗脱期后，在第 2 个给药期接受治疗组干预。序列 2 中的受试者接受干预的顺序则相反。2×2 交叉设计的数据分析有两个问题。首先，如果存在非零的延滞效应，则无法从 2 个时期的数据中获得无偏的治疗效果估计值。第 2 个问题是，延滞效应会与序列效应和分期治疗交互作用相混淆。但是，如果没有明显的序列效应，则可以从 2 个时期的数据中估计出治疗效果的无偏估计值。在实践中，观察到的具有统计意义的序列效应（或延滞效应）是否是真正的序列效应（或延滞效应）并不明确，因此这仍然是标准 2×2 交叉设计的一个主要缺点。因为人们的主要兴趣在于估计治疗效果，而当存在显著干扰参数的情况下，这仍然是一个问题。然而，在比较 2 种治疗方法的高阶交叉设计中，序列效应和延滞效应不会相互混淆，在存在显著延滞效应的情况下，可以对治疗效果进行无偏估计（Chow 和 Liu，1992a，2000，2008）。

Bailar（1992）提供了另一个微小且难以识别的混杂因素的案例。Wilson 等（1985）和 Stampfer 等（1985）都报告了服用激素的绝经后妇女与未服用激素的绝经后妇女心血管疾病发病率的比较结果，然而他们的结论却大相径庭。一个报告发现，服用激素的妇女心血管疾病发病率是对照组的 2 倍，而另一个报告的结果则完全相反，试验组的发病率只有未服用激素妇女的 50%。虽然这 2 项研究不是随机试验，但都经过了认真设计并实施，仔细考虑了两组之间已知风险因素的差异。因此，这 2 项研究中令人费解的差异可能是由于一些微小的混杂因素造成的，如激素剂量、研究人群、研究方法或其他相关原因。这个案例表明，必须确定并考虑所有混杂因素，以进行两项充分的、对照良好的研究，从而证明受审研究药物的有效性和安全性。

在临床试验中，受试者不遵循方案规定的时间服用规定剂量的情况并不少见，如果治疗效果与患者的依从性有关（或相混淆），那么对治疗效果的任何估计都是有偏差的。除非存在一个安慰剂组，可以估计依从性好的受试者和依从性差的受试者之间的治疗效果差异，否则对研究结果的解释和推断都是不恰当的。在实践中，很难识别依从性好和依从性差的受试者，也很难量化治疗与依从性之间的关系。一方面，受试者从临床试验中退出是不依从的最终体现，受试者退出临床试验可能存在多种原因。例如，一名病情严重的受试者由于病情未见好转，因此退出了研究，如果病情较轻的受试者仍留在研究中并有所改善，这将导致治疗效果的估计值偏向于假阳性结果。另一方面，如果病情好转的受试者退出研究，而病情未见好转的受试者继续留在研究中，那么疗效估计值就会出现假阴性结果。在临床试验的诸多方面均可能出现干扰因素，不遵循方案规定和受试者脱落只是其中的 2 个例子。如果不同治疗组中退出研究或遵循方案的受试者比例不等，则必须对这 2 组受试者进行分析，以确定是否存在混杂因素以及可能的偏差方向。此外，必须尽可能对主要临床终点（如存活率或任何严重不良事件）中的退出者进行后续评估。对于包括不依从或脱落的数据分析，建议进行意向性分析。意向性分析基于所有随机受试者的所有可用数据进行分析，并将依从性程度或脱落原因作为可能的协变量。

1.2.1.2 交互作用

统计学交互作用研究的目的是判断两个或多个因素的共同作用是否与每个因素单独考虑时的贡献总和相同。这些因素可能是不同的药物、2 种药物的不同剂量，也可能是一些分层变量，如基础疾病的严重程度、性别或其他重要协变量。为了说明交互作用的概念，我们采用第二次国际心肌梗死存活者研究（ISIS-2，1988）作为示例。该研究采用 2×2 析因设计（2 个因素，每个因素有 2 个水平），研究链激酶和阿司匹林在降低疑似急性心肌梗死患者血管病死亡率方面的效果。两个因素分别为 1 h 静脉注射 1.5 MU 链激酶和一个月每天 150 mg 肠溶阿司匹林。每个因素的两个水平是阳性药物和各自的安慰剂输注或药片。共有 17 187 名患者参与了这项研究。表 1.1 列出了随机分配到各组的患者人数。

表 1.1 ISIS-2 研究中各治疗组患者人数 (随机分组)

		链激酶（静脉注射）		
		阳性药物	安慰剂	合计
阿司匹林	阳性药物	4292	4295	8587
	安慰剂	4300	4300	8600
	合计	8592	8595	17 187

来源：ISIS-2，柳叶刀，13，349–360，1988

关键疗效终点是随机分组后 35 天内的累积血管病病死率。表 1.2 列出了 4 个治疗方案的累积血管病死亡率，以及单用链激酶和单用阿司匹林的累积血管病病死率。

表 1.2 ISIS-2 研究中各治疗组第 0 至 35 天血管疾病累积致死率 (cumulative vascular mortality)

		链激酶（静脉注射）		
		阳性药物	安慰剂	合计
阿司匹林	阳性药物	8.0%	10.7%	9.4%
	安慰剂	10.4%	13.2%	11.8%
	合计	9.2%	12.0%	

来源：ISIS-2，柳叶刀，13，349–360，1988

从表 1.2 中可以看出，链激酶阳性药物组的累积死亡率约为 9.2%，而安慰剂组的死亡率为 12.0%。链激酶可使死亡率降低 2.8%（12.0% ~ 9.2%）。这被称为链激酶的主要效应。同样，从表 1.2 中也可以估算出阿司匹林片的主要效应为 2.4%（11.8% ~ 9.4%）。从表 1.2 中可以看出，链激酶和阿司匹林对死亡率改善的共同贡献率为 5.2%（13.2% ~ 8.0%），正好等于链激酶（2.8%）和阿司匹林（2.4%）对死亡率改善的贡献率。这是一个经典案例，说明链激酶和阿司匹林之间不存在交互作用，因为联合使用链激酶和阿司匹林所降低的死亡率是每种抗血栓溶解药物单独使用时所降低的病死率之和。换言之，一个因素在两个水平之间的差异并不取决于另一个因素的水平。例如，对于服用阿司匹林片剂的患者，链激酶和安慰剂在血管病死率方面的差异为 2.7%（10.7% ~ 8.0%）。对于使用阿司匹林对应安慰剂的患者，链激酶（10.4%）与安慰剂（13.2%）之间的差异也类似，为 2.8%。因此，链激酶降低死亡率的效果在两组中是相同的。因此，链激酶静脉输注与阿司匹林片剂之间不存在交互作用。

ISIS-2 试验提供了一个研究 2 种治疗方法之间交互作用的示例。不过，在临床试验中，研究主要疗法与其他重要预后和分层因素之间的交互作用也很常见。例如，为确定药物的有效性和安全性以获得批准，几乎所有高质量的对照试验都是多中心研究。对于多中心研究，FDA 要求检查疗法与研究中心之间的交互作用，以评估所有研究中心的治疗效果是否一致。

1.2.2 假设检验和 P 值

1.2.2.1 假设检验

在临床试验中，假设指针对试验疗法对于人群的效果、安全性或其他药物经济学结果（如生活质量）所做的推测、假定或陈述。这种陈述或假设通常是需要研究的科学问题，临床试验通常是为了解决这个问题，将其转化为具体的研究目标。一旦选择并确定了研究目标，就可以通过适当的研究设计及随机抽样，检验有关药品的假设。例如，有关试验疗法（如疗法 A）的科学问题：① "疗法 A 是否降低了死亡率？"或② "疗法 A 在治疗高血压方面是否优于疗法 B？"。对于上述有关疗法 A 的问题，零假设：①疗法 A 和安慰剂在降低死亡率方面没有区别；②疗法 A 和疗法 B 在治疗高血压方面没有区别。备择假设：①疗法 A 能降低死亡率；②疗法 A 在治疗高血压方面优于疗法 B。这些有待检验的科学问题或假设可以转化为具体的研究目标。Chow 和 Liu（2000）建议采取以下步骤进行假设检验：

步骤 1：选择需要进行检验的零假设（H_0）。

步骤 2：选择研究者特别感兴趣的备择假设。

步骤 3：选择一个检验统计量，并定义拒绝域（或规则）以决定何时拒绝零假设，何时不拒绝。

步骤 4：通过进行临床试验来随机抽样。

步骤 5：计算检验统计量及其相应的 P 值。

步骤 6：根据步骤 3 中预定的规则做出结论。

在进行假设检验时，通常会出现两类错误（即 I 类错误和 II 类错误）。表 1.3 总结了在进行假设检验时Ⅰ类错误和Ⅱ类错误之间的关系。

表 1.3　Ⅰ类错误和Ⅱ类错误之间的关系

	H_0	
	真	假
未拒绝 H_0	无错误	Ⅱ类错误
拒绝 H_0	Ⅰ类错误	无错误

当零假设为无差异时，图 1.2 展示了在 $\alpha = 5\%$ 和 10% 的各种备择假设条件下，α 和 β（或检验效能）之间的关系。可以看到，随着 β 的增加，α 逐渐减小，或者随着 β 的减小，α 逐渐增加。同时减小 α 和 β 的唯一方法是增加样本量。在临床试验中，通常的做法是首先选择显著性水平 α，然后选择适宜样本量以达到期望的检验效能。换言之，选择适宜样本量以减少Ⅱ类错误，使得在预设的显著性水平 α 下，检验效能 β 在可接受的范围内。从表 1.3 和图 1.2 中可以看出，α 和 β 取决于选择的零假设和备择假设。如上所述，通常选择需要质疑的假设作为零假设，而备择假设通常是调查者感兴趣的假设。在实践中，选择零假设和备择假设对待检验的参数有影响。Chow 和 Liu（2000）指出，零假设可根据Ⅰ类错误的重要性进行选择。然而，在任何情况下都应注意，即使数据上未能支持拒绝 H_0，我们也无法证明 H_0 一定是真的。

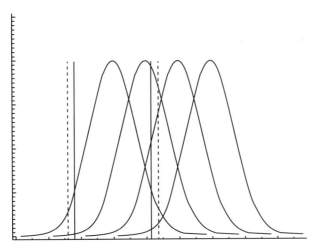

图 1.2　Ⅰ类错误和Ⅱ类错误概率之间的关系

1.2.2.2　P 值

在医学文献中通常使用 P 值以概率方式表明临床试验的结果。概率表达：如果显著性水平为 1%，那么在 100 次试验中，至少有 1 次会出现与观察到的差异一样大的差异；如果显著性水平为 5%，那么在 20 次试验中，至少有 1 次会出现这样的差异。该表达的前提是疗法间无差异的零假设是真实的，且假设的统计模型是正确的。在实践中，P 值越小，结果效力越强。然而，P 值的含义很容易被误解。P 值是一个衡量在零假设为真的条件下，观察到样本结果或更极端结果的可能性。因此，如果 P 值很小，意味着在零假设为真时，观察到的差异不太可能在这次研究中偶然发生。P 值通常来自一个统计检验，该检验取决于效应的大小和方向（一个零假设和一个备择假设）。为了说明这一点，考虑在 5% 的显著性水平下检验以下假设：

$$H_0：无显著差异；H_1：存在显著差异 \qquad (1.1)$$

对于上述假设，统计检验通常被称为双侧检验。如果在 5% 的显著性水平下拒绝无差异的零假设（H_0），那么我们就会得出药品和安慰剂之间存在显著差异的结论。在这种情况下，我们可能会进一步评估试验规模是否足够检测出临床意义上重要的差异（即使研究者认为药物具有临床效益的差异）。当这种差异存在时，FDA 通常要求至少有 80% 的检验效能来检测这种差异。换言之，FDA 要求在差异确实存在时，正确检测到这种差异的概率至少为 80%。

图 1.3 展示了在假设（1.1）的零假设下的双侧检验抽样分布。从图 1.3 中可以看出，双侧检验有相等的机会显示药物是有效的（一侧）或无效的（另一侧）。在图 1.3 中，C 和 $-C$ 是临界值。概率曲线下面积在 $-C$ 和 C 之间构成了对零假设的接受区域，这个区域中观察到的均值差异是对零假设的支持。概率曲线下面积在 $-C$ 和 C 之外是拒绝区域，这个区域中观察到的均值差异是对零假设的怀疑。

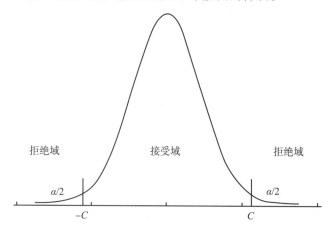

图 1.3　双侧检验的抽样分布

基于这个概念，我们可以从统计学上评估零假设是否是一个真实的陈述。设 μ_D 和 μ_P 分别是药品和安慰剂主要疗效变量的总体均值。在无差异的零假设下（即 $\mu_D = \mu_P$），可以得出一个统计检验 T。假设药品和安慰剂疗效之间观察到的均值差异 t，是 T 的一个观测值。在零假设下，我们可以期望大部分的 t 会落在中心区域，即 $\mu_D - \mu_P = 0$。我们分别有 2.5% 的机会看到 t 会落在 2 个尾部，也就是说，有 2.5% 的机会 t 会低于临界值 $-C$ 或超过临界值 C。如果 t 低于 $-C$，那么药品就比安慰剂差；如果

t 超过 C，那么药品就优于安慰剂。在这两种情况下，我们都会怀疑零假设下的陈述的有效性。因此，如果满足以下条件，就可以拒绝无差异的零假设：

$$t > C \text{ 或者 } t < -C$$

此外，我们可能还想评估证据的强度。在这种情况下，计算概率曲线在点 t 之外的面积。这个面积被称为观察到的 P 值。因此，P 值是在零假设为真的情况下，观察到的结果至少和实际观察到的一样极端的概率。从图 1.3 中可以看出：

$$\text{当且仅当 } t > C \text{ 或者 } t < -C \text{ 时，} P \text{ 值} < 0.05$$

P 值越小表明 t 离中心区域（即 $\mu_D - \mu_P = 0$）越远，因此提供了更强的证据支持差异的备择假设。在实践中，我们可以为 $\mu_D - \mu_P = 0$ 构造一个置信区间。如果该置信区间不包含 0，那么我们就在 5% 的显著性水平下拒绝无差异的零假设。应该注意的是，对零假设的上述评估得出了拒绝零假设的结论，然而典型的方法是通过呈现观察到的 P 值进行假设检验。如果观察到的 P 值小于显著性水平，那么研究者就会拒绝零假设，支持备择假设。

尽管 P 值通过指示在零假设下，由于随机变异单独所致观察到样本结果或更极端结果的可能性，来衡量证据强度，但它并不反映样本量大小和治疗效果的方向。在实践中，P 值是报告统计分析结果的一种方式，将 P 值等同于决策可能会产生误导。因此，除了 P 值外，通常还建议研究者报告汇总统计量、置信区间和相应检验效能。此外，还应报告选择效应或多重性影响。

1.2.3　单侧假设与双侧假设

为了获得市场批准，现在 FDA 要求提供证明药品有效性和安全性的充分证据。充分证据可以通过进行两个设计合理、实施良好的临床试验来获得。如果两个研究的结果在积极方向上是一致的，那么这个证据就被认为是充分的。换言之，两个试验都显示出药品与安慰剂在积极方向上有显著的差异。如果临床试验的主要目标是证明试验药物优于对照组，那么它被称为优效性试验（ICH，1998）。由于假设（1.1）在拒绝零假设后并没有指定方向，因此提出了以下假设：

$$H_0: \text{无显著差异；} H_a: \text{试验药比安慰剂好} \qquad (1.2)$$

上述假设的统计检验被称为单侧检验。如果在 5% 的显著性水平下拒绝了无差异的零假设，那么我们就会得出药品比安慰剂更好的结论，因此该药品是有效的。

图 1.4 给出了单侧检验的拒绝域。为了进一步比较单侧和双侧检验，让我们考虑在 5% 的显著性水平下获得市场批准所需的证据水平。对于给定的临床试验，如果采用双侧检验，所需的证据水平是 1/40。换言之，在 5% 的显著性水平下，有 2.5% 的机会在积极的方向上拒绝无差异的零假设，并得出药品有效的结论。另外，如果使用单侧检验，所需的证据水平是 1/20。结果表明，与双侧检验相比，单侧检验可能导致

更多无效药物偶然被批准。如前所述，为了证明药品的有效性和安全性，FDA 要求进行两个临床试验（罕见病与肿瘤等部分适应证可豁免），所以无论使用哪种检验，所需的证据水平都是上述水平的平方。表 1.4 总结了药品市场批准所需的证据水平。如表 1.4 所示，单侧和双侧检验所需的证据水平分别是 1/400 和 1/1600。费舍尔（1991）认为，1/400 的证据水平已经是强有力的证据，足以被视为市场批准的充分证据，因此单侧检验是适当的。然而，监管机构（如 FDA）、学术界和制药行业并未就应该使用单侧检验还是双侧检验达成一致。提出的关注点：

a. 如果研究人员认为药物会比安慰剂更差，就不会进行试验，他们只有在相信药物可能有益的情况下才会进行研究。

b. 在 0.05 的显著性水平和 80% 的检验效能下，与单侧检验相比，双侧检验所需的样本量增加了 27%，因此当使用单侧检验时，可以节约大量成本。

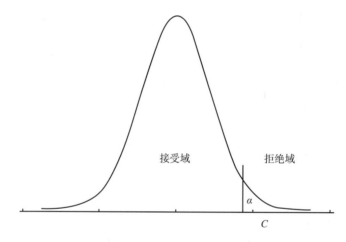

图 1.4　单侧检验的抽样分布

表 1.4　临床研究所需的证据水平

试验次数	检验类型	
	单侧检验	双侧检验
一次试验	1/20	1/40
两次试验	1/400	1/1600

值得注意的是，尽管研究人员可能认为药物比安慰剂更好，但最终安慰剂效果仍有可能优于药物（Fleiss，1987）。Ellenberg（1990）指出使用单侧检验通常表明由于样本量太小，研究者试图通过统计手段得出一个有意义的结果。这些研究结果倾向于反对使用单侧检验来评价临床试验的有效性。Cochran 和 Cox（1957）建议，只有在确保被试药物至少与安慰剂一样好的情况下，才可以使用单侧检验，否则应使用双侧检验。

正如 Dubey（1991）所指出的，FDA 倾向于反对使用单侧检验。然而在行政听证会上，"美国药物有效性评价研究"的部分药物赞助商代表提出了质疑。例如，Dubey（1991）指出在一次行政听证会上讨论了几种赞成使用单侧试验的观点。一些申办者认为，单侧试验适用于以下情况：①研究确实只关心一个方向的结果；②结果完全无法想象会朝着相反的方向发展。在这次听证会上，申办者推断，联合用药预防念珠菌病的效果一定大于零假设（发病率不变）时的预防效果，所以在事实上没有效果的情况下发现有效的风险只存在于上尾部，因此可进行单侧试验。不过，FDA 仍认为应采用双侧检验，因为不仅要考虑到联合用药在预防念珠菌病方面优于单独用药的可能性，还要考虑到联合用药时更差的可能性。

Dubey 认为，在某些情况下，如毒性研究、安全性评价、药物不良反应数据分析、风险评价和实验室研究数据等方面，单侧试验可能是合理的。费舍尔（Fisher，1991）认为，单侧检验适用于在 0.05 显著性水平上进行 2 次对照试验，如果只进行了一次临床试验，则应在 0.025 的显著性水平上进行单侧检验。不过费舍尔也认为，双侧检验更适合阳性对照试验。

在研究方案中事先明确假设至关重要，然后可以根据假设说明单侧检验或双侧检验的合理性。应该注意的是，FDA 反对在任何参数上作出显著性或接近显著性的事后决定，因为这种临界转换没有充足的证据支持，因此这种做法是无效的。关于制药业、学术界、FDA 咨询委员会成员和 FDA 对使用单侧检验和双侧检验的更多讨论，可分别参阅 Peace（1991）、Koch（1991）、Fisher（1991）和 Dubey（1991）。

1.2.4　临床显著性和临床等效性

如（1.1）假设所示，大多数临床试验的目的是利用统计学方法（如非配对两样本 t 检验）检测是否存在预设的临床差异。如果这种预设差异具有临床意义，那么就认为疗法之间存在临床意义上的显著差异。如果在 α 显著性水平上拒绝了（1.1）中的零假设，那么就认为疗法之间存在统计学意义上的显著差异。换言之，如果观察到的差异不是偶然出现的，那么这种差异就具有统计意义。不过，统计意义上的显著差异在一定程度上受到试验样本量的影响。样本量较小的试验通常只能提供较少有关试验药物疗效和安全性的信息，而样本量较大的试验可提供大量证据。然而，在统计学上观察到的显著差异，如果临床意义不大或没有临床意义，就不能解决临床试验最初要回答的科学 / 临床问题。

临床显著性的大小各不相同。在实践中，临床显著性差异并没有精确的定义，它取决于疾病、适应证、治疗领域、药物类别以及主要疗效和安全性终点。例如，对于抗抑郁药物（如 Serzone）来说，汉密尔顿抑郁量表（Ham-D）的测量值与基线值 8 的差异，或与基线值 20 相比减少 50%，可被视为具有临床意义。对于抗菌药物（如头孢菌素类）而言，细菌学根除率降低 15% 可视为具有临床意义。同样，对于治疗高血压患者的 ACE 抑制剂，我们也可以将坐位舒张压降低 10 mmHg（1 mmHg=0.133 kPa）视为具有临床意义。

抗抑郁或抗高血压药物的临床意义示例属于个体临床意义示例，可用于在常规临床实践中对个别患者的治疗进行评估。由于个体临床意义只能反映治疗后的临床变化，因此不能用于比较一种疗法与无疗法或不同疗法的临床变化。坦普尔（Temple，1982）指出，在对 ACE 抑制剂的一项 II 期临床试验进行评估时，尽管 150 mg（每天 3 次）剂量的 ACE 抑制剂可使舒张压相较基线平均降低 16 mmHg，但安慰剂相应降低的平均值也有 9 mmHg。不难看出，安慰剂组中有相当一部分患者达到了 10 mmHg 的个体临床意义水平。因此，这个例子说明了一个事实，即不能仅凭个体临床意义来确定新疗法的有效性。

为评估新疗法的有效性 / 安全性，在同一试验中，新疗法要与安慰剂或另一种疗法（通常是标准疗法）进行比较。如果在同一研究中，对照组是安慰剂，那么就可以根据一些主要临床终点，通过比较平均差异来确定新疗法的有效性。如果新疗法与安慰剂之间的差异大于预先设定的、对研究者或医学 / 科学界具有重要临床意义的差异值，那么则认为新疗法在临床意义上是有效的。在安慰剂对照临床试验中，这种具有比较临床显著性和统计显著性差异的能力被称为检测灵敏度。ICH E10 指南"临床试验中对照组的选择"（ICH，1999）中也给出了类似的检测灵敏度定义。

另外，如果对照组是标准疗法或其他积极疗法，那么只要证明试验疗法与标准疗法一样好或至少不比标准疗法差，就可以确定新疗法的疗效。然而，在这种情况下，新疗法的疗效证明是建立在一个重要假设之上的，即标准疗法或积极疗法已经通过在安慰剂对照研究中充分证明其与安慰剂之间具有临床意义上的差异。这一假设被称为药物效应敏感性（ICH E10，1999）。

表 1.5　比较诺米芬辛、丙米嗪和安慰剂的汉密尔顿抑郁评分平均值的六项试验

研究	基线值	4 周调整值（样本数）		
	平均	诺米芬辛	丙米嗪	安慰剂
R301	23.9	13.4（33）	12.8（33）	14.8（36）
G305	26.0	13.0（39）	13.4（30）	13.9（36）
C311（1）	28.1	19.4（11）	20.3（11）	18.9（13）
V311（2）	29.6	7.3（7）	9.5（8）	23.5（7）
F313	37.6	21.9（7）	21.9（8）	22.0（8）
K317	26.1	11.2（37）	10.8（32）	10.5（36）

来源：Temple, R. and Ellenberg, S.S., Ann Intern. Med., 133, 455–463, 2000

表 1.5 列出了 Leber（1989）首次报告的结果，Temple（1983）和 Temple 与

Ellenberg（2000）再次利用这些结果来说明评估和解释阳性对照三联疗法的问题和困难。所有 6 项试验都将诺米芬辛（一种试验性抗抑郁药）与丙米嗪（一种标准的三环类抗抑郁药）同时与安慰剂进行了比较。表 1.5 列出了根据汉密尔顿抑郁量表得出的共同基线平均值和 4 周调整后的各组平均值。除 V311（2）试验外，诺米芬辛治疗组和丙米嗪治疗组汉密尔顿抑郁评分的平均减幅均超过 50%。然而，在 5 项试验中，安慰剂组 4 周时汉密尔顿抑郁评分的平均减幅与其他两种疗法的减幅几乎相同。因此，这 5 项试验不具有检测灵敏度。值得注意的是，V311（2）试验是样本量最小的试验，只有 22 名患者。然而，它是表 1.5 中唯一一项表明从临床显著性和统计学显著性角度，诺米芬辛和丙米嗪都优于安慰剂的试验。

1.2.5　可重复性和可推广性

如前所述，为使新药获批上市，FDA 要求至少进行两次设计合理、实施良好的临床试验，以提供药物有效性和安全性的实质性证据。要求至少进行两次关键性临床试验的目的不仅是确保可重复性，也是提供有关可推广性的宝贵信息。Shao 和 Chow（2002）定义可重复性：①在同一地区（如美国、欧盟或亚太地区）内，从一个地点（如研究地点）到另一个地点，同一目标患者群体的临床结果是否可重复；②在同一目标患者群体中，从一个地区到另一个地区，临床结果是否可重复。定义可推广性：①临床结果是否可从目标患者人群（如成人）推广到同一地区内另一个相似但略有不同的患者人群（如老年人）；②临床结果是否可从一个地区的目标患者人群（如白人）推广到另一个地区的相似但略有不同的患者人群（如亚洲人）。在下文中，我们将提供可重复性和可推广性的概念，以便在临床研发中提供实质性证据。

1.2.5.1　可重复性

在临床研究中，人们通常会提出两个问题。首先，既然在两项关键性试验中观察到了阳性结果，那么在未来的临床研究中，在相同的研究方案下观察到阴性结果的概率有多大？在实践中，两项关键性试验中观察到的 2 个阳性结果虽然满足了提供实质性证据的监管要求，但并不能保证在未来采用相同研究方案的临床试验中，结果具有很高的可重复性。这种情况很有可能发生，尤其是当两项关键性试验观察到的阳性结果是边缘性的（即其 P 值接近但小于显著性水平）。其次，人们感兴趣的问题是，一项产生积极临床结果的大型临床试验是否可以用来取代两项关键试验，为监管部门的审批提供实质性证据。虽然 FDA 要求至少进行两次关键性试验，以便为监管部门审查所调查药品的有效性和安全性提供实质性证据，但在这种情况下，1997 年《美国食品药物监督管理局现代化法案》（FDAMA）发布了一项规定（FDAMA 第 115 节），允许使用一次设计合理、实施良好的关键性试验的数据来取代两次试验，从而对药物和生物候选药物的有效性进行风险获益评估。为解决上述两个问题，Shao 和 Chow（2002）建议，评估在已观察到阳性临床结果的情况下，在未来采用相同研究方案的临床研究中观察到阳性结果的概率。

设 H_0 和 H_a 为（1.1）的零假设和备择假设。因此，零假设是试验药物和对照组（如安慰剂）的平均反应没有差异。假设当且仅当 $|T| > C$ 时拒绝零假设，其中 C 是一个正的已知常数，T 是一个检验统计量，通常与双侧备择假设有关。在统计理论中，当 H_a 确认为真时，观察到显著临床结果的概率被称为检验效能。如果 H_a 下的统计模型是一个参数模型，那么检验效能可以在 θ 处进行评估，其中 θ 是一个未知参数或参数向量。假设现在已经进行了一项临床试验，且结果显著，那么第二次试验产生显著结果（即第一次试验的显著结果具有可重复性）的概率是多少？从统计学角度看，如果两次试验是独立的，那么当 H_a 为真时，在第二次试验中观察到显著结果的概率与第一次试验的概率相同，而与第一次试验的结果是否显著无关。不过，有人建议，在评估第二次试验中观察到显著结果的概率时，应使用第一次临床试验的信息。这就产生了可重复性概率的概念（Shao 和 Chow，2002）。

一般来说，可重复性概率是指一个人在观察到之前一项或几项试验的显著结果时，他／她从未来试验中观察到显著临床结果的主观概率。Goodman（1992）将重现性概率视为试验的效能（评估值为 θ），只需将 θ 替换为以往试验数据估算值即可。换言之，可重复性概率可定义为基于既往研究数据，对未来试验的效能估计值。Shao 和 Chow（2002）研究了如何在几种研究设计下使用这种方法评估可重复性概率，以比较等方差和不等方差的均值。当可重复性概率被用来为药品的有效性提供实质性证据时，估计效能法可能会产生一个乐观的结果。另外，Shao 和 Chow（2002）建议将可重复性概率定义为第二次试验效能的置信区间下限。此外，他们还建议使用贝叶斯方法对可重复性概率进行更合理的定义。在贝叶斯方法中，未知参数 θ 是一个具有先验分布的随机向量，例如 $\pi(\theta)$，该先验分布被假定为已知。因此，可重复性概率可定义为在给定数据集的情况下，未来试验中 $|T| > C$ 的条件概率。

在实践中，当临床试验依次进行时，可重复性概率是非常有用的，为监管机构提供了重要信息。当第一次临床试验的结果具有重大意义时，监管机构可据此确定是否有必要要求进行第二次临床试验。为了说明可重复性概率的概念，表 1.6 列出了 $n = 30$ 时不同 $|T(x)|$ 值的可重复性概率。表 1.6 表明，如果第一次试验的观测 P 值小于或等于 0.001，就没有必要进行第二次试验，因为可重复性概率约为 0.91。另外，即使观察到的 P 值小于 5% 的显著性水平，例如观察到的 P 值小于或等于 0.01，也建议进行第二次试验，因为可重复性概率可能达不到监管机构支持药品有效所需要的置信区间。当有必要进行第二次试验时，可将可重复性概率用于调整第二次试验的样本量。有关根据可重复性概率计算样本量的更多详情，请参阅 Shao and Chow（2002）

和 Chow et al.（2003）。

1.2.5.2　可推广性

如 1.2.5.1 节所述，可重复性的概念指从同一目标患者群体观察到的临床结果在同一地区的不同研究地点或不同地区之间是否具有可重复性。在临床开发过程中，当药品被证明对目标患者群体有效且安全后，通常需要确定临床结果在患有相同疾病的不同但相似的患者群体中的可重复性。我们将临床结果在不同但相似的患者群体中的可重复性称为临床结果的可推广性。例如，如果获批的药品针对的是成年患者，那么研究该药品对不同但相似的患者群体（如患有相同疾病的老年或儿童患者群体）的疗效往往是有意义的。此外，确定临床结果是否可以推广到有种族差异的患者群体也是很有意义的。同样，Shao 和 Chow（2002）建议评估可推广性概率，即在未来试验的人群与之前试验的目标患者人群略有偏差的情况下的可重复性概率，以确定临床结果能否从目标患者人群推广到不同但相似的同种疾病患者人群。

表 1.6　可重复性概率 $\hat{P}$

$|T(x)|$	已知的 σ^2		未知的 σ^2（$n=30$）	
	P 值	$\hat{P}$	P 值	$\hat{P}$
1.96	0.050	0.500	0.060	0.473
2.05	0.040	0.536	0.050	0.508
2.17	0.030	0.583	0.039	0.554
2.33	0.020	0.644	0.027	0.614
2.58	0.010	0.732	0.015	0.702
2.81	0.005	0.802	0.009	0.774
3.30	0.001	0.910	0.003	0.890

来源：Shao and Chow（2002）

在实践中，患者对研究中的药品反应会因人而异，特别是目标患者与之不同但相似患者。举例来说，某临床试验旨在比较试验药物与积极对照药剂治疗精神分裂症和分裂情感障碍的疗效和安全性。研究的主要终点是阳性和阴性症状评分（PANSS）。临床试验的疗程为 1 年，随访 6 个月。表 1.7 提供了按种族分列的 PANSS 统计摘要。从表 1.7 中可以看出，不同种族的 PANSS 平均值和标准差都不相同。与白种人患者相比，东方人患者的 PANSS 往往较高，但变异性较小。黑种人患者在基线和终点时的 PANSS 似乎都较低，变异性也较小。因此，有必要确定观察到的临床结果是否可以推广到不同但相似的患者群体，如黑种人或东方人。

表 1.7　PANSS 汇总摘要

人种		基线			终点		
		合计	试验组	积极对照组	合计	试验组	积极对照组
合计	N	364	177	187	359	172	187
	平均值	66.3	65.1	67.5	65.6	61.8	69.1
	标准差	16.85	16.05	17.54	20.41	19.28	20.83
	中位数	65.0	63.0	66.0	64.0	59.0	67.0
	范围	（30–131）	（30–115）	（33–131）	（31–146）	（31–145）	（33–146）
白种人							
	N	174	81	93	169	77	92
	平均值	68.6	67.6	69.5	69.0	64.6	72.7
	标准差	17.98	17.88	18.11	21.31	21.40	20.64
	中位数	65.5	64.0	66.0	66.0	61.0	70.5
	范围	（30–131）	（30–115）	（33–131）	（31–146）	（31–145）	（39–146）
黑种人							
	N	129	67	62	129	66	63
	平均值	63.8	63.3	64.4	61.7	58.3	65.2
	标准差	13.97	12.83	15.19	18.43	16.64	19.64
	中位数	64.0	63.0	65.5	61.0	56.5	66.0
	范围	（34–109）	（38–95）	（34–109）	（31–129）	（31–98）	（33–129）
东方人							
	N	5	2	3	5	2	3
	平均值	71.8	72.5	71.3	73.2	91.5	61.0
	标准差	4.38	4.95	5.03	24.57	20.51	20.95
	中位数	72.0	72.5	72.0	77.0	91.5	66.0
	范围	（66–76）	（69–76）	（66–76）	（38–106）	（77–106）	（38–79）
西班牙裔							
	N	51	24	27	51	24	27
	平均值	64.5	61.4	67.3	64.6	61.9	67.1
	标准差	18.71	16.78	20.17	20.60	16.71	23.58
	中位数	63.0	60.0	68.0	66.0	59.5	67.0
	范围	（33–104）	（35–102）	（33–104）	（33–121）	（33–90）	（33–121）

　　Chow（2001）指出，来自不同但相似患者群体的患者反应可以通过均值和方差的变化来描述。考虑一个比较 2 种治疗方法的平行临床试验，2 组患者人群的评分均值分别 μ_1 和 μ_2，方差均为 σ^2。假设在以后的试验中，总体均值差改变为 $\mu_1+\mu_2+\varepsilon$，并且群体方差改变为 $C^2\sigma^2$，其中 $C>0$。既往试验中群体差异的信噪比为 $|\mu_1-\mu_2|/\sigma$，那

么未来试验中群体差异的信噪比为

$$\frac{|\mu_1 - \mu_2 + \varepsilon|}{C\sigma} = \frac{|\Delta(\mu_1 - \mu_2)|}{\sigma}$$

其中：

$$\Delta = \frac{1 + \varepsilon / (\mu_1 - \mu_2)}{C}$$

是群体差异信噪比变化的度量。请注意，上述数值可以用 Δ 乘以第一次试验的效应大小来表示。因此 Shao 和 Chow（2002）将 Δ 称为敏感性指数，该指数在评估桥接研究的相似性问题时非常有用。对于大部分实践问题，$|\varepsilon| < |\mu_1 - \mu_2|$，所以 $\Delta > 0$。

如果上一次试验的效能是 $p(\theta)$，那么下一次试验的效能就是 $p(\Delta\theta)$。假设 Δ 已知。如前所述，可推广性概率为 $\hat{P}_\Delta$，这样可以通过简单地用 $\Delta T(x)$ 替换 $T(x)$ 即可得到。在贝叶斯方法中，将 $p(\delta/u)$ 替换为 $p(\Delta\delta/u)$，即可得到广义概率。

实际上，在评估不同地区（如欧洲和美国，或美国和亚太地区）进行的临床试验之间的相似性时，可推广性概率非常有用。它为当地卫生监管部门提供了重要信息，帮助其根据敏感性指数分析评估种族因素可能存在的差异，确定是否有必要要求进行衔接性临床研究（Chow 等，2002）。当认为有必要进行衔接研究时，根据敏感性指数对可推广性概率的评估可用于调整衔接临床研究的样本量。

1.3 复杂创新设计

1.3.1 适应性试验设计

在过去的几十年中，人们认识到生物医学研究经费的增加并不能反映药物临床开发成功率的提高。Woodcock（2005）指出，药品研发成功率低的可能原因：①改进的余地越来越小，从而增加了证明药物获益的难度；②基因组学和其他新科学尚未充分发挥其潜力；③兼并和其他商业活动减少了成功候选者；④由于慢性病更难研究，易成药靶点成为工作重点；⑤失败率没有降低；⑥成本和复杂性的迅速增加降低了将许多候选药物引入临床试验的意愿/能力。因此，FDA 制定了"关键路径计划"，以协助申办者确定医疗产品研发关键路径上所面临的科学挑战。2006 年，FDA 发布了"关键路径的机会清单"，要求推进创新性试验设计，特别鼓励在试验设计中利用先前的经验或积累的信息。许多研究人员将 FDA 的行动解释为鼓励在临床试验中使用创新的适应性设计方法，而一些研究人员则认为这是鼓励使用贝叶斯方法。

在临床试验中采用适应性设计方法的目的是让研究者能够灵活地识别试验疗法的任何信号或趋势（最好是最佳或最优临床效益），而不破坏预期研究的有效性和完整性。适应性设计的概念可追溯到 20 世纪 70 年代，当时引入了适应性随机化和一类用于序贯临床试验的设计。

因此，临床研究中的大多数适应性设计方法被称为适应性随机化、成组序贯设计，具有因安全性、无效性和（或）有效性而提前停止试验的灵活性，并可在期中重新估计样本量，以达到所需的统计效能。多年来，临床研究中一直在使用适应性设计方法，根据积累的数据修改正在进行的试验程序和（或）统计方法。临床研究中的适应性设计方法对临床科学家极具吸引力，原因如下：首先，它反映了真实世界的医疗实践；其次，它在所研究的试验疗法的疗效和安全性（毒性）方面都符合伦理规范；最后，在临床开发的早期阶段，它不仅灵活，而且高效。然而，适应性修改后得到的疗效的 P 值或置信区间是否可靠或正确，是一个值得关注的问题。此外，在临床试验中使用适应性设计方法可能会导致试验完全不同，无法回答试验所要回答的科学／医学问题，这也是一个令人担忧的问题。

FDA 在其最近的指南草案《药物和生物制剂的适应性设计临床试验》中，将适应性设计临床研究定义为一项具备前瞻性修改计划的研究，可根据对研究中受试者的数据（通常是期中数据）分析，对研究设计和假设的一个或多个特定方面进行修改。FDA 强调，适应性设计的主要特征之一是前瞻性修改计划，应根据数据分析（通常是期中数据）进行修改（FDA，2010b，2018）。请注意，FDA 的定义不包括通过修订方案进行的更改。因此，它并不反映临床试验的实际情况。在许多情况下，适应性设计也被称为灵活性设计（EMEA，2002，2006）。

1.3.1.1 适应性调整

适应性调整指在临床试验过程中对试验程序和（或）统计方法所做的修改或变更。根据定义，临床试验中常用的适应性调整可分为前瞻性适应性调整、同期（或临时）适应性调整和回顾性适应性调整。前瞻性调整包括但不限于：适应性随机化；期中分析时因安全性、无效性或有效性而提前终止试验；放弃失败者（或疗效不佳治疗组）、样本量重新估计等。因此，前瞻性调整通常如 PhRMA 白皮书（Gallo et al.）描述一致，指根据设计方案进行的任何修改或变更。同期调整通常指在试验进行过程中进行的任何临时修改或变更。同期调整包括但不限于纳入／排除标准、评价标准、剂量／方案和疗程、假设和（或）研究终点的改变等。回顾性调整通常指在数据库锁定或揭盲前对统计分析计划所做的修改和（或）变更。在实践中，前瞻性、临时性和回顾性调整分别通过研究方案、方案修正案和统计分析计划与监管审评员协商一致后实施。

1.3.1.2 适应性设计类型

根据所采用的适应性调整类型，临床试验中通常认为的适应性设计包括但不限于以下几种：①适应性随机化设计；②成组序贯设计；③样本量重新估计设计或样本量可调节设计；④劣者淘汰（或胜者优先）设计；⑤适应性剂量选择设计；⑥生物标记适应性设计；⑦适应性治疗转换设计；⑧适应性假设设计；⑨两阶段适应性无缝设计（例如，两阶段 I / II 期或 II / III 期试验设计）；⑩多重适应性设计。有关这些设计的更多详细信息，请参阅第 13 章（另见 Chow 和 Chang，2011）。

1.3.2 n-of-1 试验设计

罕见病临床试验的主要难题之一是无法找到足够的罕见病患者。此外，在临床试验的预订方案中考虑安慰剂对照是不道德的。因此，建议考虑采用 n-of-1 试验设计。n-of-1 试验设计指在不同的给药期对个体进行 n 种治疗（包括安慰剂），并在给药期之间进行充分的洗脱。完整的 n-of-1 试验设计是一种交叉设计，包括在不同给药期分配治疗的所有可能组合。

1.3.2.1 完整的 n-of-1 试验设计

假设有 p 个给药周期和 2 种干预方式（如试验疗法 T 和参照产品 R）需要进行比较。一个完整的比较两种干预方式的单病例试验每组包括 $\Pi_{i=1}^{p} n$ 个序列，在这里 $n = 2$，$p \geq 2$。当 $p = 2$ 时，单病例设计是一个 4×2 的交叉设计，即（RR、RT、TT、TR），这是一种经典的巴拉姆设计。当 $p = 3$ 时，n-of-1 试验设计变为 8×3 交叉设计，而当 $p = 4$ 时，完整的 n-of-1 试验设计为 16×4 交叉设计，如表 1.8 所示。

表 1.8 完整的 n-of-1 试验设计示例（$p = 4$）

组别	第一阶段	第二阶段	第三阶段	第一阶段
1	R	R	R	R
2	R	T	R	R
3	T	T	R	R
4	T	R	R	R
5	R	R	T	R
6	R	T	T	R
7	T	R	T	R
8	T	T	T	T
9	R	R	R	R
10	R	R	T	T
11	R	T	R	T
12	R	T	T	T
13	T	R	R	R
14	T	R	T	T
15	T	T	R	T
16	T	T	T	T

注：第一个模块（4×2 交叉设计）是一个完整的具有 2 个周期的单病例设计，而第二个模块是完整的具有 3 个周期的单病例设计

正如 FDA 最近的一份指南草案所指出的，FDA 推荐的双序列双设计（即 RTR、TRT）和 4×2 交叉设计（即 RTRT、TRTR）通常被认为是评估生物类似药产品开发中互换性的转换设计（FDA，2017）。然而，这两种转换设计在充分评估相对风险（即疗效降低或不良事件发生率增加）方面存在局限性。另外，这两种试验设计分别是具有 3 或 4 个给药期的完全 n-of-1 试验设计的特例。在 4 个给药期的完全单病例试验交叉设计中，可以评估所有可能的转换和交替，并可比较同组患者和不同组患者之间的治疗结果。

1.3.2.2 优势和局限性

完整的 n-of-1 试验设计具有以下优点：①每个受试者都由自身控制；②如果预期试验是安慰剂对照研究，则可以在试验产品和安慰剂之间进行比较（缓解了在危重患者身上使用安慰剂的伦理问题）；③可以估计受试者自身的变异性；④在可能存在迟滞效应的情况下，可以估计治疗效果；最重要的是⑤实现预期试验设计的研究目标所需的受试者较少。然而，n-of-1 试验设计存在以下缺点：①可能出现脱落或数据缺失；②在每个给药期给药前，患者的疾病状态可能会发生变化。

1.3.3 主方案设计的概念

Woodcock 和 LaVange（2017）提出了主方案设计的概念，用于研究多种疗法、多种疾病或同时研究两者，以便更高效及时地回答更多问题（另见 Redman 和 Allegra，2015）。主方案设计包括以下几种试验类型：伞形试验、篮式试验和平台试验。伞形试验是针对单一疾病研究多种靶向疗法，而篮式试验是研究单一疗法对多种疾病或疾病亚型的效果。平台试验用于针对多种疾病或疾病亚型研究多种靶向疗法的"永久性"研究，根据决策算法允许疗法进入或退出平台。正如 Woodcock 和 LaVange（2017）所指出的，如果设计得当，主方案设计可带来许多好处，包括简化研究路径、提高数据质量、加强数据收集和共享，以及提升在研究设计和分析中使用创新统计方法的潜力。主方案设计可以是子研究的集合，也可以是复杂的统计设计或快速学习和决策的平台。

在实践中，主方案设计旨在增加或删除研究药物、研究臂和研究假设。因此，在实践中，主方案设计可能是，也可能不是适应性研究、伞形研究或篮式研究。由于主方案设计能够将各种逻辑、创新和相关因素结合起来，因此可以从较少的患者群体中学习到更多的知识。因此，尽管主方案设计目前在肿瘤研究中最为常见，将其与上一节所述的适应性试验设计相结合，可能有助于罕见病临床研究。

1.3.4 贝叶斯方法

当历史数据（如以前的研究或试验）可用时，从不同数据源借用信息的贝叶斯方

法可能在罕见病研究中具有用处。这些数据源包括但不限于自然史研究和关于终点
与临床结果间关系的先验分布的专家意见。借用这些先验数据对结果的影响可通过敏
感性分析来评估。研究者和监管审查员特别关心的关键问题是，借用多少数据才能：
①获得预期实质性证据所需的统计学保证；②保持研究的质量、有效性和完整性。虽
然贝叶斯方法为借用历史数据提供了一个正式的框架，这在罕见病临床试验中非常有
用，但借用只能在患者群体之间存在既定关系的前提下进行（如从以前的研究到当前
的研究）。实践中，在可行的情况下建议不要从以前的研究中借用任何数据。主要的
分析结果应当依赖于当前研究所收集的数据。当借用以前研究的数据时，应当从最终
结论的科学和统计学有效性的角度仔细评估相关风险。应当注意的是，当没有过往经
验或研究时，贝叶斯方法可能是不可行的。贝叶斯方法中先验分布的选择总是充满了
争议，因为先验分布选择的主要假设往往很难验证（有时无法验证）。

1.4 适用性、挑战性和争议性问题

1.4.1 证据完整性

对于新药的监管审批，《美国法典》第 21 编第 314 节第 126 条规定，需要提供
实质性证据来支持新药的发布。对于生物类似药的监管审批，FDA 要求提供完整的
证据，以证明拟批生物类似药与美国许可药品之间的生物学相似性。在实践中应当注
意的是，新药开发中的实质性证据与生物类似药开发中的完整的证据之间并无明显
区别。

在批准生物类似药时，FDA 要求提供完整的证据，以支持尽管在临床非活性成
分方面存在细微差别，拟批生物类似药与美国许可药品高度相似，而且在产品的安全
性、纯度和效力方面不存在临床意义上的显著差异。

为协助申办者进行生物类似药开发，FDA 建议采用逐步法，获取证明拟批生物
类似药与其相应创新药品在安全性、纯度和疗效方面具有生物相似性的完整的证据
（Chow，2013；FDA，2015a，2017a；Endrenyi 等，2017）。逐步法首先在分析研
究中进行关键质量属性（critical quality attributes，CQA）的相似性评估，然后在药代
动力学和药效学（pharmacokinetic/pharmacodynamic，PK/PD）研究中进行药理学活
性的相似性评估，最后在临床研究中进行安全性和有效性的相似性评估。对于 CQA
的相似性评估，FDA 进一步建议采用分层方法，根据 CQA 与临床结果相关的关键性
或风险等级，将 CQA 分为 3 层。为确定关键性或风险等级，FDA 建议根据与临床结
果相关的作用机制或 PK 建立预测（统计）模型。因此，在采用逐步法获得完整的证
据时，需作出以下假设：

①分析相似性可预测 PK/PD 相似性；

②分析相似性可预测临床结果；

③ PK/PD 相似性可预测临床结果。

然而，这些假设很难（甚至不可能）在实践中得到验证。就假设①和②而言，虽然文献中对许多体外和体内相关性进行了研究，但对特定 CQA 与 PK/PD 参数或临床终点之间的相关性并没有进行充分的研究和了解。换言之，大多数预测模型都没有很好地建立起来，或者已经建立但未经验证。因此，尚不清楚特定 CQA 的（显著）变化如何转化为药物吸收或临床结果的变化。对于③，与仿制药的生物等效性评估不同，不存在生物相似性基本假设（即 PK/PD 相似性意味着安全性和有效性方面的临床相似性）。换言之，PK/PD 相似或不相似可能导致临床相似，也可能不导致临床相似。请注意，假设①和③并不自动意味着②。假设①~③的有效性，对于获得用于评估拟批生物类似药与创新生物制品之间生物相似性的全部证据至关重要，这是因为这些假设确保了分析、PK/PD 和临床相似性评估之间的关系，从而确保了生物相似性全面评估的有效性。表 1.1 说明了在生物类似药开发过程中，分析、PK/PD 和临床评估之间的关系。

1.4.2　新药置信区间（1−α）和生物类似药置信区间（1−2α）

回想一下，在审评审批药品产品的监管申请时，通常采用（1−α）×100% 的置信区间（CI）方法来评估新药的安全性和有效性，而使用（1−2α）×100% 的 CI 评估仿制药和生物类似药产品的等效性。如果 α 选择为 5%，则新药评估 CI 为 95%，仿制药和生物类似药评估的 CI 为 90%。在过去的 10 年间，FDA 因在药品和生物制剂监管申报的审评审批过程中采用不同的标准（即新药的Ⅰ类错误率为 5%，仿制药的Ⅰ类错误率为 10%）而受到质疑。新药采用 95% CI，仿制药 / 生物类似药采用 90% CI 的问题近来备受关注。

围绕这一问题的争议可能是由于在评估药物产品时混用了假设检验和置信区间的概念。FDA 推荐对新药和仿制药 / 生物类似药采用一个双侧检验法进行相似性的点假设进行检验，使用两个单侧检验法对生物等效性或生物相似性进行区间假设进行检验。在假设检验框架下，检验结果采用置信区间法进行解释，而不管其相应的统计推论（在操作上）是否等同。

在实践中，两者间存在着根本的差异：①点假设和区间假设的概念之间，②假设检验和置信区间方法的概念之间。对于①，双侧检验法通常用于在 5% 的显著性水平上检验等效的点假设，而两个单侧检验法通常用于在 5% 的显著性水平上检验等效或相似的区间估计。对于②，假设检验侧重于效能分析，以达到理想的效能（即Ⅱ类错误），而置信区间侧重于精度分析（即Ⅰ类错误），以控制允许的最大误差。如果我们使用置信区间的思维方式来解释假设检验框架下得到的结果，那么在评估药物产品时，使用 95% CI 和使用 90% CI 之间难免会出现混淆。

1.4.3　终点选择

Chow 和 Lin（2015）在不同阶段不同但相似的研究终点之间存在既定关系的假设下，开发了有效的统计检验方法，用于分析具有不同研究目标和不同阶段研究终点的两阶段适应性设计。为了应用 Chow 和 Lin（2015）开发的方法，我们建议构建一个效用函数，将所有与非酒精性脂肪性肝炎（NASH）相关的临床结局联系起来，用于不同阶段的终点选择，具体如下。

设 $y = \{y_1, y_2, \cdots, y_m\}$ 为相关临床结局，可以是正在研究的试验疗法的疗效或安全性 / 毒性。临床结局可以是非酒精性脂肪肝活动评分（NAS），包括干细胞脂肪变、合并小叶内炎症和气球样变、肝纤维化进展以及肝活检异常。每一个临床结局 y_i 都是一个标准函数 $y_i(x)$，$x \in X$，其中 X 是一个标准空间。然后我们可以定义效用函数［例如，NAS ≥ 4 和（或）F2/F3（纤维化 2 期和 3 期）等综合指数］或共同主要终点（NAS 评分和纤维化分期）用于终点选择，具体如下：

$$U_s = \sum_{j=1}^{m} \omega_{sj} = \sum_{j=1}^{m} \omega(y_{sj})$$

其中，U_s 表示从多阶段自适应设计的第 s 阶段的效用中选择的终点，$\omega_j, j = 1, \cdots, m$ 是预先指定的权重。

上述单一效用函数考虑了预先指定标准的不同临床结果，是基于单一效用指数而不是单个临床结果。单一效用指数模型可以让研究者以更有效的方式准确可靠地评估治疗效果，具体如下：

$$p = P\{U_s \geq \tau_s, s = 1, 2, \cdots, k\} \tag{1.3}$$

其中，τ_s 可能是 FDA 等监管机构如建议的。需要注意的是，$U_s, s = 1, 2, \cdots, k$（阶段）相似但不同。在实践中，如果 $k = 2$，我们就可以采用统计方法进行两阶段适应性设计，在不同阶段采用不同的研究终点和目标（Chow 和 Lin，2015）。

1.4.4　期中决策标准

对于多阶段适应性设计，样本量的选择通常是为了使研究能够在最后一个阶段结束时检测到有临床意义的治疗效果。因此，在研究的早期阶段，所选择的样本量可能无法提供足够或充分的检验效能来做出关键决策（例如，在剂量选择上检测出有临床意义的差异或淘汰劣势治疗组）。在这种情况下，建议进行精确分析以确保：①所选剂量具有统计学意义（即观察到的差异并非偶然）；②在期中可用样本量的情况下，为（关键）决策提供所需的统计推论。设（L_i, U_i）为第 i 组剂量与对照组之间差异的 95% 置信区间，其中 $i = 1, \cdots, k$。如果 $L_i > 0$，我们认为第 i 个剂量组与对照组之间的差异具有统计学意义。换言之，观察到的差异并非偶然，因此具有可重复性。在这种情况下，剂量 $L^* = \max\{L_i, i = 1, \cdots, k\}$ 将被选中进入下一阶段。另外，如果 (L_i, U_i) 包含 0，则第 i 个剂量组与对照组之间的差异没有统计学意义。在这种情况下，具有统计显著性的置信水平为真实平均差在 $(0, U_i)$ 范围内的概率。在所有 (L_i, U_i)，$i = 1, \cdots, k$ 包含 0 的情况下，选择剂量时通常会考虑以下标准：

①选择置信水平最高的剂量，以使差异具有统计学意义；

②放弃置信水平低于 75% 的剂量。

请注意，随着样本量增加，实现统计差异的相应置信水平也会增加。还应注意的是，以置信区间法进行评估在操作上等同于比较均值的假设检验。

1.4.5　非劣效或等效界值选择

在临床试验中，如果有经批准的有效疗法（如标准疗法或阳性对照疗法）可供选择，那么对患有危重 / 严重和（或）危及生命的疾病（如癌症）的患者使用安慰剂进行治疗是不符合伦理的。在这种情况下，通常会进行阳性对照试验。阳性对照试验的目的是证明试验疗法不劣于或等同于阳性对照疗法，即与阳性对照疗法的疗效相比，试验疗法的效果不低于某个非劣效或等效界值。在实践中，由于以下原因，可能需要开发一种与既有疗效相比不劣于（但不一定优于）既有疗效的新疗法或疗法：①试验疗法毒性较低；②试验疗法安全性较好；③试验疗法易于使用；④试验疗法费用较低；⑤试验疗法可提供更好的生活质量；⑥试验疗法可提供具有某些额外临床益处的替代治疗，如仿制药或生物类似药。这类临床试验被称为非劣效性试验。D'Agostino 等（2003）全面概述了主动对照或非劣效试验的设计理念和可能遇到的重要问题。

对于非劣效性试验而言，其目的是拒绝试验疗法劣于标准疗法或阳性对照疗法的零假设，并得出结论认为，试验疗法与阳性对照疗法之间的差异小于有临床意义的差异（非劣效界值），因此试验疗法至少与阳性对照疗法同样有效（或不劣于），这样试验疗法就可以作为阳性对照疗法的替代治疗。但在实践中，应该注意的是，与等效性试验不同，非劣效性试验是一种单侧等效性试验，由等效性和优效性两个概念组成。换言之，在确定了非劣效性之后，还可以对优效性进行检验。如果我们没能拒绝非优效性的零假设，就可以得出等效性的结论。另外，如果拒绝了非优效性的零假设，则可得出优效性的结论。

非劣效性试验的主要考虑因素之一是非劣效界值的选择。非劣效界值的不同选择将影响样本量需求，以达到确立非劣效性所需的效能。需要注意的是，非劣界值可以根据主要研究终点的绝对变化或相对变化来选择，这将影响对所收集临床数据的分析方法，从而可能改变临床研究的结论。在实践中，尽管有一些研究（Tsong 等，

1999；Hung 等，2003；Laster 和 Johnson，2003；Phillips，2003），但直到 2000 年年初，在确定阳性对照试验的非劣效界值方面还没有既定的规则或金标准。2000 年，ICH 发布了一份指南，协助申办者选择适当的非劣效界值（ICH E10，2000）。ICH E10 指南建议，可根据安慰剂对照试验的既往经验，在与新试验条件相似的有效设计下选择非劣效界值，非劣效界值的确定不仅应反映作为选择依据的不确定性，还应具有适当的指导意义。按照这一思路，FDA 也于 2010 年发布了非劣效性临床试验指南草案，并推荐了几种选择非劣效性界值的方法（FDA，2010）。

1.4.6　缺失值处理

　　缺失值或不完整数据是临床研究中经常遇到的问题。数据缺失的主要原因之一是受试者脱落。脱落的原因包括但不限于拒绝继续参加研究（例如，未获得知情同意）、认为缺乏疗效、搬迁、不良事件、不愉快的研究过程、疾病恶化、无关疾病、不服从研究、需要使用禁用药物以及死亡（DeSouza 等，2009）。根据 Little 和 Rubin（1987）的观点，DeSouza 等（2009）概述了脱落的 3 种缺失机制，包括完全随机缺失、随机缺失和非随机缺失。完全随机缺失指脱落过程与观测数据和缺失数据无关。随机缺失指脱落过程依赖于观测数据，但与缺失数据无关。对于非随机缺失来说，脱落过程取决于缺失数据，也可能取决于观测数据。根据缺失机制的不同，可以根据文献中现有的分析方法考虑适当的缺失数据分析策略。例如，在随机缺失下通常考虑的方法：①丢弃不完整病例，只分析完整病例；②估算或填补缺失值，然后分析填补数据；③通过无需完整数据的方法对缺失数据进行分析，包括基于似然（likelihood）的方法（如极大似然估计，限制性似然估计和贝叶斯方法），基于矩（moment）的方法（如广义估计方程及其变体）和生存分析方法（如 Cox 比例风险模型）等。另外，在非随机缺失下通常使用模式混合模型（Little，1994），包括参数模型（如 Diggle 和 Kenward，1994）和半参数模型（如 Rotnitzky 等，1998）。

　　在实践中，研究中缺失值的可能原因一般可分为 2 类。第一类包括与研究无直接关系的原因。例如，由于患者搬离了研究地区，所以无法进行跟踪调查，这类缺失值可视为完全随机缺失。第二类包括与研究相关的原因。例如，患者可能因治疗引发的不良事件而退出研究。在临床研究中，每个受试者进行多次评估的情况并不少见。缺失所有观察指标的受试者被称为单元无应答者。由于单元无应答者不能提供任何有用信息，这些受试者通常会被排除在分析之外。另外，缺失部分而非全部观察结果的受试者被称为项目无应答者。在实践中，将项目无应答者排除在分析之外有违意向性分析（intent-to-treat，ITT）原则，因此是不可接受的。在临床研究中，主要分析通常基于 ITT 人群进行，ITT 人群包括至少接受过治疗后评估的所有随机受试者，因此大多数无应答者可能会被纳入 ITT 群体，剔除无应答者可能会严重降低研究的效能。

许多学者都研究过缺失值估算的统计方法（如 Kalton 和 Kasprzyk，1986；Little 和 Rubin，1987；Schafer，1997）。

通常有 2 种方法进行项目无应答者处理，第一种是基于似然法。在参数模型中，观察值的边际似然函数是通过对缺失值进行积分得到的，相应地，可以使用最大似然估计法（maximum likelihood estimator，MLE）对相关参数进行估计，因此，可以构建相应的检验（如似然比检验）。这种方法的优点是所产生的统计程序通常很高效。缺点是边际似然的计算可能比较困难。因此，通常采用一些特殊的统计或数值算法来获取 MLE。例如，期望最大化（EM）算法是在有缺失数据时获取 MLE 的最常用方法之一。第二种针对项目非应答者的方法是插补（imputation）。与基于似然法的方法相比，插补法相对简单，易于应用。插补的思路是将插补值视为观察值，然后应用标准统计软件获得一致的估计值。不过，需要注意的是，通过插补获得的插补值的变异性通常不同于从完整数据中获得的估计值。在这种情况下，为估算完整数据集方差而设计的公式不能用来计算插补数据集的方差。作为一种替代方法，有两种方法可用于估计其方差。一种是基于泰勒展开式的方法，这种方法被称为线性化方法，优点是计算量少，但缺点是其公式可能非常复杂和（或）无法跟踪。另一种方法是基于再抽样的方法（如 bookstrap 和 jackknife），优点是非常容易应用，但缺点是需要进行大量计算。在高速计算机的帮助下，再抽样法在实际应用中更具吸引力。

请注意，在临床研究中最常使用的是插补法。使用最终观察值替代法（last observation carried forward，LOCF）进行简单插补，是临床研究中最常使用的插补法。虽然 LOCF 法简单且易于使用，许多研究人员对其有效性提出了质疑。因此，在过去 10 年间，寻找其他有效的缺失值插补法受到了广泛关注。在实践中，由于临床研究设计相对于抽样调查更加复杂，插补法也更加多样化。因此，临床研究中许多常用插补法的统计适当性尚未可知，而抽样调查中使用的大多数插补法已得到很好的研究。因此，临床研究中的插补法为临床研究领域的统计学家提供了独特的挑战和机遇。

多重性问题——Lepor 等（1996）报告了一项双盲、随机多中心临床试验的结果，该试验评估了 $\alpha1$- 肾上腺素能受体激动剂特拉唑嗪（每天 10 mg）、5α 还原酶抑制剂非那雄胺（每天 5 mg）或两者联用对于良性前列腺增生症患者的疗效和安全性，1229 名患有良性前列腺增生症的男性被平均分配到治疗组和安慰剂对照组。该试验的主要终点是美国泌尿协会（American Urological Association，AUA）症状评分（Barry 等，1992）和最大尿流率。在为期 4 周的安慰剂试用期间进行了两次评估，并在治疗的第 2、4、13、26、39、52 周分别进行了评估。主要比较事件为积极药物和联合疗法之间的配对比较，次要比较事件为活性药物和联合疗法与安慰剂之间的配对比较。Lepor 等（1996）报告的主要终点结果是通过基于意向治疗人群进行重复测量的协方差分析得出的。试验的目的之一是确定治疗达到理想疗效的时间。因此，在随机化后第 2、4、13、26、39 和 52 周的随访中，都对治疗组进行了比较。除了对主要终点的观察外，还可以描述每位患者治疗后与基线相比的变化。如果有兴趣了解不同种族、年龄和基线疾病严重程度的治疗效果是否相同，可以进行一些亚组分析，如白种人和非白种人患者的亚组分析，65 岁以下或至少 65 岁患者的亚组分析，基线 AUA 症状评分低于 16 分或至少 16 分患者的亚组分析，或最大尿流率低于 10 mL/s 患者的亚组分析。主要终点的总比较次数可能多达 1344 次。如果将 1344 项比较中的每项比较都按 5% 的显著性水平进行，我们可以预期有 67 项具有统计意义的比较，其 P 值小于 0.05。假设所有 1344 次比较在统计上都是独立的，那么在 1344 次比较中观察到至少一次具有统计意义的差异的概率可能高达 1。P 值的数量不包括特定中心治疗比较和其他类型比较（如治疗中心间的交互作用）的 P 值。

虽然上面的例子有些夸张，但它确实指出了多中心临床试验中的多重性是一个重要问题，会对总体治疗效果的统计推断产生影响。然而，在实践中，几乎不可能用单一疗效指标来描述某种疾病，原因是①疾病的多面性；②对疾病缺乏了解；③对疾病的特征缺乏共识。因此，在治疗大多数疾病（如艾滋病、哮喘、良性前列腺增生、关节炎、绝经后骨质疏松症和室性心动过速）时，通常会考虑使用多个终点来评估试验药物的疗效。其中一些终点是客观的组织学或生理学测量值，如良性前列腺增生症的最大尿流率或哮喘的肺功能 FEV1（1 秒用力呼气容积）。其他终点可能包括症状或对治疗后患者健康状况改善的主观判断，如良性前列腺增生的 AUA 症状评分、哮喘的哮喘特异性症状评分或绝经后骨质疏松症的 Greene climacteric 评分（Greene 和 Hart, 1987）。因此，临床试验统计推断中的一种多重性来自多个终点。

另外，临床试验也可能是为了比较几种不同类别的药物对同一适应证的疗效。例如，Lepor 等（1996）的研究比较了特拉唑嗪和非那雄胺这两种单一疗法与联合疗法以及安慰剂对照，治疗良性前列腺增生症患者的效果。其他一些试验可能是为了研究试验药物的剂量反应关系。例如，Gormley 等（1992）评估了 1 mg 和 5 mg 非那雄胺与安慰剂对照的疗效和安全性。这种多重性是由于在临床试验中接受评估的治疗组数量大于 2 而产生的。其他类型的多重性是由亚组分析造成的。例如，美国国立神经疾病与卒中研究所 rt-PA 研究组（1995）报告的一项试验中，根据卒中发生到开始治疗的时间（0 ~ 90 分钟或 91 ~ 180 分钟）进行了分层分析。此外，BHAT（1982）和 CAST（1989）研究也提前终止，原因是通过重复期中分析发现在预设终点前就有大量证据表明其存在显著的疗效和严重安全性问题。总之，临床试验中的多重性可分为重复性期中分析、多重比较、多终点和亚组分析。由于造成这些多重性的原因各不相同，因此应特别注意：①根据试验目标提出统计假设；②在随后的数据分析中适当控制试验中的假阳性率；③解释结果。

1.4.7 样本量要求

在临床试验中，为计算（估算或确定）样本量而进行的研究前效能分析通常基于以下 2 种方法：①从受试者人数有限的小规模试验研究中获得信息；或②完全基于研究者的最佳估计（无论是否有科学依据）。观察到的数据和（或）研究人员的最佳估计可能与事实相去甚远。这种偏差可能会影响样本量的计算，而样本量的计算是为了在预先指定的显著性水平上达到所需效能，以实现研究目标。样本量计算是药物 / 临床研发成功与否的关键。因此，如何选择最小所需样本量，以便在预先指定的显著性水平上达到预期的研究效能，已成为临床科学家面临的一个重要问题（Chow 等，2008；Chow 和 Liu，1998b）。没有足够样本量的研究无法保证达到预期的效能（即正确检测出有临床意义差异的概率）。另外，不必要的大样本量可能会浪费有限的资源。

样本量计算在药物 / 临床研发中发挥着重要作用。为了确定达到预期效能所需的最小样本量，我们需要掌握一些研究参数的信息，如观察值变异性和研究旨在检测的差异（如治疗效果）。在实践中，样本量的计算取决于与观测相关的假定变异性，而这种变异性往往是未知的。因此，根据从小样本试点研究（变异性较大）中获得的信息计算样本量的经典研究前效能分析，可能会因抽样变异性的不同而变化很大，从而导致不稳定。因此，有关样本量计算的争议问题之一就是所获得样本量的稳定性（敏感性或稳健性）。为了克服样本量计算的不稳定性，Chow（2011）建议采用自举中值法来选择稳定（所需最小）的样本量。这种改进的稳定样本量理论上可以通过 Edgeworth 型扩展法得出。Chow（2011）通过大量的模拟研究表明，自举中值法在临床试验中提供稳定样本量方面表现良好。

需要注意的是，根据不同的研究目标和假设（如检验等效性、检验优效性或检验非劣效性 / 等效性）以及不同的数据类型（如连续、二元和时间依赖数据），用于样本量计算的程序可能大相径庭。例如 Lachin 和 Foulkes（1986）、Lakatos（1986）、Wang 和 Chow（2002a）、Wang 等（2002）以及 Chow 和 Liu（2008），其中 Chow 等（2008）进行了很好的介绍和总结。在本章中，为简便起见，我们将重点讨论最常见的情况，即主要结局变量是连续的，相关假设是符合正态假设下的均值；同时，此后的讨论大多集中在单样本问题上，不过扩展到双样本问题也很简单。

1.4.8 一致性检验

近年来，多区域（或多国）多中心临床试验在全球制药 / 临床研发领域非常流行。多区域临床试验的主要目的不仅是评估试验疗法在试验中所有地区的整体疗效，还包括试验疗法在试验中各个地区的效果。最重要的是，多区域临床试验可以缩短药物开发和全球监管开发、提交和批准的时间（Tsong ad Tsou，2013）。虽然多区域临床试验为充分利用所有地区的临床数据、支持地区（当地）注册提供了机会，但也可能出现一些关键问题，如地区差异（如文化和医疗实践/观念）以及各地区之间可能存在的交互作用，这可能会影响多区域试验的有效性。

在全球制药/临床研发的多区域试验中，经常遇到的一个关键问题是，从某些地区（如亚太地区）观察到的临床结果与从其他地区（如欧盟）或全球（即所有地区的总和）观察到的临床结果不一致。不同地区［如亚太地区和欧盟和（或）美国］的临床结果不一致可能是由于种族因素的不同。在这种情况下，可能需要对剂量或方案进行调整，或者需要进行衔接研究，然后才能汇总数据，对治疗效果进行整体综合评估。因此，在进行地区注册（如日本和中国）之前，必须对特定地区（人群）和所有地区（全球人群）的一致性趋势进行评估。需要注意的是，不同地区可能对特定地区的样本量有不同要求，以符合注册的监管要求（见 MHLW，2007）。

在实践中，从特定人群（特定地区，如日本或中国）和整个人群（所有地区的总和）观察到的临床结果之间的一致性通常被解释为两个人群在治疗效果（即安全性和/或有效性）方面的相似性和（或）等效性。沿着这一思路，一些统计方法包括一致性检验（Shih，2001b）、一致性指数评估（Tse 等，2006）、敏感性指数评估（Chow、Shao 和 Hu，2002）、可重复性和（或）可推广性实现（Shao 和 Chow，2002）、贝叶斯方法（Hsiao 等、2007; Chow 和 Hsiao，2010），以及保留概率评估日本方法（MHLW，2007）已在文献中提出（另见 Liu、Chow 和 Hsiao，2013）。本节的目的不仅是概述这些方法，还通过大量临床试验模拟来比较这些方法的相对性能。

1.4.9　外推

FDA 规定新药产品要获得上市批准，至少要进行 2 个设计科学、实施良好的临床试验，以提供有关所研究药品有效性和安全性的实质性证据。要求至少进行两个临床研究的目的不仅是为了确保可重复性，也是为了提供有关可推广性的宝贵信息。可推广性有几种不同的含义。首先，它可以指研究的原始目标患者群体（如成人）的临床结果是否可以外推到其他相似但不同的患者群体（如儿童或老年患者）。其次，它可以衡量一个地区（如美国或欧盟）新开发或批准的药物产品能否在另一个地区（如亚太地区国家）获得批准，特别是如果担心种族因素的差异可能会改变药品在新地区的疗效和安全性。最后，对于病例对照研究，人们通常感兴趣的是确定基于某个医疗中心数据库开发或建立的预测模型是否可以应用于另一个医疗中心，因为该医疗中心拥有用于研究类似疾病的患者的类似但不同的数据库。在实践中，由于我们感兴趣的是确定原始目标患者人群观察到的临床结果能否推广到相似但不同的患者群体，因此我们将重点讨论第一种情况，不过相应统计方法也可用于其他情况。

尽管 ICH E5 指导原则为外国临床数据的可接受性建立了框架，但它并没有明确界定原地区与新地区之间在剂量反应、安全性和有效性方面所需的相似性。Shih（2001）将相似性解释为研究中心之间的一致性，将新地区视为多中心临床试验中一个新的研究中心。根据这一定义，Shih 提出了一种评估一致性的方法，以确定研究是否能够将国外数据桥接到新地区。另外，Shao 和 Chow（2002）提出了评估桥接研究的可重复性和可推广性概率的概念。此外，Chow 等（2002）还提出使用敏感性指数来评估相似性，该指数是衡量原始区域与新区域之间人口转移的指标。为了评估临床结果从一个人群到另一个人群的可推广性，Chow（2010）建议评估从原始患者人群中观察到的阳性临床结果的可推广性概率，方法是通过将人群均值与协方差联系起来的模型来研究目标患者转移的影响（另见 Chow 和 Shao，2005；Chow 和 Chang，2006）。然而在许多情况下，这些协变量可能并不存在或存在但无法观测。在这种情况下，建议通过假定位置或规模参数为随机变量，根据混合分布来研究患者群体的位置和规模变化程度（Shao 和 Chow，2002）。本节的目的是在以下不同情况下，通过评估不同模型下的敏感性指数来评估临床结果的可推广性：①位置参数的移动是随机的；②规模参数的移动是随机的；③位置参数和规模参数的移动都是随机的。

1.4.10 多成分药品

近年来，随着越来越多的创新药物产品失去专利保护，寻找治疗心血管疾病和癌症等危重和（或）威胁生命疾病的新药已成为许多制药公司和研究机构关注的焦点，比如美国国立卫生研究院。因此，人们开始研究有前景的传统中药（traditional Chinese medicines，TCM）的潜在用途，尤其是在治疗危重和（或）危及生命的疾病方面。Bensoussan 等人（1998）采用随机临床试验（randomized clinical trial，RCT）评估中草药治疗肠易激综合征的效果。然而在研究中医时，随机对照临床试验并不常用。西医与中医在诊断程序、治疗指标、医学机制、医学理论和实践等方面存在本质区别（Chow，Pong and Chang，2006；Chow，2015）。此外，中药通常由多种成分组成，剂量灵活。

中医认为，在健康个体中，所有脏器都应该达到所谓的整体动态平衡和脏腑和谐。一旦某些部位（如心脏、肝脏或肾脏）的整体平衡被打破，就会出现一些症状和体征来反映这些部位的失衡。然后根据这些综合症状和体征来判断患者所患的疾病。有经验的中医师通常会先评估导致整体失衡的原因，然后再灵活开具不同剂量的中药来解决问题。这种方法有时被称为个性化（或个体化）中医疗法。在实践中，中医认为视诊、听诊、嗅诊、问诊、叩诊和触诊是主要的诊断程序。由于缺乏参考标准，以及预期评估者与评估者（即中医师与中医师）之间的巨大差异，这些基于主观和经验的诊断程序的科学有效性一直受到批评。有关中医统计问题的系统讨论，请参见 Chow（2015）。

在本书中，我们试图提出一种统一的方法，在整体器官动态平衡的概念下，根据从给定对象身上收集到的多项指数来制定综合疾病指数。器官间的动态平衡可定义如下：根据生物等效性或生物相似性测试的概念，如果 95% 置信区间上限小于某个健康界值，我们就可以得出结论，该疗法实现了受试者器官间的动态平衡，因此被认为是有效的。如果我们不能拒绝零假设，我们就会得出结论，该疗法无效，因为仍然存在疾病信号（例如，某些体征和症状仍然超出健康界值）。在实践中，这些疾病信号可以根据一些预先指定的特定疾病状态参考标准进行分组，以诊断特定疾病，这些标准是根据与特定器官（或疾病）相关的指数制定的。

1.4.11　咨询委员会

FDA 成立了咨询委员会，每个委员会由临床、药理和统计专家以及一名指定药物类别和亚专科的消费者代表（不受雇于 FDA）组成。委员会的职责是审查 NDA（new drug application）中提供的数据，并根据设计科学和实施良好的临床研究，就是否存在安全性和有效性的实质性证据向 FDA 提出建议。此外，委员会有时还可能被要求审查某些 IND（investigational new drug）、协议或与上市药物和生物制剂有关的重要问题。咨询委员会不仅补充了 FDA 的专业知识，还允许在监管过程中进行独立的同行评审。请注意，FDA 通常会准备一套问题，供咨询委员会在会议上讨论。以下是一些典型问题的清单：

①是否有两项或更多设计科学且实施良好的试验？

②患者群体的特征是否足够清晰？

③剂量 – 反应关系的特征是否研究充分？

④您是否建议将该药物用于申办者所申请适应证的目标患者人群？

FDA 通常会采纳咨询委员会的建议，批准药品上市，但在法律上并非必须如此。

1.4.12　FDA 近期的关键临床计划

除了上述具有实际的挑战性和争议性的问题外，FDA 还启动了几项关键临床计划，以协助赞助商进行医药产品研发。这些关键临床计划包括但不限于：①仿制药和生物类似药的统计方法开发（见第 15 章）；②精准 / 个性化医疗（见第 16 章）；③基于生物标志物的临床研究（见第 16 章）；④大数据分析（见第 17 章）；⑤罕见病药物开发（见第 18 章）；⑥真实世界数据（real word data，RWD）和真实世界证据（real word evidence，RWE）；⑦模型引导药物研发（MIDD）；⑧移动个体化医学和成像医学的机器学习。

在这些关键临床计划中，更多细节可参见第 13 ~ 18 章。例如，第 13 章和第 14章概述了适应性试验设计，如 Ⅱ/Ⅲ 期无缝适应性试验设计。第 15 章介绍了评估仿制药生物等效性和证明生物仿制产品生物相似性的统计方法。第 16 章讨论了精准医学与个性化医学的区别。大数据分析的概念详见第 17 章。第 18 章介绍了罕见病药物开发的创新思维，包括创新试验设计、数据分析统计方法和样本量要求。

关于真实世界的数据和真实世界的证据，以下是常见问题：

①是否包括从 RCT 中收集的临床数据？

②真实世界的证据是否构成评估药品安全性和有效性的实质性证据？

为了更好地理解与真实世界数据和真实世界证据相关的问题，表 1.9 对真实世界证据和从设计科学、实施良好的临床研究中获得的实质性证据进行了比较。从表 1.9 中可以看出，为获得真实世界证据而对真实世界数据进行分析，可能会导致对所研究的试验疗法的安全性和有效性得出不正确、不可靠的结论，原因包括：①选择偏倚；②不可控的变异性；③真实世界的数据来自多个 / 不同来源。因此，建议在监管审批过程中，将真实世界的证据应用于安全性评估，而不是疗效评估。

表 1.9　RWE 和 RCT 获得的实质性证据之间的比较

真实世界证据	随机临床试验的实质性证据
一般人群	特定人群
选择偏倚	偏倚最小化
变异性：预期但不可控	变异性：预期且可控
来自多个 / 不同来源	来自随机临床试验
反映真实临床实践过程	反映受控临床实践过程
统计方法尚未完全确立	统计方法成熟
可能产生不正确和不可靠的结论	准确可靠的结论

关于模型引导药物研发（MIDD），正如 PDUFA VI 所指出的，MIDD 可分为 6 类：①PK/PD；②PK、群体 PK（population PK，POPPK）；以及基于生理学的 PK（PBPK）建模；③疾病模型，包括临床试验模型；④系统生物学：定量系统药理学（quantitative system pharmacology，QSP）和先天性无痛无汗症；⑤定量结构 – 活性关系（quantitative structure activity relationship，QSAR）和定量结构 – 属性关系（quantitative structure property relationship，QSPR）；以及⑥临床试验模拟（见图 1.5）。从统计学角度，MIDD 是研究反应 – 暴露关系的，可按以下步骤进行：①模型建立；②模型验证；③模型推广。模型建立可能涉及风险因素（预测因子）识别、共线性检验和拟合度检验。模型验证的典型方法是将数据随机分成 2 组，一组用于模型训练，另一组用于模型检验。这一阶段的模型验证被视为内部检验。对于外部检验，通常称为模型的可推广性，即预测模型可从一个患者群体推广到另一个患者群体，或从一个医疗中心推广到另一个医疗中心。

机器学习是对算法和统计模型的科学研究，计算机系统利用这些算法和模型，无需明确指令，而是依靠模式和推理就能有效地完成特定任务。机器学习在药物研发中的应用包括但不限于移动个体化医疗和成像医疗。对于移动个体化医疗，机器学习可应用于：①安全监测，如检测阿片类药物过量致死；②临床试验过程中的实时数据采集。在影像医学方面，机器学习可用于分析和解释从临床研究中收集的影像数据。

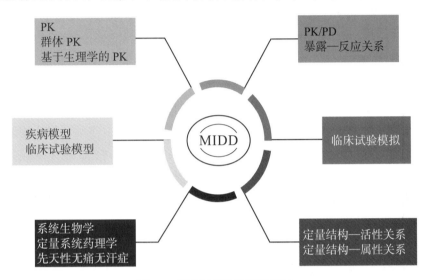

图 1.5　模型引导药物研发范围

1.5　本书的目的和范围

本书是第一本专门介绍与医药产品在监管审评审批过程中相关的统计监管科学书籍。书中涵盖了 GSP 的一般原则和监管审评审批过程中常用的关键统计概念。此外，还讨论了在监管提交材料审评审批过程中可能出现的一些具有实际挑战性和争议性的问题。除了复杂的创新设计外，FDA 最近还启动了几项关键临床计划，涉及精准医疗、大数据分析、罕见病产品开发、基于生物标志物的临床研究、模型引导药物研发（MIDD）、以患者为中心的风险评估药物开发以及真实世界数据和真实世界证据。这些举措旨在帮助申办者以更高效的方式加快药物研发进程。本书旨在概述这些具有挑战性和争议性的问题，以及 FDA 关键临床计划的最新进展，这些问题和举措在监管申请的审评审批过程中通常会遇到。

本人的目标是为政府监管机构中需要在监管申请中做出关键决策的人员，以及为在药物开发监管申请提供统计支持的生物统计学家提供有用的案头参考和最新的研究成果。更重要的是，我们希望为药代动力学、临床药理学、生物药剂学、临床研究和生物统计学专业的研究生提供一本有关生物类似药研究的高级教科书。我们希望本书能成为政府监管机构、制药行业和学术界之间的桥梁。

本书的范围仅限于医药研发监管科学中常见的实际问题。本书由 18 章组成，内容涉及研究活动、监管申请的审查、政策 / 指南的制定以及 FDA 在监管科学方面的关键临床计划。第 1 章介绍了关键的统计概念，以及监管科学中常用的临床试验创新设计方法。本章还包括在监管提交材料审评审批过程中常见的一些实用、具有挑战性和争议性的问题。第 2 章解释了证明申请药物产品安全性和有效性所需的实质性证据。本章还介绍了证据整体和真实世界证据的相关概念。第 3 章区分了假设检验和置信区间这两个概念，用于评价申请药品的安全性和有效性。本章还包括使用 90% 置信区间法评估仿制药 / 生物类似药与使用 95% 置信区间法评估新药之间的比较。第 4 章涉及临床研发中的终点选择。本章还包括在复杂的创新设计（如多阶段适应性设计）中为终点选择制定治疗指数。第 5 章侧重于非劣效界值选择。本章还包括基于假阳性率风险评估的界值选择临床策略建议。第 6 章和第 7 章分别讨论了临床试验中缺失值插补和多重比较的多重性调整的统计方法。第 8 章总结了各种设计下的样本量需求。第 9 章介绍了可重复研究的概念。第 10 章讨论了评估跨患者群体和（或）适应证外推性的概念和统计方法。第 11 章比较了评估多区域临床试验一致性的统计方法。第 19 章概述了具有多种成分的药物产品，如植物药产品和传统中药。第 13 章概述了制药 / 临床研发中常用的适应性试验设计。第 14 章评估了适应性剂量选择研究中通常考虑的几种选择标准。第 15 章比较了仿制药产品的生物等效性评估和生物类似药产品的生物类似性评估，并介绍了其评估过程。第 16 章讨论了精准医疗与个性化医疗的区别。第 17 章介绍了大数据分析的概念。本章还包括大数据分析的类型和大数据分析的潜在偏倚。第 18 章重点介绍罕见病临床开发，包括创新性试验设计、数据分析统计方法以及一些常见的挑战性问题。

第 2 章　证据完整性

2.1　简介

如前面第 1 章所述，对于药品的批准，美国食品药品监督管理局（Food and Drug Administration，FDA）要求提供有关在研试验治疗的安全性和有效性的实质性证据，以供审查和监管批准。然而，实质性的证据只能通过进行充分且控制良好的研究（21CFR 第 314 节）来获得。为确定是否有充分的证据支持药物、生物制品和医疗器械申请，FDA 要求通过充分的和严格控制的调查报告来提供主要依据。

最近，由于大分子生物药品的结构和功能的复杂性，FDA 提出了审查和监管批准生物类似药（后续生物）产品时提交的证据完整性新概念（FDA，2015a）。和实质性证据类似，可以通过 FDA 推荐的逐步法获得证据完整性，该方法从关键质量属性（critical quality attributes，CQA）的功能和结构表征的分析研究开始，这些关键质量属性是在生产过程的各个阶段确定的，并被认为与临床结果相关。紧接着，根据逐步法，进行动物研究评估毒性，药理学研究比如药物代谢动力学（pharmacokinetic，PK）和药效学（pharmacodynamic，PD）研究，和临床研究比如免疫原性、安全性和有效性研究等。FDA 指出，逐步法是一种获得证据完整性的批准方法，用于证明拟议的生物类似药和创新生物产品之间的高度相似性。因此，证据的总体性包括分析相似性评估、PK/PD 相似性评估和临床相似性论证。值得注意的是，在逐步法中没有一刀切的评估。

在实践中，拟议的生物类似药很可能不符合所有相似性测试的要求（即分析相似性、药代动力学 / 药效学相似性和临床相似性）。例如，拟议的生物相似产品可能无法通过分析相似性评估，但通过了 PK/PD 和临床相似性评估。在这种情况下，通常会要求申办方证明观察到的差异对临床结果的影响很小。另一方面，如果拟议的生物类似药通过了分析相似性和 PK/PD 相似性测试，但未能通过临床相似性测试，则拟议的生物类似药很可能被视为不与创新产品高度相似。因此，大家提出了一些问题。第一，分析相似性、药代动力学 / 药效学相似性和临床相似性之间有什么联系吗？换言之，分析相似性可以预测 PK/PD 相似性和（或）临床相似性吗？第二，在拟议的生物相似产品的审查和批准过程中，分析相似性评估是否与药代动力学/药效学相似性评估和临床相似性论证具有同等的权重？如果它们具有相同的权重（即它们同等重要），那么在拟议的生物类似药获得批准之前，应证明所有的分析相似性、药代动力学/药效学相似性和临床相似性，以获得总体证据。第三，所有的证据是否构成批准拟议的生物类似药的实质性证据？本章将试图回答这三个问题。

在下一节中，将简要介绍了评估药品所需的实质性证据。第2.3节将检验一个提议的生物相似药和一个创新的生物药之间的生物相似性证据完整性概念。本节还包括一个最近监管提交的示例，该示例应用了监管审批的证据完整性概念。第2.4节列出了在生物类似药的监管审批过程中使用证据的完整性遇到的一些实际的和具有挑战性的问题。第2.5节概述了证据完整性量化指标的发展。第2.6节为结论。

2.2 实质性证据

在21 CFR的第314.126节中，对于接受研究的试验治疗的批准，要求在审查和批准过程中提供关于接受研究的试验治疗的安全性和有效性的实质性证据。该实质性证据只能通过进行充分且控制良好的研究来获得。其中，充分且控制良好研究的定义总结在表2.1。

表2.1　充分良好控制研究的特征

标准	特征
目标	明确陈述研究目的
分析方法	总结建议的或实际的分析方法
设计	与对照进行有效的比较，以提供定量药效评估
受试者的选择	充分保证研究中的疾病或状况
受试者的分配	使偏倚最小化并保证组间的可比性
研究的参与者	使受试者、观察者以及分析员的偏倚最小化
对应答的评估	明确而可靠
对效果的评估	适当统计方法的要求

来源：21 CFR 第314.126节

从表2.1可以看出，一个充分且控制良好的研究是由在CFR里面指定的8个标准来判断的。这些标准：①研究目的；②分析方法；③研究设计；④受试者选择；⑤受试者分配；⑥研究参与者；⑦应答评估；⑧效果评估，所有这些都是客观的，并且与用于评估被研究的试验治疗的统计数据密切相关。

总之，一项充分的且控制良好的研究始于明确的研究目的。在明确陈述的研究目的下，合理的研究设计和方法将被用于从目标人群中抽取的随机样本（具有良好代表性的样本）中收集有质量的数据。为此，统计方法比如随机化和盲法等被用来最大限度地减少潜在的偏倚和变化，以便准确可靠地评估研究中试验治疗的治疗反应和效果。

2.3　证据完整性

为了批准拟议的生物类似药，FDA 要求提供全部证据，以证明拟议的生物类似药与美国许可的原研药高度相似，即尽管在临床上无活性的成分略有差异，但拟议的生物类似药和美国许可的药品在药品的安全性、纯度和效力方面没有临床意义上的差异。

2.3.1　逐步法

根据 2009 年生物制品价格竞争和创新法案（BPCI 法案）的定义，生物类似药和参考药物高度相似，即尽管在临床非活性成分方面存在微小差异，但在安全性、纯度和效力方面不存在临床意义上的差异。根据 BPCI 法案的定义，生物相似性要求在安全、纯度和效力方面没有临床意义的差异。安全性可包括 PK/PD、安全性和耐受性以及免疫原性。纯度包括制造过程中的所有关键质量属性。效力指有效性研究。如前所述，在 2015 年 FDA 关于科学考量指南中，FDA 建议考虑采用逐步法来提供全部证据，以证明拟议的生物类似药与参考药品相比具有生物相似性（美国食品和药物管理局，2015 a）。

为了帮助申办者进行生物类似药的开发，FDA 建议采用逐步法来获得所有证据，以证明拟生产的生物类似药与其创新药物在安全性、纯度和疗效方面的生物相似性（Chow，2013；FDA，2015a，2017；Endrenyi 等，2017）。逐步法从分析研究中的 CQAs 相似性评估开始，然后到 PK/PD 研究中的药理活性相似性评估和临床研究中的安全性和有效性相似性评估。图 2.1 的金字塔简要总结了逐步法。

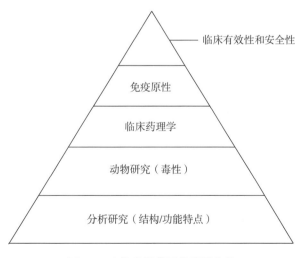

图 2.1　生物类似药开发的逐步法

2.3.2 主要的生物相似性假设

如 2.3.1 节所示，分析数据评估是 FDA 推荐的完整证据逐步法的第一步。在实践中，对分析数据进行评估是为了实现以下主要目的（BLA 781028 和 BLA 761074）。

a. 分析数据的评估是为了证明拟生产的生物类似药可以以符合相应质量标准的良好控制和一致的方式生产；

b. 分析数据的评估是为了证明拟议的生物相似药和参考药品高度相似；

c. 分析数据的评估可用作 PK/PD 相似性和（或）临床相似性的桥梁；

d. 分析数据的评估可为数据外推提供科学依据，以支持申办者其他正在寻求许可适应证的生物相似性论证。

值得注意的是，关于 CQAs 中的分析相似性评估④，FDA 进一步推荐了一种分层方法，根据与临床结果相关的关键程度或风险等级将 CQAs 分为 3 个等级。为了确定关键程度或风险等级，FDA 建议根据与临床结果相关的作用机制或 PK 建立一个预测（统计）模型。

为了实现这些目标，关于分析、PK/PD 和临床数据之间关系的研究是必不可少的。为此，为获得完整证据，对逐步法做了以下假设。

①分析相似性可以预测 PK/PD 相似性；

②分析相似性可以预测临床结果；

③ PK/PD 相似性可以预测临床结果。

然而，这些假设很难（如果不是不可能的话）在实践中得到验证。对于假设①和②，虽然文献里有许多体外和体内相关性的研究，但特定 CQAs 和 PK/PD 参数或临床终点之间的相关性尚未得到充分研究和理解。换言之，大多数预测模型尚未建立完善，或者建立了但没有验证。因此，尚不清楚特定 CQA 的（显著）变化如何转化为药物吸收或临床结果的变化。对于③，与非专利药等效性评估不同，不存在基本生物相似性假设来表明 PK/PD 相似性意味着在安全性和有效性方面的临床相似性。换言之，PK/PD 相似性和临床相似性没有明确关系。值得注意的是，同时满足假设①和假设③不会自动导致假设②的成立。

满足假设①至③对于成功获得评估拟议生物类似药和创新生物药之间生物相似性的全部证据至关重要。这是因为满足这些假设确保了分析、药代动力学 / 药效学和临床相似性评估之间的关系，从而确保了整体生物相似性评估的正确性。图 2.2 阐明了在生物类似药开发中，在为获得全部证据的逐步法里，分析、药代动力学 / 药效学和临床评估之间的关系。

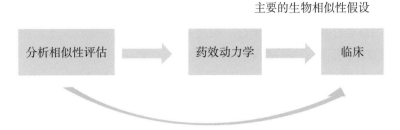

图 2.2　分析、药效动力学和临床评估之间的关系

2.3.3　示例——最近提交监管的生物类似药

为了更好地理解，这里讨论两个最近提交 FDA 监管注册的生物类似药，Avastin 生物类似药（由 Amgen 赞助的 ABP215）和 Herceptin 生物类似药（由 Mylan 赞助的 MYL-1401O）。这 2 份监管提交文件于 2017 年 7 月 13 日在美国马里兰州 Silver Spring 举行的肿瘤药物咨询委员会（Oncologic Drug Advisory Committee，ODAC）会议上审查并讨论了。表 2.2 简要总结了基于证据完整性概念的审查结果。ABP215 为一种拟与 Genetech 的 Avastin 生物相似的药物，尽管通过了 PK/PD 相似性和临床相似性测试，但仍发现了几个质量属性差异。这些显著的差异包括糖基化含量、Fc γ Rllla 结合和产物相关的种类（聚集体、片段和电荷变体）。糖基化和 Fc γ Rllla 结合的差异通过在体内细胞基于 ADCC 和 CDC 活性，并不是所有的产品都检测到这种活性（ABP215，美国许可的阿瓦斯丁，EU- 批准的阿瓦斯丁）。在考虑全部证据时，ODAC 专家组认为申办方提交的数据足以证明 ABP215 与美国许可的阿瓦斯丁高度相似，并支持 ABP215 与美国许可的阿瓦斯丁在产品的安全性、纯度和效力方面没有临床意义上的差异，尽管在临床非活性成分上有微小差异。

表 2.2　完整证据评估示例

监管提交	创新产品	提议的生物类似药	分析相似性	PK/PD 类似	临床相似性
BLA 761028（安进）	阿瓦斯丁	ABP215	在糖基化含量和 FcgRllla 结合方面观察到显著差异	通过	通过
BLA 761074（迈兰）	赫赛汀	MYL-1401O	糖基化的细微变化（唾液酸、高甘露糖和 NG-HC）	通过	通过

对于 MYL-1401O，一种与 Genetech 公司的赫赛汀拟议的生物类似物，尽管 MYL-1401O 通过了 PK/PD 相似性和临床相似性测试,但糖基化有微妙的变化（唾液酸、高甘露糖和 NG-HC）。然而,通过抗体依赖的细胞介导的细胞毒性（antibody-dependent cell-mediated cytotoxicity，ADCC）相似性和 PK 相似性解决了与总甘露糖形式和唾液酸增加以及 NG-HC 减少相关的剩余不确定性。因此,ODAC 小组认为申办者提交的

数据足以证明 MYL-1401O 与美国许可的赫赛汀高度相似，并足以证明 MYL-1401O 与美国许可的赫赛汀在产品的安全性、纯度和效力上没有临床意义上的差异，尽管在临床上无活性的成分上有微小差异。

2.3.4 小结

如 2.3.3 节所述，目前还不清楚，是否只有当拟生产的生物类似药通过了不同领域的分析、药代动力学 / 药效学和临床评估的所有相似性测试，才能获得高度相似性的完整证据。当在第 1 级的某些 CQAs 中观察到显著差异时，如果申办方提供科学依据 / 理由来排除观察到的差异对临床结果的影响，则可以忽略这些显著差异。然而，这里有争议，因为 1 级 CQAs 被认为与临床结果最相关，取决于其影响临床结果的关键度或风险等级。可使用模型③确定关键度和（或）风险等级。如果显著差异被认为对临床结果影响很小或没有影响，那么 CQA 首先不应被归类为 1 级。这种争议可能是由于 CQAs 的分类是基于主观判断，而不是通过客观的统计模型。

在关于 ABP215（阿瓦斯丁生物类似药）和 MYL-1401O（赫赛汀生物类似药）的生物类似药监管提交的两个例子中，申办方还寻求不同适应证的批准。即使不同的适应证具有相似的作用机制，从一个适应证或几个适应证观察到的证据完整性是否可以用于外推到其他适应证，已经有了大量的讨论。ODAC 小组对没有收集任何临床数据的外推有顾虑，并鼓励对拟议的生物相似产品外推的科学有效性和（或）可推广性进行进一步研究。

2.4 实际问题和挑战

如第 2.1 节提到的 3 个问题，使用证据完整性的概念来证明一个拟议的生物类似药与一个创新的生物药品高度相似，已经受到了挑战。为了解决第一个问题，即分析相似性是否预示着 PK/PD 相似性和（或）临床相似性，必须研究分析相似性、PK/PD 相似性和临床相似性之间的关系。

2.4.1 分析相似性、药代动力学 / 药效学相似性和临床相似性之间的联系

CQAs、PK/PD 反应和临床结果之间的关系可参见图 2.2。在实践中，为简单起见，CQAs、PK/PD 反应和临床结果通常被假定为线性相关。例如，让 x，y，以及 z 分别为 CQA、PK/PD 反应和临床结果的测试结果。假设模型①～③：

$$\text{模型①} \quad y = a_1 + b_1 x + e_1$$
$$\text{模型②} \quad z = a_2 + b_2 y + e_2$$
$$\text{模型③} \quad z = a_3 + b_3 x + e_3$$

这里 e_1，e_2，以及 e_3 为均值为 0、方差分别为 σ_1^2，σ_2^2，σ_3^2 的正态分布。实际上，上述每个模型由于在生物类似药开发过程中收集的数据不足，通常很难进行验证。在上述每个模型中，我们可以考虑检查观察到的应答与其预测值之间的差异程度，以确定相应的预测模型的合理性。作为一个例子，在模型①下，我们可以考虑以下两种接近度的度量，它们是观察值 y 和它的预测值的绝对的差异或相对差异：

$$条件 \ I \quad p_1 = P\left\{\left|y - \hat{y}\right| < \delta\right\}$$

$$条件 \ II \quad p_2 = P\left\{\left|\frac{y - \hat{y}}{y}\right| < \delta\right\}$$

预期基于 p_1 和 p_2，y 和 $\hat{y}$ 差异或相对差异，小于临床上有意义的差异 δ。

假设在 x（例如，给定 CQA 的测试结果）和 y（如 PK/PD 反应）之间存在建立良好的关系。模型①表明 CQA 的变化，比如说 Δ_x 变化对应于在 PK/PD 应答中的 $a + b_1\Delta_x$ 变化。类似地，模型②表明 PK/PD 应答的变化，比如说 Δ_y 变化对应于的临床结果 $a_2 + b_2\Delta_y$ 变化。模型②和③允许我们评估 CQA 变化（即 x）在 PK/PD 上（即 y）以及后面的临床结果（即 z）的影响。在模型②和③下：

$$a_2 + b_2 y + e_2 = a_3 + b_3 x + e_3$$

可以得到

$$a_1 = \frac{a_3 - a_2}{b_2}, b_1 = \frac{b_3}{b_2}, e_1 = \frac{e_3 - e_2}{b_2}$$

以及

$$b_2^2 \sigma_1^2 = \sigma_3^2 + \sigma_2^2$$

或

$$\sigma_1 = \frac{1}{b_2}\sqrt{\sigma_2^2 + \sigma_3^2}$$

实际上，如果模型①～③已经被验证过了，上述关系可用于验证上一节所述的主要假设。假设模型①～③已经被很好地建立、验证和完全理解。一个常见的问题是，如果分析相似性和（或）PK/PD 相似性已经得到证明，是否可以放弃 PK/PD 研究和（或）临床研究。请注意，上述关系仅在线性假设下成立。当模型①～③中的任何一个偏离线性时，上述关系必然改变。

考虑到多个 CQAs 和 PK/PD 中的几个终点以及临床结果，模型①～③可以很容易地扩展为以下形式的一般线性模型：

④ $Y = B_1 X + E_1$

⑤ $Z = B_2 Y + E_2$

⑥ $Z = B_3 X + E_3$

其中，每个 E_1，E_2，以及 E_3 遵循多元正态分布，分别为 $N(0, \sigma_1^2 I)$，$N(0, \sigma_2^2 I)$，以及 $N(0, \sigma_3^2 I)$。因此，我们有：

$$B_1 = B_2^{-1} B_3$$

以及

$$\sigma_1^2 I = (\sigma_2^2 + \sigma_3^2) B_2^{-1}$$

其中

$$B_1 = (X'X)^{-1} X'Y$$

$$B_2 = (Y'Y)^{-1} Y'Z$$

以及

$$B_3 = (X'X)^{-1} X'Z$$

唯一解的存在取决于矩阵 X 和 Y 的秩。获得这些解的一种方法是使用数值计算。在这种情况下，如果以下两者的最小值足够大，那么没有临床有意义差异就可以获得。

$$P\{\text{norm}(Z - Z(X'X)^{-1}X'Z) < \delta\}$$

和

$$P\{\text{norm}(Z - Z(X'X)^{-1}Y'Z) < \delta\}$$

2.4.2 证据的完整性与实质性证据

第 2.1 节中描述的第 2 个和第 3 个问题基本上是要求 FDA 解释：①什么构成全部证据；②证据完整性是否等同于批准药品实质性证据的监管标准。如前所述，FDA 推荐的逐步法集中在 3 个主要领域，即分析、PK/PD 和临床相似性，它们在模型①~③下可能高度相关。一些药物科学家将逐步法解释为一种评分系统（可能具有适当的权重），包括分析、PK/PD 和临床相似性评估。在这种情况下，可以基于从每个领域获得的关于生物相似性的信息来评估证据完整性。在实践中，对于每个领域，我们可以考虑 FDA 推荐的二元反应（即相似或不相似）或使用生物相似性指数的概念（Chow 等人，2011 年）来评估相似性信息，从而评估跨领域的总体证据。

对于 FDA 推荐的方法，表 2.3 提供了执行分析相似性评估、药代动力学 / 药效学相似性试验和临床相似性评估时可能遇到的情况。从表 2.1 中可以看出，如果提议的生物类似药通过了所有领域的相似性测试，FDA 认为申办者已经提供了全部证据来证明提议的生物类似药和创新生物药品之间的高度相似性。另外，如果提出的生物类似药未能通过任何建议的相似性评估（即分析相似性、PK/PD 相似性和临床相似性），则监管机构将拒绝拟议的生物类似药。

表 2.3　证据完整性评估

不相似的数量	分析相似性评估	PK/PD 相似性评估	临床相似性	全面评价
0	是	是	是	是
1	是	是	否	否
1	是	否	是	*
1	否	是	是	*
2	是	否	否	否
2	否	是	否	否
2	否	否	是	否
3	否	否	否	否

*：必须提供科学依据

在实践中，不常见的是，提议的生物类似药可能在 3 种建议的相似性评估中的一种中失败，即分析相似性、PK/PD 相似性和临床相似性评估。在这种情况下，监管机构可能不愿意批准拟议的生物类似药。这类失败的一个典型例子是，在分析相似性评估中，可能会观察到拟议的生物类似药和创新生物制品之间的某些 CQAs 存在显著差异。在这种情况下，申办方通常会提供科学依据/理由来表明显著差异对临床结果的影响很小或没有影响。申办方的这一举动可能会在拟议的生物类似药的审查/批准过程中引起 FDA 和咨询委员会之间的争议，因为在监管机构批准拟议的生物类似药之前，FDA 指南中没有明确说明拟议的生物类似药是否需要通过所有相似性测试，无论它们是 1 级 CQA 还是 2/3 级 CQA。在这种情况下，如果 FDA 和 ODAC 小组接受申办者的科学推理和理由，即显著的 CQAs 差异对临床结果影响很小或没有影响，拟议的生物类似药可能会获得批准。

然而，这种情况引出了一个有趣的问题，即所提出的生物类似药到底是否需要通过所有相似性测试（即分析相似性、PK/PD 相似性和临床相似性）才能获得监管批准。

2.4.3　相同的监管标准

最近，FDA 受到了几个申办方的质疑，它们声称 FDA 在药物审查和批准过程中采用了不一致的标准，因为 FDA 采用 95% 的置信区间来评估新药，但使用 90% 的置信区间来评估仿制药和生物类似药。FDA 试图澄清这一问题，指出用于评价新药的点假设的双边检验（two-sided test，TST）和用于评价仿制药和生物类似药的生物等效性和生物相似性的检验区间假设的两个单边检验（two one-sided test，TOST）之间的差异。TST（用于点假设）和 TSOT（用于区间假设）都是大小为 α 的检验。因此，美国食品和药物管理局对新药、仿制药和生物类似药产品采用相同的监管标准。FDA 标准的混乱是由于混合使用假设检验和置信区间方法来评估药品而产生的。更多详细信息，请参见第 3 章分析相似性评估通常涉及大量与临床结果相关的高风险等级的 CQAs。实际上，并不清楚是否需要对多重比较进行 α-调整（即分析相似性、药代动力学/药效学相似性和临床相似性），从而获得生物相似性的总体证据。

2.5　证据完整性的发展

Chow（2009）基于以下事实提出了一个评估后续生物制剂生物相似性的综合指标：①生物制品（由活细胞制成）的生物相似性概念与药物制品的生物等效性概念非常不同；②生物制品对生产过程中微小的变化非常敏感（即它可能会对临床结果产生剧烈变化）。文献中对基于矩的标准和基于概率的标准进行了比较，以评估①平均生物相似性和②通过应用文献中的生物等效性标准对某些给定研究终点的生物相似性变异性进行评估（Chow 等人，2010 和 Hsieh 等，2010）。然而，监管准则/指南中没有普遍接受的生物相似性标准。因此，Chow（2009）和 Chow 等（2011）提出了一个基于重现性概率概念的生物相似性指标，如下所示。

第一步，根据给定的生物相似性标准，评估测试药品和参考药品之间的平均生物相似性。为了方便说明，这里把生物等效性标准视为生物相似性标准。也就是说，如果给定研究终点均值比率的 90% 置信区间落在基于对数转换数据或基于原始（原始）数据的生物相似性限值（80%，125%）或（-0.2231，0.2231）之内，则认为具有生物相似性。

第二步，一旦产品通过第一步中的生物相似性测试，根据观察到的比率（或观察到的平均差异）和变异性计算重现性概率。因此，在评估生物相似性时，计算的重现性概率将把变异中异质性的可变性和敏感性考虑进去。

第三步，如果计算出的重现性概率的 95% 置信下限大于预先指定的数值 p_0，我们就认为具有生物相似性，p_0 可根据对"参考药品"与其自身（"参考药品"）进行比较研究的重现性概率的估计获得。我们把这样的研究称为 R-R 研究。或者，如果生物相似性指数的 95% 置信下限大于 p_0，我们可以认为有生物相似性。

在 R-R 研究中，定义：

$$P_{TR} = P\left(\begin{array}{l}\text{测试和参考药品在未来试验中总平均相似性，}\\\text{基于 ABE 标准的平均生物相似性已经在第一个}\\\text{试验中建立}\end{array}\right) \qquad (2.1)$$

或者，基于平均生物等效性（average bioequivalence，ABE）标准评估相同两种

参考药品生物相似性的重现性概率定义为

$$P_{RR} = P\left(\begin{array}{l}\text{两个相同参考药品在未来试验中总平均相似性,}\\\text{基于ABE标准的平均生物相似性已经在第一个}\\\text{试验中建立}\end{array}\right) \tag{2.2}$$

由于生物相似性指数的概念是表明在比较"参考药品"和"参考药品"的研究中重现性概率比比较后续生物制品和创新（参考）药品的研究中重现性概率更高，因此可接受重现性概率的标准（即p_0）用于生物相似性的评估，可基于R-R研究获得。例如，如果R-R研究表明重现性概率为90%，即$P_{RR} = 90\%$时，生物相似性研究的重现性概率标准可选择为90%的80%，$p_0 = 80\% \times P_{RR} = 72\%$。

上述生物相似性指数具有以下优点：①它对于选定的研究终点、生物相似性标准和研究设计是稳健的；②重现性概率将反映方差中异质性的敏感性。

值得注意的是，所提出的生物相似性指数可以应用于生物药品的不同功能领域，例如药物动力学（PK）、生物活性、生物标记（例如，药效学）、免疫原性、制造工艺、功效等。跨域的总体生物相似性指数或总体生物相似性指数可以类似地如下获得：

第一步，获得$\hat{P}_i$，i-th 域重现性的概率，$i = 1, \cdots, K$。

第二步，定义生物相似性指数$p = \sum_{i=1}^{K} w_i p_i$，这里$w_i$是$i$-th 域权重。

第三步，如果我们拒绝零假设$p \leqslant p_0$，则表明全球生物相似性，这里p_0是预先指定的可接受的重现性可能性。或者，如果95%置信下限p大于p_0，我们可以得出（全球）生物相似性结论。

让T和R作为感兴趣的参数（如药物代谢动力学反应），μ'_T和μ'_R，分别是测试药品和参考药品的均值。因此，用于测试2种产品的ABE的区间假设可以表示为

$$H_0 : \theta'_L \geqslant \frac{\mu'_T}{\mu'_R} \text{ 或 } \theta'_U \leqslant \frac{\mu'_T}{\mu'_R} \text{ vs. } H_a : \theta'_L < \frac{\mu'_T}{\mu'_R} < \theta'_U$$

这里(θ'_L, θ'_U)是ABE极限。在体内生物等效性测试，(θ'_L, θ'_U)被选为（80%，125%）。以上假设可以重新表达为：

$$H_0 : \theta_L \geqslant \mu_T - \mu_R \text{ 或 } \theta_U \leqslant \mu_T - \mu_R \text{ vs. } H_a : \theta_L > \mu_T - \mu_R < \theta_U$$

这里μ_T和μ_R是对数转换数据的平均值，等于对数转换值μ_T'和μ_R'（θ_L'，θ_U'）为（0.2231，0.2231），等于（80%，125%）的对数转换值。为了计算上述区间假设下的再现性概率，概率为P_{TR}当考虑平行设计时（因为这是生物制品的常见设计），可表述如下：

$$\begin{aligned}&P(\delta_L, \delta_U)\\&= P\left(T_L(\bar{Y}_T, \bar{Y}_{R, s_T, s_R}) > t_{\alpha, dfp} \text{ 和 } T_U(\bar{Y}_T, \bar{Y}_{R, s_T, s_R}) < -t_{\alpha, dfp} \mid \delta_L, \delta_U\right)\end{aligned} \tag{2.3}$$

这里 s_T, s_R, n_T, 以及 n_R 分别为测试药品和参考药品的样本标准偏差和样本量。dfp 值可以通过下式计算：

$$dfp = \frac{\left(\dfrac{s_T^2}{n_1} + \dfrac{s_R^2}{n_2}\right)^2}{\dfrac{\left(\dfrac{s_T^2}{n_T}\right)^2}{n_T - 1} + \dfrac{\left(\dfrac{s_R^2}{n_T}\right)^2}{n_R - 1}}$$

$$T_L(\bar{Y}_T, \bar{Y}_{R,\sigma_T,\sigma_R}) = \frac{(\bar{Y}_T - \bar{Y}_R) - \theta_L}{\sqrt{\dfrac{s_T^2}{n_T} + \dfrac{s_R^2}{n_R}}}, T_U(\bar{Y}_T, \bar{Y}_{R,\sigma_T,\sigma_R}) = \frac{(\bar{Y}_T - \bar{Y}_R) - \theta_U}{\sqrt{\dfrac{s_T^2}{n_T} + \dfrac{s_R^2}{n_R}}}$$

$$\delta_T = \frac{\mu_T - \mu_R - \theta_L}{\sqrt{\dfrac{\sigma_T^2}{n_T} + \dfrac{\sigma_R^2}{n_R}}} \text{ 和 } \delta_U = \frac{\mu_T - \mu_R - \theta_U}{\sqrt{\dfrac{\sigma_T^2}{n_T} + \dfrac{\sigma_R^2}{n_R}}} \tag{2.4}$$

σ_T^2 和 σ_R^2 分别是试验药品和参考药品的方差。

向量（T_L, T_U）可以被证明遵循二元非中心 t- 分布，有 $n + n_2$ 和 dfp 自由度、相关性 1 和非中心性参数 δ_L 和 δ_U（Phillips，1990；Owen，1965）。Owen（1965）证明了上述二元非中心的积分 t 分布可以表示为两个一元非中心点 t- 分布的积分之差。因此，式（2.3）中的幂函数可由下式得到：

$$P(\delta_L, \delta_U) = Q_f(t_U, \delta_U; 0, R) - Q_f(t_L, \delta_L; 0, R) \tag{2.5}$$

当满足：

$$Q_f(t, \delta; 0, R) = \frac{\sqrt{2\pi}}{\Gamma(f/2)2^{(f-2)/2}} \int_0^R G(tx/\sqrt{f} - \delta)x^{f-1}G'(x)dx$$

$$R = (\delta_L - \delta_U)\sqrt{f}/(t_L - t_U), G'(x) = \frac{1}{\sqrt{2\pi}}e^{-x^2/2}, G(x) = \int_{-\infty}^x G'(t)dt$$

和

$$t_L = t_{\alpha,dfp}, t_U = -t_{\alpha,dfp} \text{ 和 } f = dfp \text{ 对于平行设计}$$

注意，当 $0 < \theta_U = -\theta_L$，$P(\delta_L, \delta_U) = P(-\delta_U, -\delta_L)$。

当样本量增加且均值比接近 1 时，重现性概率增加，而对于样本量和均值比的相同设置，当可变性增加时，重现性概率减少，这显示了可变性对重现性概率的影响。

因为真值 δ_L 和 δ_U 是未知的，我们继续在式（2.4）中替换 δ_L 和 δ_U，替换的值是基于第一次研究的样本。估计的重现性概率可由下式获得：

$$\hat{P}(\hat{\delta}_L, \hat{\delta}_U) = Q_f(t_L, \hat{\delta}_U; 0, \hat{R}) - Q_f(t_U, \hat{\delta}_L; 0, \hat{R}) \tag{2.6}$$

当满足

$$\hat{\delta}_L = \frac{\overline{Y}_T - \overline{Y}_L - \theta_L^{'}}{\sqrt{\frac{s_T^2}{n_T} + \frac{s_R^2}{n_R}}}, \hat{\delta}_U = \frac{\overline{Y}_T - \overline{Y}_L - \theta_U^{'}}{\sqrt{\frac{s_T^2}{n_T} + \frac{s_R^2}{n_R}}}, \hat{R} = (\hat{\delta}_L - \hat{\delta}_U)\sqrt{f}/(t_L - t_U)$$

2.6　小结

21 CFR 的第 314.126 节规定，需要提供实质性证据来支持新药的监管批准。在与原研参比制剂相比的生物类似药监管批准中，FDA 要求提供完整证据来支持生物类似药与原研参比制剂的生物相似性。在实践中应该注意的是，新药开发中的实质性证据和生物类似药产品开发中的完整证据之间没有明显的区别。

此外，目前还不清楚生物类似药的完整证据是否提供了与原研参比制剂安全有效同等程度的实质性证据。不同领域中质量属性或应答的变化，无法根据其关键性或与临床结果相关的风险排名转化为对其他领域的影响。所以建议使用证据完整性的综合指数，以便更准确和可靠地评估被研究的试验治疗。

第 3 章　假设检验与置信区间

3.1　介绍

对于药品注册递交的审评和批准，（1–α）×100% 的置信区间（confidence interval，CI）常被用于评价新药的安全性和有效性，而（1–2α）×100% 的置信区间则被用于仿制药的生物等效性评价和生物类似药的生物相似性评价。如果 α 为 5%，那么 95% 置信区间用于新药评价，而 90% 置信区间用于仿制药和生物类似药评价。在过去的 10 年中，FDA 因在药品和生物制剂的审评和批准过程中采用不同的标准（新药的 95% CI 即 5% 的 I 类错误率，仿制药/生物类似药的 90% CI 即 10% 的 I 类错误率）而受到质疑。这个问题即对新药使用 95% CI 而对仿制药/生物类似药使用 90% CI 最近受到了很多关注。

这个有争议的问题或许是由于在药物和生物制品的评价中混淆使用了假设检验和置信区间方法的概念。FDA 推荐对新药评价的统计方法为检验点假设是否相等的双边检验（two-sided test，TST），而对仿制药/生物类似药评价的统计方法为检验区间假设的双单侧检验（two one-sided tests，TOST）方法（即检验生物等效性或生物相似性）。然而，即使在假设检验框架下，使用置信区间法来解释检验结果，而不管它们对应的统计推断可能（在性能表现上）并不等价。因此，许多申办方和（或）审评员对于在药物/临床研发中何时使用 90% 置信区间何时使用 95% 置信区间而感到困惑。

在实践中，①在点假设和区间假设的概念之间；②在假设检验法和置信区间法的概念之间有着根本的区别。对于①，TST 通常用于在 5% 的显著性水平上检验点假设是否相等，而 TOST 是在每个单侧 5% 的显著水平上检验等效性和相似性的区间假设的有效检验方法。对于②，假设检验法侧重于功效分析，以获得预期的功效（和 II 类错误相关），而置信区间侧重于精度分析（即 I 类错误），以控制允许的最大误差。如果我们使用置信区间法来解释在假设检验框架下获得的结果，那么在药物和生物制剂的评价中使用 90% CI 和使用 95% CI 之间的混淆是不可避免的。

本章的目的是澄清在评价药物和生物制剂中的以下混淆：①使用假设检验法（点假设和区间假设）和置信区间法的区别；②使用 90% CI 和 95% CI 的区别。在接下来的几节中，我们将分别简要描述使用假设检验法和置信区间法在评价研究中的试验治疗的安全性和有效性。第 3.4 节探讨在评价研究中的试验治疗的安全性和有效性中，TOST 方法及其相应的置信区间法之间的关系。第 3.5 节介绍假设检验法和置信区间法之间的比较。第 3.6 节讨论基于假设检验法和置信区间法的样本量要求。第 3.7 节给出一些总结性评论。

3.2　假设检验

在药物/临床开发中，假设检验法和置信区间法通常被互换使用，以评价所研究的试验治疗的安全性和有效性。然而，应该注意的是，假设检验法通常不等同于置信区间法。在接下来的几节中，我们将探讨这两种方法的区别，尽管在某些情况下它们在性能表现上是相同的。

对于评价新药或试验治疗的安全性和有效性，一种典型的方法是检验假设是否相等，即零假设（H_0）为相等对比备择假设（H_a）为不等。然后，我们会拒绝相等的零假设（即没有治疗效果或疗效），而支持不相等的备择假设（即有治疗效果或疗效）。在实践中，我们通常选择合适的样本量，以在预先设定的显著性水平上（以排除观察到的疗效仅为偶然）达到预期的功效（即当试验治疗有效时正确推断疗效的概率）。

相反，对于仿制药或生物类似药的评价，目标是证明仿制药或生物类似药（试验制剂）与创新的或已有品牌的药品（参比制剂）具有生物等效性或高度相似性。在这种情况下，通常对仿制药采用等效性区间假设检验或对生物类似药采用相似性区间假设检验，而不是使用在新药评价中的检验点假设是否相等。然而，在实践中，如果两种药物的差异在预先设定的等效或相似的范围内，我们认为它们是等效的或高度相似的。换言之，我们通常从假设检验开始，但基于置信区间法得出结论。

在实践中，相等和等效（相似）是有区别的。下文将分别简要描述检验点假设和区间假设的概念。

3.2.1　点假设检验

令 μ_T 和 μ_R 分别代表试验制剂和参比制剂的总体均数。通常会考虑以下点假设来检验试验（T）药（例如新药）和参照（R）药（例如安慰剂对照或阳性对照）的均值是否相等：

$$H_0: \mu_T = \mu_R \ \ \text{vs.} \ \ H_a: \mu_T \neq \mu_R \qquad （3.1）$$

对于检验这个相等的假设，通常是在 $\alpha = 5\%$ 的显著性水平上进行双侧检验（TST）。拒绝了相等的零假设意味得到结论：μ_T 和 μ_R 之间存在统计学意义上的差异。在新药的临床评价中，通常会选择合适的样本量，使得在预先设定的显著性水平上，如果确实存在临床有意义的差异（或治疗效果），可以达到能检测到这种差异的所预期的功效。

可以证实，当评价研究的治疗效果，α 显著性水平上的双侧检验（TST）等价于用 $(1-\alpha) \times 100\%$ 的置信区间方法。因此，在实践中评价研究的治疗效果时，检验点假设是否相等经常与置信区间方法相混淆。应该注意的是，点假设检验和置信区间方法的样本量计算是不同的。点假设检验的样本量计算通常基于功效分析（侧重于 II 类错误率），而置信区间方法的样本量计算则基于精度分析（侧重于 I 类错误率）。因此，点假设检验和置信区间方法所需的样本量可能会有很大差别。

3.2.2　区间假设检验

另一方面，以下区间假设通常用于检验试验制剂和参比制剂之间的生物等效性（仿制药）或生物相似性（生物类似药）：

$$H_0: \text{生物不等效或生物不相似}$$
$$\text{vs.} \tag{3.2}$$
$$H_a: \text{生物等效或生物相似}$$

因此，我们拒绝生物不等效和生物不相似的零假设，并支持生物等效或相似的备择假设。区间假设（3.2）通常写成如下：

$$H_0: \mu_T - \mu_R \leq -\delta \text{ 或 } \mu_T - \mu_R \geq \delta \text{ vs. } H_a: -\delta < \mu_T - \mu_R < \delta \tag{3.3}$$

其中 δ 被称为生物等效性的边界或相似性的界值。区间假设（3.3）可以改写为以下 2 个单侧假设：

$$H_{01}: \mu_T - \mu_R \leq -\delta \text{ vs. } H_{a1}: -\delta < \mu_T - \mu_R$$
$$H_{02}: \mu_T - \mu_R \geq \delta \text{ vs. } H_{a2}: \mu_T - \mu_R < \delta \tag{3.4}$$

对于区间假设检验（3.4），建议采用双单侧检验（TOST）方法来检验仿制药的生物等效性或生物类似药的生物相似性（Schuirmann，1987；FDA，2003b）。对于区间假设检验（3.4），其思想是进行单侧检验以确定试验制剂在 α 显著性水平上是否劣于参比制剂，在证明了试验制剂非劣性后，然后进行另一侧的检验以确定试验制剂在 α 显著性水平上是否不优于参比制剂。请注意，FDA 建议使用 Schuirmann 的 TOST 方法来对生物等效性或生物相似性进行上述的区间假设检验（FDA，1992，2003b）。

在生物等效性评价指南中，FDA 建议在数据分析前进行数据的对数转换，并建议生物等效性界值选择 $\delta = 0.8$（美国食品和药物管理局，2003b）。因此，区间假设（3.3）可以改写为：

$$H_0: \mu_T / \mu_R \leq -0.8 \text{ 或 } \mu_T / \mu_R \geq 1.25 \text{ vs. } H_a: 0.8 < \mu_T / \mu_R < 1.25 \tag{3.5}$$

其中 0.8（80%）和 1.25（125%）是等效性或相似性的下界和上界。在假设（3.5）下，TOST 方法是先在 $\alpha = 5\%$ 的显著性水平上检验一侧（即非劣效），一旦确立非劣效

后再在 $\alpha = 5\%$ 的显著性水平上检验另一侧（即非优效）。

Chow 和 Shao（2002b）指出，双单侧检验方法是一个大小为 α 的检验。这表明，FDA 基于假设（3.1）使用 TST 来对新药进行评价，以及根据假设（3.3）或（3.4）使用 TOST 对仿制药和生物类似药进行评价时，使用了相同的标准（即显著性水平为 α）。

3.2.3　不确定性的概率

在实践中，关于点假设检验有一点值得注意的是不确定性的概率。我们通常在 $\alpha = 5\%$ 的检验水平下拒绝零假设。但是，一些研究者更偏向使用 $\alpha = 1\%$ 并考虑 p 值介于 1% 和 5% 为不确定性结果。如果我们让 $z_{95\%}$ 和 $z_{99\%}$ 是分别对应于 $\alpha = 5\%$ 和 $\alpha = 1\%$ 的临界值，那么介于 $z_{95\%}$ 和 $z_{99\%}$ 之间的概率密度下的面积被称为不确定性的概率。

区间假设的概念与点假设的概念非常不同。因此，对于评价研究的治疗效果，区间假设检验通常不等价于（$1-\alpha$）× 100% 的置信区间方法。区间假设检验在某种程度上克服了不确定性的问题。例如，如果我们考虑区间假设（3.4）的单侧来检验非劣效，那么区间假设（3.4）的单侧检验实际上是对劣性的点假设检验。拒绝零假设是支持非劣效。非劣效的概念包含了等效性和优效性的概念。因此，检验非劣效并不意味着检验等效性或相似性。所以，为了检验等效性或相似性，推荐使用 TOST。

3.3　置信区间方法

3.3.1　单参照的置信区间方法

对于新药的临床研究，一种典型的方法是检验以下点假设是否相等：

$$H_0 : \mu_T / \mu_R = 1 \text{ vs. } H_a : \mu_T / \mu_R \neq 1 \qquad (3.6)$$

然后，我们拒绝无治疗差异的零假设，并得出有统计学显著意义的治疗差异的结论。接着评价这种统计差异是否是具有临床意义的差异。在实践中，通常进行功效计算来确定样本量大小，使得在备择假设下确实存在有临床有意义的差异（或治疗效果）时能检测到这样的差异并达到预期的功效（例如，80%）。对于检验点假设是否相等，通常在显著性水平为 α 上进行双边检验（TST）。在显著性水平为 α 上进行双边检验（TST）是等价于（$1-\alpha$）× 100% 的置信区间方法。实践中，（$1-\alpha$）× 100% 的置信区间通常被用来评价疗效而不是使用检验是否相等的假设检验。

3.3.2　多参照的置信区间方法

3.3.2.1　成对比较

在临床对比试验中，有多个对照（或参照）并不少见。例如，对于拟议的生物类似药（试验制剂）和创新型生物药（参比制剂）之间的生物相似性评价，可能有多个参照，例如，对于一个产品的在美国批准的参比制剂和在欧盟批准的参比制剂。在这种情况下，经常应用成对比较的方法。当考虑两种参比制剂（例如美国批准的参比制剂和欧盟批准的参比制剂）时，成对比较的方法包括 3 个比较（即拟议的生物类似药与美国批准的参比制剂、研究的生物类似药与欧盟批准的参比制剂、美国批准的参比制剂与欧盟批准的参比制剂）。

成对比较的方法听起来合理。然而，在 2017 年 7 月 13 日举行的肿瘤药物咨询委员会（Oncology Drugs Advisory Committee，ODAC）会议上，在对生物仿制药阿瓦斯丁（Avastin）和赫赛汀（Herceptin）的审评中，成对比较的方法受到了 ODAC 专家组的批评。第一个批评是关于每个成对比较缺乏准确性和可靠性，因为每个比较没有充分利用从 3 个组收集的所有数据。此外，由于分析相似性的等效性标准基于参比制剂的变异度，成对比较法在 3 个比较中使用不同的等效性标准，这可能导致生物相似性评价的结论不一致。

3.3.2.2 同时置信区间

另外，ODAC 建议使用同时置信区间法，该方法具有充分使用研究中收集的所有数据和使用一致的等效性标准的优点。因此，基于平行设计（Chow，2018）的基准推断理论，Zheng 等（2019）提出了 3 种不同类型（即原始版本、综合版本和最不利版本）的同时置信区间。

Zheng 等（2019）进行了一些模拟，以评价提出的同时置信区间方法与成对比较方法相比的表现情况。模拟结果表明，当前的成对比较方法中每个成对比较都缺乏准确性和可靠性，因为每个比较没有完全利用从 3 个组收集的所有数据，并且在 3 个比较中因使用不同的等效性标准而遭致不一致的诟病。模拟结果还表明，使用原始版本和综合版本的同时置信区间的方法比成对比较方法具有更大的功效，同时能够很好地控制 I 类错误率。虽然使用同时置信区间的最不利版本的方法在 4 种方法中表现出最小的功效，但它能够更好地控制 I 类错误率，因此它是一种保守的方法，可避免假阳性结论。

为了更好地理解和说明成对比较的不合适，Zheng 等（2019）提供了 2 个例子：一个是关于当相似性确实存在时成对比较未能得出相似性的情况（即假阴性），另一个是关于成对比较错误地得出相似性而相似性并不成立的情况（即假阳性）。下面简要介绍这 2 个例子。

3.3.2.3 示例 1（假阴性）

假设我们有 2 个参比制剂分别是美国参比制剂和欧盟参比制剂，分别用 US 和 EU 表示，还有一个试验制剂，用 T 表示。假设 US、EU 和 T 遵循正态分布，并且方差相等。3 个药的真实均值设定为 99、101、100，并且假设 3 个药的真实标准差相

等，被设定为 6。分别从 US、EU 和 T 群体中随机抽取 3 组样本，每组 10 个。从 US
和 EU 人群中随机抽取另外两组每组 10 个的样本，以获得"真实"标准差。允许的
I 类错误率设定为 0.1。使用 FDA 推荐的方法，分别以 US，US、EU 作为参照，分
析了 US 与 EU、US 与 T、EU 与 T 的 3 个成对比较。数据见表 3.1，相应的散点图见
图 3.1。在这种设定下，一个有效的检验应该能够拒绝零假设并得出相似性的结论。
然而，通过表 3.2，当 2 种参照不够相似的时候成对比较方法未能拒绝其中一个零假
设（EU vs. US，90% *CI*：0.42 ~ 5.33，超过等效性接受标准（equivalence acceptance
criterion，EAC）的界值 5.01。而 3 种同时置信区间方法中有 2 种的置信概率均高于 0.9
（原始版本和综合版本均为 0.92），并且这 2 个版本相应的置信区间均位于同时置信
区间界值内，因此成功拒绝了所有 3 个假设，即得出 US、EU 和 T 之间的相似性结论。
然而，最不利版本未能得出相似性结论（置信概率 = 0.79）。这个例子说明了当相似
性确实成立时，成对比较方法却不能推断出相似性的结论（即假设检验的假阴性），
与此相比，新提出的同时区间方法能够拒绝零假设，说明在这种情形下更有功效。

3.3.2.4　示例 2（假阳性）

假设 3 种药的真实均值分别为 95、105、100，并假设 3 种药的真实标准差相等，
设定为 6。类似地，3 组样本量为 10 的样本分别从 US、EU 和 T 群体中随机产生。
另外两组样本量为 10 的样本是从 US 和 EU 群体中随机抽样的，以获得"真实的"
标准差。允许的 I 类错误率设定为 0.1。分别以 US，US 和 EU 作为参照，使用 FDA
推荐的方法分析了 US 与 EU、US 与 T、EU 与 T 的 3 个成对比较。数据见表 3.3，
相应的散点图见图 3.2。在这种设定下，一个有效的检验应该能够接受零假设，并且
不能得出相似性的结论。然而，表 3.4 表明按照成对比较方法，数据通过了所有 3 个
等效性检验，并错误地得出了 3 种药品之间相似的结论（所有 3 个 90% *CI* 都在 EAC
范围内）。考虑同时置信区间方法，虽然原始版本和综合版本的同时置信区间方法也
没有正确地推断出相似性（置信概率计算值高于 0.9：原始版本为 0.94，综合版本为
0.95，且两个版本对应的置信区间位于同时置信区间界值内），最不利版本成功检验
到差异，并未推断出相似性结论（置信概率 = 0.79）。这个例子说明了当 3 个组之间
确实存在显著差异时，成对方法错误地推断出相似性（即假设检验的假阳性），与此
相比，新提出的最不利版本的同时区间方法在这种情况下更加保守，避免了 I 类错误。
对不同参数设置下新方法性能的进一步讨论将会在以下章节的模拟研究中呈现。

3.4　双单侧检验对比置信区间方法

对于检验等效性（生物等效性、生物相似性或疗效等效性），通常考虑双单侧检
验方法和置信区间方法（Schuirmann，1987；Chow 和 Liu，2003）。然而，这造成

表 3.1　从 3 个群体中产生的随机样本（示例 1）

组	批次									
	1	2	3	4	5	6	7	8	9	10
US	102.13	102.07	92.69	92.09	96.99	101.83	95.15	102.72	95.02	103.45
EU	102.93	95.29	100.21	105.77	100.87	100.72	98.33	108.55	97.74	102.46
T	96.70	101.63	110.70	89.96	98.25	105.39	101.13	103.91	90.92	102.99
US（参考）[a]	104.38	99.39	102.71	103.81	95.35	102.41	97.56	101.56	95.10	99.96
EU（参考）[a]	101.39	104.90	98.09	98.32	101.82	107.23	83.62	100.30	106.98	98.52

a：从 US 和 EU 群体中随机抽取的样本以获得"真实"标准差

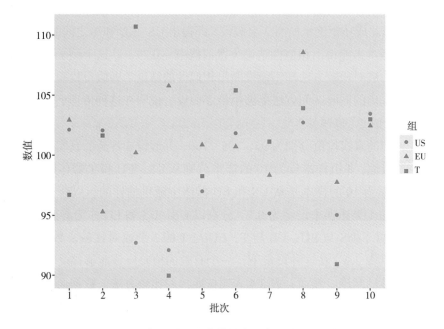

图 3.1　每组随机生成的样本散点图（示例 1）

表 3.2　成对比较方法与同时置信区间方法的结果（示例 1）

比较	成对比较方法				同时置信区间方法				
	差值的均数	90% *CI*	EAC 界值[a]	等效性检验	方法	置信概率	I 类 90% *CI*	II 类 90% *CI*	同时区间法的相似性
EU vs. US	2.87	（0.42, 5.33）	5.01	拒绝	原始	0.92	（−4.51, 4.51）	（−4.79, 4.79）	通过
T vs. US	1.74	（−0.72, 4.20）	5.01	通过	综合	0.92	（−4.51, 4.51）	（−4.84, 4.84）	通过
T vs. EU	−1.13	（−6.08, 3.82）	10.09	通过	最不利	0.79	不适用	（−4.15, 4.15）	拒绝

a：相似性界值 =1.5 * σ_R

表 3.3　从 3 个群体中产生的随机样本（示例 2）

组	批次									
	1	2	3	4	5	6	7	8	9	10
US	96.41	101.81	100.58	90.98	88.06	108.19	95.49	105.62	99.98	100.66
EU	94.13	119.26	106.72	99.86	101.54	101.33	105.83	112.27	94.25	93.75
T	100.46	95.53	107.85	106.19	112.90	95.75	99.85	101.27	97.50	97.32
US（参考）[a]	89.81	105.22	95.79	93.76	95.01	96.70	104.06	98.06	90.52	88.88
EU（参考）[a]	94.19	100.15	104.23	116.74	103.17	109.69	106.76	118.46	104.73	106.25

a：从 US 和 EU 群体中随机抽取的样本以获得"真实"标准偏差

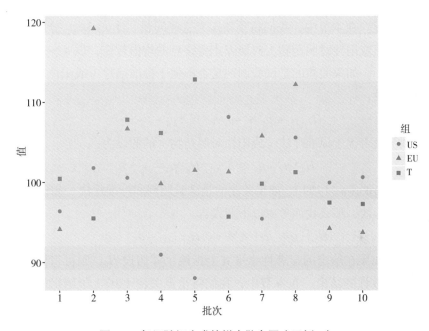

图 3.2　每组随机生成的样本散点图（示例 2）

表 3.4　成对比较方法与同时置信区间方法的结果（示例 2）

比较	成对比较方法				同时置信区间方法				
	差值的均数	90% CI	EAC 界值[a]	等效性检验	方法	置信概率	I 类 90% CI	II 类 90% CI	同时区间法的相似性
EU vs. US	4.12	（0.02, 8.21）	8.36	通过	原始	0.94	（−6.48, 6.48）	（−7.63, 7.63）	通过
T vs. US	2.68	（−1.41, 6.78）	8.36	通过	综合	0.95	（−6.38, 6.38）	（−7.72, 7.72）	通过
T vs. EU	−1.43	（−6.74, 3.88）	10.83	通过	最不利	0.84	不适用	（−6.60, 6.60）	拒绝

a：相似性界值 $=1.5 * \sigma_R$

55

了一定困惑。例如，倘若在某些情况下两种方法会得到相同的检验，那么这两种方法的区别到底是什么？对于置信区间方法，当前实践考虑 $1-\alpha$ 用于证明治疗等效性和 $1-2\alpha$ 来证明生物等效性。那么应用置信区间法确定等效性时我们究竟该使用 $1-\alpha$ 还是 $1-2\alpha$ 呢？当不同的置信区间均适用时，应该使用哪个置信区间？这些问题对临床试验中确立等效性的样本量计算有影响。

3.4.1 双单侧检验（TOST）方法

Chow 和 Shao（2002b）指出，使用 $1-\alpha$ 置信区间得到了在 α 水平上的检验，但这些检验的大小可能小于 α，并且 $1-2\alpha$ 的置信区间通常不能保证相应的检验水平为 α，尽管有例外情况。在本节中，我们将重新探究这些问题。让 μ_T 和 μ_S 分别表示试验制剂和标准治疗（或阳性对照药物）对研究主要终点的均值效应，设 $\delta > 0$ 代表临床重要的差异的大小。如果关注的是试验制剂是否不劣于标准治疗（或阳性对照药物），则检验以下假设：

$$H_0 : \mu_T - \mu_S \leq -\delta \ \text{vs.} \ H_a : \mu_T - \mu_S > -\delta$$

试验制剂是否优于标准疗法（或阳性对照药物）的假设为：

$$H_0 : \mu_T - \mu_S \leq \delta \ \text{vs.} \ H_a : \mu_T - \mu_S > \delta$$

（Hwang 和 Morikawa，1999）。如果关注的是试验制剂和标准疗法（或阳性对照药物）在治疗上是否等效，那么我们考虑以下假设：

$$H_0 : |\mu_T - \mu_S| \geq \delta \ \text{vs.} \ H_a : |\mu_T - \mu_S| < \delta \qquad (3.7)$$

请注意，如果在给定的显著性水平 α 上拒绝了零假设 H_0，则可得到非劣效、优效性或治疗等效性的结论。在本节中，我们将重点关注（3.7）中给出的双侧假设，这也有助于评价两种药物的生物等效性。对于（3.7）中的假设，有两个常用的统计检验。一个是 TOST 方法，另一个是置信区间法。Berger 和 Hsu（1996）研究了基于 TOST 和 CI 方法检验的统计特性。然而事实上，检验水平 α 上的 TOST 方法与 $1-2\alpha$ 的 CI 法在实际操作上是一样的（Blair 和 Cole，2002；Chow 和 Liu，2008），这在医药行业内引起了一些困惑。例如，当使用置信区间法时我们是应使用 $1-\alpha$ 水平还是 $1-2\alpha$ 水平呢？如果 TOST 和 CI 法在操作上是相同的，那为何它们被认为是不同的方法？此外，有几种对应于不同的置信区间的检验，应推荐使用哪一种？如下所述，Chow 和 Shao（2002b）通过比较双单侧检验（TOST）方法和置信区间（CI）方法来澄清这些混淆。

TOST 方法是基于这样一个事实，即式（3.7）的零假设 H_0 是下列 2 个单侧假设的联合：

$$H_{01} : \mu_T - \mu_S \geq \delta \ \text{和} \ H_{02} : \mu_T - \mu_S \leq -\delta \qquad (3.8)$$

因此，当以上 H_{01} 和 H_{02} 都被拒绝了，我们可拒绝零假设 H_0。例如，当观察到的效应服从正态分布且方差固定，式（3.7）中的 TOST 方法会拒绝 H_0，当且仅当：

$$(\bar{y}_T - \bar{y}_S + \delta)/se > t_\alpha \text{ 和 } (\bar{y}_T - \bar{y}_S - \delta)/se < -t_\alpha \qquad (3.9)$$

其中 $\bar{y}_T$ 和 $\bar{y}_S$ 分别是试验产品和标准疗法（或阳性对照药）的样本均值，se 是估计的标准差，t_α 是适当自由度的中心 t 分布的上 α 百分位数（例如，Berger 和 Hsu，1996；Blair 和 Cole，2002）。注意式（3.9）中的这两个语句分别定义了在 α 水平上拒绝了式（3.8）中的 2 个零假设。

3.4.2　置信区间法

对于置信区间法，通常考虑以下置信区间：

$$CI_W = \left[\bar{y}_T - \bar{y}_S - t_{\alpha 1} se, \bar{y}_T - \bar{y}_S + t_{\alpha 2} se\right]$$
$$CI_L = \left[-|\bar{y}_T - \bar{y}_S| - t_\alpha se, |\bar{y}_T - \bar{y}_S| + t_\alpha se\right]$$
$$CI_E = \left[\min(0, \bar{y}_T - \bar{y}_S - t_\alpha se), \max(0, \bar{y}_T - \bar{y}_S + t_\alpha se)\right]$$

这里，CI_W 被称为 Westlaske 对称置信区间，通过选择合适的参数得到，$\alpha_1 > 0$，$\alpha_2 > 0$，$\alpha_1 + \alpha_2 = \alpha$（韦斯特莱克，1976），$CI_L$ 是从置信区间 $|\mu_T - \mu_S|$ 得来，CI_E 是由 Hsu（1984）和 Bofinger（1985，1992）得出的扩展置信区间。如果我们定义：

$$CI_{2\alpha} = \left[\bar{y}_T - \bar{y}_S - t_\alpha se, \bar{y}_T - \bar{y}_S + t_\alpha se\right]$$

那么式（3.9）中的结果相当于 $CI_{2\alpha}$ 落在（$-\delta$，δ）区间内。因此，TOST 方法在性能表现上与置信区间为 $CI_{2\alpha}$ 的置信区间法相同。

3.4.2.1　$1-\alpha$ 水平对比 $1-2\alpha$ 水平

请注意 CI_W，CI_L，和 CI_E 都是 $1-\alpha$ 的置信区间，而 $CI_{2\alpha}$ 是 $1-2\alpha$ 的置信区间。因此在应用置信区间方法时就会困惑究竟是使用 $1-\alpha$ 水平还是 $1-2\alpha$ 水平。这点其实从样本量计算开始就会直接影响统计分析。当使用置信区间法评价生物平均等效性时，Berger 和 Hsu（1996）指出，误认为大小为 α 的生物等效性试验一般是对应于（$1-2\alpha$）× 100% 的置信区间，将会导致不正确的统计实践，应该被摒弃。这是因为使用 $1-\alpha$ 置信区间确保相应的检验水平为 α，而使用 $1-2\alpha$ 置信区间只能确保相应的检验水平为 2α。然而，又出现了一个新问题。为什么使用 $1-2\alpha$ 的置信区间 $CI_{2\alpha}$ 能够产生一个水平为 α 的检验？为了解释这一点，我们需要首先理解统计检验的显著性水平和大小之间的区别。

3.4.2.2　显著性水平对比检验大小

令 T 是一个检验方法。T 的检验大小被定义为

$$\alpha_T = \sup_{P \text{ under } H_0} P(T \text{ rejects } H_0)$$

从另一角度来说，任何 $\geq \alpha_T$ 的 α_1 被称为 T 的显著性水平。因此，水平为 α 的检

验对于任何 $> \alpha_1$ 的 α_2 也是水平为 α_2 的检验，并且有可能是 α_0 水平（$\alpha_0 < \alpha_1$）的检验。检验的大小指检验的最小可能的显著水平，任何大于该大小且小于 1 的数字都是检验的显著性水平。因此，如果 α（例如 1% 或 5%）是预期的显著性水平，并且 T 是一个给定的检验方法，那么我们必须首先确保 $\alpha_T \leq \alpha$（即 T 是水平为 α 的检验）且尽量使得 $\alpha_T = \alpha$，否则 T 检验就太保守了。

Chow 和 Shao（2002b）讨论了 TOST 和置信区间法之间的差异，尽管它们在性能表现上可能是相同的。该讨论还揭示了使用置信区间法的一个缺点。也就是说，检验使用 $1-\alpha$ 置信区间可能过于保守，因为检验的大小可能远远小于 α。那紧接着的一个问题是：置信区间为 $1-\alpha$ 的 CI_W，CI_L、和 CI_E 的检验大小分别为多少？

3.4.2.3 不同置信区间的检验大小

可以证明 $CI_W \supset CI_L \supset CI_E \supset CI_{2\alpha}$。如果通过使用这些置信区间的检验分别是 T_W，T_L，T_E，以及 $T_{2\alpha}$，则它们的检验大小满足 $\alpha_{T_W} \leq \alpha_{T_L} \leq \alpha_{T_E} \leq \alpha_{T_{2\alpha}}$。在上一节中，我们得出结论 $T_{2\alpha}$ 检验的大小是 α。Berger 和 Hsu（1996）指出 T_E 检验的大小是 α，尽管 $CI_{2\alpha}$ 总是比 CI_E 宽。T_L 检验大小也是 α，尽管 CI_L 甚至比 CI_E 宽。这是因为：

$$
\begin{aligned}
a_{T_L} &= \sup_{|\mu_T - \mu_S| \geq \delta} P(|\bar{y}_T - \bar{y}_S| + t_\alpha se < \delta) \\
&= \max \left\{ \sup_{\mu_T - \mu_S = \delta} P(|\bar{y}_T - \bar{y}_S| + t_\alpha se < \delta), \sup_{\mu_S - \mu_T = \delta} P(|\bar{y}_T - \bar{y}_S| + t_\alpha se < \delta) \right\} \\
&= \alpha
\end{aligned}
$$

然而，T_W 的检验大小是 $\max(\alpha_1, \alpha_2)$，并通常小于 α，因为 $\alpha_1 + \alpha_2 = \alpha$。因此，如果预期的检验大小为 α，则不建议使用 T_W（或 CI_W）。应该注意的是，检验的大小并不是衡量其成功的唯一标准。TOST 方法是有检验大小为 α 的但是有偏的，因为当零假设不成立时拒绝零假设的概率（功效）可能低于 α。同样，检验 T_E 和 T_L 也是有偏的。Berger 和 Hsu（1996）提出了一个比 TOST 更接近无偏且一致有效的检验方法。Brown 等人（1997）提供了一个改进的检验，它相比 TOST 方法，是无偏的且无一例外的提供更大的功效。然而，这些改进的检验方法比 TOST 方法更复杂。

为了避免混淆，强烈建议分开使用置信区间和双单侧检验的方法，尽管有时它们在性能表现上是差不多的。

3.4.3 综评

Chow 和 Liu（1992a）指出，在很多情形中并有一定假设下，Schuirmann 的双单侧检验方法在性能表现上（代数上）等价于置信区间法。换言之，如果构建的（$1-2\alpha$）×100% 的置信区间完全落在生物等效性或生物相似性的界值内，我们可以得到生物等效性或生物相似性结论。因此，生物等效性或生物相似性的区间假设检验（比如双单侧检验方法）即与使用（1–2α）×100% 的置信区间法相混淆。

便于更好地理解，表 3.5 总结了等价性假设检验（新药）和等效性假设检验（仿制药和生物类似药）之间的根本差异。从表 3.5 可以看出 TST 和 TOST 分别是 FDA 推荐的用于新药和仿制药 / 生物类似药评价的官方检验方法。TST 和 TOST 都是检验大小为的检验方法。换言之，总体Ⅰ类错误率得到了很好的控制。在实践中，建议不要混淆假设检验（基于Ⅱ类错误率）和置信区间方法（基于Ⅰ类错误率）的概念，以避免在新药和仿制药 / 生物类似药的评价中的可能出现的混淆。

表 3.5　仿制药 / 生物类似药和新药评价的统计方法比较

特性	仿制药 / 生物仿制药	新药
假设检验	区间假设	点假设
FDA 推荐的方法	TOST	TST
可否控制 α	可以	可以
置信区间法	性能表现	
	等价（1–2α）×100% CI	等价（1–α）×100% CI
	90% CI 若 α = 5%	95% CI 若 α = 5%
样本量要求	基于 TOST	基于 TST

注：TOST. 双单侧检验；TST. 双侧检验

3.5　比较

在本节中，我们将比较假设检验方法（即 TOST）和置信区间法（即 90% CI 和 95% CI），以评价仿制药的生物等效性和生物类似药的生物相似性。我们将在假设检验的框架下，比较正确得出生物等效性或生物相似性结论的概率。

3.5.1　性能特征

在区间假设（3.7）下，我们会拒绝生物不等效（或不相似）的零假设，并在 5% 的显著性水平下得出生物等效（生物相似）的结论。若事实上试验制剂与参比制剂具有生物等效性或生物相似性时，正确得出生物等效性或生物相似性结论的概率就是 TOST 检验的功效。在实践中，TOST 检验的功效可以通过在 H_a 下（即 H_a 为真）计算拒绝 H_0 或者接受 H_a 的概率得到，即下面的表达式。

功效 = 基于假设（3.7）或者（3.8），在 H_a 下接受 H_a

由于 TOST 在许多情况下性能表现等价于 90% CI，我们将考虑将 90% CI 作为评价仿制药生物等效性和生物类似药生物相似性的替代方法。如果构建的 90% CI 完全落在（80%，125%）内，我们将得出生物等效性或生物相似性的结论。因此，得出仿制药生物等效性或生物类似药生物相似性的概率如下所示：

$$p_{90\%CI} = P\{90\%CI \subset (0.8, 1.25)\}$$

用于评价仿制药生物等效性和生物类似药生物相似性的 95% CI 的性能表现可以进行类似的评估，条件为构建的 95% CI 完全落在（80%，125%）内。因此，得出仿制药生物等效性或生物仿制药生物相似性的概率可写成如下：

$$p_{95\%CI} = P\{95\%CI \subset (0.8, 1.25)\}$$

我们用 $\widehat{F}$ 表示 $\log(\mu_T/\mu_R)$ 的点估计，se 表示标准差的估计，t_α 表示适当自由度的中心 t- 分布的上 α 百分位数。置信区间法常考虑使用下面的（$1-\alpha$）× 100% 的置信区间：

$$CI_W = \left[\widehat{F} - t_{\alpha 1}se, \widehat{F} + t_{\alpha 2}se\right]$$

$$CI_L = \left[-|\widehat{F}| - t_\alpha se, |\widehat{F}| + t_\alpha se\right]$$

$$CI_E = \left[\min(0, \widehat{F} - t_{\alpha 1}se), \max(0, \widehat{F} + t_{\alpha 2}se)\right]$$

这里 CI_W 为 Westlaske 对称置信区间，选择合适的参数：$\alpha_1 > 0$，$\alpha_2 > 0$，$\alpha_1 + \alpha_2 = \alpha$（Westlake，1976），$CI_L$ 是从 $\left|\log\left(\dfrac{\mu_T}{\mu_R}\right)\right|$ 的置信区间衍生来的（Liu，1990），CI_E 是由 Hsu（1984）和 Bofinger（1985，1992）得出的扩展置信区间。用下面的表达式代表经典的（$1-2\alpha$）× 100% 置信区间：

$$CI_{2\alpha} = \left[\widehat{F} - t_\alpha se, \widehat{F} + t_\alpha se\right]$$

在 α 显著性水平上的 TOST 方法的结果相当于 $CI_{2\alpha}$ 落在区间（$-\delta$，δ）内的结果，这里 $\delta = \log(1.25)$ 是对数变换后的数据。另外，可以推导出 $CI_{2\alpha} \supset (-\delta, \delta)$，意味着 $CI_L \supset (-\delta, \delta)$ 和 $CI_E \supset (-\delta, \delta)$。因此，（$1-\alpha$）× 100% 置信区间方法（$CI_L$ 和 CI_E），经典的（$1-2\alpha$）× 100% 置信区间法（$CI_{2\alpha}$），以及 TOST 方法，它们的显著性水平对于假设检验（3.8）来说从性能表现上是等价的。

由于 $CI_{2\alpha} \subset CI_W$，在 90% 和 95% 的置信水平下，TOST 方法和四个 CI 方法的功效具有以下关系：

$$
\begin{aligned}
p_{90\%CI_L} &= p_{90\%CI_E} > p_{90\%CI_W} > p_{90\%CI_{2\alpha}} \\
&= p_{\text{TOST}} = p_{95\%CI_L} = p_{95\%CI_E} > p_{95\%CI_W} > p_{95\%CI_{2\alpha}}
\end{aligned}
\tag{3.10}
$$

3.5.2 模拟研究

为了比较这些方法的功效（或 I 类错误率），我们还做了模拟研究来评价小样本下的性能表现。我们考虑没有残留效应的经典 2×2 交叉设计（关于此设计的统计模型的简要介绍见附录 1）。多种情形下的参数设定见表 3.6。

表 3.6　模拟研究的参数设定

μ_T	80	85	95	100	110	120	125
μ_R	100	100	100	100	100	100	100
σ_T	10	20	30				
σ_R	10	20	30				
$\dfrac{\sigma_{BT}^2}{\sigma_{TT}^2}=\dfrac{\sigma_{BR}^2}{\sigma_{TR}^2}$	0.75	0.25					
ρ	0	0.3	0.6				
n_1	12	24					
n_2	12	24					

注：σ_T 和 σ_R 分别是在 T 和 R 药物在对数转换前的总标准差。σ_{BT}^2，σ_{TT}^2，σ_{BR}^2，σ_{TR}^2 和 ρ 的含义可见附录 1，n_1 和 n_2 分别是 RT 和 TR 序列里的人数。不失一般性，在所有生物等效性试验中周期和序列的固定效应都会设定为 0。共有 7 个（μ_T，μ_R）的组合，3 个（σ_T，σ_R）的组合，2 个 $\left(\dfrac{\sigma_{BT}^2}{\sigma_{TT}^2},\dfrac{\sigma_{BR}^2}{\sigma_{TR}^2}\right)$ 的组合，3 个 ρ 的组合，以及 2 个（n_1，n_2）的组合，构成了 $7\times3\times2\times3\times2$ 个情形

我们比较了以下 9 种方法的功效（当备择假设成立时）和 I 类错误率（当零假设成立时）：90% CI_L，90% CI_E，90% CI_W，90% $CI_{2\alpha}$，95% CI_L，95% CI_E，95% CI_W，95% $CI_{2\alpha}$，以及 FDA 推荐的 TOST 方法。需注意的是，90% $CI_{2\alpha}$，TOST 法，95% CI_L 和 95% CI_E 在性能表现上是等价的。同样地，90% CI_L 和 90% CI_E 也是等价的。为了便于说明，只讨论（n_1，n_2）=（12，12）下后 4 个（μ_T，μ_R）组合的情形。其他情形的结果是相似的，为了简单起见，不再赘述。

I 类错误率如表 3.7 所示。可以看到 90% CI_L，90% CI_E 和 90% CI_W 的 I 类错误率是高度相近的，所有值都大于 5% 的显著性水平，范围 6% ~ 9%，而所有其他方法的 I 类错误率都控制在 5% 的水平内。其中，90% $CI_{2\alpha}$，95% CI_L，95% CI_E，95% CI_W 和 TOST 法的 I 类错误率非常相似，范围 2.7% ~ 4.5%，而 95% $CI_{2\alpha}$ 的 I 类错误率不超过 2.3%，过于保守。

表 3.7　当 $n_1 = n_2 = 12$ 且式（3.4）中的 H_0 为真时的 I 类错误率

GMR	μ_T	σ_R	$\dfrac{\sigma_{BT}^2}{\sigma_{TT}^2}$	ρ	90% CI_L	90% CI_W	TOST	95% CI_W	95% $CI_{2\alpha}$
1.25	125	10	0.75	0	0.09	0.09	0.045	0.044	0.021
1.25	125	10	0.75	0.3	0.084	0.084	0.043	0.043	0.023
1.25	125	10	0.75	0.6	0.09	0.09	0.045	0.045	0.023
1.25	125	10	0.25	0	0.089	0.089	0.044	0.043	0.021
1.25	125	10	0.25	0.3	0.09	0.09	0.042	0.042	0.02

GMR	μ_T	σ_R	$\dfrac{\sigma_{BT}^2}{\sigma_{TT}^2}$	ρ	90% CI_L	90% CI_W	TOST	95% CI_W	95% CI_{2a}
1.25	125	10	0.25	0.6	0.088	0.088	0.043	0.043	0.022
1.26	125	20	0.75	0	0.081	0.081	0.039	0.039	0.019
1.26	125	20	0.75	0.3	0.078	0.078	0.037	0.037	0.018
1.26	125	20	0.75	0.6	0.075	0.075	0.034	0.034	0.016
1.26	125	20	0.25	0	0.077	0.077	0.038	0.038	0.017
1.26	125	20	0.25	0.3	0.078	0.078	0.037	0.037	0.018
1.26	125	20	0.25	0.6	0.076	0.076	0.036	0.036	0.014
1.27	125	30	0.75	0	0.07	0.069	0.035	0.033	0.016
1.27	125	30	0.75	0.3	0.065	0.064	0.031	0.03	0.013
1.27	125	30	0.75	0.6	0.06	0.06	0.027	0.027	0.013
1.27	125	30	0.25	0	0.071	0.069	0.031	0.03	0.016
1.27	125	30	0.25	0.3	0.069	0.068	0.034	0.033	0.016
1.27	125	30	0.25	0.6	0.069	0.068	0.033	0.032	0.015

注：GMR.T 和 R 比率的几何均值比，颜色越深表示 I 类错误率越高

这些方法的功效见表 3.8。这些结果与（3.10）所示的关系一致。3 种方法 90% CI_L，90% CI_E 和 90% CI_W 的功效非常相近，且高于其他方法。对于 90% CI_{2a}，95% CI_L，95% CI_E，95% CI_W 和 TOST 法，它们的功效相近，但 95% CI_W 的功效略低于其他 4 个，95% CI_{2a} 方法的功效最低。关于控制 5% 的显著性水平和功效，TOST 方法以及 3 个 CI 法（90% CI_{2a}，95% CI_L 和 95% CI_E）在 9 种方法中表现最佳。

表 3.8　当 $n_1 = n_2 = 12$ 且式（3.4）中的 H_a 为真时的功效

GMR	μ_T	σ_R	$\dfrac{\sigma_{BT}^2}{\sigma_{TT}^2}$	ρ	90% CI_L	90% CI_W	TOST	95% CI_W	95% CI_{2a}
1	100	10	0.75	0	1	1	1	1	1
1	100	10	0.75	0.3	1	1	1	1	1
1	100	10	0.75	0.6	1	1	1	1	1
1	100	10	0.25	0	1	1	1	1	1
1	100	10	0.25	0.3	1	1	1	1	1
1	100	20	0.75	0	0.989	0.989	0.968	0.968	0.925
1	100	20	0.75	0.3	0.998	0.998	0.991	0.991	0.977
1	100	20	0.75	0.6	1	1	1	1	0.997
1	100	20	0.25	0	0.989	0.989	0.965	0.965	0.925
1	100	20	0.25	0.3	0.993	0.993	0.978	0.978	0.946
1	100	20	0.25	0.6	0.996	0.996	0.985	0.985	0.963
1	100	30	0.75	0	0.804	0.798	0.632	0.606	0.421

续表

GMR	μ_T	σ_R	$\dfrac{\sigma_{BT}^2}{\sigma_{TT}^2}$	ρ	90% CI_L	90% CI_W	TOST	95% CI_W	95% CI_{2a}
1	100	30	0.75	0.3	0.902	0.899	0.789	0.78	0.627
1	100	30	0.75	0.6	0.971	0.97	0.926	0.924	0.851
1	100	30	0.25	0	0.8	0.794	0.625	0.6	0.422
1	100	30	0.25	0.3	0.837	0.832	0.683	0.667	0.492
1	100	30	0.25	0.6	0.878	0.874	0.745	0.73	0.562
1.1	110	10	0.75	0	0.999	0.999	0.998	0.998	0.994
1.1	110	10	0.75	0.3	1	1	1	1	0.999
1.1	110	10	0.75	0.6	1	1	1	1	1
1.1	110	10	0.25	0	1	1	0.998	0.998	0.994
1.1	110	10	0.25	0.3	1	1	0.999	0.999	0.996
1.1	110	10	0.25	0.6	1	1	0.999	0.999	0.998
1.1	110	20	0.75	0	0.832	0.831	0.718	0.717	0.591
1.1	110	20	0.75	0.3	0.891	0.891	0.807	0.807	0.694
1.1	110	20	0.75	0.6	0.961	0.961	0.909	0.908	0.833
1.1	110	20	0.25	0	0.834	0.834	0.719	0.718	0.593
1.1	110	20	0.25	0.3	0.849	0.849	0.737	0.736	0.61
1.1	110	20	0.25	0.6	0.874	0.874	0.773	0.773	0.659
1.11	110	30	0.75	0	0.567	0.562	0.41	0.398	0.269
1.11	110	30	0.75	0.3	0.637	0.632	0.486	0.48	0.353
1.11	110	30	0.75	0.6	0.759	0.759	0.622	0.619	0.484
1.11	110	30	0.25	0	0.559	0.554	0.403	0.391	0.258
1.11	110	30	0.25	0.3	0.592	0.587	0.431	0.423	0.302
1.11	110	30	0.25	0.6	0.617	0.612	0.467	0.46	0.329
1.2	120	10	0.75	0	0.572	0.572	0.422	0.422	0.294
1.2	120	10	0.75	0.3	0.632	0.631	0.483	0.483	0.351
1.2	120	10	0.75	0.6	0.736	0.736	0.608	0.608	0.477
1.2	120	10	0.25	0	0.562	0.561	0.41	0.409	0.288
1.2	120	10	0.25	0.3	0.592	0.591	0.44	0.439	0.318
1.2	120	10	0.25	0.6	0.615	0.615	0.462	0.462	0.338
1.21	120	20	0.75	0	0.263	0.263	0.163	0.162	0.096
1.21	120	20	0.75	0.3	0.29	0.29	0.174	0.174	0.103
1.21	120	20	0.75	0.6	0.349	0.349	0.223	0.223	0.139
1.21	120	20	0.25	0	0.269	0.269	0.162	0.161	0.097
1.21	120	20	0.25	0.3	0.264	0.264	0.158	0.157	0.091
1.21	120	20	0.25	0.6	0.277	0.277	0.168	0.167	0.101
1.22	120	30	0.75	0	0.176	0.173	0.096	0.093	0.049

续表

GMR	μ_T	σ_R	$\dfrac{\sigma_{BT}^2}{\sigma_{TT}^2}$	ρ	90% CI_L	90% CI_W	TOST	95% CI_W	95% CI_{2a}
1.22	120	30	0.75	0.3	0.192	0.191	0.107	0.105	0.06
1.22	120	30	0.75	0.6	0.209	0.209	0.117	0.116	0.065
1.22	120	30	0.25	0	0.177	0.174	0.094	0.092	0.05
1.22	120	30	0.25	0.3	0.181	0.179	0.099	0.096	0.051
1.22	120	30	0.25	0.6	0.183	0.182	0.101	0.1	0.056

注：GMR：T 和 R 比率的几何均值比，颜色越深表示功效越高

此外，我们从模拟结果中看到，TOST 方法与某些 90% 置信区间法（90% CI_L，90% CI_E，和 90% CI_W）并不等价。后 3 种方法比 TOST 法具有更高的 I 类错误率和更高的功效。因此如果我们从假设检验开始，但使用 90% 置信区间法（比如 90% CI_L，90% CI_E，和 90% CI_W）来进行生物等效性评价，则可能得到不希望看到的高 I 类错误率（可能高于 5%）的风险。

3.5.3　一个例子——二元响应变量

对于二元响应变量，以下区间假设通常用于检验试验制剂和参比制剂之间的生物等效性或生物相似性：

$$H_0: p_T - p_R \leqslant -0.2 \text{ 或 } p_T - p_R \geqslant 0.2 \ \text{ vs. } \ H_a: -0.2 < p_T - p_R < 0.2 \qquad (3.11)$$

其中 p_T 和 p_R 分别表示试验制剂和参比制剂的响应率。为了比较 TOST 方法和置信区间（CI）法的功效（或 I 类错误率），我们用模拟来评价它们的性能。我们使用的 TOST 方法是基于校正的 Wald 检验（Agresti 和 Min，2005）。我们使用的置信区间法是基于 Tango 的分数（score）置信区间（Tango，1998）。我们考虑总样本量分别为 $n = 24$、48、100、200 的经典 2×2 没有残留效应的交叉设计。与连续变量的交叉设计不同，这里我们不考虑周期效应和序列效应。因此，样本可以被视为 n 个独立同分布的配对。对于参数设定，我们考虑不同的响应率组合（p_{00}，p_{01}，p_{10}，p_{11}），其中 p_{jk}，$j = 0$、1，$k = 0$、1，且 j 代表试验制剂的二元响应率，k 代表对照药的二元响应率。每种情形执行 10 000 次重复。

I 类错误率见表 3.9。随着样本量的增加，两种方法的 I 类错误率均能收敛到 5% 的水平。当样本量较小时，I 类错误率可能远超 5% 的水平。此外，这 2 种方法具有不同的 I 类错误率。功效见表 3.10。我们可以看到这两种方法有不同的功效。尤其是当样本量很小时，TOST 方法的功效高于其他方法。对于有限的样本量（比如说，$n = 24$，如用于连续型响应变量的传统 2×2 交叉设计中），2 种方法的功效都不高（有时甚至很低）。

表 3.9　当式（3.11）中的 H_0 为真时的二元响应变量的 I 类错误率

p_{00}	p_{01}	p_{10}	p_{11}	n	L_1	U_1	L_2	U_2	CR_1	CR_2
0.1	0	0.2	0.07	24	0.049	0.322	0.079	0.359	0.118	0.036
				48	0.096	0.288	0.123	0.308	0.067	0.067
				100	0.130	0.263	0.143	0.273	0.081	0.046
				200	0.152	0.245	0.158	0.250	0.062	0.041
0.1	0.1	0.3	0.5	24	−0.009	0.376	−0.006	0.394	0.034	0.012
				48	0.053	0.331	0.055	0.340	0.060	0.049
				100	0.098	0.293	0.100	0.297	0.055	0.050
				200	0.129	0.268	0.130	0.269	0.052	0.049
0.3	0	0.2	0.5	24	0.048	0.322	0.079	0.358	0.116	0.033
				48	0.096	0.289	0.123	0.309	0.060	0.060
				100	0.130	0.262	0.143	0.272	0.080	0.045
				200	0.15	0.245	0.158	0.250	0.063	0.043

注：L_1 和 U_1 是配对比例差异的校正的 Wald 方法的 95% 区间下限和上限的均值（Agresti 和 Min，2005）。L_2 和 U_2 是配对比例差异的 Tango score 95% CI 的下限和上限的均值（Tango，1998）。CR_1 和 CR_2 分别是基于校正的 Wald 区间的 TOST 方法和基于 Tango score 置信区间的置信区间法的拒绝概率。颜色越深，数值越大

表 3.10　当式（3.11）中的 H_a 为真时的二元响应变量的功效

p_{00}	p_{01}	p_{10}	p_{11}	n	L_1	U_1	L_2	U_2	CR_1	CR_2
0	0.1	0.1	0.8	24	−0.148	0.147	−0.163	0.162	0.483	0.306
				48	−0.105	0.105	−0.111	0.111	0.853	0.817
				100	−0.074	0.073	−0.076	0.075	0.994	0.992
				200	−0.052	0.052	−0.053	0.053	1.000	1.000
0.1	0.05	0.05	0.8	24	−0.112	0.113	−0.133	0.135	0.820	0.645
				48	−0.076	0.079	−0.085	0.088	0.978	0.967
				100	−0.052	0.053	−0.056	0.056	1.000	1.000
				200	−0.037	0.037	−0.038	0.039	1.000	1.000
0.05	0.05	0.1	0.8	24	−0.084	0.177	−0.093	0.202	0.581	0.412
				48	−0.043	0.140	−0.045	0.152	0.834	0.793
				100	−0.015	0.112	−0.015	0.117	0.983	0.974
				200	0.005	0.094	0.005	0.097	1.000	1.000
0.1	0	0.1	0.8	24	−0.016	0.202	−0.011	0.241	0.561	0.290
				48	0.022	0.171	0.040	0.192	0.651	0.651
				100	0.047	0.148	0.061	0.159	0.932	0.879
				200	0.063	0.134	0.070	0.140	0.996	0.992
0	0.05	0.15	0.8	24	−0.054	0.236	−0.053	0.262	0.334	0.210
				48	−0.007	0.199	−0.004	0.212	0.499	0.450

p_{00}	p_{01}	p_{10}	p_{11}	n	L_1	U_1	L_2	U_2	CR_1	CR_2
				100	0.027	0.170	0.030	0.176	0.743	0.697
				200	0.049	0.150	0.050	0.153	0.939	0.927
0.1	0.1	0.1	0.7	24	−0.147	0.148	−0.162	0.163	0.488	0.310
				48	−0.105	0.106	−0.111	0.112	0.854	0.822
				100	−0.073	0.073	−0.076	0.075	0.996	0.993
				200	−0.052	0.052	−0.053	0.053	1000	1000
0.15	0.05	0.1	0.7	24	−0.085	0.175	−0.094	0.200	0.588	0.412
				48	−0.043	0.140	−0.044	0.153	0.836	0.793
				100	−0.014	0.113	−0.013	0.118	0.983	0.974
				200	0.005	0.095	0.006	0.097	1.000	1.000
0.05	0.1	0.15	0.7	24	−0.053	0.237	−0.053	0.263	0.336	0.214
				48	−0.008	0.198	−0.005	0.211	0.501	0.451
				100	0.026	0.169	0.029	0.176	0.752	0.710
				200	0.048	0.150	0.050	0.153	0.944	0.932
0.1	0.2	0.2	0.5	24	−0.202	0.204	−0.211	0.211	0.079	0.023
				48	−0.144	0.147	−0.148	0.151	0.475	0.420
				100	−0.102	0.103	−0.104	0.104	0.883	0.874
				200	−0.074	0.073	−0.074	0.073	0.996	0.996
0.3	0.1	0.1	0.5	24	−0.148	0.147	−0.164	0.163	0.482	0.310
				48	−0.105	0.106	−0.111	0.112	0.855	0.821
				100	−0.073	0.073	−0.076	0.075	0.995	0.993
				200	−0.052	0.052	−0.052	0.053	1.000	1.000
0.3	0.05	0.15	0.5	24	−0.053	0.237	−0.053	0.264	0.331	0.209
				48	−0.007	0.199	−0.003	0.212	0.499	0.448
				100	0.026	0.169	0.029	0.176	0.749	0.704
				200	0.049	0.150	0.050	0.153	0.941	0.927
0.1	0.15	0.25	0.5	24	−0.107	0.290	−0.112	0.304	0.065	0.017
				48	−0.049	0.239	−0.050	0.246	0.294	0.256
				100	−0.004	0.199	−0.004	0.201	0.506	0.489
				200	0.027	0.171	0.027	0.172	0.744	0.733

注：L_1 和 U_1 是配对比例差异的经调整的 Wald 方法的 95% 区间下限和上限的平均值（Agresti 和 Min，2005）。L_2 和 U_2 是配对比例差异的 Tango score 95% CI 的下限和上限的平均值（Tango，1998）。CR_1 和 CR_2 分别是基于经调整的 Wald 区间的 TOST 方法和基于 Tango score 的置信区间的置信区间法的拒绝概率。颜色越深，数值越大

模拟结果表明，与连续型响应变量相比，二元响应变量需要更大的样本量才能达到预期的功效和 I 类错误率。此外，在我们的模拟设定下，TOST 方法和置信区间法

在性能表现上并不等价。

3.6　样本量要求

因为 5% 的显著性水平的 TOST 方法在性能表现上相当于 90% $CI_{2\alpha}$，95% CI_L，以及 95% CI_E，对于检验（3.3），为达到这些方法的预期功效所需要的样本量是相同的。类似地，2.5% 的显著性水平的 TOST 方法在性能表现上相当于 95% $CI_{2\alpha}$，10% 的显著性水平的 TOST 方法在性能表现上等价于 90% CI_L 和 90% CI_E。因此，除了 CI_W，这些 CI 方法所需的样本量和对应显著性水平的 TOST 方法得到的样本量是差不多的。因此，不失一般性，我们只需要关注 TOST 方法和 CI_W 计算 TOST 方法和置信区间方法所需样本量的方法。两种方法的样本量计算公式如下。

用 θ_0 和 σ 表示由 $\widehat{F}$ 和 se 来估计的真实值。那么 TOST 和 CI_W 方法的功效可以简单表达为如下公式。

$$
\begin{aligned}
p_{\text{TOST}} &= P\left\{-\delta < \widehat{F} - t_\alpha se \text{ and } \widehat{F} + t_\alpha se < \delta\right\} \\
&= P\left\{-\delta + t_\alpha se < \widehat{F} < \delta - t_\alpha se\right\} \\
&= E\left[P\left\{\frac{-\delta + t_\alpha se}{\sigma} - \frac{\theta_0}{\sigma} < \frac{\widehat{F} - \theta_0}{\sigma} < \frac{\delta - t_\alpha se}{\sigma} - \frac{\theta_0}{\sigma} \Big| se\right\}\right] \\
p_{CI_W} &= P\left\{-\delta < \widehat{F} - t_{\alpha_1} se \text{ and } \widehat{F} + t_{\alpha_2} se < \delta\right\} \\
&= P\left\{-\delta + t_{\alpha_1} se < \widehat{F} < \delta - t_{\alpha_2} se\right\}
\end{aligned}
$$

注意在上面的表达式中，t_α，se，σ 是样本量的函数，$\dfrac{\widehat{F} - \theta_0}{\sigma}$ 服从一个特定的分布（例如标准正态分布）且该分布不依赖于样本量大小和设计参数，并且在该分布上，se 除以 se 的期望值遵循某一分布（例如卡方分布的某种变体）。基于 $1-\beta$ 的预期功效和设定的备择假设的参数，TOST 方法所需的样本量可以通过求解 $p_{\text{TOST}} \geq 1-\beta$ 得到。对于 CI_W 方法，p_{CI_W} 没有显式的表达式，所需的样本量可以通过模拟得到。根据不同参数模拟的功效可在表 3.4 中找到。对于 TOST 方法，样本量计算的近似公式可见 Chow 和 Liu（2008）。

3.7　小结

为了评价药品的安全性和有效性，通常考虑假设检验方法（新药的点假设检验和仿制药 / 生物类似药的区间假设检验）以及置信区间方法。假设检验方法和置信区间的概念和解释是不同的。对于包括新药和仿制药 / 生物类似药在内的药品的评价，假设检验方法包括检验是否相等的点假设检验和检验等效的区间假设检验是 FDA 推荐的官方检验方法。然而，在实践中，假设检验方法和置信区间方法的使用经常被混淆和误用。

假设检验方法和置信区间方法的混合使用引起了争议：①为什么 95% 置信区间方法用于新药评价，而 90% 置信区间方法用于仿制药 / 生物类似药的评价？②为什么监管机构对药品（新药 vs. 仿制药 / 生物类似药）采用不同的标准（即 95% vs. 90% 的置信水平，或者 5% vs. 10% 的显著性水平）。

本章澄清了在药品开发和监管审评 / 批准过程中经常遇到的以下有争议问题。第一，检验是否相等的点假设检验（用于新药的评价）和检验等效性的区间假设检验（用于仿制药和生物类似药的评价）是有区别的。第二，对于点假设检验，通常使用双侧检验（TST）。在 α 显著性水平上的 TST 和（$1-\alpha$）×100% 置信区间法是等价的。第三，对于区间假设检验，TOST 被 FDA 推荐使用。TOST 由双单侧检验组成（每个都在 α 显著性水平上），是一个检验大小为 α 的检验（Chow 和 Shao，2002b），并且在很多情形下等价于（$1-2\alpha$）×100% 置信区间法。一般来说，TOST（每个检验都在 α 显著性水平上）是不等价于（$1-2\alpha$）×100% 置信区间法的。因此，在实践中，建议不要混淆使用假设检验和置信区间法这两个概念，以避免可能的误解。

应在用于评估所研究的试验治疗的框架下进行样本量的估算。换言之，在区间假设检验的框架下，应使用功效函数来选择一个合适的样本量，以达到确定等效性所预期的功效。

附录

考虑没有残留效应的传统 2×2 交叉设计。另 Y_{ijk} 代表第 i 个受试者在第 j 个周期第 k 个序列的药代动力学响应值的对数变换。根据 FDA 的建议，以下统计模型可用于描述 Y_{ijk}：

$$Y_{ijk} = \mu + F_l + P_j + Q_k + S_{ikl} + e_{ijk}$$

其中 μ 代表总体的均值；P_j 是第 j 个周期的固定效应，其中 $j = 1$，2 并且 $\sum_{j=1}^{2} P_j = 0$；

Q_k 是第 k 个序列的固定效应，其中 $k = 1, 2$ 以及 $\sum_{k=1}^{2} Q_k = 0$；F_l 是当 $j = k$ 第 l 个药物制剂的直接固定效应（$F_T + F_R = 0$），$l = T$ 为试验制剂；$l = R$ 为参比制剂；S_{ikl} 是第 i 个受试者在第 k 个序列中第 l 个药物制剂的随机效应；$S_{ik} = (S_{ikT}, S_{ikR})$（其中 $i = 1, \cdots, n_k, k = 1, 2$）是独立同分布的二元正态随机向量，具有均值（0，0）和未知的方差—协

方差矩阵:

$$\begin{pmatrix} \sigma_{BT}^2 & \rho\sigma_{BT}\sigma_{BR} \\ \rho\sigma_{BT}\sigma_{BR} & \sigma_{BR}^2 \end{pmatrix}$$

这里 $e'_{ijk}s$ 是服从 $N(0, \sigma_{Wl}^2)$ 的独立随机误差,并且 $S_{ik}'s$ 和 $e'_{ijk}s$ 是相互独立的。注意 σ_{BT}^2 和 σ_{BR}^2 是个体间方差,σ_{WT}^2 和 σ_{WR}^2 是个体内方差,并且 $\sigma_{TT}^2 = \sigma_{BT}^2 + \sigma_{WT}^2$ 和 $\sigma_{TR}^2 = \sigma_{BR}^2 + \sigma_{WR}^2$ 分别被称为试验和参照制剂的总方差。

生物平均等效性指数表示为 v,即 $F_T - F_R = \mu_T - \mu_R$。另 $\bar{y}_{jk}$ 代表第 j 周期第 k 序列的观测的样本平均值。在假定的统计模型下:

$$\bar{y}_{11} - \bar{y}_{21} \sim N(v + P_1 - P_2, \tau^2/n_1)$$

和

$$\bar{y}_{12} - \bar{y}_{22} \sim N(-v + P_1 - P_2, \tau^2/n_2)$$

其中

$$\tau^2 = \sigma_{BT}^2 + \sigma_{BR}^2 - 2\rho\sigma_{BT}\sigma_{BR} + \sigma_{WT}^2 + \sigma_{WR}^2 = \sigma_{TT}^2 + \sigma_{TR}^2 - 2\rho\sigma_{BT}\sigma_{BR}$$

于是我们能得到 v 和 τ^2 的点估计为

$$\hat{v} = (\bar{y}_{11} - \bar{y}_{21} - \bar{y}_{12} + \bar{y}_{22})/2$$

以及

$$\hat{\tau}^2 = \left\{(n_1 - 1)s_{D1}^2 + (n_2 - 1)s_{D2}^2\right\} / (n_1 + n_2 - 2)$$

这里 s_{DK}^2 是基于差值 $\{y_{i1k} - y_{i2k}, i = 1, \cdots, n_k\}$,$k = 1, 2$ 的样本方差。

我们记 $c = (1/n_1 + 1/n_2)/4$,点估计 $\hat{v}$ 和 $\hat{\tau}^2$ 服从以下分布:

$$\hat{v} \sim N(v, c\tau^2)$$

以及

$$\frac{(n_1 + n_2 - 2)\hat{\tau}^2}{\tau^2} \sim \chi^2(n_1 + n_2 - 2)$$

那么 $\mu_T - \mu_R$ 的 $(1 - 2\alpha) \times 100\%$ 置信区间的下限和上限分别为

$$L = \hat{v} - Z_\alpha \sqrt{c\hat{\tau}^2}$$

和

$$U = \hat{v} + Z_\alpha \sqrt{c\hat{\tau}^2}$$

其中 $Z_\alpha = t_\alpha(n_1 + n_2 - 2)$ 为自由度为 $(n_1 + n_2 - 2)$ 的 t-分布的第 α 个百分位数。

第 4 章　终点选择

4.1　简介

在临床试验中，确定主要反应变量对解决感兴趣的科学和（或）医学问题是非常重要的。反应变量（response variables），也称为临床终点，通常是为实现研究目标而选择的。一旦选择了反应变量，也就明确了可能的治疗结果，相应的信息将用来评估研究药物的安全性和有效性。通常情况下，要评估研究药物的安全性和有效性，首先要证明研究药物与安慰剂对照组相比具有统计学意义。如果存在统计学意义上的显著差异，则表明该试验有很高的概率能够准确地检测到有临床意义的差异，这就是试验的功效。因此，在实践中，在解决感兴趣的科学/医学问题时，为了确保预期的样本量在试验中能达到所期望的统计功效（比如 80%），通常会在研究前进行样本量估计的功效分析。这样做的目的是根据临床科学家提供的信息［包括所需的统计功效、数据的变异度（variability）和有临床意义的差异等］找到合适的样本量。

在许多临床研究中，根据主要研究终点与基线相比的预期绝对变化来确定研究的样本量，但根据主要研究终点与基线相比的相对变化（如与基线相比变化的百分比）或根据达到一定改善的患者百分比（即应答者分析）来分析所收集的数据，这种情况并不少见。应答者的定义可以基于主要研究终点与基线相比的绝对变化，也可以基于与基线相比的相对变化。就分析结果的解释而言，这是一个非常有争议的问题，特别是当根据一个研究终点（如与基线相比的绝对变化、与基线相比的相对变化或应答者分析）观察到显著结果，而根据另一个研究终点（如与基线相比的绝对变化、与基线相比的相对变化或应答者分析）却没有观察到显著结果时。因此，在实践中，有必要探讨如何将观察到的研究终点（如与基线相比的绝对变化、与基线相比的相对变化或应答者分析）的显著差异转换为其他研究终点（如与基线相比的绝对变化、与基线相比的相对变化或应答者分析）的显著差异。对基于不同研究终点的治疗效果评估产生直接影响的是样本量计算的统计功效分析。例如，在 α 显著水平上，基于绝对变化达到期望统计功效所需的样本量可能会和基于百分比变化或基于绝对变化或相对变化达到一定改善的患者比例所需的样本量大不相同。以一项临床试验为例，该临床试验的目的是评估一种试验治疗是否能减轻女性患者的体重。表 4.1 列出了 10 名受试者的体重数据。

表 4.1 10 名女性受试者的体重数据

治疗前	治疗后	绝对变化值	相对变化值
110	106	4	3.6
90	80	10	11.1
105	100	5	4.8
95	93	2	2.2
170	163	7	4.1
90	84	8	8.9
150	145	5	3.3
135	131	4	3.0
160	159	1	0.6
100	91	9	9.0
120.5	115.2	5.3	5.1
（30.5）	（31.53）		

从表 4.1 可以看出，与治疗前相比，平均绝对变化值和平均百分比变化值分别为 5.3 磅和 5.1%。如果受试者体重减轻超过 5 磅（绝对变化）或超过 5%（相对变化）即被视为有应答，那么基于绝对变化和相对变化得到的应答率分别为 40% 和 30%。需要注意的是，要达到能检测出两个研究终点临床意义差异，即绝对变化 5.5 磅和相对变化 5.5% 的统计功效所需的样本量是不一样的。同样地，使用基于绝对变化和相对变化的应答率，所需的样本量也是不同的。表 4.2 总结了基于绝对变化、相对变化和应答者（根据绝对变化或相对变化定义）计算的样本量。

表 4.2 样本量计算

研究终点	有临床意义的差异	所需样本量
绝对变化	5 磅	262
相对变化	5%	146
应答者（基于绝对变化）*	> 5 磅	12
应答者（基于相对变化）**	> 5%	19

*：基于绝对变化大于 5 磅的应答率为 60%；**：基于相对变化大于 5% 的应答率为 30%

在临床试验中，关于临床终点选择最有争议的问题之一是确定哪个临床终点最能反映真实的治疗效果。另一个有争议的问题是如何在研究终点之间转化临床结果。实际上，申办者总是选择对他们最有利的临床终点。监管机构则要求在研究方案中明确规定主要临床终点。其他临床终点的阳性结果不会被视为监管审批的主要分析结果。然而，这对于评估所研究的试验药物的治疗效果没有任何科学或统计上的依据。

本章中，我们试图对上述问题提出一些见解。特别地，本章的重点是评估当临床研究的样本量由基于不同研究终点和非劣效界值的备择临床策略决定时对检验功效的影响。下一节将介绍研究这些研究终点之间关系的模型和假设。在该模型下，研究了不同研究终点之间的转化关系。第4.4节从样本量和相应统计功效的角度对终点选择的不同临床策略进行了比较。第4.5节给出了一项数值研究，旨在深入了解不同临床策略对终点选择的影响。第4.6节介绍了用于终点选择的治疗指数函数的发展情况。最后一节是简要的小结。

4.2 终点选择的临床策略

在临床试验中，对于给定的主要反应变量，通常考虑的研究终点：①基于绝对变化的测量（例如，终点相对于基线的变化）；②基于相对变化的测量；③基于绝对变化的应答者比例；④基于相对变化的应答者比例。我们将这些研究终点称为衍生研究终点（derived study endpoints），因为它们是从同一患者群体中收集的原始数据中衍生而来。在实践中，如果试验的目的是确定试验治疗相对于阳性对照（active control）治疗的非劣效性（non-inferiority），则情况会更加复杂。在这种情况下，样本量的计算也将取决于非劣效界值（non-inferiority margin）的大小，该界值可以基于衍生研究终点的绝对变化或相对变化来确定。例如，基于应答者分析，我们可能希望检测到30%的应答率差异，或者检测到应答率50%的相对改善。因此，除了4种类型的衍生研究终点外，还有2种不同的方法来定义非劣效界值。因此，在评估治疗效果时，可将衍生研究终点和非劣效界值的选择进行不同的组合形成多种可能的临床策略。表4.3总结了这些临床策略。

表 4.3   非劣效试验中终点选择的临床策略

研究终点	非劣效边界	
	绝对差异 (δ_1)	相对差异 (δ_2)
绝对变化 (E_1)	I $= E_1\delta_1$	II $= E_1\delta_2$
相对变化 (E_2)	III $= E_2\delta_1$	IV $= E_2\delta_2$
基于绝对变化的应答者 (E_3)	V $= E_3\delta_1$	VI $= E_3\delta_2$
基于相对变化的应答者 (E_4)	VII $= E_4\delta_1$	VIII $= E_4\delta_2$

为确保预期临床试验的成功，申办者通常会在方案制定阶段仔细评估所有可能的临床策略，选择研究终点的类型、有临床意义的差异和非劣效性界值。在实践中，有些策略可能会使预期的临床试验取得成功（即以期望的统计功效实现研究目标），而有些策略则可能不会。申办者通常的做法是选择最符合自身利益的策略。然而，美国食品药品监督管理局（FDA）等监管机构可能会对申办者不一致的结果提出质疑。这

引发了以下问题。首先，哪个研究终点才是研究中试验治疗的疗效和安全性的真实反映？其次，既然不同的衍生研究终点都是从某些患者群体中收集到的相同数据中得到的，那么如何在它们之间进行临床信息的转换？然而，这些问题仍然没有答案。

4.3　临床终点之间的转换

假设有两种试验治疗，即试验治疗组（T）和参照治疗组（R）。将第 j 个治疗组（treatment group）中第 i 个受试者在治疗前和治疗后的相应测量值分别用 W_{1ij} 和 W_{2i} 表示，其中 $j = T$ 或 R 分别对应于试验治疗组和参照治疗组。假设测量值 W_{1ij} 呈对数正态分布，其参数为 μ_j 和 σ_{1j}^2，即：

$$W_{1ij} \sim \text{lognormal}(\mu_j, \sigma_{1j}^2)$$

使 $W_{2ij} = W_{1ij}(1 + \Delta_{ij})$，其中 Δ_{ij} 表示接受治疗后的变化的百分比，并假设 Δ_{ij} 服从参数为 $\mu_{\Delta j}$，$\sigma_{\Delta j}^2$ 的对数正态分布，即：

$$\Delta_{ij} \sim \text{lognormal}(\mu_{\Delta j}, \sigma_{\Delta j}^2)$$

因此，治疗前后测量值之间的绝对差异和相对差异，分别由 $W_{2ij} - W_{1ij}$ 和 $(W_{2ij} - W_{1ij})/W_{1ij}$ 得出，特别地：

$$W_{2ij} - W_{1ij} = W_{1ij}\Delta_{ij} \sim \text{lognormal}(\mu_j + \mu_{\Delta j}, \sigma_j^2 + \sigma_{\Delta j}^2)$$

和

$$\frac{W_{2ij} - W_{1ij}}{W_{1ij}} \sim \text{lognormal}(\mu_{\Delta j}, \sigma_{\Delta j}^2)$$

为了简化符号，定义 $X_{ij} = \log(W_{2ij} - W_{1ij})$，$Y_{ij} = \log\left(\dfrac{W_{2ij} - W_{1ij}}{W_{1ij}}\right)$。$X_{ij}$ 和 Y_{ij} 分别服从均值为 $\mu_j + \mu_{\Delta j}$ 和 $\mu_{\Delta j}$ 的正态分布，其中 $i = 1, 2, \cdots, n_j, j = T$ 或 R。

因此，根据上述治疗前后观察到的反应，可能得出的研究终点包括 X_{ij} 其为受试者"治疗前"和"治疗后"反应之间的绝对差异；Y_{ij} 为受试者"治疗前"和"治疗后"反应之间的相对差异：

$$r_{Aj} = \#\{x_{ij} > c_1, i = 1, \cdots, n_j\}/n_j$$

r_{Aj} 应答者的比例，定义为"治疗前"和"治疗后"反应的绝对差异大于预先指定值 c_1 的受试者比例。

$$r_{Rj} = \#\{y_{ij} > c_2, i = 1, \cdots, n_j\}/n_j$$

应答者比例，定义为"治疗前"和"治疗后"反应的相对差异大于预先指定值 c_2 的受试者比例。

当时 $j = T$ 或 R，使 $p_{A_j} = E(r_{A_j})$，$p_{R_j} = E(r_{R_j})$。鉴于上述可能的衍生研究终点类型，我们可以考虑以下假设来检验非劣效性，其中非劣效界值根据绝对差异或相对差异确定：

①反应的绝对差异：

$$H_0 : (\mu_R - \mu_{\Delta_R}) - (\mu_T - \mu_{\Delta_T}) \geqslant \delta_1 \quad \text{vs.} \quad H_a : (\mu_R - \mu_{\Delta_R}) - (\mu_T - \mu_{\Delta_T}) < \delta_1 \quad (4.1)$$

②反应的相对差异：

$$H_0 : (\mu_{\Delta_R} - \mu_{\Delta_T}) \geqslant \delta_2 \quad \text{vs.} \quad H_a : (\mu_{\Delta_R} - \mu_{\Delta_T}) < \delta_2 \quad (4.2)$$

③基于反应的绝对差异的应答率的差异：

$$H_0 : p_{A_R} - p_{A_T} \geqslant \delta_3 \quad \text{vs.} \quad H_a : p_{A_R} - p_{A_T} < \delta_3 \quad (4.3)$$

④基于反应的绝对差异的应答率的相对差异：

$$H_0 : \frac{P_{A_R} - P_{A_T}}{p_{A_R}} \geqslant \delta_4 \quad \text{vs.} \quad H_a : \frac{P_{A_R} - P_{A_T}}{p_{A_R}} < \delta_4 \quad (4.4)$$

⑤基于反应的相对差异的应答率的绝对差异：

$$H_0 : p_{R_R} - p_{R_T} \geqslant \delta_5 \quad \text{vs.} \quad H_a : p_{R_R} - p_{R_T} < \delta_5 \quad (4.5)$$

⑥基于反应的相对差异的应答率的相对差异：

$$H_0 : \frac{P_{R_R} - P_{R_T}}{p_{R_R}} \geqslant \delta_6 \quad \text{vs.} \quad H_a : \frac{P_{R_R} - P_{R_T}}{p_{R_R}} < \delta_6 \quad (4.6)$$

就某项临床研究而言，上述是评估治疗效果可能的临床策略。研究者或申办者通常会选择最符合其利益的策略。需要注意的是，目前的监管机构的立场是要求申办者在研究方案中预先指定采用哪种研究终点来评估治疗效果，而不提供任何科学依据。

然而，在实践中，研究基于不同临床策略的样本量计算对统计功效分析的影响尤为重要。如前所述，根据给定主要研究终点的绝对差异达到预期统计功效所需的样本量，与根据给定主要研究终点的相对差异得到的样本量可能会有很大不同。因此，临床医生或临床科学家有兴趣在不同情景下研究这个问题。特别是，假设式（4.1）可用于确定样本量，而假设式（4.3）则被用于测试治疗效果。然而，这两种临床策略的比较会受到用于确定应答者的比例的 c_1 值的影响。不过，为了进行简单方便的比较，参数的数量应尽可能少。不过，为了进行简单方便的比较，参数的数量尽可能少。

4.4　不同临床策略的比较

4.4.1　检验统计量、检验功效和样本量的确定

X_{ij} 表示治疗方案 j 下第 i 位受试者"治疗前"和"治疗后"反应的绝对差异；

Y_{ij} 表示治疗方案 j 下第 i 位受试者"治疗前"和"治疗后"反应的相对差异。令 $\bar{x}_{.j} = \frac{1}{n_j} = \sum_{i=1}^{n_j} x_{ij}$ 和 $\bar{y}_{.j} = \frac{1}{n_j} = \sum_{i=1}^{n_j} y_{ij}$ 分别为 X_{ij} 和 Y_{ij} 的样本均值,其中 $i = T$ 或 R。

基于正态分布,若满足下列条件,则在显著性水平 α 上拒绝式(4.1)中的零假设(null hypothesis):

$$\frac{\bar{x}_{.R} - \bar{x}_{.\dot{R}} + \delta_1}{\sqrt{\left(\frac{1}{n_T} + \frac{1}{n_R}\right)\left[\left(\sigma_T^2 + \sigma_{\Delta_T}^2\right) + \left(\sigma_R^2 + \sigma_{\Delta_R}^2\right)\right]}} > z_\alpha \tag{4.7}$$

相应的检验功效为:

$$\Phi\left(\frac{(\mu_T + \mu_{\Delta_T}) - (\mu_R + \mu_{\Delta_R}) + \delta_1}{\sqrt{\left(n_T^{-1} + n_R^{-1}\right)\left[\left(\sigma_T^2 + \sigma_{\Delta_T}^2\right) + \left(\sigma_R^2 + \sigma_{\Delta_R}^2\right)\right]}} - z_\alpha\right) \tag{4.8}$$

其中,$\Phi(\cdot)$ 是标准正态分布的累积分布函数。假设参照治疗和试验试验治疗的样本量分配比例为 r,其中 r 为一个已知常数。

根据上述结果,当检验功效为 $(1-\beta)$ 时,检验假设式(4.1)所需的总样本量为 $N = n_T + n_R$:

$$n_T = \frac{(z_\alpha + z_\beta)^2 (\sigma_1^2 + \sigma_2^2)(1 + 1/\rho)}{\left[(\mu_R + \mu_{\Delta_R}) - (\mu_T + \mu_{\Delta_T}) - \delta_1\right]^2} \tag{4.9}$$

其中,$n_R = \rho n_T$,Z_μ 为标准正态分布的 $1-u$ 分位数。

当 $y_{ij}s$ 为正态分布时,基于 $\bar{y}_{.j}$ 的检验统计量与上述情况类似。若满足下列条件,则在显著性水平 α 上拒绝式(4.2)中的零假设:

$$\frac{\bar{y}_{T.} - \bar{y}_{R.} + \delta_2}{\sqrt{\left(\frac{1}{n_T} + \frac{1}{n_R}\right)(\sigma_{\Delta_T}^2 + \sigma_{\Delta R}^2)}} > z_\alpha \tag{4.10}$$

相应的检验功效为:

$$\Phi\left(\frac{\mu_{\Delta_T} - \mu_{\Delta_R} + \delta_2}{\sqrt{\left(n_T^{-1} + n_R^{-1}\right)(\sigma_{\Delta_T}^2 + \sigma_{\Delta_R}^2)}} - z_\alpha\right) \tag{4.11}$$

假设 $n_R = \rho n_T$,其中 r 为已知常数。当检验功效为 $(1-\beta)$ 时,检验假设式(4.2)所需的总样本量为 $(1+\rho)n_T$,即:

$$n_T = \frac{(z_\alpha + z_\beta)^2 (\sigma_{\Delta T}^2 + \sigma_{\Delta R}^2)(1 + 1/\rho)}{\left[(\mu_R + \mu_{\Delta_R}) - (\mu_T + \mu_{\Delta_T}) - \delta_2\right]^2} \tag{4.12}$$

当样本量 n_j 足够大时，r_{A_j} 将近似服从均数为 p_{A_j}，方差为 $\dfrac{p_{A_j}(1-p_{A_j})}{n_j}$ 的正态分布，其中 $j = T, R$。因此，根据 Slutsky 定理，在下列情况下，可以在近似 α 显著性水平下拒绝式（4.3）中的零假设：

$$\frac{r_{A_T} - r_{A_R} + \delta_3}{\sqrt{\dfrac{1}{n_T}r_{A_T}(1-r_{A_T}) + \dfrac{1}{n_R}r_{A_R}(1-r_{A_R})}} > z_\alpha \tag{4.13}$$

相应的检验功效约为：

$$\Phi\left(\frac{p_{A_T} - p_{A_R} + \delta_3}{\sqrt{n_T^{-1}p_{A_T}(1-p_{A_T}) + n_R^{-1}r_{A_R}(1-p_{A_R})}} - z_\alpha\right) \tag{4.14}$$

假设 $n_R = \rho n_T$，其中 r 为已知常数。当检验功效为（$1-\beta$）时，检验假设式（4.3）所需的总样本量为 $(1+\rho)n_T$，其中 n_T 为：

$$n_T = \frac{(z_\alpha + z_\beta)^2\left[p_{A_T}(1-p_{A_T}) + p_{A_R}(1-p_{A_R})/\rho\right]}{(p_{A_R} - p_{A_T} - \delta_3)^2} \tag{4.15}$$

根据定义，p_{A_j} 为：

$$p_{A_j} = 1 - \Phi\left(\frac{c_1 - (\mu_j + \mu_{\Delta j})}{\sqrt{\sigma_j^2 + \sigma_{\Delta j}^2}}\right)$$

其中，$j = T$ 或 R。因此，根据类似的论证，将 p_{A_j} 替代为 $p_{R_j} = 1 - \varphi\left(\dfrac{c_2 - \mu_{\Delta j}}{\sigma_{\Delta j}}\right)$，$\delta_3$ 替代为 δ_5，上述结果也适用于检验假设式（4.5）。

式（4.4）中的假设等价于：

$$H_0: (1-\delta_4)p_{A_R} - p_{A_T} \geq 0 \quad vs. \quad H_1: (1-\delta_4)p_{A_R} - p_{A_T} < 0 \tag{4.16}$$

因此，在下列情况下，可以在近似 α 显著性水平上拒绝式（4.4）中的零假设：

$$\frac{r_{A_T} - (1-\delta_4)r_{A_R}}{\sqrt{\dfrac{1}{n_T}r_{A_T}(1-r_{A_T}) + \dfrac{(1-\delta_4)^2}{n_R}r_{A_R}(1-r_{A_R})}} > z_\alpha \tag{4.17}$$

当 n_T 和 n_R 都足够大时，利用检验统计量的正态近似值，上述检验的功效可近似为：

$$\Phi\left(\frac{p_{A_T} - (1-\delta_4)p_{A_R}}{\sqrt{n_T^{-1}p_{A_T}(1-p_{A_T}) + n_R^{-1}(1-\delta_4)^2 p_{A_R}(1-p_{A_R})}} - z_\alpha\right) \tag{4.18}$$

假设 $n_R = \rho_{n_T}$，其中 r 为已知常数。则在检验功效为（$1-\beta$）时，检验假设式（4.10）或等价的式（4.16）所需的总样本量为（$1+\rho$）n_T，其中 n_T 为：

$$n_T = \frac{\left(z_\alpha + z_\beta\right)^2 \left\lfloor p_{A_T}\left(1-p_{A_T}\right) + \left(1-\delta_4\right)^2 p_{A_R}\left(1-p_{A_R}\right)/\rho \right\rfloor}{\left[p_{A_T} - \left(1-\delta_4\right)p_{A_R} \right]^2} \quad （4.19）$$

同样地，将 p_{A_j} 替代为 $p_{R_j} = 1-\varphi\left(\dfrac{c_2 - \mu_{\Delta j}}{\sigma_{\Delta j}}\right)$，$\delta_4$ 替代为 δ_6，式（4.17）～（4.19）中针对假设式（4.4）得出的结果也适用于式（4.6）中的假设。

4.4.2　确定非劣效界值

根据上一节得出的结果，基于绝对差异和相对差异的检验的非劣效界值可以这样选择，即两种检验具有相同的检验功效。特别地，如果假设式（4.8）中给出的检验功效函数与式（4.11）中给出的检验功效函数相同，那么假设式（4.1）和式（4.2）将具有相同的检验功效水平。因此，非劣效界值 δ_1、δ_2 应满足下式：

$$\frac{\left(\sigma_T^2 + \sigma_{\Delta T}^2\right) + \left(\sigma_R^2 + \sigma_{\Delta R}^2\right)}{\left[\left(\mu_T + \mu_{\Delta T}\right) - \left(\mu_R + \mu_{\Delta R}\right) + \delta_1\right]^2} = \frac{\left(\sigma_T^2 + \sigma_{\Delta R}^2\right)}{\left[\left(\mu_{\Delta T} + \mu_{\Delta R}\right) + \delta_2\right]^2} \quad （4.20）$$

同样地，对于假设式（4.3）和式（4.4），非劣效界值 δ_3 和 δ_4 满足以下关系：

$$\frac{p_{A_T}\left(1-p_{A_T}\right) + p_{A_R}\left(1-p_{A_R}\right)/\rho}{\left(p_{A_R} - p_{A_T} - \delta_3\right)^2} = \frac{p_{A_T}\left(1-p_{A_T}\right) + \left(1-\delta_4\right)^2 p_{A_R}\left(1-p_{A_R}\right)/\rho}{\left[p_{A_R} - \left(1-\delta_4\right)p_{A_T}\right]} \quad （4.21）$$

对于假设式（4.5）和式（4.6），非劣效界值 δ_5 和 δ_6 满足以下关系：

$$\frac{p_{R_T}\left(1-p_{R_T}\right) + p_{R_R}\left(1-p_{R_R}\right)/\rho}{\left(p_{R_R} - p_{R_T} - \delta_5\right)^2} = \frac{p_{R_T}\left(1-p_{R_T}\right) + \left(1-\delta_6\right)^2 p_{R_R}\left(1-p_{R_R}\right)/\rho}{\left[p_{R_R} - \left(1-\delta_6\right)p_{R_T}\right]} \quad （4.22）$$

式（4.20）～式（4.22）中给出的结果提供了一种基于绝对差异和相对差异在终点间转换非劣效界值的方法。在下一节中，我们将介绍一项数值研究，以深入了解在不同的参数值组合下，选择不同的研究终点会如何影响这些检验的检验功效。

4.4.3　数值研究

在本节中，进行了一项数值研究，以深入了解不同临床策略的效果。

4.4.3.1　绝对差异与相对差异

表 4.4 提供了基于绝对差异（X_{ij}）和相对差异（Y_{ij}）进行非劣效性检验所需的样本量。其中，检验功效（$1-\beta$）为 0.80，α 为 0.05，相应的样本量用式（4.9）和式（4.12）中的公式计算。由于相应的非劣效界值是基于不同测量尺度获得的，因

此很难进行比较。不过，为了评估从基于绝对差异的临床终点转向基于相对差异的临床终点的影响，我们对检验的功效进行了数值研究。具体而言，表 4.5 列出了基于相对差异（Y）的非劣效检验的检验功效与基于绝对差异（X）的检验功效所确定的样本量，使用式（4.11）中给出的结果计算检验功效。结果表明，这种影响一般都是非常显著的。多数情况下，检验功效远小于名义水准 0.8。

4.4.3.2　基于绝对差异的应答率

对于基于绝对差异定义的应答率的假设，即式（4.3）和式（4.4）中定义的假设，也进行了类似的计算。基于式（4.15）和式（4.19）中非劣效界值来自于应答率的绝对差值和相对差值时的推导结果，表 4.6 给出了相应假设所需的样本量。同样地，表 4.7 给出了基于应答率绝对差值检验功效确定的样本量在检测应答率相对差异的非劣效性检验中的检验功效。检验功效是根据式（4.14）中给出的结果计算得出的。结果再次表明，一般来说，这种影响是非常显著的。在许多情况下，检验功效远低于名义水平 0.8。

4.4.3.3　基于相对差异的应答率

与上段考虑的问题类似，对于基于相对差异定义的应答率的假设，即式（4.5）和式（4.6）中定义的假设，相应的非劣效界值也是根据应答率的绝对差值和相对差值来定义时假设所需的样本量见表 4.8。按照类似步骤，表 4.9 给出了基于应答率绝对差值检验功效确定的样本量在检测应答率相对差异的非劣效性检验中的检验功效。类似的模式出现了，结果表明检验功效通常远小于名义水平 0.8。

4.5　治疗指数函数的发展

4.5.1　简介

在试验治疗的药物/临床开发过程中，通常会进行临床试验来评估所研究的试验治疗的有效性。在临床试验中，可能有多个研究终点可用于测量疾病状态和（或）所研究试验治疗的治疗效果（Williams 等，2004 年；Filozof 等，2017 年）。在实践中通常并不清楚哪个研究终点能最好地反映疾病状态并可用于衡量治疗效果。因此，很难确定哪个研究终点应该作为主要研究终点，特别是当多个潜在的主要研究终点可能以一些未知的相关结构形式互相关联时。一旦确定了主要研究终点，就可以计算达到期望检验功效所需的样本量。然而需要注意的是，不同的研究终点之间可能高度相关，但却无法相互转化。换言之，对于一个特定的临床试验，有些研究终点可能能够达到，有些则不能。在这种情况下，了解哪个研究终点能够反映真实情况就显得尤为重要，同时应当注意的是，不同的研究终点可能导致不同的样本量要求。

表 4.4　基于绝对差异和相对差异的非劣效性检验的样本量 ($\alpha = 0.05,\ \beta = 0.20,\ \rho = 1$)

列分组说明：主列分为 $(\mu_R + \mu_{\Delta R})-(\mu_T + \mu_{\Delta T}) = 0.20$ 与 $(\mu_R + \mu_{\Delta R})-(\mu_T + \mu_{\Delta T}) = 0.30$ 两大部分；每部分含 3 个组（1.0、2.0、3.0），每组含 3 个子列（1.0、1.5、2.0）。列标签格式为「组·子」。

$\sigma_T^2+\sigma_R^2$	$\sigma_{\Delta T}^2+\sigma_{\Delta R}^2$	0.20 / 1.0·1.0	1.0·1.5	1.0·2.0	2.0·1.0	2.0·1.5	2.0·2.0	3.0·1.0	3.0·1.5	3.0·2.0	0.30 / 1.0·1.0	1.0·1.5	1.0·2.0	2.0·1.0	2.0·1.5	2.0·2.0	3.0·1.0	3.0·1.5	3.0·2.0
绝对差异																			
$\delta_1=.50$	1.0	275	344	413	413	481	550	550	619	687	619	773	928	928	1082	1237	1237	1392	1546
$\delta_1=.55$	1.0	202	253	303	303	354	404	404	455	505	396	495	594	594	693	792	792	891	990
$\delta_1=.60$	1.0	155	194	232	232	271	310	310	348	387	275	344	413	413	481	550	550	619	687
$\delta_1=.65$	1.0	123	153	184	184	214	245	245	275	306	202	253	303	303	354	404	404	455	505
$\delta_1=.70$	1.0	99	124	149	149	174	198	198	223	248	155	194	232	232	271	310	310	348	387
相对差异																			
$\delta_1=.40$	1.0	310	464	619	310	464	619	310	464	619	1237	1855	2474	1237	1855	2474	1237	1855	2474
$\delta_1=.50$	1.0	138	207	275	138	207	275	138	207	275	310	464	619	310	464	619	310	464	619
$\delta_1=.60$	1.0	78	116	155	78	116	155	78	116	155	138	207	275	138	207	275	138	207	275

表 4.5　基于相对差异的非劣效性检验的检验功效

列分组说明：主列分为 $(\mu_R + \mu_{\Delta R})-(\mu_T + \mu_{\Delta T}) = 0.20$（3 组：1.0、2.0、3.0）与 $(\mu_R + \mu_{\Delta R})-(\mu_T + \mu_{\Delta T}) = 0.30$（2 组：1.0、2.0）；每组含 3 个子列（1.0、1.5、2.0）。

$\sigma_T^2+\sigma_R^2$	$\sigma_{\Delta T}^2+\sigma_{\Delta R}^2$	0.20 / 1.0·1.0	1.0·1.5	1.0·2.0	2.0·1.0	2.0·1.5	2.0·2.0	3.0·1.0	3.0·1.5	3.0·2.0	0.30 / 1.0·1.0	1.0·1.5	1.0·2.0	2.0·1.0	2.0·1.5	2.0·2.0
$\delta_1=.50$	$\delta_2=.4$	75.8	69.0	65.1	89.0	81.3	75.8	95.3	89.0	83.6	69.5	60.0	54.5	80.0	69.5	62.6
	$\delta_2=.5$	96.9	94.2	92.0	99.6	98.4	96.9	100.0	99.6	98.9	99.6	98.4	96.9	100.0	99.6	98.9
	$\delta_2=.6$	99.9	99.6	99.2	100.0	100.0	99.9	100.0	100.0	100.0	100.0	100.0	99.9	100.0	100.0	100.0
$\delta_1=.55$	$\delta_2=.4$	64.2	57.6	53.8	79.3	70.1	64.2	88.4	79.3	72.7	53.1	45.0	40.6	63.5	53.1	47.1
	$\delta_2=.5$	91.5	86.7	83.3	98.0	94.7	91.5	99.6	98.0	95.8	96.4	91.8	87.9	99.0	96.4	93.3
	$\delta_2=.6$	99.1	97.9	96.7	99.9	99.7	99.1	100.0	99.9	99.8	100.0	99.8	99.5	100.0	100.0	99.9
$\delta_1=.60$	$\delta_2=.4$	54.6	48.5	45.2	69.5	60.1	54.6	80.1	69.5	62.6	41.8	35.2	31.8	50.5	41.7	36.9
	$\delta_2=.5$	84.0	77.9	73.9	94.4	88.6	84.0	98.2	94.4	90.4	89.0	81.3	75.8	95.3	89.0	83.6

续表

$\sigma_T^2+\sigma_R^2$ → $\sigma_{\Delta T}^2+\sigma_{\Delta R}^2$	$(\mu_R+\mu_{\Delta R})-(\mu_T+\mu_{\Delta T})=0.20$									$(\mu_R+\mu_{\Delta R})-(\mu_T+\mu_{\Delta T})=0.30$								
	1.0			2.0			3.0			1.0			2.0			3.0		
	1.0	1.5	2.0	1.0	1.5	2.0	1.0	1.5	2.0	1.0	1.5	2.0	1.0	1.5	2.0	1.0	1.5	2.0
$\delta_1=.65$ $\delta_2=.6$	97.0	94.2	91.9	99.6	98.4	97.0	100.0	99.6	98.9	96.9	94.2	92.0	99.6	98.4	96.9	100.0	99.6	98.9
$\delta_2=.4$	47.0	41.4	38.7	60.8	51.8	46.8	71.5	60.6	54.2	26.1	23.4	21.9	33.9	28.8	26.1	41.2	34.0	30.1
$\delta_2=.5$	76.0	69.1	65.2	89.1	81.3	75.9	95.3	89.0	83.6	64.2	57.6	53.8	79.3	70.1	64.2	88.4	79.3	72.7
$\delta_1=.70$ $\delta_2=.6$	93.2	88.7	85.7	98.6	95.8	93.1	99.7	98.6	96.8	91.5	86.7	83.3	98.0	94.7	91.5	99.6	98.0	95.8
$\delta_2=.4$	40.6	36.0	33.6	53.2	45.2	40.6	63.5	53.2	47.2	22.2	20.0	18.9	28.5	24.4	22.2	34.5	28.5	25.4
$\delta_2=.5$	67.9	61.2	57.4	82.8	73.9	67.9	91.0	82.7	76.3	54.6	48.5	45.2	69.5	60.1	54.6	80.1	69.5	62.6

表 4.6 基于应答率（由绝对差异定义）绝对差异和相对差异的非劣效性试验的样本量（W_{ij}）[$\alpha=0.05, \beta=0.20, \rho=1, c_1-(\mu_R+\mu_{\Delta R})=-0.60$]

$\sigma_T^2+\sigma_R^2$ → $\sigma_{\Delta T}^2+\sigma_{\Delta R}^2$	$c_1-(\mu_R+\mu_{\Delta R})=-0.60$									$c_1-(\mu_R+\mu_{\Delta R})=-0.80$								
	1.0			2.0			3.0			1.0			2.0			3.0		
	1.0	1.5	2.0	1.0	1.5	2.0	1.0	1.5	2.0	1.0	1.5	2.0	1.0	1.5	2.0	1.0	1.5	2.0
绝对差异																		
$\delta_3=.25$	399	284	228	228	195	173	173	157	146	2191	898	558	558	410	329	329	279	245
$\delta_3=.30$	159	128	111	111	99	91	91	85	81	382	253	195	195	162	141	141	127	116
$\delta_3=.35$	85	73	65	65	60	56	56	53	51	153	117	98	98	86	78	78	72	68
$\delta_3=.40$	53	47	43	43	40	38	38	37	35	82	68	59	59	54	50	50	47	44
$\delta_3=.45$	36	33	31	31	29	28	28	27	26	51	44	40	40	37	34	34	33	31
相对差异																		
$\delta_4=.35$	458	344	285	285	249	224	224	206	193	1625	869	601	601	469	391	391	340	304
$\delta_4=.40$	199	166	147	147	134	124	124	117	112	392	288	234	234	202	180	180	165	153
$\delta_4=.45$	109	96	88	88	82	78	78	75	72	168	139	121	121	110	102	102	95	91

表 4.7　基于应答率相对差异的非劣效性检验的检验功效 [$\alpha = 0.05,\ \beta = 0.20,\ \rho = 1,\ c_1 - (\mu_T + \mu_{\Delta R}) = 0$]

		$c_1-(\mu_R+\mu_{\Delta R}) = -0.60$							$c_1-(\mu_R+\mu_{\Delta R}) = -0.80$						
$\sigma_T^2+\sigma_R^2$		1.0	2.0	2.0	2.0	3.0	3.0	3.0	1.0	2.0	2.0	2.0	3.0	3.0	3.0
δ_3	δ_4 / **$\sigma_{\Delta T}^2+\sigma_{\Delta R}^2$**	1.0	1.0	1.5	2.0	1.0	1.5	2.0	1.0	1.0	1.5	2.0	1.0	1.5	2.0
$.25$	$.35$	75.1	73.1	71.9	71.2	70.6	70.1	69.9	89.3	81.2	77.4	75.2	73.8	72.9	72.3
	$.40$	97.0	94.6	92.8	91.4	90.2	89.2	88.5	100.0	99.7	98.6	97.1	95.7	94.5	93.4
	$.45$	99.9	99.6	99.1	98.6	98.1	97.6	97.2	100.0	100.0	100.0	99.9	99.8	99.6	99.3
$.30$	$.35$	42.9	44.9	46.3	47.0	47.7	48.1	48.8	33.0	38.1	41.0	42.8	44.0	45.1	45.7
	$.40$	71.9	70.5	69.9	69.1	68.6	68.3	68.3	79.1	75.5	73.5	72.1	71.1	70.6	70.0
	$.45$	91.4	89.1	87.6	86.3	85.3	84.5	84.1	98.2	95.7	93.5	91.6	90.2	89.1	88.0
$.35$	$.35$	28.3	30.9	32.4	33.6	34.4	35.1	35.8	18.9	23.2	26.1	28.1	29.7	30.9	32.0
	$.40$	49.3	50.2	50.5	50.9	51.0	51.2	51.5	46.4	47.7	48.6	49.2	49.7	50.1	50.6
	$.45$	71.2	70.2	69.1	68.7	68.0	67.6	67.5	76.7	74.0	72.4	71.2	70.5	69.9	69.7
$.40$	$.35$	21.2	23.4	24.9	25.9	26.8	27.7	28.0	13.9	17.1	19.3	21.2	22.5	23.6	24.3
	$.40$	35.9	37.4	38.3	38.9	39.4	40.3	40.1	30.6	33.2	34.6	36.0	36.9	37.6	37.8
	$.45$	53.8	54.0	54.0	53.8	53.8	54.4	53.7	53.7	53.9	53.7	54.1	54.1	54.2	53.7
$.45$	$.35$	17.2	19.1	20.5	21.3	22.2	22.8	23.3	11.4	13.9	15.8	17.2	18.1	19.2	19.8
	$.40$	27.9	29.6	30.8	31.4	32.2	32.6	32.9	22.7	25.1	26.9	28.1	28.7	29.8	30.0

表 4.8　基于应答率（由相对差异定义）绝对差异和相对差异的非劣效性试验的样本量 (Y_{ij}) ($\alpha = 0.05,\ \beta = 0.20,\ \rho = 1,\ c_2 - \mu_{\Delta T} = 0$)

	$c_2-\mu_{\Delta R} = -0.30$				$c_2-\mu_{\Delta R} = -0.40$				$c_2-\mu_{\Delta R} = -0.50$				$c_2-\mu_{\Delta R} = -0.60$			
$\sigma_{\Delta R}^2+\sigma_{\Delta T}^2$	1.0	1.5	2.0	2.5	1.0	1.5	2.0	2.5	1.0	1.5	2.0	2.5	1.0	1.5	2.0	2.5
绝对差异																
$\delta_5 = .25$	173	130	111	101	329	201	157	135	836	351	238	189	4720	745	399	284
$\delta_5 = .30$	91	74	66	61	141	102	85	76	244	147	114	97	504	229	159	128
$\delta_5 = .35$	56	48	44	41	78	61	53	49	114	81	67	59	180	110	85	73
$\delta_5 = .40$	38	33	31	29	50	41	37	34	66	51	44	40	92	64	53	47

续表

	$c_2 - \mu_{\Delta R} = -0.30$				$c_2 - \mu_{\Delta R} = -0.40$				$c_2 - \mu_{\Delta R} = -0.50$				$c_2 - \mu_{\Delta R} = -0.60$			
$\sigma^2_{\Delta R} + \sigma^2_{\Delta T}$	1.0	1.5	2.0	2.5	1.0	1.5	2.0	2.5	1.0	1.5	2.0	2.5	1.0	1.5	2.0	2.5
$\sigma^2_{\Delta R} + \sigma^2_{\Delta T}$ = .45	28	25	23	22	34	29	27	25	43	35	31	29	56	42	36	33
相对差异																
δ_6 = .35	224	173	151	138	391	256	206	180	823	412	297	243	2586	754	458	344
δ_6 = .40	124	104	94	88	180	137	117	106	279	186	151	132	478	266	199	166
δ_6 = .45	78	68	63	60	102	83	75	69	136	104	90	81	189	132	109	96

表 4.9　基于应答率相对差异的非劣效性检验的检验功效 ($\alpha = 0.05$, $\beta = 0.20$, $\rho = 1$, $c_2 - \mu_{\Delta T} = 0$)

		$c_2 - \mu_{\Delta R} = -0.30$				$c_2 - \mu_{\Delta R} = -0.40$				$c_2 - \mu_{\Delta R} = -0.50$				$c_2 - \mu_{\Delta R} = -0.60$			
$\sigma^2_{\Delta R} + \sigma^2_{\Delta T}$		1.0	1.5	2.0	2.5	1.0	1.5	2.0	2.5	1.0	1.5	2.0	2.5	1.0	1.5	2.0	2.5
δ_5 = .25	δ_6 = .35	70.6	69.5	68.8	68.7	73.8	71.2	70.1	69.6	80.5	74.3	72.1	70.9	95.7	79.6	75.1	73.1
	δ_6 = .40	90.2	87.4	85.7	84.9	95.7	91.6	89.2	87.7	99.6	96.2	93.1	91.0	100.0	99.4	97.0	94.6
	δ_6 = .45	98.1	96.4	95.2	94.5	99.8	98.7	97.6	96.7	100.0	99.8	99.2	98.5	100.0	100.0	99.9	99.6
δ_5 = .30	δ_6 = .35	47.7	49.3	50.1	50.5	44.0	47.0	48.1	49.0	38.6	43.7	45.9	47.1	29.2	39.2	42.9	44.9
	δ_6 = .40	68.6	67.7	67.3	66.8	71.1	69.4	68.3	67.7	75.2	71.4	69.9	68.9	81.9	74.6	71.9	70.5
	δ_6 = .45	85.3	83.1	81.8	80.9	90.2	86.7	84.5	83.3	95.4	90.6	87.9	86.0	99.2	94.9	91.4	89.1
δ_5 = .35	δ_6 = .35	34.4	36.9	38.2	38.7	29.7	33.3	35.1	36.5	23.6	29.4	32.2	33.8	16.1	24.4	28.3	30.9
	δ_6 = .40	51.0	52.0	52.5	52.4	49.7	50.8	51.2	51.8	47.8	49.9	50.6	50.9	45.3	48.2	49.3	50.2
	δ_6 = .45	68.0	67.4	67.0	66.3	70.5	68.7	67.6	67.4	73.7	71.1	69.6	68.5	78.4	73.5	71.2	70.2
δ_5 = .40	δ_6 = .35	26.8	28.8	30.3	30.8	22.5	25.8	27.7	28.7	17.3	22.1	24.6	26.3	12.0	17.9	21.2	23.4
	δ_6 = .40	39.4	40.5	41.6	41.7	36.9	39.0	40.3	40.7	33.2	36.6	38.2	39.3	29.0	33.6	35.9	37.4
	δ_6 = .45	53.8	53.7	54.2	53.7	54.1	54.1	54.4	54.0	53.5	54.0	54.1	54.2	53.7	53.6	53.8	54.0
δ_5 = .45	δ_6 = .35	22.2	24.2	25.1	25.8	18.1	21.0	22.8	23.7	14.1	17.9	20.0	21.6	10.0	14.5	17.2	19.1
	δ_6 = .40	32.2	33.7	34.1	34.6	28.7	31.0	32.6	33.1	25.2	28.6	30.3	31.7	21.4	25.6	27.9	29.6
	δ_6 = .45	44.0	44.7	44.5	44.8	42.0	43.1	44.2	44.1	40.3	42.1	42.9	43.8	38.6	40.5	41.6	42.7

有多个研究终点的临床试验的典型案例是肿瘤临床试验。在肿瘤临床试验中，注册递交时通常将总生存期（overall survival，OS），缓解率（response rate，RR），和（或）至疾病进展时间（time to disease progression，TTP）作为评估试验疗法有效性的主要临床终点。Williams 等人（2004）提供了一份由美国食品和药物管理局（FDA）在 1990—2002 年基于单一终点、共同主要终点和（或）多重终点所批准的肿瘤药物产品清单。

从表 4.10 可以看出，1990—2002 年，FDA 共批准了 57 种肿瘤药物上市申请。在这 57 项申请中，18 项只基于生存终点的获批，18 项仅基于 RR 和（或）至疾病进展时间（TTP）获批，大约有 9 项申请是基于 RR 和肿瘤相关的体征和症状（共同主要终点）获批的。最近，周等人（2019）提供了一份从 2008—2016 年 FDA 批准的肿瘤和血液药物清单，其中共计有 12 种药物是基于多个终点获批的。表 4.10 和图 4.1 表明研究终点选择是预期临床试验获得成功的关键。例如，对于表 4.10 中的这 9 种药物申请，如果选择的终点是生存期或疾病进展时间，那么临床试验或许会达到 RR 和肿瘤相关体征和症状的研究终点，但却不能达到选定的研究终点。

如表 4.10 和图 4.1 所示，在临床试验特别是肿瘤药物的研发中，由于主要终点是罕见事件或需要很长时间才能观察到等的原因，常使用由多个测量结果组成的复合终点来评估治疗效果。在肿瘤药物的研发中，常用的复合终点可由以下 4 种研究终点组成。①OS；②缓解率；③至疾病进展时间（TTP）；④肿瘤相关的体征和症状（TSS）。需要注意的是 OS 可进一步分为 3 类：无疾病生存期（DFS），PFS，RFS；然而为了简单起见，在不失一般性的前提下，我们在此不做区分。假设所有这 4 种研究终点均用于构建复合终点，则根据复合终点的数量，最多有 15 种可能的组合方式。

①单一研究终点的 4 个选项，即（OS，RR，TTP，肿瘤相关的体征和症状 TSS）；

②两个研究终点组合的 6 个选项，即［（OS，RR），（OS，TTP），（OS，TSS），（RR，TTP），（RR，TSS），（TTP，TSS）］；

③3 个研究终点组合的四个选项，即［（OS，RR，TTP），（OS，RR，TSS），（OS，TTP，TSS），（RR，TTP，TSS）］；

④4 个研究终点组合的一个选项，即（OS，RR，TTP，TSS）。

然而，在实践中，通常并不清楚哪个研究终点和（或）复合终点能够最好地反映疾病状况及衡量治疗效果。此外，不同的研究终点和（或）复合终点之间可能彼此高度相关，但可能无法相互转化。

在临床试验中，样本量的检验功效计算对所选的主要终点非常敏感，不同的研究终点可能导致不同的样本量。以肿瘤临床试验为例，通常要考虑的主要终点包含 OS、RR、至 TTP 和 TSS，基于这些研究终点，计算出的样本量检验功效可能会大不

表 4.10　支持肿瘤药物上市申请常规获批的终点（1990 年 1 月 1 日—2001 年 11 月 1 日）

生存期	18
仅缓解率 / 或至疾病进展时间	18
（以激素治疗为主的乳腺癌或血液肿瘤）	13（9）
肿瘤相关的体征和症状	（4）
缓解率 + 肿瘤相关的体征和症状	2
仅肿瘤相关的体征和症状	2
无病生存期（辅助治疗）	2
恶性胸腔积液复发	1
降低新乳腺癌发生率	1
降低肌酐清除率	
减少口腔干燥	
总计	**57**

来源：Williams，G 等，J. Biopharm. Stat.，14，5-21，2004

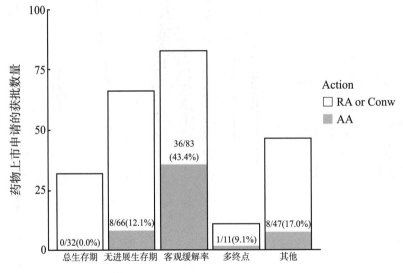

注：美国 FDA 在 2008 年至 2016 年批准的肿瘤产品新适应证上市申请的数量，按照支持该申请的试验的主要终点分组。终点缩写如下：总生存期（overall survival, OS），无进展生存期（progression-free survival, PFS），客观缓解率（objective response rate, ORR），无复发生存期（relapse-free survival, RFS），无事件生存期（event-free survival, EFS），除总生存期和无进展生存期的共同主要终点之外的多个终点（multiple），和未纳入上述类别的其他终点（other）。批准类型的缩写如下：常规批准（RA）、转换为常规批准（Conv）和加速批准（AA）。所用到的数据来源于获批产品的包装说明书和 FDA 的记录。（J. 等，J. Natl. Cancer Inst.，111，449–458，2019.）

图 4.1　按研究终点总结的上市申请的获批数量

相同。为说明起见，表 4.11 总结了基于不同终点及其在文献（Motzer 等，2019 年）历史数据里肿瘤药物临床试验的界值计算出的样本量，界值按照常规选取。从表 4.11 中可以看出，不同的研究终点会导致不同的样本量需求。

表 4.11　显著性水平为 0.05 和预期检验功效为 $1-\beta=0.9$ 时，基于不同研究终点的
单侧非劣效性检验计算的样本量

Endpoint	OS	RR	TTP
H_a	$\theta > \delta$	$p_2 - p_1 > \delta$	$\theta > \delta$
Formula	$\dfrac{1}{\pi_1\pi_2 p_0}\dfrac{(z_\alpha+z_\beta)^2}{(\ln\theta^*-\ln\delta)^2}$	$\left(\dfrac{p_1(1-p_1)}{\kappa}+p_2(1-p_2)\right)\left(\dfrac{z_\alpha+z_\beta}{p_2^*-p_1^*-\delta}\right)^2$	$\dfrac{1}{\pi_1\pi_2 p_t}\dfrac{(z_\alpha+z_\beta)^2}{(\ln\theta^*-\ln\delta)^2}$
Margin (δ)	0.82	0.29	0.61
Other parameters	$p_0=0.14; \theta^*=1$	$p_1=0.26; p_2=0.55$	$p_t=0.4; \theta^*=1$
Sample Size	6213	45	351

注：①我们假设试验设计是均衡的，即，$\kappa=1$ 和 $\pi_1=\pi_1=\dfrac{1}{2}$。样本量计算公式见 Chow 等（2018）。非劣效性界值和其他参数基于 *Motzer et al.*（2019）中 560 例 PD-L1 阳性肿瘤患者的描述性统计量，其中界值选择为有临床意义差异的改善。②H_a 表示备择假设，δ 是非劣效性界值，$\theta=h_1/h_2$ 是风险比，p_i 是样本 i 的缓解率，π_1 和 π_2 是分配到两组的样本量比例，p_0 是研究期间发生死亡的总体概率，p_t 是研究期间发生疾病进展的总体概率，$\ln\theta$ 是风险比的自然对数，$\kappa=n_1/n_2$ 是样本量比，$z_\alpha=\Phi^{-1}(1-\alpha)$ 是标准正态分布的 $100(1-\alpha)\%$ 分位数

在本节中，我们计划根据效用函数构建一个治疗指数，以综合所有研究终点。开发出的治疗指数将充分利用通过现有研究终点收集到的所有信息，对研究中的试验治疗的有效性进行整体评估，并同时通过理论和临床试验模拟对所提出的治疗指数的统计特性和性能进行评估。

4.5.2　治疗指数函数

设 $e=(e_1, e_2, \cdots, e_J)'$ 为基线时的临床终点。治疗指数定义为：

$$I_i = f_i(\omega_i, e), i=1, \cdots, K \tag{4.23}$$

其中 $\omega_i=(\omega_{i1}, \omega_{i2}, \cdots, \omega_{iJ})'$ 是权重向量，ω_{ij} 是 e_j 相对于指数 I_i 的权重，$f_i(\cdot)$ 是治疗指数函数，用于根据 ω_i 和 e 构建治疗指数 I_i。通常，e_j 可以是不同的数据类型［例如，连续型、二分类、至事件时间，ω_{ij} 是预先指定的（或根据预先指定的标准计算的）］，对于不同的治疗指数 I_i 可以是不同的。此外，治疗指数函数通常生成指数向量 $(I_1, I_2, \cdots, I_K)'$；如果 $K=1$，则会简化为一个到单一（复合）指数。举例来说，如果 $I_i=\sum\limits_{j=1}^{J}\omega_{ij}e_j$，

则 I_i 仅是研究终点的线性组合；此外，如果 $\omega_i=\left(\dfrac{1}{J},\dfrac{1}{J},\cdots,\dfrac{1}{J}\right)'$，则 I_i 是所有研究终点的平均值。

虽然 e_j 可以是不同的数据类型，但我们在此假设它们是相同的类型。一方面，如果 e_j 可以反映疾病（药物）状态，我们想研究 I_i 的可预测性；另一方面，如果 I_i 具有信息性，我们也对 e_j 的可预测性感兴趣。特别是，我们对以下两个条件概率感兴趣：

$$p_{1ij}=\Pr(I_i\mid e_j),i=1,\cdots,K;j=1,\cdots,J \qquad (4.24)$$

和

$$p_{2ij}=\Pr(e_j\mid I_i),i=1,\cdots,K;j=1,\cdots,J \qquad (4.25)$$

直观地说，因为 I_i 是 e_j 的函数，如果 e_j 具有信息性，我们会预期 p_{1ij} 相对较大；因为 I_i 包含的信息可能归因于另一个研究终点 $e_{j'}$，而不是其他的研究终点 e_j，即使 I_i 具有预测性，p_{2ij} 也可能较小。为了推导式（4.24）和式（4.25），我们需要指定权重 ω_i、e 的分布和函数 $f_i(\cdot)$，这些将在下面的小节中详细描述。

4.5.2.1　ω_i 的选取

一个重要的问题是如何选择权重 ω_i。确定权重的方法有很多，一个合理的方法是基于 p 值来确定。具体而言，将 θ_j 表示为由终点 e_j 评估的治疗效果，其中 $j=1,\cdots$，J。在不失一般性的情况下，θ_j 通过以下假设进行检验：

$$H_{0j}:\theta_j\le\delta_j \text{ vs. } H_{aj}:\theta_j>\delta_j \qquad (4.26)$$

其中，δ_j 是预先指定的界值，其中 $j=1,\cdots,J$。在一些适当的假设条件下，我们可以基于 e_j 样本来计算每个 H_{0j} 下的 p 值 p_j，并且可以基于 $p=(p_1,p_2,\cdots,p_J)'$ 来构建权重 ω_i，即：

$$\omega_{ij}=\omega_{ij}(p) \qquad (4.27)$$

这是合理的，因为每个 p 值都表明了基于其相应终点的治疗效果的显著性；因此，可以使用所有可用的信息来构建有效的治疗指数。需要注意的是，$\omega_{ij}(\cdot)$ 的构造应该使得 ω_{ij} 的高值与 p_j 的低值一致。例如，$\omega_{ij}=\dfrac{1}{p_j}\left/\displaystyle\sum_{j=1}^{J}\dfrac{1}{p_j}\right.$。

4.5.2.2　确定 $f_i(\cdot)$ 和 e 的分布

另一个重要问题是如何选择治疗指数函数的 $f_i(\cdot)$。$f_i(\cdot)$ 可以是线性的或非线性的，或者具有更复杂的形式。在这里我们将 $(\cdot)$ 视为线性函数。因此，式（4.23）可简化为：

$$I_j=\sum_{j=1}^{J}\omega_{ij}e_j=\sum_{j=1}^{J}\omega_{ij}(p)e_j,i=1,\cdots,K \qquad (4.28)$$

此外，我们需要指定 e 的分布。为了简化起见，假设 e 遵循多维正态分布 $N(\theta,\varSigma)$ 其中：

$$\theta = (\theta_1, \cdots, \theta_J)' \ \text{和} \ \sum = (\sigma_{jj'}^2)_{J \times J}$$

同时

$$\sigma_{jj'}^2 = \sigma_j^2, j' = j \ \text{和} \ \sigma_{jj'}^2 = \rho_{jj'}\sigma_j\sigma_{j'}, j' \neq j$$

4.5.2.3 $P_r(I_i | e_j)$ 和 $P_r(e_j | I_i)$ 的推导

假设从总体人群中独立随机地抽取 n 例受试者进行临床试验。对于每个基线终点 e_j 和假设 H_{0j}，基于这 n 个受试者的观察结果来构造检验统计量 $\hat{e}_j$，并计算相应的 p 值 p_j。对于基于 δ_j、显著性水平 α 和 e_j 的方差预先确定地临界值 c_j，e_j 是具有信息性的，等价于 $\hat{e}_j > e_j$。相应地，式（4.28）中治疗指数 I_i 的估计值可构造为：

$$\hat{I}_i = \omega_i'\hat{e} = \sum_{j=1}^J \omega_{ij}\hat{e}_j, i = 1, \cdots, K \tag{4.29}$$

其中，$\omega_i = (\omega_{i1}, \omega_{i2}, \cdots, \omega_{iJ})'$ 和 $\omega_{ij} = \omega_{ij}(p)$ 是基于 p 值计算的，其中，$p = (p_1, p_2, \cdots, p_J)'$，$\hat{e} = (\hat{e}_1, \hat{e}_2, \cdots, \hat{e}_J)$。如果某个预先指定的阈值 $\hat{I}_i > d_i$，则 $\hat{I}_i$ 是具有信息性的。因此式（4.24）和式（4.25）变为：

$$p_{1ij} = \Pr(\hat{I}_j > d_i | \hat{e}_j > c_j), i = 1, \cdots, K; j = 1, \cdots, J \tag{4.30}$$

和

$$p_{2ij} = \Pr(\hat{e}_j > c_j | \hat{I}_j > d_i), i = 1, \cdots, K; j = 1, \cdots, J \tag{4.31}$$

为了不失一般性，假设 $\hat{e}$ 是样本均值的向量，则基于 $\hat{e}$ 的正态性假设，$\hat{e}$ 服从多维正态分布 $N(\theta, \sum/n)$。此外，$\hat{I}_i$ 服从正态分布 $N(\varphi_i, \eta_i^2/n)$，其中：

$$\varphi_i = \omega_i'\theta = \sum_{j=1}^J \omega_{ij}\theta_j \ \text{和} \ \eta_i^2 = \omega_i'\sum\omega_i$$

此外，$(\hat{e}_j, \hat{I}_i)'$ 共同服从双正态分布 $N(\mu, \Gamma/n)$，其中 $\mu = (\theta_j, \varphi_i)'$，$\Gamma = \begin{pmatrix} \sigma_j^2 & 1_j'\sum\omega_i \\ 1_j'\sum\omega_i & \eta_i^2 \end{pmatrix} = \begin{pmatrix} \sigma_j^2 & \rho_{ji}^*\sigma_j\eta_i \\ \rho_{ji}^*\sigma_j\eta_i & \eta_i^2 \end{pmatrix}$，其中，$1_j$ 是一个 J 维向量，除第 J 项等于 1 外，其余均为 0，因此：

$$\rho_{ji}^* = 1_j'\sum\omega_i/(\sigma_j\eta_i) = \sum_{j'=1}^J \omega_{ij'}\sigma_{jj'}^2/(\sigma_j\eta_i) = \sum_{j'=1}^J \omega_{ij'}\rho_{jj'}\sigma_j\sigma_{j'}/(\sigma_j\eta_i)$$

$$= \frac{1}{\eta_i}\sum_{j'=1}^J \omega_{ij'}\rho_{jj'}\sigma_{j'}$$

因此，条件概率式（4.30）和式（4.31）推导为：

$$p_{1ij} = \frac{\Pr(\hat{I}_i > d_i, \hat{e}_j > c_j)}{\Pr(\hat{e}_j > c_j)}$$

$$= \frac{1 - \Phi\left(\dfrac{\sqrt{n}(c_j - \theta_j)}{\sigma_j}\right) - \Phi\left(\dfrac{\sqrt{n}(d_i - \varphi_i)}{\eta_i}\right) + \Psi\left(\dfrac{\sqrt{n}(c_j - \theta_j)}{\sigma_j}, \dfrac{\sqrt{n}(d_i - \varphi_i)}{\eta_i}, \rho_{ji}^*\right)}{1 - \Phi\left(\dfrac{\sqrt{n}(c_j - \theta_j)}{\sigma_j}\right)} \quad (4.32)$$

$$p_{2ij} = \frac{\Pr(\hat{I}_i > d_i, \hat{e}_j > c_j)}{\Pr(\hat{I}_i > d_i)}$$

$$= \frac{1 - \Phi\left(\dfrac{\sqrt{n}(c_j - \theta_j)}{\sigma_j}\right) - \Phi\left(\dfrac{\sqrt{n}(d_i - \varphi_i)}{\eta_i}\right) + \Psi\left(\dfrac{\sqrt{n}(c_j - \theta_j)}{\sigma_j}, \dfrac{\sqrt{n}(d_i - \varphi_i)}{\eta_i}, \rho_{ji}^*\right)}{1 - \Phi\left(\dfrac{\sqrt{n}(d_i - \varphi_i)}{\eta_i}\right)} \quad (4.33)$$

此外，

$$\frac{p_{2ij}}{p_{1ij}} = \frac{\Pr(\hat{e}_j > c_j)}{\Pr(\hat{I}_i > d_i)} = \frac{1 - \Phi\left(\dfrac{\sqrt{n}(c_j - \theta_j)}{\sigma_j}\right)}{1 - \Phi\left(\dfrac{\sqrt{n}(d_i - \varphi_i)}{\eta_i}\right)} \quad (4.34)$$

其中，$\Phi(x)$ 和 $\Psi(x, y, \rho)$ 分别表示标准单变量正态分布和双变量正态分布的累积分布函数。

需要注意的是，条件概率式（4.32）和式（4.33）都取决于参数 θ, Σ, 样本量 n，基线终点的数量 J，预先指定的权重 ω_i，及预先指定的阈值 c_j, d_i，而阈值 c_j, d_i 又取决于假设检验界值 δ_j 和预先指定的 I 类错误率等因素。

直观上来讲，没有简单的公式可以直接推导出来式（4.32）和式（4.33）。虽然可以使用泰勒展开等方法来近似计算式（4.32）和式（4.33），但这仍然不是一件容易的事，并且可能相当复杂。不过，$\Phi(x)$ 是单调递增的，根据式（4.34）我们得到：

$$\frac{p_{2ij}}{p_{1ij}} < 1 \Leftrightarrow \frac{c_j - \theta_j}{\sigma_j} > \frac{d_i - \varphi_i}{\eta_i} \quad (4.35)$$

此外，我们按照常规假设 $c_j = \delta_j + z_\alpha \dfrac{\sigma_1}{\sqrt{n}}$ 且 d_i 是 c_j, s, 的线性组合，即

$$d_i = \sum_{j=1}^{J} \omega_{ij} c_j = \sum_{j=1}^{J} \omega_{ij} \delta_j + \frac{z_\alpha}{\sqrt{n}} \sum_{j=1}^{J} \omega_{ij} \sigma_j, i = 1, \cdots, K \quad (4.36)$$

然后，式（4.35）可进一步表示为：

$$\frac{p_{2ij}}{p_{1ij}} < 1 \Leftrightarrow \frac{c_j - \theta_j}{\sigma_j} > \frac{d_i - \varphi_i}{\eta_i}$$

$$\Leftrightarrow \left(1 - \frac{\sigma_j}{\eta_i}\omega_{ij}\right)\left(\Delta\theta - \frac{z_\alpha}{\sqrt{n}}\sigma_j\right) < \frac{\sigma_j}{\eta i}\left[\Delta\theta_i^{(-j)} - \frac{z_\alpha}{\sqrt{n}}\sigma_i^{(-j)}\right] \qquad (4.37)$$

其中：

$$\Delta\theta_j = \theta_j - \delta_j, \Delta\theta = (\Delta\theta_1, \Delta\theta_2, \cdots, \Delta\theta_J)'$$

$$\Delta\theta_i^{(-j)} = \omega_i^{(-j)'}\Delta\theta = \sum_{j'\neq 1}^{J}\omega_{ij'}\Delta\theta_{j'}$$

$$\sigma_i^{(-j)} = \sum_{j'\neq 1}^{J}\omega_{ij'}\sigma_{j'}$$

除了第 i 项等于 0 外，$\omega_i^{(-j)}$ 等于 ω_i。为了更深入地理解式（4.37），我们假设 $J = 2$，$K = 1$ 并且在不失一般性的情况下，重点关注 $j = 1$。那么式（4.15）中的最后一个不等式可简化为

$$\left(1 - \frac{\sigma_1}{\eta}\omega_1\right)\left(\Delta\theta_1 - \frac{Z_\alpha}{\sqrt{n}}\sigma_1\right) < \frac{\sigma_1}{\eta}\omega_2\left(\Delta\theta_2 - \frac{Z_\alpha}{\sqrt{n}}\sigma_2\right) \qquad (4.38)$$

其中，ω_1 和 ω_2 分别为两个终点的权重 $\omega_1 + \omega_2 = 1$，$\eta = \sqrt{\omega_1^2\sigma_1^2 + 2\rho\omega_1\omega_2\sigma_1\sigma_2 + \omega_2^2\sigma_2^2}$，$\rho$ 是两个终点的相关系数。显然，式（4.15）取决于终点的变异性及其相关性、两个终点的效应大小、权重和样本量。表 4.12 举例说明了式（4.38）的几种特殊情况。

从表 4.12 中我们可以看到一个明显的情况就是当 $\rho = 1$，$\sigma_1 = \frac{1}{\tau}\sigma_2$ 时，p_{1ij} 是否大于 p_{2ij} 只取决于下划线的效应大小 $\Delta\theta_1$ 是否小于 $\frac{1}{\tau}\Delta\theta_2$，而与权重无关。在其他情况下，$p_{1ij}$ 和 p_{2ij} 之间的关系因权重、变异性和相关性、效应大小和样本量的不同组合而异。

表 4.12　说明不同参数设置下的不等式

参数	不等式
$\omega_1 = \omega_2 = 1/2$	$\left(1 - \frac{\sigma_1}{\sqrt{\omega_1^2\sigma_1^2 + 2\rho\omega_1\sigma_1\sigma_2 + \omega_2^2\sigma_2^2}}\omega_1\right)\left(\Delta\theta_1 - \frac{Z_\alpha}{\sqrt{n}}\sigma_1\right) < \frac{\sigma_1}{\sqrt{\omega_1^2\sigma_1^2 + 2\rho\omega_1\omega_2\sigma_1\sigma_2 + \omega_2^2\sigma_2^2}}\omega_2\left(\Delta\theta_2 - \frac{Z_\alpha}{\sqrt{n}}\sigma_2\right)$
$\rho = 0$	$\left(1 - \frac{\sigma_1}{\sqrt{\sigma_1^2 + 2\rho\sigma_1\sigma_2 + \sigma_2^2}}\right)\left(\Delta\theta_1 - \frac{Z_\alpha}{\sqrt{n}}\sigma_1\right) < \frac{\sigma_1}{\sqrt{\sigma_1^2 + 2\rho\sigma_1\sigma_2 + \sigma_2^2}}\left(\Delta\theta_2 - \frac{Z_\alpha}{\sqrt{n}}\sigma_2\right)$
	$\left(1 - \frac{\omega_1\sigma_1}{\sqrt{\omega_1^2\sigma_1^2 + \omega_2^2\sigma_2^2}}\right)\left(\Delta\theta_1 - \frac{Z_\alpha}{\sqrt{n}}\sigma_1\right) < \frac{\omega_2\sigma_1}{\sqrt{\omega_1^2\sigma_1^2 + \omega_2^2\sigma_2^2}}\left(\Delta\theta_2 - \frac{Z_\alpha}{\sqrt{n}}\sigma_2\right)$

参数	不等式
$\rho=1$	$\left(1-\dfrac{\omega_1\sigma_1}{\omega_1\sigma_1+\omega_2\sigma_2}\right)\left(\Delta\theta_1-\dfrac{Z_\alpha}{\sqrt{n}}\sigma_1\right)<\dfrac{\omega_2\sigma_1}{\omega_1\sigma_1+\omega_2\sigma_2}\left(\Delta\theta_2-\dfrac{Z_\alpha}{\sqrt{n}}\sigma_2\right)$
$\sigma_1=\sigma_2$	$\left(1-\dfrac{\omega_1}{\sqrt{\omega_1^2+2\rho\omega_1\omega_2+\omega_2^2}}\right)\left(\Delta\theta_1-\dfrac{Z_\alpha}{\sqrt{n}}\sigma_1\right)<\dfrac{\omega_2}{\sqrt{\omega_1^2+2\rho\omega_1\omega_2+\omega_2^2}}\left(\Delta\theta_2-\dfrac{Z_\alpha}{\sqrt{n}}\sigma_1\right)$
$\omega_1=\omega_2=1/2$ $\rho=0$	$\left(1-\dfrac{\sigma_1}{\sqrt{\sigma_1^2+\sigma_2^2}}\right)\left(\Delta\theta_1-\dfrac{Z_\alpha}{\sqrt{n}}\sigma_1\right)<\dfrac{\sigma_1}{\sqrt{\sigma_1^2+\sigma_2^2}}\left(\Delta\theta_2-\dfrac{Z_\alpha}{\sqrt{n}}\sigma_2\right)$
$\omega_1=\omega_2=1/2$ $\rho=1$	$\left(1-\dfrac{\sigma_1}{\sigma_1+\sigma_2}\right)\left(\Delta\theta_1-\dfrac{Z_\alpha}{\sqrt{n}}\sigma_1\right)<\dfrac{\sigma_1}{\sigma_1+\sigma_2}\left(\Delta\theta_2-\dfrac{Z_\alpha}{\sqrt{n}}\sigma_2\right)$
$\omega_1=\omega_2=1/2$ $\sigma_1=\sigma_2$	$\left(1-\dfrac{1}{\sqrt{2-2\rho}}\right)\Delta\theta_1-\dfrac{1}{\sqrt{2-2\rho}}\Delta\theta_2<\left(1-\dfrac{2}{\sqrt{2-2\rho}}\right)\dfrac{Z_\alpha}{\sqrt{n}}\sigma_1$
$\rho=0,\ \sigma_1=\sigma_2$	$\Delta\theta_1<\dfrac{\sqrt{\omega_1^2+\omega_2^2}+\omega_1}{\omega_2}\Delta\theta_2-\dfrac{\sqrt{\omega_1^2+\omega_2^2}+\omega_1-\omega_2}{\omega_2}\dfrac{Z_\alpha}{\sqrt{n}}\sigma_1$
$\omega_1=\omega_2=1/2$ $\rho=0,\ \sigma_1=\sigma_2$	$\Delta\theta_1<\left(\sqrt{2}+1\right)\Delta\theta_2-\dfrac{\sqrt{2}Z_\alpha}{\sqrt{n}}\sigma_1$
$\omega_1=1/3,\ \omega_2=2/3$ $\rho=0,\ \sigma_1=\sigma_2$	$\Delta\theta_1<\dfrac{\sqrt{5}+1}{2}\Delta\theta_2-\dfrac{\sqrt{5}+1}{2}\dfrac{Z_\alpha}{\sqrt{n}}\sigma_1$
$\rho=1,\ \sigma_1=\dfrac{1}{\tau}\sigma_2$	$\Delta\theta_1<\dfrac{1}{\tau}\Delta\theta_2$

4.6　小结

在临床试验中，基于主要研究终点相对基线的预期绝对变化来确定统计功效，但基于主要研究终点相对基线的相对变化（例如，较基线变化的百分比）来分析收集到的数据，或者基于达到一定改善的患者的百分比（即应答者分析）来分析收集到的数据，这种研究并不少见。应答者的定义可以基于主要研究终点与基线相比的绝对变化，也可以基于与基线相比的相对变化。在分析结果的解释方面存在很大争议，尤其是当根据一个研究终点（如与基线相比的绝对变化、与基线相比的相对变化或应答者分析）观察到显著结果，而根据另一个研究终点（如与基线相比的绝对变化、与基线相比的相对变化或应答者分析）却观察不到显著结果时。根据本研究的数值结果，很明显，当研究终点改变时，检验功效会显著降低。然而，当研究终点从基于绝对差异转换到基于相对差异时，维持检验功效水平的一种可行方法是修改相应的非劣效边界，第4.4节给出的结果也表明了这一点。

在临床试验中，选择合适的研究终点对于准确、可靠地评估试验治疗的有效性至关重要。然而，在实践中，通常有多个终点可用于衡量疾病状态和（或）所研究的试验治疗的效果。例如，在肿瘤临床试验中，总生存期、缓解率和（或）至疾病进展时间通常被认为是评估所研究的试验治疗有效性的主要临床终点。一旦选定了研究终点，就可以确定达到预期检验功效所需的样本量。然而，不同的研究终点可能会导致不同的样本量要求。在实践中，通常并不清楚哪个研究终点最能反映疾病状况及衡量治疗效果。此外，不同的研究终点之间尽管可能高度相关，但却可能无法相互转转换。在本章中，我们打算根据效用函数制定一个治疗指数，以综合所有研究终点。所制定的治疗指数将充分利用通过现有研究终点收集到的所有信息，对所研究的试验治疗的有效性进行整体评估。从理论角度并通过临床试验模拟，对治疗指数的统计特性和性能进行了评估。

第5章 非劣效性/等效性界值

5.1 简介

在临床试验中，如果存在已获批准且有效的治疗方法（如标准治疗或阳性对照药物），则对患有危重/重度和（或）危及生命的疾病如癌症的患者不予治疗是不道德的。在这种情况下，通常会进行一项阳性对照试验来研究新的试验治疗。阳性对照试验的目的是证明试验治疗不劣于或等效于阳性对照药物，即与阳性对照药物的疗效相比，试验治疗的效果不低于某个非劣效界值或等效界值。在实践中，由于以下原因，可能需要开发一种不劣于（但不一定优于）现有有效治疗的新疗法：①试验治疗的毒性较低；②试验治疗的安全性更好；③试验治疗易于使用；④试验治疗费用较低；⑤试验治疗提供了更好的生活质量；⑥试验治疗提供具有某些临床获益的替代治疗方法，例如，仿制药或生物类似药。这类临床试验被称为非劣效性试验。D'Agostino 等（2003）全面概述了阳性对照或非劣效性试验中常见的设计概念和重要问题。

就非劣效性试验而言，其概念是拒绝试验治疗劣于标准疗法或阳性对照药物的零假设，并达到试验治疗与阳性对照药物之间的差异小于临床意义上的差异（非劣效性界值），因此得出试验治疗至少与阳性对照药物同样有效（或不比阳性对照药物差）的结论。这样，试验治疗可以作为阳性对照的替代方案。但在实践中，应该注意的是，与等效性检验不同，非劣效性检验是一种单侧等效性检验，它包括等效性和优效性的概念。换言之，在非劣效性成立之后，可以进行优效性检验。如果我们无法拒绝非优效性的零假设，我们就会得出等效性的结论。另一方面，如果拒绝了非优效性的零假设，则可能得出优效性的结论。

非劣效性试验中主要的考虑因素之一是非劣效性界值的选择。非劣效性界值的不同选择将影响达到非劣效检验预期（统计）功效所需的样本量。值得注意的是，非劣效性界值可以根据主要研究终点的绝对变化或相对变化来选择，这将影响收集到的临床数据的分析方法，从而可能改变临床研究的结论。在实践中，尽管已有一些界值相关的研究（Tsong 等，1999；Hung 等，2003；Laster 和 Johnson，2003；Phillips，2003），但直到 2000 年初，还没有一个既定的规则或金标准来确定阳性对照试验中的非劣效性界值。在 2000 年，人用药品注册技术要求国际协调会议（International Conference on Harmonization，ICH）发布了一份指南，帮助申办者选择适当的非劣效性界值（ICH E10，2000）。ICH E10 指南建议，与新试验中计划条件相似的、有效设计的安慰剂对照试验，其中的既往经验可以用来选择非劣效界值，非劣效性界值的确定不仅应反映选择所依据的证据中的不确定性，还应适当保守。按照这一思路，2010 年，FDA 也发布了非劣效性临床试验指南草案，并推荐了一些选择非劣效性界值的方法（FDA，2010a）。

除了探讨 FDA 推荐的方法之外，本章还旨在介绍非劣效性试验中选择非劣效性界值的替代方法。下一节将简要阐述阳性对照试验中非劣效性检验与等效性检验之间的关系，并探讨达到非劣效性所需的（统计）功效对样本量的影响。第 5.3 节讨论预设非劣效性界值的监管要求和非劣效性假设。第 5.4 节回顾了选择非劣效性界值的各种方法。第 5.5 节举例说明了如何运用不同方法来确定非劣效性界值。最后的第 5.6 节给出了简短的小结。

5.2　非劣效性与等效性

在临床试验中，一些研究者混淆了非劣效性检验和等效性检验的概念。因此，关于等效性检验是否可以用非劣效性检验替代（尤其是生物类似药产品的等效性检验）的问题被提出并进行了讨论。在本节中，我们将探讨非劣效性、等效性和优效性之间的关系，以及它们相应的检验假设和样本量（统计）功效的计算。

5.2.1　非劣性、等效性和优效性之间的关系

为了研究非劣效性、等效性和优效性之间的关系，我们首先假设非劣效性界值、等效性界值和优效性界值是相同的。设 M 表示非劣效性界值（也表示等效性界值和优效性界值）。另外，设 μ_T 和 μ_s 分别表示试验治疗和标准治疗（阳性对照药）的平均响应。如果我们假设观察到的平均响应在的右侧是提示改善的话，那么非劣效性、等效性和优效性之间的关系如图 5.1 所示。从图 5.1 可以看出，如果 μ_T 落在等效性上下限 $(\mu_s - M, \mu_s + M)$ 之内，则认为试验治疗与阳性对照药等效。如果 $\mu_T < \mu_s - M$，则认为试验治疗劣于阳性对照药。换言之，$\mu_s - M \leq \mu_T$ 表示试验治疗不劣于阳性对照药。应该注意的是，在这种情况下有两种可能，如果 $\mu_T < \mu_s + M$，则试验治疗与阳性对照药等效，如果 $\mu_s + M \leq \mu_T$，则试验治疗优于阳性对照。因此，在非劣效性成立的基础上，我们可以检验优效性，而不需要接受任何统计惩罚，因为这是一个闭环的检验过程。因此，非劣效性包括等效性和优效性两个概念，等效性可以通过非劣效性和非优效性检验来确立。非劣效性检验和非优效性检验都被认为是单侧等效性检验。

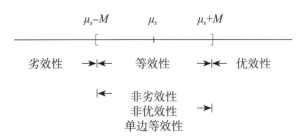

图 5.1　非劣效性、优效性和等效性之间的关系

为了更好地理解非劣效性、等效性和优效性之间的关系，图 5.2 给出了它们对应的假设。然而，应该注意的是，如果观察到的效应小于 μ_s 被认为是改善，那么非劣效性假设和优效性假设都需要修改。

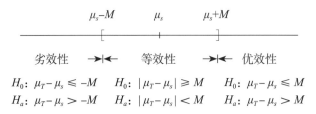

图 5.2　检验非劣性、等效性和优效性的假设

5.2.2　对样本量需求的影响

在非劣效性或等效性试验中，一个重要问题是所选的非劣效性界值或等效性界值对达到确立非劣效或等效的预期（统计）功效所需样本量的影响。例如，设 μ_T 和 μ_s 分别为试验治疗和对照药的平均响应，M 为非劣效性界值或等效性界值。为简单起见，考虑样本量的（统计）功效计算，以检验与阳性对照药物相比的试验治疗的非劣效性或等效性，并假设非劣效性界值与等效性界值相同。为了便于说明，我们将关注响应为二分类的研究终点。基于 Chow 等（2008）提供的公式，表 5.1 总结了在各种 μ_T，μ_s 组合和 5% 的显著性水平下，达到 80% 的（统计）功效时非劣效或等效性检验所需的样本量。

从表 5.1 中可以看出，非劣效性检验（即单侧等效性检验）所需的受试者数量相对较少。但需要特别注意的是，FDA 规定非劣效性检验应基于显著性水平为 5% 的双侧检验的单侧进行，这相当于显著性水平为 2.5% 的单侧检验。换言之，FDA 要求在进行单侧非劣效性检验时使用 2.5% 的显著性水平。在这种情况下，我们需要增加样本量，以保持相同的（统计）功效水平从而确立非劣效性。此外，表 5.1 还显示，当界值范围更窄时，为了达到期望的非劣效性（统计）功效，所需的样本量也会更大。综上所述，在非劣效性检验中，选择合适的非劣效性界值至关重要。

表 5.1　二分类响应的样本量 [a] 要求

$\mu_T = \mu_s$ [b]	非劣效性界值或等效性界值	非劣效性检验 [c]	等效性检验
$\mu_T = \mu_s \geqslant 90\%$	8%	174（348）	241（482）
	10%	112（224）	155（310）
$80\% \leqslant \mu_T = \mu_s < 90\%$	12%	138（276）	191（382）
	15%	88（176）	122（244）
$70\% \leqslant \mu_T = \mu_s < 80\%$	15%	116（232）	160（320）
	20%	65（130）	90（180）

注：a. 计算使得在 5% 显著性水平下同时达到 80% 的（统计）功效；b. 本表考虑了 $\mu_T = \mu_s =$ 90%、80% 和 70%；c. 非劣效性检验是在显著性水平为 2.5% 的单侧检验基础上进行的

5.3　非劣效性假设

5.3.1　监管要求

人用药品注册技术要求国际协调会议指南——关于非劣效性界值的选择，ICH 指南《临床试验中对照组的选择及相关设计和实施问题指南》指出，非劣效性界值的选择应基于统计推理和临床判断，此外，还应反映选择所依据得证据的不确定性，并应适当保守（ICH E10，2000）。从统计学的角度来看，ICH E10 指南建议非劣效性界 M 值得选择应至少满足以下 2 个标准：

标准 1：希望能够声明试验治疗不劣于阳性对照药物，并优于安慰剂（尽管安慰剂在阳性对照试验中未被考虑）。

标准 2：非劣效性界值应适当保守，即应考虑变异性。

需要注意的是，在标准 1 的要求下，固定的 M（即不依赖于任何参数）很少适用。此外，所选界值不应大于在安慰剂对照试验中，阳性药物与安慰剂相比时预期的最小效应量。

FDA 指南按照这一思路，FDA 分发了非劣效性临床试验指南以征求意见（FDA，2010a，2018）。基本上，这份草案指南包括 4 个部分：①使用非劣效性研究来确定新药的有效性相关的监管、研究设计、科学和统计问题的一般性讨论。②关于确定非劣效性研究中使用的非劣效性界值定量分析和统计方法等的详细信息。③一些常见问题的问答。④确定非劣效性界值和进行非劣效性研究的 5 个成功和失败的案例。

原则上，2010 年 FDA 草案指南与 ICH E10 指南非常相似。然而，2010 年 FDA 草案指南在研究设计和统计问题方面提供了更多细节。它建议基于已获批的阳性对照药的历史数据考虑 2 种确定非劣效性界值的方法。

5.3.2　假设设定和临床有意义的界值

令 T, C 和 P 分别表示新的或试验治疗、已被证明优于安慰剂的阳性药物和安慰剂。因此，T, C, P 以及 M（临床上有意义的界值）之间的关系如所示图 5.3〔(a) ~ (c)〕。如图 5.3(a) 所示，如果 T 落在（C–M, C+M）内，我们认为 T 和 C 在疗效上是等效的，假设 C 的右侧代表改善，C 的左侧代表恶化。那么，如果 T 落在 C–M 的左侧，即 $T < C$–M 或 C–$T > M$，我们声称 T 劣于 C 或 C 优于 T。另外，如果 T 落在 C–M 的右侧，即 C–$M < T$ 或 C–$T < M$，那么 T 被认为不劣于 C。在这种情况下，T 和 C 之间的非劣效性的假设检验描述如下：

$$H_0: C-T > M\ (\text{或}\ C-M > T,\ \text{即}\ T\ \text{劣于}\ C)$$
$$H_a: C-T < M\ (\text{或}\ C-M < T,\ \text{即}\ T\ \text{劣于}\ C)$$

因此，我们将拒绝 T 劣于 C 的零假设，并得出 T 和 C 之间的差异小于有临床意义的非劣效性界值（M），因此 T（试验治疗）至少与 C（阳性对照药物）一样有效（或不劣于 C）。

图 5.3(b) 和 5.3(c) 描述了 T, C, P 和 M 之间的关系。如果 T 不劣于 C 且优于 P，那么① $T > C$–M 或 T–$C > $ –M 和② T–$P > \delta$，其中 $M \geqslant \delta$。

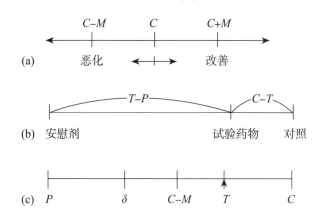

(a) C 和 M 之间的关系；(b) T、C、P 之间的关系；(c) M 和 δ 之间的关系

图 5.3　T, C, P 和 M 之间的关系

5.3.3　在无安慰剂的情况下保留治疗效果

根据图 5.3(b)，Hung 等人（2003）提出了试验治疗的效果（即 T–P）和阳性对照药物的效果（即 C–P）与安慰剂对照效果相比的保留率概念（无论研究中是否存在安慰剂），用 r 表示。即：

$$r = \frac{T-P}{C-P}$$

r 是介于 0 和 1 之间的固定常数。Chow 和 Shao（2006）引入了参数 δ，这是与安慰剂相比的优效性界值。P, T, C, δ 和 M 的关系如图 5.3(c) 所示。在最差的情况下，我们可以选择 $M = \delta = T - P$。此时保留率变为：

$$r = \frac{T - P}{C - P} = \frac{\delta}{C - P} = \frac{M}{C - P}$$

由此可得

$$M = r\,(C - P)$$

Jones 等（1996）建议选择 $r = 0.5$，然而在没有任何临床判断或统计推理的情况下，$r = 0.2$ 可能是在非劣效性界值选择时最常用的。因此，非劣效性界值的选择取决于试验药物相对于阳性对照药物效应的保留率估计。

5.4　选择非劣效界值的方法

5.4.1　经典方法

在临床试验中，确定治疗等效性的等效界值通常需要考虑药物的性质、目标患者人群以及用于评估治疗效果的临床终点（疗效和安全性参数）。例如，对于一些无法在血液中吸收的药物，如局部抗真菌药或阴道抗真菌药，FDA 针对一些临床终点如二分类响应变量提出了一些等效值（Huque 和 Dubey，1990）。例如，对于治愈率这一研究终点，如果对照药物的治愈率大于 95%，那么治愈率在 5% 以内的差异不会被视为具有临床意义的差异（表 5.2）。

表 5.2　二分类响应的等效性界值

等效性界值	参比药物的响应率（%）
± 20	50 ~ 80
± 15	80 ~ 90
± 10	90 ~ 95
± 5	> 95

5.4.2　FDA 的建议

2010 年 FDA 指南草案推荐两个非劣效性界值，即 M_1 和 M_2。2010 年 FDA 指南草案指出 M_1 基于：①根据阳性对照药物的历史经验估计的治疗效果；②对阳性对照药物的当前效果与过去效果相似的可能性的评估（恒定性假设）；③对非劣效性试验质量的评估，尤其是寻找可能减少阳性对照药物和新药之间差异的缺陷。因此，M_1 被定义为假设在非劣效性研究中存在的阳性对照药的全部效应：

$$M_1 = C - P \qquad (5.1)$$

另一方面，FDA 指出，M_2 是基于临床判断来选择的，即使对于效应较小的阳性对照药物，M_2 也永远不会大于 M_1。应该注意的是，临床判断可能认为较大的差异在临床上并不重要。排除阳性对照组和试验治疗组之间差异大于 M_1 是支持有效性结论的关键发现。因此，M_2 可以通过以下公式获得：

$$M_2 = (1-\delta_0)M_1 = (1-\delta_0)(C-P) \qquad (5.2)$$

其中，

$$\delta_0 = 1 - r = 1 - \frac{T-P}{C-P} = \frac{C-T}{C-P}$$

是阳性对照药物与试验药物比较的效应和阳性对照药物与安慰剂比较的效应的比值。因此，当 C 与 T 之间的差异减小，即 T 接近 C（T 的保留率接近 1）时，δ_0 会变小。在这种情况下，FDA 建议对非劣效性检验采用更宽的边界。

5.4.3 Chow 和 Shao 的方法

根据 2010 年 FDA 指南草案，非劣效性研究主要有两种分析方法：固定界值法（或双置信区间法）和综合法。在固定界值法中，界值 M_1 是基于对之前进行的研究中阳性对照药物的效果估计，并根据试验情况的变化进行任何必要的调整。然后预设非劣效性界值，选择通常小于 M_1 的界值（即 M_2）。综合法将非劣效性试验中相对于对照药物的治疗效果估计值与历史试验 Meta 分析中的对照药物效果估计值结合（或综合）起来。这种方法将两种数据源视为来自同一随机试验，从而推测出如果安慰剂出现在非劣效性试验中，安慰剂的效应会是多少。

根据 ICH E10（2000）的观点，所选择的界值不应大于阳性对照所具有的最小效应，Chow 和 Shao（2006）引入了另一个参数 δ，这是安慰剂的优效性界值（$\delta > 0$），并假设非劣效性界值 M 与 δ 成正比，即 $M = \lambda\delta$。然后，在最差的情况下，即 $T-C$ 达到其下限 $-M$，那么最大可能的 M 由 $M = C-P-\delta$ 给出，然后可得：

$$M = \frac{\lambda}{1+\lambda}(C-P)$$

其中

$$\lambda = \frac{r}{1-r}$$

可以看出，如果 $0 < r < 1$，则 $\lambda > 0$。

为了考虑 $C-P$ 的变异性，Chow 和 Shao 建议非劣效界值 M_1 和 M_2 分别按如下修改：

$$M_3 = M_1 - (z_{1-\alpha}+z_\beta)SE_{C-T} = C - P - (z_{1-\alpha}+z_\beta)SE_{C-T} \qquad (5.3)$$

其中 SE_{C-T} 是 $\hat{C} - \hat{T}$ 的标准误，$z_a = \Phi^{-1}(a)$，假设：

$$SE_{C-P} \approx SE_{T-P} \approx SE_{C-T} .$$

相应地，M_2 修改如下

$$
\begin{aligned}
M_4 &= rM_3 = r\left\{ C - P - (z_{1-\alpha} + z_\beta)SE_{C-T} \right\} \\
&= \frac{\lambda}{1+\lambda}\left\{ C - P - (z_{1-\alpha} + z_\beta)SE_{C-T} \right\}, \\
&= \left(1 - \frac{\lambda}{1+\lambda}\right)M_3,
\end{aligned}
\quad (5.4)
$$

其中，按照 Chow 和 Shao（2006）中的建议，δ_0 的值选为 $\dfrac{\lambda}{1+\lambda}$。

5.4.4　备选方法

让 C_L 和 C_U 分别代表与 P 比较时 C 的最小和最大效应。如果试验治疗的效应落在（C_L, C_U）的范围内，我们认为 T 等效于 C 并优于 P。考虑最差的可能情况，即阳性对照的效应落在 C_U 上，而试验治疗 T 的效应落在 C_L 上。在这种情况下，我们可能会考虑将 C_L 和 C_U 之间的差异视为非劣效性界值。即：

$$M_5 = \hat{C}_U - \hat{C}_L \quad (5.5)$$

此外，由于 M 的选择取决于 δ_0 的选择，在实践中，δ_0 通常选择为 $\delta_0 = 0.5$（$r = 0.5$）或 $\delta_0 = 0.8$（$r = 0.2$）。当 δ_0 接近 1 时，非劣效性界值变得更窄。根据上述论点，在最差的情况下，可以估算出 δ_0 如下：

$$\delta_0 = \frac{\overline{C} - \overline{T}}{\overline{C} - \overline{P}} = 1 - \frac{\hat{T} - \hat{P}}{\hat{C} - \hat{P}} = 1 - \frac{\hat{C}_L}{\hat{C}_U}$$

因此：

$$M_6 = rM_1 = \left(1 - \frac{\hat{C}_L}{\hat{C}_U}\right)\left(\hat{C} - \hat{P}\right) \quad (5.6)$$

5.4.5　一个例子

一家制药公司计划进行一项非劣效性试验，以评估用于治疗某些疾病患者的试验治疗与标准治疗（或阳性对照药）相比的安全性和有效性（治愈率）。在非劣效试验的计划阶段，提出了确立试验疗法与阳性对照药物相比的非劣效性所需的样本量以达到所需（统计）功效的问题。然而，样本量的计算取决于临床上有意义的差异（界值），界值越窄，则需要更大的样本量以达到预期的（统计）功效，从而确立试验治疗的非

劣效性。关于非劣效性界值的选择，ICH 指南和 FDA 指南均建议使用阳性对照药物
与安慰剂相比的历史数据（如果有的话）来确定。

表 5.3 中汇总了阳性对照药与安慰剂比较的历史数据。由于阳性对照的应答率为
$C = 61.4\%$，经典方法建议考虑 20% 的非劣效性界值。此外，从表 5.4 中可以看出，
安慰剂的效果为 $P = 14.3\%$。因此：

$$M_1 = C{-}P = 61.4\%{-}14.3\% = 47.1\%$$

$C{-}P$ 的范围是（39.7%，56.7%）。如果我们假设保留率是 70%（即 $\delta_0 = 1{-}r = 0.3$），
则 $r = 1{-}\delta_0 = 0.7$，则：

$$M_2 = (1{-}\delta_0)\,M_1 = 0.7 \times 47.1\% = 33.0\%$$

表 5.3　历史数据的概括统计量

阳性对照药物	递交年份	样本量	阳性对照 (C)(%)	安慰剂治愈率 (P)(%)	治愈率差异 (%)
C_1	1984	279	63.1	7.3	55.8
	1985	209	60.2	4.0	56.2
C_2	1986	101	60.0	14.0	46.0
C_3	1986	100	70.0	13.3	56.7
	1986	108	55.1	13.6	41.5
	1986	90	66.0	18.6	47.4
	1988	137	58.7	17.6	41.1
C_4	1982	203	60.2	20.5	39.7
	1986	88	60.0	16.7	43.3
	1988	97	60.9	17.6	43.3
均值			61.4	14.3	47.1
标准差			4.1	5.2	6.7
最小值			55.1	4.0	39.7
最大值			70.0	20.5	56.7

假设 $SE_{C-P} \approx SE_{T-P} \approx SE_{C-T}$，则 $SE_{C-T} = 6.7\%$. 由此可得：

$$\begin{aligned}M_3 &= M_1 - (z_{1-\alpha} + z_\beta)SE_{C-T}\\ &= 47.1\% - (1.96 + 0.84)\times 6.7\%\\ &= 27.7\%\end{aligned}$$

因此

$$M_4 = \left(1 - \frac{\lambda}{1+\lambda}\right)M_3 = 0.7 \times 27.7\% = 19.4\%$$

对于界值 M_5，因为 $C{-}P$ 的最小效果和最大效果是 $\widehat{C}_L = 39.7\%$ 和 $\widehat{C}_U = 56.7\%$，
我们有：

$$M_5 = \hat{C}_U - \hat{C}_L = 56.7\% - 39.7\% = 17\%$$

此外，因 $\hat{\delta}_0 = \dfrac{39.7\%}{56.7\%} = 0.68, r = 1 - \hat{\delta}_0 = 1 - 0.68 = 0.32$，由此可得：

$$M_6 = rM_1 = \left(1 - \frac{\hat{C}_L}{\hat{C}_U}\right)(\hat{C} - \hat{P}) = 0.32 \times 47.1\% = 15.1\%$$

为便于更好的理解，表 5.4 汇总这些界值。从表 5.4 可以看出，界值的范围从 15.1% 至 47.1% 不等（阳性对照药的全部效应），中位数为 21.6%，接近经典方法。应该注意的是，在 2010 年指南草案发布之前，FDA 建议的非劣效性界值为 15%，而申办者要求的非劣效性界值为 20%。

表 5.4　各种方法建议的非劣效性界值

方法	建议的非劣效性界值
经典方法	20.0%
Huang 等建议（当 $r = 0.5$）	23.1%
FDA M_1 方法	47.1%
FDA M_2 方法（当 $r = 0.7$）	33.0%
Chow 和 Shao 的 M_3 界值	27.7%
Chow 和 Shao 的 M_4 界值	19.4%
M_5 界值	17.0%
M_6 界值	15.1%

注意，考虑到 $M = 0.5(C-P)$，效应的保守估计为使用 95% 置信下限 53.4%。假设安慰剂的治疗治愈率为 14%，T 的治疗治愈率为 34%，则保留率（$T-P$）/（$C-P$）为 50%。

5.4.6　备注

应该注意的是，除了经典方法之外，上述用于确定非劣效性界值 M 的方法都是基于先前阳性对照药物和安慰剂比较的优效性研究中观察到的数据，以及从比较试验治疗和安慰剂的优效性研究中收集的数据（如果有的话）。因此，选定的界值实际上是一个估计值为，而不是一个固定的界值。换言之，选定的界值是一个统计特性未知的随机变量。此外，由于所选的非劣效性界值对样本量的(统计)功效计算有重大影响，建议进行敏感性分析，以仔细评估所选界值对非劣效性检验的潜在影响。正如 ICH 指南所指出的，非劣效性界值的选择应综合考虑临床判断和统计推理。然而，2010 年美国食品和药物监督管理局指南草案强调，应基于以往比较阳性对照药物和安慰剂的优效性研究的历史数据进行统计推理。在实践中，研究者建议的界值和 FDA 建议的界值之间总是存在差异。在这种情况下，建议咨询医学/统计审评人员，希望他们能够按照 FDA 指南草案中描述的一般原则，就非劣效性界值的选择达成一致意见。

5.5 界值选择的策略

在评估非劣效性和（或）等效性/相似性时，非劣效性界值和（或）等效性界值（相似性界值）的选择是至关重要的。过窄的界值将需要更大的样本量来实现研究目标，而过于宽泛的界值则可能增加错误接受不良产品的风险。此外，选择的界值还会对实现研究目标所需的样本量产生影响。在实践中，申办者往往倾向于提出更宽泛的界值，而这往往与监管机构建议的界值有所偏离。这种界值选择上的分歧可能会在申办者和监管机构之间引发激烈的争论和讨论。为了缩小申办者提案与监管机构建议之间的差距，Nei 等（2019）提出了在对照临床试验中选择相似性界值的策略。他们提议的策略假设监管机构建议的界值是真实的界值，在此基础上，对申办者提案的风险进行评估，步骤如下：

步骤一：申办者要查找 FDA 认可的历史研究，以确定相似性界值。

步骤二：基于这些已确定历史研究进行 Meta 分析，确定相似性界值；同时，据此确定进行相似性的检验所需的样本量。根据申办者提出的界值，对所需的样本量进行（统计）功效计算达成。

步骤三：与此同时，FDA 将综合考虑临床判断、统计学原理和法规可行性以提出相似性界值。

步骤四：假设 FDA 的提议是真实的，对申办者提出的界值进行风险评估。

步骤五：FDA 审评小组对风险评估进行审阅并与申办者沟通，以便就最终相似性界值达成一致。

5.5.1 风险评估标准

在本节中，我们将聚焦于 Nei 等（2019）提出的策略中的步骤四。该步骤基于多个标准对不同界值的风险进行了量化，从而有助于申办者根据 FDA 允许的最大风险来调整他们的界值。关于相似性检验的不同方面，有 4 个标准需要考虑。下一节给出了基于连续终点（比如正态假设）的数值推导。令 ε 表示提出的生物类似药和它的参比制剂的真实差异，即 $\varepsilon = \mu_B - \mu_R$，其中 μ_B 和 μ_R 分别是生物类似产品和参比制剂的疗效。我们还假设正值的意味着在选定的疗效终点上，生物类似药比参比制剂更有效。让 $\delta_{Sponsor}$ 和 δ_{FDA} 分别表示申办者提出的界值和美国食品和药物监督管理局建议的界值。在这里，我们假设 $0 < |\varepsilon| < \delta_{FDA} < \delta_{Sponsor}$。

标准 1：样本量比率（Sample Size Ratio，SSR）——当相似性检验的（统计）

功效固定不变时，样本量是相似性边界的递减函数，即边界越窄，所需样本量越大。在临床试验中，大样本量意味着更高的药物成本。目标是使申办者提议的界值向 FDA 推荐的界值靠拢，适度增加样本量，同时保持期望的（统计）功效。让 n_{FDA} 表示在 δ_{FDA} 下需要的能达到 $1-\beta$ 的验效能的样本量，类似地可以得到 $n_{Sponsor}$。样本量比率定义为 $SSR = \dfrac{n_{FDA}}{n_{Sponsor}}$。样本量差异（sample size difference，SSD）如下：

$$SSD = n_{FDA} - n_{Sponsor} = (SSR - 1) \cdot n_{Sponsor}$$

其代表当 δ_{FDA} 为真实界值时，用更宽的界值（即 $\delta_{Sponsor}$）所损失的信息量。通过绘制样本比率曲线，我们可以选择一个阈值 SSR_M 作为界值决定的参考，例如 105%、110%、115%、120%，分别对应于基于 $n_{Sponsor}$ 的 5%、10%、15%、20% 的损失。

标准 2：（统计）功效的相对差异（Relative Difference in Power，RED）——当相似性检验的样本量固定不变时，（统计）功效是相似性界值的递增函数，即界值越大，（统计）功效越大。让 $Power_{Sponsor}$ 和 $Power_{FDA}$ 分别代表在 $\delta_{Sponsor}$ 和 δ_{FDA} 下的（统计）功效。因为 $\delta_{FDA} < \delta_{Sponsor}$，所以 $Power_{FDA} < Power_{Sponsor}$。这是因为在更宽的界值 $\delta_{Sponsor}$ 下，备择假设的区域更宽，而更宽的界值具有较小的第二类错误。尽管我们使用较宽的界值获得了一些（统计）功效（较小的第二类错误率），但我们也削弱了拒绝零假设时的结果（或称为准确性）。定义 $RED = Power_{Sponsor} - Power_{FDA}$。$RED$ 值是通过牺牲准确性（即使用较宽的界值）获得的（统计）功效的增加。为了缩小 δ_{FDA} 和 $\delta_{Sponsor}$ 之间的差距，我们需要最小化 RED。因此，我们可以在 δ_{FDA} 和 $\delta_{Sponsor}$ 之间设置一个阈值距离 RED_M，例如 0.05、0.10、0.15、0.20，作为使用较宽界值获得的最大（统计）功效的增益。

标准 3：（统计）功效的相对比率 / 相对风险（Relative Risk，RR）——上一节描述的（统计）功效是得出生物相似性的概率。在 FDA 和申办者的界值下给定相同的样本量时：

$$Power_{FDA} < Power_{Sponsor}$$

即在 $\delta_{Sponsor}$ 下得出生物相似性的概率比在 δ_{FDA} 下大。这意味着，在所有可能在申办者提议的界值下认为是生物相似的产品中，只有一部分在 FDA 推荐的界值下是生物相似的。其余的按照 FDA 的界值被申办者错误地声称为生物相似。这被视为使用较宽界值的风险因素。定义 RR 为在 $\delta_{Sponsor}$ 下得出为生物相似结论但在 δ_{FDA} 下不被认为是生物相似产品的概率：

$$RR = 1 - \frac{Power_{FDA}}{Power_{Sponsor}} = \frac{Power_{Sponsor} - Power_{FDA}}{Power_{Sponsor}}$$

在 FDA 推荐的界值下，RR 是使用申办者的界值错误地得出生物相似药物的风险。此外，在所有使用申办者的界值得出的生物相似药物中，有 $100 \times RR$ 的药物在 FDA 推荐的界值下会失败。因此，RR 是使用申办者提议的界值的风险。较宽的界值导致较大的风险。因此，我们可以通过确保风险小于 FDA 认为可以接受的最大风险 RR_M（比如 0.15）来选择适当的界值。设 δ_M 是对应于 RR_M 的界值。我们将在下一节中基于连续终点推导出 δ_M 的渐近分析形式。

标准 4：Ⅰ类错误膨胀（Type I error inflation，TERI）——Ⅰ类错误膨胀是指假设较小的界值是真正的差异时，在有足够（统计）功效排除较宽界值的研究中，拒绝基于较宽的界值的零假设的概率（即在"FDA"零假设下检验的Ⅰ类错误）。这将大于 5%，其膨胀程度可能是相关信息。膨胀也是相似性界值的递增函数。界值越大膨胀越大，即Ⅰ类错误越大。我们可以设定Ⅰ类错误膨胀的阈值，以选择允许的最大界值。

5.5.2 连续终点的风险测评

在本节中，我们将推导出上一节提出的 4 个标准的解析形式和渐近形式。在不失一般性的情况下，我们只考虑具有连续终点的生物相似药物。对于具有分类终点的生物相似药物，所有以下计算都可以以类似的方式推导出来。

设 $\delta > 0$ 为相似性界值，相似性检验的零假设为 $H_0: |\varepsilon| \geq \delta$。拒绝零假设意味着生物类似药物与参比制剂之间具有相似性。为简单起见，我们假设生物类似药组和参比制剂组的样本都服从均值分别为 μ_B 和 μ_R 的正态分布，且具有相同的未知方差 σ^2，这意味着生物相似药物和参比制剂的组内方差是相同的。也就是说：

$$x_1^B, x_2^B, \cdots, x_{nB}^B \sim N(\mu_B, \sigma_B^2), x_1^R, x_2^R, \cdots, x_{nR}^R \sim N(\mu_R, \sigma_R^2)$$

其中 n_B 和 n_R 是生物相似药和参比组的样本量。让 $\widehat{\mu}_{BR} = \widehat{\mu}_B - \widehat{\mu}_R$ 是生物相似药相对于参比制剂的估计治疗效果，其标准误是：

$$\widehat{\sigma}_{BR} = \widehat{\sigma}\sqrt{1/n_B + 1/n_R}$$

其中

$$\widehat{\mu}_B = \frac{1}{n_B}\sum_{i=1}^{n_B} x_i^B, \widehat{\mu}_R = \frac{1}{n_R}\sum_{i=1}^{n_R} x_i^R$$

且：

$$\widehat{\sigma}^2 = \frac{1}{n_B + n_R - 2}\left[\sum_{i=1}^{n_B}(x_i^B - \widehat{\mu}_B)^2 + \sum_{i=1}^{n_R}(x_i^R - \widehat{\mu}_R)^2\right]$$

注意到 $\widehat{\sigma}_{BR}$ 取决于样本量（和在一些情况下的疗效）。

在统计显著性水平为 α 下，检验 H_0 的拒绝域为：

$$R = \left(\frac{\hat{\mu}_{BR} + \delta}{\hat{\sigma}_{BR}} > t_{\alpha, n_B + n_R - 2} \right) \cap \left(\frac{\hat{\mu}_{BR} - \delta}{\hat{\sigma}_{BR}} < -t_{\alpha, n_B + n_R - 2} \right)$$

因此，研究的（统计）功效是：

$$Power = P\left(\frac{\hat{\mu}_{BR} + \delta}{\hat{\sigma}_{BR}} > t_{\alpha, n_B + n_R - 2} \quad \frac{\hat{\mu}_{BR} - \delta}{\hat{\sigma}_{BR}} < -t_{\alpha, n_B + n_R - 2} \right)$$

$$\approx 1 - T_{n_B + n_R - 2}\left(t_{\alpha, n_B + n_R - 2} \left| \frac{\delta - \varepsilon}{\sigma\sqrt{1/n_B + 1/n_R}} \right. \right) - T_{n_B + n_R - 2}\left(t_{\alpha, n_B + n_R - 2} \left| \frac{\delta + \varepsilon}{\sigma\sqrt{1/n_B + 1/n_R}} \right. \right)$$

其中，$T_k(\cdot | \theta)$ 是自由度为 k 的非中心 t 分布的累积分布函数，在 H_a 成立下，非中心参数为 θ 且 $-\delta < \varepsilon < \delta$。

样本量比率（SSR）——假设 $n_B = \kappa n_R$，所需达到（统计）功效为 $1-\beta$ 的样本量 n_R 可以通过把检验设能设置成来 $1-\beta$ 获得。因为（统计）功效大于：

$$1 - 2T_{n_B + n_R - 2}\left(t_{\alpha, n_B + n_R - 2} \left| \frac{\delta - |\varepsilon|}{\sigma\sqrt{1/n_B + 1/n_R}} \right. \right)$$

因此对于样本量 n_R 的保守估计可以通过解下列等式得出：

$$T_{(1+\kappa)n_R - 2}\left(t_{\alpha, (1+\kappa)n_R - 2} \left| \frac{\sqrt{n_R}(\delta - |\varepsilon|)}{\sigma\sqrt{1 + 1/\kappa}} \right. \right) = \frac{\beta}{2}$$

当样本量足够大，则 t_{α}，$(1+\kappa)n_R - 2 \approx z_{\alpha}$，且 $T(1+\kappa)n_R - 2(t | \theta) \approx \Phi(t-\theta)$，则：

$$\frac{\beta}{2} = T_{(1+\kappa)n_R - 2}\left(t_{\alpha, (1+\kappa)n_R - 2} \left| \frac{\sqrt{n_R}(\delta - |\varepsilon|)}{\sigma\sqrt{1 + 1/\kappa}} \right. \right) \approx \Phi\left(z_{\alpha} - \frac{\sqrt{n_R}(\delta - |\varepsilon|)}{\sigma\sqrt{1 + 1/\kappa}} \right)$$

因此，需要达到（统计）功效 $1-\beta$ 的样本量可以通过解下列等式得出：

$$z_{\alpha} - \frac{\sqrt{n_R}(\delta - |\varepsilon|)}{\sigma\sqrt{1 + 1/\kappa}} = z_{1-\beta/2} = -z_{\beta/2}$$

由此可推出：

$$n_R = \frac{(z_{\alpha} + z_{\beta/2})^2 \sigma^2 (1 + 1/\kappa)}{(\delta - |\varepsilon|)^2}$$

因此：

$$n_R^{\text{FDA}} = \frac{(z_{\alpha} + z_{\beta/2})^2 \sigma^2 (1 + 1/\kappa)}{(\delta_{\text{FDA}} - |\varepsilon|)^2}, \quad n_R^{\text{Sponsor}} = \frac{(z_{\alpha} + z_{\beta/2})^2 \sigma^2 (1 + 1/\kappa)}{(\delta_{\text{Sponsor}} - |\varepsilon|)^2}$$

当 $\delta_{\text{Sponsor}} = \lambda \delta_{\text{FDA}}$，我们有：

$$SSR = \frac{n_{\text{FDA}}}{n_{\text{Sponsor}}} = \frac{(1+\kappa)n_R^{\text{FDA}}}{(1+\kappa)n_R^{\text{Sponsor}}} = \left(\frac{\lambda\delta_{\text{FDA}} - |\varepsilon|}{\delta_{\text{FDA}} - |\varepsilon|}\right)^2$$

和

$$\lambda_M = \sqrt{SSR_M} + \frac{|\varepsilon|}{\delta}\left(1 - \sqrt{SSR_M}\right)$$

（统计）功效的相对差异（RED）——让：

$$\mathrm{B}(\varepsilon,\delta,n_R,\sigma,\kappa) = T_{(1+\kappa)n_R-2}\left(t_{\alpha,(1+\kappa)n_R-2}\left|\frac{\sqrt{n_R}(\delta+\varepsilon)}{\sigma\sqrt{1+1/\kappa}}\right.\right)$$

基于以上的计算，可以得到：

$$RED = Power_{\text{Sponsor}} - Power_{\text{FDA}}$$
$$\approx \mathrm{B}(\varepsilon,\delta_{\text{FDA}},n_R,\sigma,\kappa) - \mathrm{B}(\varepsilon,\lambda\delta_{\text{FDA}},n_R,\sigma,\kappa) + \mathrm{B}(-\varepsilon,\delta_{\text{FDA}},n_R,\sigma,\kappa) -$$
$$\mathrm{B}(-\varepsilon,\lambda\delta_{\text{FDA}},n_R,\sigma,\kappa)$$

当 n_R 足够大，让：

$$\tilde{\Phi}(\varepsilon,\delta,n_R,\sigma,\kappa) = \Phi\left(z_\alpha - \frac{\sqrt{n_R}(\delta_{\text{FDA}} + \varepsilon)}{\sigma\sqrt{1+1/\kappa}}\right)$$

运用和上一节一样的渐进方法，可得：

$$RED \approx \left[\Phi\left(z_\alpha - \frac{\sqrt{n_R}(\delta_{\text{FDA}} + \varepsilon)}{\sigma\sqrt{1+\frac{1}{\kappa}}}\right) - \Phi\left(z_\alpha - \frac{\sqrt{n_R}(\lambda\delta_{\text{FDA}} + \varepsilon)}{\sigma\sqrt{1+\frac{1}{\kappa}}}\right)\right] +$$
$$\left[\Phi\left(z_\alpha - \frac{\sqrt{n_R}(\delta_{\text{FDA}} - \varepsilon)}{\sigma\sqrt{1+1/\kappa}}\right) - \Phi\left(z_\alpha - \frac{\sqrt{n_R}(\lambda\delta_{\text{FDA}} - \varepsilon)}{\sigma\sqrt{1+1/\kappa}}\right)\right]$$
$$\approx \tilde{\Phi}(\varepsilon,\delta_{\text{FDA}},n_R,\sigma,\kappa) - \tilde{\Phi}(\varepsilon,\lambda\delta_{\text{FDA}},n_R,\sigma,\kappa) + \tilde{\Phi}(-\varepsilon,\delta_{\text{FDA}},n_R,\sigma,\kappa) -$$
$$\tilde{\Phi}(-\varepsilon,\lambda\delta_{\text{FDA}},n_R,\sigma,\kappa)$$

当把在 δ_{Sponsor} 下可获得（统计）功效 $1-\beta$ 的样本量 n_R^{Sponsor} 代入：

$$RED^\beta = \Phi\left[z_\alpha - \frac{\delta_{\text{FDA}} + \varepsilon}{\lambda\delta_{\text{FDA}} - |\varepsilon|}(z_\alpha + z_{\beta/2})\right] + \Phi\left[z_\alpha - \frac{\delta_{\text{FDA}} - \varepsilon}{\lambda\delta_{\text{FDA}} - |\varepsilon|}(z_\alpha + z_{\beta/2})\right] - \beta$$

当 $\varepsilon > 0$ 则：

$$RED^\beta < 2\,\Phi\left[z_\alpha - \frac{\delta_{\text{FDA}} - \varepsilon}{\lambda\delta_{\text{FDA}} - |\varepsilon|}(z_\alpha + z_{\beta/2})\right] - \beta$$

当 $\varepsilon < 0$ 则：

$$RED^{\beta} < 2\,\Phi\left[z_{\alpha} - \frac{\delta_{\text{FDA}} + \varepsilon}{\lambda\delta_{\text{FDA}} - |\varepsilon|}(z_{\alpha} + z_{\beta/2})\right] - \beta$$

因此，结合上面两个情况，我们有：

$$RED^{\beta} < 2\,\Phi\left[z_{\alpha} - \frac{\delta_{\text{FDA}} - |\varepsilon|}{\lambda\delta_{\text{FDA}} - |\varepsilon|}(z_{\alpha} + z_{\beta/2})\right] - \beta := RED^{\beta+}$$

为了简单起见，我们将在下面的讨论中使用 $RED^{\beta+}$ 并把它写成 RED^{β}。

（统计）功效的相对比率 / 相对风险（RR）——让：

$$S_{\text{FDA}} = (\{\text{ 拒绝 } H_0, \text{ 当 } \delta = \delta_{\text{FDA}})$$

和

$$S_{\text{Sponsor}} = (\text{ 拒绝 } H_0, \text{ 当 } \delta = \delta_{\text{Sponsor}})$$

因为 $\delta_{\text{FDA}} < \delta_{\text{Sponsor}}$，当 $|\varepsilon| \leqslant \delta_{\text{FDA}}$，则 $|\varepsilon| \leqslant \delta_{\text{Sponsor}}$。因此，在 δ_{FDA} 下拒绝 H_0 可以推出在 δ_{Sponsor} 下拒绝 H_0，即 $S_{\text{FDA}} \subseteq S_{\text{Sponsor}}$ 和 $S_{\text{FDA}} \bigcap S_{\text{Sponsor}} = S_{\text{FDA}}$。定义 p_s 为在 δ_{Sponsor} 下生物相似性成立时在 δ_{FDA} 下得到生物相似性结论的概率。然后基于 S_{FDA} 和 S_{Sponsor} 的关系，我们有：

$$p_s = \Pr(\textit{conclude similarity under } \delta_{\text{FDA}} | \textit{conclude similarity under } \delta_{\text{Sponsor}})$$

$$= \frac{\Pr(\textit{reject } H_0 \textit{ when } \delta = \delta_{\text{FDA}})}{\Pr(\textit{reject } H_0 \textit{ when } \delta = \delta_{\text{Sponsor}})} = \frac{\textit{Power}_{\text{FDA}}}{\textit{Power}_{\text{Sponsor}}}$$

$$\approx \frac{1 - \text{B}(\varepsilon, \delta_{\text{FDA}}, n_R, \sigma, \kappa) - \text{B}(-\varepsilon, \delta_{\text{FDA}}, n_R, \sigma, \kappa)}{1 - \text{B}(\varepsilon, \delta_{\text{Sponsor}}, n_R, \sigma, \kappa) - \text{B}(-\varepsilon, \delta_{\text{Sponsor}}, n_R, \sigma, \kappa)}$$

因此，基于标准 3 中 RR 的定义，我们有：

$$RR = 1 - p_s \approx \frac{RED}{1 - \text{B}(\varepsilon, \lambda\delta_{\text{FDA}}, n_R, \sigma, \kappa) - \text{B}(-\varepsilon, \lambda\delta_{\text{FDA}}, n_R, \sigma, \kappa)}$$

对于较大的 n_R 我们有：

$$RR \approx \frac{RED}{1 - \widehat{\Phi}(\varepsilon, \lambda\delta_{\text{FDA}}, n_R, \sigma, \kappa) - \widehat{\Phi}(-\varepsilon, \lambda\delta_{\text{FDA}}, n_R, \sigma, \kappa)}$$

I 类错误膨胀（TERI）——假设更小的界值是真实的差异，即 $\varepsilon \pm \delta_{\text{FDA}}$ 和 $\delta_{\text{FDA}} < \delta_{\text{Sponsor}}$，则 I 类错误膨胀计算如下：

Type I Error $|\varepsilon = \pm\delta_{\text{FDA}}$

$$= P\left(\frac{\hat{\mu}_{BR} + \delta_{\text{Sponsor}}}{\breve{\sigma}_{BR}} > t_{\alpha, n_B + n_R - 2} \text{ and } \frac{\hat{\mu}_{BR} - \delta_{\text{Sponsor}}}{\breve{\sigma}_{BR}} < -t_{\alpha, n_B + n_R - 2} \mid \varepsilon = \pm\delta_{\text{FDA}}\right)$$

$$= 1 - T_{n_B + n_R - 2}\left(t_{\alpha, n_B + n_R - 2}\left|\frac{\sigma_{\text{Sposor}} + \delta_{\text{FDA}}}{\sigma\sqrt{1/n_B + 1/n_R}}\right.\right) - T_{n_B + n_R - 2}\left(t_{\alpha, n_B + n_R - 2}\left|\frac{\sigma_{\text{Sposor}} - \delta_{\text{FDA}}}{\sigma\sqrt{1/n_B + 1/n_R}}\right.\right)$$

$$= 1 - B(\delta_{\text{FDA}}, \lambda\delta_{\text{FDA}}, n_R, \sigma, \kappa) - B(-\delta_{\text{FDA}}, \lambda\delta_{\text{FDA}}, n_R, \sigma, \kappa)$$

对于大样本我们有：

$$\textit{Inflation} \approx 1 - \alpha - \phi\left(z_\alpha - \frac{\sqrt{n_R}(\lambda + 1)}{\sigma\sqrt{1 + 1/\kappa}} \cdot \delta_{\text{FDA}}\right) - \phi\left(z_\alpha - \frac{\sqrt{n_R}(\lambda - 1)}{\sigma\sqrt{1 + 1/\kappa}} \cdot \delta_{\text{FDA}}\right)$$

5.5.3　数值研究

在本节中，对所有4个标准进行了数值研究，并绘制了风险曲线。根据研究结果，讨论了在不同情景下选择合理阈值的建议。研究了小样本量情况下大样本近似的合理性。在本节中，Ⅰ类错误率和Ⅱ类错误率固定为0.05和0.2。

样本量比率（SSR）——可以验证：

$$\sqrt{SSR} = \frac{\delta_{\text{FDA}}}{\delta_{\text{FDA}} - |\varepsilon|}\lambda - \frac{|\varepsilon|}{\delta_{\text{FDA}} - |\varepsilon|}$$

为了进一步研究 SSR 和 λ 之间的关系，我们考虑 $\sqrt{SSR}$ 而不是 SSR 因为 $\sqrt{SSR}$ 是 λ 的线性函数，斜率为 $\frac{\delta_{\text{FDA}}}{\delta_{\text{FDA}} - |\varepsilon|}$，截距为 $-\frac{|\varepsilon|}{|\varepsilon| - \delta_{\text{FDA}}}$。$\sqrt{SSR}$ 的值的按照 $\frac{\delta_{\text{FDA}}}{\delta_{\text{FDA}} - |\varepsilon|}$ 的比例增长。比如，如果 δ_{Sponsor} 比 δ_{FDA} 宽10%，则 $\sqrt{SSR}$ 增长了 $\frac{0.1\delta_{\text{FDA}}}{\delta_{\text{FDA}} - |\varepsilon|}$。所以越小的 $\delta_{\text{FDA}}-|\varepsilon|$ 值会导致更陡峭的线。换言之，如果 δ_{FDA} 设定为更接近 $|\varepsilon|$，当 δ_{Sponsor} 靠近 δ_{FDA}，申办者的样本量上升得更快。我们可以从图5.4中观察到这一点。

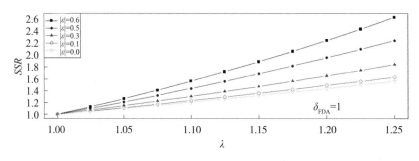

图5.4　样本量比率曲线图

设 SSR_{cur} 为根据当前 $\delta_{Sponsor}$ 获得的样本。作为一个安全的选择，我们建议使用对应 $SSR_{cur} - \Delta$ 的值 δ_{new}，其中，Δ 可以从 0.2 到 0.3。这将使 $\delta_{Sponsor}$ 和 δ_{FDA} 之间的差距变小。但这不是一个普遍的选择。应根据具体情况选择不同的阈值。图 5.5 展示了样本量差异（SSD）曲线。从图 5.5 可以看出，SSD 曲线与 SSR 曲线的模式相同。

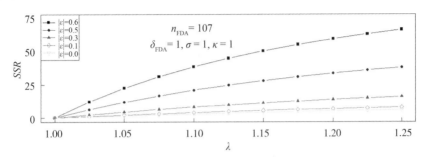

图 5.5　样本量差异曲线图

（统计）功效的相对差异（RED）——由于在推导 RED 的渐近形式时，我们采用了大样本近似的方法。我们首先研究了这种近似在样本量较小时的合理性。从图 5.6 的 4 个图中可以看出，当单臂的样本量为 15 时，近似值仍接近原值。而当样本量为 30 时，两条曲线几乎完全一致。t 分布的正态近似条件是自由度大于 30。在这种情况下，$n_B + n_R - 2 > 30$，这在实践中并不难满足。为了简单起见，我们将在下面的讨论中使用渐近形式而不是原始形式。样本量比较图中使用的其他参数设置如下 $\varepsilon = -0.5$，$\delta_{FDA} = 1.0$，$\sigma = 1$，$\kappa = 1$。由于 RED 关于 ε 对称，我们只在考虑在 $\varepsilon < 0$ 下时的图画绘制。

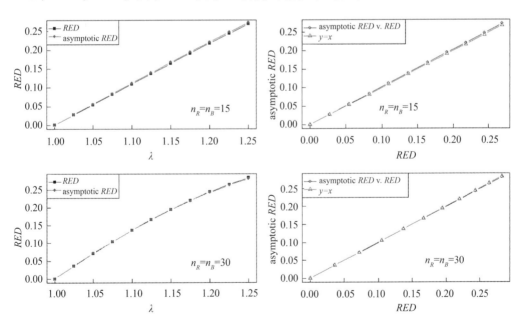

图 5.6　*RED* 与 λ 的图和渐近 *RED* 与 *RED* 的图（$n_R = n_B = 15.30$）

接下来，为了消除 RED 中的一些参数，我们根据效应量（ES）对其进行重写，

即 $\varDelta = -\varepsilon/\sigma$ 和 $\varDelta_{\text{FDA}} = \delta_{\text{FDA}}/\sigma$，并设 $N = \sqrt{\left\{\dfrac{n_R}{1+1/\kappa}\right\}}$ 为样本量因子，然后：

$$RED \approx \varPhi\left[z_\alpha - N(\varDelta_{\text{FDA}} + \varDelta)\right] - \varPhi\left[z_\alpha - N(\lambda\varDelta_{\text{FDA}} + \varDelta)\right] +$$

$$\varPhi\left[z_\alpha - N(\varDelta_{\text{FDA}} - \varDelta)\right] - \varPhi\left[z_\alpha - N(\lambda\varDelta_{\text{FDA}} - \varDelta)\right]$$

图 5.7 绘制了 6 个不同 ES_{FDA} 值的 RED 曲线，它们分别对应于 $ES = 0.5$ 下对应 0%、5%、10%、15%、20%、25% 的增量。ES_{FDA} 越大，曲线越陡，也就是说，λ 值越小，RED 值越大。因此，对于较大的 ES_{FDA}，缩小相同比例的 δ_{FDA} 将使 RED 值下降更多。因此，在当前参数设置下，对于较大的 ES_{FDA}，我们建议选择使得 RED 处于（0.20，0.40）范围内的界值（λ 值）；对于较小的 ES_{FDA}，优选小于 0.20 的值。当 $\lambda \to \infty$ 时，RED 收敛于 $\varPhi[z_\alpha - N(\varDelta_{\text{FDA}} + \varDelta)] + \varPhi[z_\alpha - N(\varDelta_{\text{FDA}} - \varDelta)]$；样本量因子越大收敛速度越快。图 5.8 给出了当 $ES = 0.5$ 时，6 个不同 N 值的 RED 曲线。

通常，在申办者的试验中使用的样本量需要能保持一定的（统计）功效，例如 0.8。在这种情况下使用 RED^β。图 5.9 绘制了 5 个不同的 δ_{FDA} 值，这些值从 ε 开始逐渐增加。这里每个 λ 值使用的样本量保持了申办者背景下的 $1-\beta$ 的（统计）功效。RED^β 与 RED 不同，即 δ_{FDA} 值越大，（统计）功效差异增长缓慢。对于较大的 δ_{FDA} 值，建议使用导致 RED^β 处于（0.1，0.2）范围内的 λ；对于较小的值，优选小于 0.3 的值。

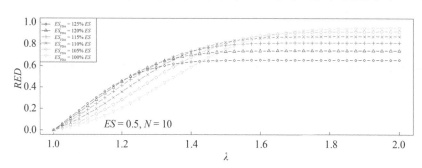

图 5.7　6 个在不同 ES_{FDA} 值下的 RED 曲线图（$E_S = 0.5$）

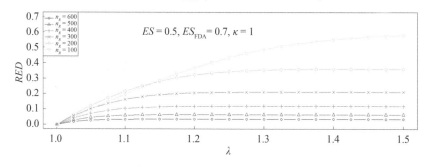

图 5.8　6 个在不同 N 值下的 RED 曲线图（$E_S = 0.5$）

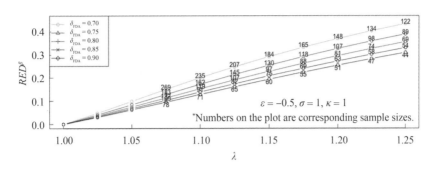

图 5.9　随着 λ 上升，在不同 δ_{FDA} 下的图

（统计）功效的相对比率 / 相对风险（RR）——上一节中 RR 的定义也是基于非中心 t 分布及其分位数的多步骤的大样本近似。我们首先检验在样本量较小时大样本近似的合理性。从图 5.6 的四个图中可以看出，即使样本量只有 15（单臂），原始 RR 和 RR 渐近看起来是相同的。

因此，在接下来的决策中，我们将只使用渐近表达式。用于样本量比较图的其他参数设置如下：$\varepsilon = -0.5$，$\delta_{\mathrm{FDA}} = 1.0$，$\sigma = 1$，$\kappa = 1$

$$RR \approx \frac{RED}{1 - \Phi\left[z_\alpha - N(\lambda\Delta_{\mathrm{FDA}} + \Delta)\right] - \Phi\left[z_\alpha - N(\lambda\Delta_{\mathrm{FDA}} - \Delta)\right]}$$

基于 RR 的表达式，我们可以看到 RR 是 RED 的规范化版本。但与 RED 不同的是，RR 有明确的风险定义，即使用申办者的界值时错误地得出生物类似药物具有生物类似性的概率。因此，RR 值越小越好。我们根据 RED 的表达式重写了 RR，并根据 6 个不同的 ES_{FDA} 值绘制了 6 条曲线，这些值与 RED 图中的值相同。从图 5.10 中，我们看到 ES_{FDA} 越大，风险越小。当 $\lambda \to \infty$ 时，RR 收敛于 RED；较大的样本量系数越大，收敛越快。图 5.10 绘制了六个不同样本量 n_R 的 RED 曲线。正如我们所看到的，样本量越大，对应的风险越低。当代入（统计）功效维持为 $1-\beta$ 的样本量时，以下 5 个曲线的形状几乎与 RED^β 图中的曲线相同（见图 5.11）。这是因为 RR^β 与 $\dfrac{RED^\beta}{1-\beta}$ 大致成正比。选择 λ 的 RR^β 阈值可以设置为 RED^β 阈值除以 $1-\beta$（见图 5.12）。

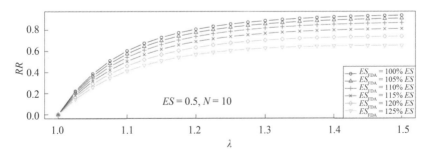

图 5.10　在 6 个不同样本量下 n_R 的 RED 曲线图

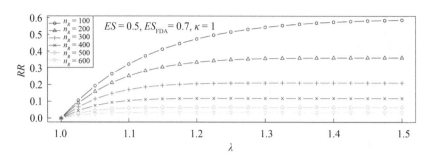

图 5.11 RR 和 λ 关系图

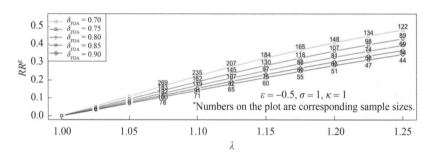

图 5.12 RR^{β} 和 λ 关系图

风险和样本量——根据 RR^{β} 的表达式，相对风险是 λ 的递增函数，因此 δ_{Sponsor} 也是递增函数。此外，n_R^{Sponsor} 是 δ_{Sponsor} 的递减函数。最小化风险的基础是量的增加，而这会导致申办者临床试验成本得增加。因此，在最小化风险时，应同时考虑样本量大小。在缩小 δ_{FDA} 和 δ_{Sponsor} 之间的差距时，应在风险和样本量之间做出折中。因此，我们将风险曲线和样本量曲线放在样本图上（图 5.13）上。

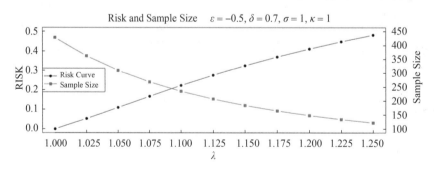

图 5.13 风险与样本量关系图（当 $\varepsilon = -0.5$，$\delta_{\text{FDA}} = 0.7$，$\sigma = 1$，$\kappa = 1$）

图中的参数值为：$\varepsilon = -0.5$，$\delta_{\text{FDA}} = 0.7$，$\sigma = 1$，$\kappa = 1$，$\alpha = 0.05$，$\beta = 0.2$。可以看出，在（统计）功效保持 0.8 的前提下选择样本量。当 δ_{Sponsor} 远离 δ_{FDA} 时（这可看作当增加时），风险增加。与此同时，（统计）功效保持在 0.8 水平所需的样本量减少。为了保持低风险，需要大样本量是合理的。在这种情况下，我们可以选择 $\lambda = 1.075$。这会导致约 30% 的风险，但所需的样本量仅为 FDA 推荐的界值所需样本量的一半。

图 5.14 绘制了样本量与风险之间的关系。两者之间几乎呈线性关系，斜率为负。

　　Ⅰ 类错误膨胀——图 5.15 展示了当 δ_{Sponsor} 与 δ_{FDA} 偏离时的 Ⅰ 类错误膨胀的情况。参数的值为：$\varepsilon = -0.5$，$\delta_{\text{FDA}} = 0.7$，$\sigma = 1$，$\kappa = 1$，$\alpha = 0.05$，$\beta = 0.2$。图中使用的样本量为 n_R^{Sponsor}，即能维持 0.8（统计）功效的样本量。这里只使用了 Ⅰ 类错误膨胀的渐近表达式。Ⅰ 类错误率也可以视为一种风险因素。目标是减少由更宽的界值导致的膨胀。在这种情况下，由于 Ⅰ 类错误为 0.05，可以接受大约 50% 的膨胀。因此，我们可以选择 $\lambda = 1.15$ 和 $\delta_{\text{Sponsor}} = 0.805$。

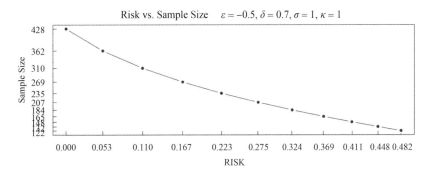

图 5.14　Ⅰ 类错误膨胀和风险关系图

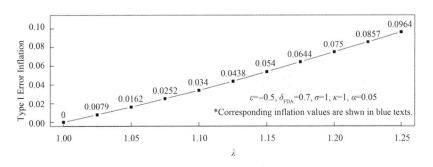

图 5.15　Ⅰ 类错误膨胀与和风险关系图

5.5.4　一个例子

　　在本节中，我们将举例说明本文所提出的策略以及界值选择的 4 个标准。假设在临床试验结束后，我们观察到以下设置：$\hat{\mu}_B = 2055$，$\hat{\mu}_R = 2.75$，$\hat{\sigma} = 1.35$，$n_B = 140$，$n_R = 200$，$\delta_{\text{FDA}} = 0.25$，$\delta_{\text{Sponsor}} = 0.35$。根据 FDA 推荐的界值，为了保持 0.8 的（统计）功效，参比制剂组所需的样本量约为 274（假设在样本量计算中真实差异为零）。然而，这超过了临床试验中实际使用的样本量，因此这种调整对申办者方来说成本可能过高，难以接受。而根据申办者提出的界值，参比制剂组的 200 个样本已经足够保持 0.8 的（统计）功效。显然，为了平衡双方的利益，需要在这里做一些妥协。

样本量比例（SSR）——图 5.16 SSR 与 λ 的关系图。从图 5.16 可以看出，这里的样本量比例为 9，对于申办者来说太大了。根据 SSR 图，我们可以选择 SSR 在 3 和 4 之间。因此，$\delta_{\text{Sponsor}} = 1.15 \times 0.25 = 0.2875$。

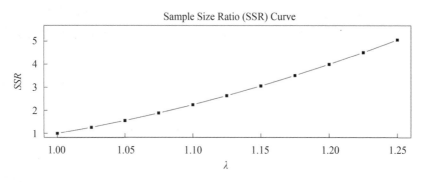

图 5.16　SSR 和 λ 关系图

（统计）功效相对差异（RED）——RED 图（图 5.17）显示，即使值很大，（统计）功效差异也不大。因此，δ_{Sponsor} 不需要过度接近 δ_{FDA}。因此，λ 在 1.15 和 1.20 之间的任何值都是可以接受的。

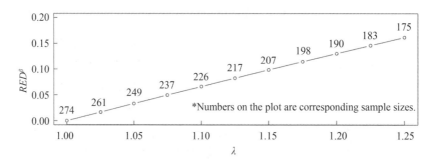

图 5.17　RED^{β} 和 λ 关系图

（统计）功效相对比率 / 相对风险（RR）——经过正则化后，风险比前两个标准更易理解。考虑到它在错误地得出相似性结论的概率方面有明确的含义。图 5.18 绘制了 RR 与 λ 的关系。可以看出，任何大于 40% 的值都可能过于冒险。因此，我们可以将 40% 作为最大风险值，从而得出 λ = 1.125 和 $\delta_{\text{Sponsor}} = 0.281$。

Ⅰ类错误膨胀——图 5.19 绘制了Ⅰ类错误膨胀与 λ 的关系。由于这里的显著性水平为 0.05，我们希望膨胀后的显著性水平不超过 0.1。因此，允许的最大膨胀为 0.05，从而得出 λ = 1.15 和 $\delta_{\text{Sponsor}} = 0.2875$。

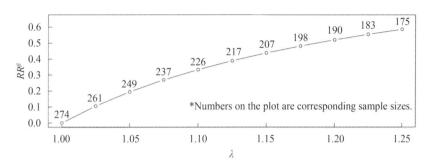

图 5.18　RR^{β} 和 λ 的关系图

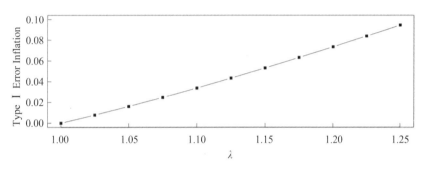

图 5.19　Ⅰ 类错误膨胀和 λ 的关系图

5.6　小结

在这一章中，我们根据 2010 年 FDA 关于非劣效临床试验的指南草案中描述的相似的观点，讨论了选择合适的非劣效界值的几种替代方法。这些方法是通过考虑以下因素得出的：①阳性对照药物（C）与安慰剂（P），试验治疗（T）与阳性对照药物以及试验治疗与安慰剂（如果有的话）之间观察到的均值差的变异性；以及②试验治疗与安慰剂（$T-P$）的效应与阳性对照药物与安慰剂（$C-P$）的效应之间的保留率。建议的方法利用基于既往阳性对照药物对比安慰剂的优效性研究中观察到的历史数据估算的保留率中位数。

由于非劣效界值的宽度会影响样本量（统计）功效的计算，因此非劣效（阳性对照）试验中选择合适的非劣效界值至关重要。FDA 建议参考 2010 年 FDA 关于非劣效临床试验的指南草案来选择合适的非劣效界值。此外，当选择的界值存在分歧时，鼓励与医学和（或）统计审评人员进行沟通。然而，需要注意的是，在某些情况下，对于发生率极低的临床研究，基于二分类响应（例如不良事件发生率和治愈率）计算样本量（统计）功效可能并不可行。

本文介绍的这些方法表明试验治疗在疗效上非劣效于阳性对照药物，但没有证据表明试验治疗在安全性上优于阳性对照药物。Tsou 等（2007 年）提出了一种基于治疗差异和相对风险的非劣效检验统计量，用于检验阳性对照试验的混合假设。混合检验的一个优点是我们不需要提前在差异检验和比率检验之间做出选择。特别是，这种混合的零假设包含基于治疗差异和基于相对风险的界值。Tsou 等人提出的混合非劣效检验不仅可以将 I 类错误率保持在理想水平，还可以提供与差异检验或比率检验相似的（统计）功效。

基于对提出 4 项的标准进行的风险评估，所提出的策略不仅可以弥合申办者提出的界值与 FDA 推荐的界值之间的差距，还可以综合考虑临床判断、统计合理性和监管可行性来选择合适的界值。在本文中，为了简单起见，我们将重点放在连续终点上。所提出的策略及 4 项标准可以适用于其他数据类型，如离散终点（例如二分类响应）和至事件发生时间数据。除了评估申办者提出的界值的风险外，在假设申办者提出的界值是真实的情况下，我们还可以评估 FDA 推荐的界值的风险。

第 6 章　缺失数据

6.1　简介

临床试验中经常会遇到缺失值或数据不完整的情况。导致数据缺失的主要原因之一是脱落。脱落的原因包括但不限于：拒绝继续参与研究（例如，撤销知情同意书）；感知缺乏疗效；搬迁；不良事件；不愉快的研究程序；疾病恶化；无关疾病；不遵守研究规定；需要使用禁用药物；以及死亡（DeSouza 等，2009 年）。在 Little 和 Rubin（1987 年）的观点基础上，DeSouza 等（2009 年）对脱落的 3 种缺失机制进行了概述。这 3 种缺失机制包括：①完全随机缺失（missing completely at random，MCAR）；②随机缺失（missing at random，MAR）；③非随机缺失（missing not at random，MNAR）。完全随机缺失是指与观察到的数据和缺失数据无关的缺失过程。随机缺失表示缺失过程依赖于观察数据，但与缺失数据无关。对于非随机缺失，缺失过程依赖于缺失数据，也可能依赖于观测数据。根据缺失机制，可以基于现有文献中的分析方法选择适当的缺失数据分析策略。例如，在随机缺失下常考虑的方法包括：①舍弃不完整案例，仅分析完整案例；②填补缺失值，然后分析填补后的数据；③通过不要求完整数据集的方法，诸如基于似然的方法（例如，极大似然估计、受限极大似然估计和贝叶斯方法）、基于矩的方法（例如，广义估计方程及其变种）和生存分析方法（例如，Cox 比例风险回归模型）等来分析不完整数据。另外，在非随机缺失下，常考虑根据模式混合模型（Little，1994 年）推导得出的方法，其可分为两种类型，参数型（参见，例如，Diggle 和 Kenward，1994 年）和半参数型（例如，Rotnitzky 等，1998 年）方法。

在实践中，研究中缺失值的可能原因一般可以分为 2 类。第 1 类包括与研究无直接关系的原因。例如，患者可能由于搬离该地区而无法进行随访。这类缺失值可以被视为完全随机缺失。第 2 类包括与研究相关的原因。例如，患者可能由于治疗相关的不良事件而退出研究。在临床研究中，每个受试者往往有多个观测变量。所有观测值均缺失的受试者称为单元无应答者。由于单元无应答者无法提供任何有用信息，通常将这些受试者排除在分析之外。另外，部分观测值缺失但不是全部缺失的受试者称为条目无应答者。在实践中，将条目无应答者排除在分析之外被认为是违背意向性分析（intent-to-treat，ITT）原则，因此这是不可接受的。在临床研究中，主要分析通常基于 ITT 人群进行，该人群包括所有随机分配且至少有一次治疗后测量的受试者。因此，大多数条目无应答者会被纳入 ITT 人群。排除条目无应答者可能严重降低研究的（统计）功效 / 效率。许多作者已经研究了缺失值填补的统计方法（Kalton 和 Kasprzyk，1986；Little 和 Rubin，1987；Schafer，1997）。

为了解决条目无应答者的问题，通常考虑 2 种方法。第 1 种方法是所谓的基于似然的方法。在参数模型下，通过对缺失的应答进行积分，得到观察到的应答的边际似然函数。然后可以通过极大似然估计（maximum likelihood estimator，MLE）来估计感兴趣的参数。因此，可以构建相应的检验（例如，似然比检验）。这种方法的优点是生成的统计过程通常是高效的。缺点是计算边际似然可能很困难。因此，通常使用一些特殊的统计或数值算法来获取 MLE。例如，当存在缺失数据时，期望最大化（expectation-maximization，EM）算法是最常用的方法之一。第 2 种处理条目无应答者的方法是填补。与基于似然的方法相比，填补方法相对简单且易于应用。填补的思想是将填补值视为观察值，然后应用标准统计软件来获取一致的估计量。然而，需要注意的是，通过填补得到的估计量的变异度通常与完整数据得到的估计量不同。在这种情况下，设计用于估计完整数据集方差的公式不能用于估计填补数据产生的估计量的方差。有两种方法可用于估计其变异度的替代方法。一种是基于泰勒展开的方法，称为线性化方法。线性化方法的优点是需要较少的计算量。然而，缺点是其公式可能非常复杂和难以追溯。另一种方法是基于重抽样方法（例如，bootstrap 法和 jackknife 法）。重抽样方法的缺点是需要大量计算。优点是非常容易应用。在高速计算机的帮助下，重抽样方法在实践中变得更加有吸引力。

需要注意的是，填补在临床研究中被广泛使用。在临床研究中，最常用的填补方法之一是在终点上应用末次观测值结转（last observation carried forward，LOCF）的简单填补方法。尽管 LOCF 在临床试验中简单且易于实施，但其有效性已经受到许多研究者的质疑。因此，在过去的十年中，寻找替代的有效统计方法来填补缺失值引起了广泛关注。实际上，相对于样本调查而言，临床研究的研究设计更加复杂，因此临床研究中的填补方法更加多样化。因此，许多在临床研究中常用的填补方法的统计性质仍然未知，尽管大多数在样本调查中使用的填补方法已经得到了充分地研究。因此，临床研究中的填补方法对于临床研究领域的统计学家提供了独特的挑战和机会。

第 6.2 节研究了常被使用的 LOCF 方法的统计性质和其有效性。本章的后续章节描述了一些常用的缺失值填补的统计方法。6.4 和 6.5 节介绍了一些最新的发展和简要的结论。

6.2　缺失数据填补

6.2.1　末次观测值结转

末次观测值结转（LOCF）分析是临床研究中在终点上最常用的数据填补方法。下面用一个示例来说明这个方法。考虑一个比较 r 种治疗的随机平行分组临床试验。每个患者随机分配到其中一种治疗中。根据方案，每个患者应接受连续 s 次访视。设 y_{ijk} 为第 i 组治疗中第 k 个受试者在第 j 次访视时的观察值。通常考虑以下统计模型：

$$y_{ijk} = \mu_{ij} + \varepsilon_{ijk},\ \text{其中}\ \varepsilon_{ijk} \sim N(0,\sigma^2) \tag{6.1}$$

其中 μ_{ij} 表示在第 j 次访视时第 i 种治疗的固定效应。如果没有缺失值，对治疗期间的主要比较将基于最后一次访视（$j = s$）的观察值，因为这反映了治疗周期结束时的治疗差异。然而，并不是每个受试者都完成研究。假设在第 i 组治疗中第 k 个受试者的最后一次可评估的访问是 $j^* < m$。然后可以使用 y_{ij*k} 的值来填补对应 t_{isk} 的值。填补后，使用常规的方差分析模型分析终点数据。我们将上述过程称为 LOCF。请注意，LOCF 方法通常是根据 ITT 原则使用的。ITT 总体包括所有随机分配的受试者。LOCF 方法在临床研究中常被使用，尽管它缺乏统计学的合理依据。接下来的章节中将研究它的统计特性和合理依据。

6.2.1.1　偏差－方差权衡

临床研究的目标通常是评估正在研究的测试治疗的安全性和疗效。通常会得出关于疗效参数的统计推断。在实践中，需要足够大的样本量来获得可靠的估计，并实现确立治疗的疗效所需的（统计）功效。估计量的可靠性可以通过偏差和变异度来评估。一个可靠的估计量应具有较小或零偏差的变异度。因此，我们将以 LOCF 方法为基础的估计量和以完成者为基础的估计量在偏差和变异度方面进行比较。为了说明问题，我们只关注一个治疗组有两次访问的情况。假设总共有 $n = n_1 + n_2$ 个随机受试者，其中 n_1 个受试者完成了整个试验，而剩下的 n_2 个受试者只在第一次访视时有观察值。设 y_{ik} 为第 i 次访问中第 k 个受试者的应答且 $\mu_i = E(y_{ik})$。我们感兴趣的参数是 μ_2。基于完成者的估计量是：

$$\bar{y}_c = \frac{1}{n_1}\sum_{k=1}^{n_1} y_{2k}$$

以 LOCF 为基础的估计量可以得到：

$$\bar{y}_{\text{LOCF}} = \frac{1}{n}\left(\sum_{i=1}^{n_1} y_{i2k} + \sum_{i=n_1+1}^{n} y_{i1k}\right)$$

可以验证 $\bar{y}_c$ 的偏差为 0，方差 σ_2/n_1，而 $\bar{y}_{\text{LOCF}}$ 的偏差为 $n_2(\mu_1 - \mu_2)/n$，方差 $\sigma_2/(n_1 + n_2)$。如上所述，尽管 LOCF 可能会引入一些偏差，但它降低了变异度。在临床试验中，通常有多次访问，如果 $j \approx s$，则 $\mu_j \approx \mu_s$。这意味着当患者在研究末期脱落，LOCF 是推荐的。然而，如果患者在研究开始时脱落，LOCF 的偏差可能很大。因此，建议谨慎解释基于 LOCF 的分析结果。

6.2.1.2 假设检验

在实践中，LOCF 被视为一种单纯的填补方法，用于检验零假设：

$$H_0: \mu_{1s} = \cdots = \mu_{rs}$$

其中 μ_{ij} 如式（6.1）所定义，Shao 和 Zhong（2003）对上述零假设下的 LOCF 的统计特性提供了另一种观点。更具体地说，他们根据患者从研究中脱落的时间将全部总体患者分成 s 个亚组人群。请注意，在他们的定义中，完成研究的患者被视为在研究结束时"脱落"的特殊情况。然后，μ_{ij} 表示治疗 i 下第 j 个亚组人群的总体均值。假设第 i 个治疗下的第 j 个亚组人群占据了整体总体 $p_{ij} \times 100\%$ 的。他们论证 ITT 分析的目标是检验以下假设：

$$H_0: \mu_1 = \cdots = \mu_r \tag{6.2}$$

其中：

$$\mu_i = \sum_{j=1}^{s} p_{ij}\mu_{ij}$$

根据上述假设，Shao 和 Zhong（2003）指出 LOCF 具有以下属性：

①在 $r = 2$ 的特殊情况下，在 H_0 假设下，LOCF 的渐进（$n_i \to \infty$）检验大小 $\leqslant \alpha$，当且仅当

$$\lim\left(\frac{n_2\tau_1^2}{n} + \frac{n_1\tau_2^2}{n}\right) \leqslant \lim\left(\frac{n_1\tau_1^2}{n} + \frac{n_2\tau_2^2}{n}\right)$$

其中：

$$\tau_i^2 = \sum_{j=1}^{s} p_{ij}\left(\mu_{ij} - \mu_i\right)^2$$

如果 $\lim(n_1/n) = n_2/n$ 或 $\tau_1^2 = \tau_2^2$，LOCF 从其渐进检验大小为 α 角度来讲是稳健的。请注意，实际上，$\tau_1^2 = \tau_2^2$ 是不切实际，除非对于所有的 j 都有 $\mu_{ij} = \mu_i$。但是在实践中，通常是 $n_1 = n_2$〔因此 $\lim(n_1/n) = n_2/n$〕。上述观察表明在 $n_1 = n_2$ 这种情况下，LOCF 依然是有效的。

②当 $r = 2$，$\tau_1^2 \neq \tau_2^2$ 和 $n_1 \neq n_2$ 时，LOCF 的渐近检验大小小于 α，如果满足如下：

$$(n_2 - n_1)\tau_1^2 < (n_2 - n_1)\tau_2^2 \tag{6.3}$$

如果不等式（6.3）中的符号翻转，LOCF 的渐近检验大小则大于 α。

③当 $r \geq 3$ 时，LOCF 的渐近检验大小通常不是 α，除非对于某些特殊情况，如 $\tau_1^2 = \tau_2^2 = \cdots = \tau_r^2 = 0$ 由于 LOCF 通常在 $r \geq 3$ 时不能产生渐近显著水平 α 的检验，Shao 和 Zhong（2003）提出了以下基于分层后思想的检验过程。如果 $T > \chi_{1-\alpha, r-1}^2$，则拒绝零假设 H_0，其中 $\chi_{1-\alpha, r-1}^2$ 是自由度为 $r-1$ 的卡方随机变量且：

$$T = \sum_{i=1}^{r} \frac{1}{\widehat{V}_i} \left(\bar{y}_{i\cdot\cdot} - \frac{\sum_{i=1}^{r} \bar{y}_{i\cdot\cdot} / \widehat{V}_i}{\sum_{i=1}^{r} 1 / \widehat{V}_i} \right)^2$$

$$\widehat{V}_i = \frac{1}{n_i(n_i-1)} \sum_{j=1}^{s} \sum_{k=1}^{n_{ij}} \left(y_{ijk} - \bar{y}_{i\cdot\cdot} \right)^2$$

在模型（6.1）和零假设（6.3）下，该过程可以计算出精确的 I 类错误。

6.2.2　均值 / 中位数填补

在临床研究中，我们也常常会遇到有序应答的缺失。对于这种类型的缺失数据，人们通常会考虑使用均值或中位数填补。设 x_i 为第 i 个受试者的有序应答，其中 $i = 1, \cdots, n$。我们关注的参数是 $\mu = E(x_i)$。假设 x_i 已观察到且 $i = 1, \cdots, n_1 < n$，其余的缺失。中位数填补将通过观察到的应答的中位数（即，x_i, $i = 1, \cdots, n_1$）来填补缺失的应答。中位数填补的优点是，通过合理地定义中位数，它可以让填补的应答在与原始的应答保持在相同的样本空间里。填补数据集的样本均值将被用作总体均值的估计量。然而，由于我们关注的参数是总体均值，中位数填补可能会导致有偏的估计。均值填补可以作为替代方法，该方法将通过观察到的单位的样本均值，即 $\left(\frac{1}{n_1}\right)\sum_{i=1}^{n_1} x_i$ 来填补缺失的值。均值填补的缺点是，填补的值可能不在原始应答的样本空间里。然而，可以证明填补数据集的样本均值是总体均值的一致估计量。其变异度可以通过 Rao 和 Shao（1987）提出的 jackknife 方法来评估。

在实践中，通常每个受试者会提供多个有序的应答。这些有序的应答的总和（总得分）通常被视为主要疗效参数。我们关注的参数是总得分的整体均值。在这种情况下，可以对每个治疗组内的每个有序的应答取均值 / 中位数进行填补。

6.2.3 回归填补

当协变量可用时，通常会考虑使用回归填补方法。回归填补假设应答和协变量之间的线性模型。回归填补方法已经被多位作者研究过（参见，例如，Srivastava 和 Carter，1986；Shao 和 Wang，2002）。设 y_{ijk} 为第 i 个治疗组中第 k 个受试者在第 j 次访视时的应答。考虑以下回归模型：

$$y_{ijk} = \mu_i + \beta_i x_{ij} + \varepsilon_{ijk} \tag{6.4}$$

其中 x_{ij} 是第 i 个治疗组中第 k 个受试者的协变量。在实践中，协变量 x_{ij} 可能是人口统计变量（例如，年龄，性别和种族）或患者的基线特征（例如，病史或疾病严重程度）。模型（6.4）显示这是一个回归填补的方法。设 $\hat{\mu}_i$ 和 $\hat{\beta}_i$ 分别表示基于完整数据集的 μ_i 和 β_i 的估计值。如果 y_{ijk} 缺失，其预测的均值 $y_{ijk}^* = \hat{\mu}_i + \hat{\beta}_i x_{ij}$ 将被用来填补。填补值被视为真实的应答，使用常规的 ANOVA 来进行分析。

6.3 列联表的边际 / 条件填补

在观察性研究中，二维列联表可以用来汇总二维分类数据。二维列联表中的每个单元格（分类）都由一个二维分类变量 (A, B) 定义，其中 A 和 B 分别在 $(1, \cdots, a)$ 和 $(1, \cdots, b)$ 中取值。可以根据单元（受试者）样本的 (A, B) 的观察应答来计算样本单元格的频数。统计上感兴趣的问题包括单元格概率的估计和拟合优度或两组分 A 和 B 的独立性的假设检验。在观察性研究中，可能会有多个层。假设在一个层次内，被抽样的单元独立地具有相同的概率，即：缺失 B 且观察到 A 的概率为 π_A，缺失 A 且观察到 B 的概率为 π_B，观察到 A 和 B 的概率为 π_C（在不同的填补类中，概率 π_A，π_B 和 π_C 可能不同）。由于 A 和 B 都缺失的单位被视为单元非应答者，因此在分析中被排除。因此，不失一般性，假设 $\pi_A + \pi_B + \pi_C = 1$。对于二维列联表，适当的填补方法将填补值保持在适当的样本空间是非常重要的。无论是在计算单元格概率还是假设检验（例如，检验独立性或拟合优度），相应的统计过程都基于列联表的频率计数。如果填补值超出样本空间，将产生实际上没有意义的额外类别。因此，Shao 和 Wang（2002）对两种热卡填补方法进行了深入研究。

6.3.1 简单随机抽样

考虑一个抽样单元，观察到 $A = i$ 但 B 缺失。Shao 和 Wang（2002）研究了两种填补方法。边际（或非条件）随机热卡填补方法通过从所有观察到 B 的单元中随机选择一个单元的 B 值来填补 B。条件热卡填补方法通过从所有观察到 B 和 $A = i$ 的单位中随机选择一个单位的 B 值来填补 B。所有的非应答者都被独立地填补。填补后，可以使用二维列联表数据分析中的标准公式来估计单元概率 p_{ij}，将填补值视为观察数据。将这些估计量记为 $\hat{p}_{ij}^I$，其中 $i = 1, \cdots, a$ 和 $j = 1, \cdots, b$。另：

$$\hat{p}^I = \left(\hat{p}_{11}^I, \ldots, \hat{p}_{1b}^I, \ldots, \hat{p}_{a1}^I, \ldots, \hat{p}_{ab}^I\right)'$$

和

$$p = (p_{11}, \cdots, p_{1b}, \cdots, p_{a1}, \cdots, p_{ab})$$

其中 $p_{ij} = P(A = i, B = j)$。直观地说，边际随机热卡填补可以得到 $p_{i\cdot} = P(A = i)$ 和 $p_{\cdot j} = P(B = j)$ 但不是 p_{ij} 的一致估计量。Shao 和 Wang（2002）证明了在条件热卡填补下的 $\hat{p}^I$ 是一致的，渐近无偏的，和渐近正态的。

定理 6.1：假设 $\pi_C > 0$。在条件热卡填补下，

$$\sqrt{n}(\hat{p}^I - p) \to dN\left(0, MPM' + (1 - \pi_C)P\right)$$

其中 $P = diag\{p\} - pp'$ 和

$$M = \frac{1}{\sqrt{\pi_C}}\left(I_{a \times b} - \pi_A diag\left\{p_{B|A}\right\}I_a \otimes U_b - \pi_B diag\left\{p_{A|B}\right\}U_a \otimes I_b\right)$$

$$p_{A|B} = (p_{11} / p_{\cdot 1}, \cdots, p_{1b} / p_{\cdot b}, \cdots, p_{a1} / p_{\cdot 1}, \cdots, p_{ab} / p_{\cdot b})'$$

$$p_{B|A} = (p_{11} / p_{1\cdot}, \cdots, p_{1b} / p_{1\cdot}, \cdots, p_{a1} / p_{a\cdot}, \cdots, p_{ab} / p_{a\cdot})'$$

其中 I_a 是一个 a 维单位矩阵，U_b 是一个维所有元素值都为的 1 方阵，$\otimes$ 是克罗内克积。

6.3.2　拟合优度检验

定理 6.1 的一个直接应用是对拟合优度进行 Wald 型检验。考虑以下形式的零假设 $H_0: p = p_0$，其中 p_0 是一个已知的向量。在 H_0 假设下，

$$X_W^2 = n\left(\hat{p}^* - p_0^*\right)'\hat{\Sigma}^{*-1}\left(\hat{p}^* - p_0^*\right) \to_d \chi_{ab-1}^2$$

其中 χ_v^2 表示服从自由度为的卡方分布的随机变量，$\hat{p}^*(p_0^*)$ 是通过去掉 $\hat{p}^I(p_0)$ 最后一个元素得到的，$\hat{\Sigma}^*$ 是 $\hat{p}^*$ 的估计渐近协方差矩阵，它可以通过去掉 $\hat{\Sigma}$ 的最后一行和列得到，其中 $\hat{\Sigma}$ 是 $\hat{p}^I$ 的估计的渐近协方差矩阵。注意，$\hat{\Sigma}^{*-1}$ 的计算是复杂的，Shao 和 Wang（2002）提出了一个简单的通过匹配一阶矩的标准 Pearson 卡方统计量修正方法，这是由 Rao 和 Scott（1987）提出的一种方法。让：

$$X_G^2 = n\sum_{j=1}^b \sum_{i=1}^a \frac{\left(\hat{p}_{ij}^I - p_{ij}\right)^2}{p_{ij}}$$

值得注意的是，在条件填补下，X_G^2 的渐进期望是：

$$D = \frac{1}{\pi_C}(ab + \pi_A^2 a + \pi_B^2 b - 2\pi_A a - 2\pi_B b + 2\pi_A \pi_B + 2\pi_A \pi_B \delta) - \pi_C ab + (ab-1)$$

设 $\lambda = D/(ab-1)$。然后，X_G^2/λ 的渐近期望是 $ab-1$，这是具有 $ab-1$ 自由度的标准卡方变量的一阶矩。因此，X_G^2/λ 可以像正常的卡方统计量一样用来检验拟合的优度。然而，应该注意的是，这只是一个近似的检验过程，它并不是渐近正确的。根据 Shao 和 Wang 的模拟研究，这个检验在中等样本大小下表现得相当好。

6.4 独立性检验

当没有缺失数据时，A 和 B 之间的独立性可以通过以下的卡方统计量来检验：

$$X^2 = n\sum_{j=1}^{b}\sum_{i=1}^{a}\frac{(\hat{p}_{ij}^I - \hat{p}_{i\cdot}\hat{p}_{\cdot j})^2}{\hat{p}_{i\cdot}\hat{p}_{\cdot j}} \to d\chi_{(a-1)(b-1)}^2$$

了解上述卡方统计量在边际和条件填补下的渐近表现是很有意思的。在零假设 A 和 B 是独立的情况下，条件热卡填补可得：

$$X^2 \to_d (\pi_C^{-1} + 1 - \pi_C)\chi_{(a-1)(b-1)}^2$$

边际热卡填补可得：

$$X_{MI}^2 \to_d \chi_{(a-1)(b-1)}^2$$

6.4.1 分层简单随机抽样结果

当分层的层数较少时，分层抽样也常用于医学研究。例如，大型流行病学研究通常由几个大型中心执行。这些中心通常被视为层。对于这类研究，层数并不是很大；然而，每个分层内的样本量非常大。因此，通常在每个层内进行填补。在第 h 个层内，假设我们获得了大小为 n_h 的简单随机样本，且跨层的样本是独立获得的。总样本量是 $n = \sum_{h=1}^{H} n_h$，其中 H 是层数，n_h 是第 h 层内的样本量。感兴趣的参数是总体单元概率向量 $p = \sum_{h=1}^{H} w_h p_h$，其中 w_h 是第 h 层的权重。基于条件填补的 p 的估计量通过 $\hat{p}^I = \sum_{h=1}^{H} w_h \hat{p}_H$ 获得。假设随着 $n \to \infty$，$n_h/n \to p$，$h = 1, \cdots, H$。然后，直接应用定理 6.1 可得：

$$\sqrt{\pi}(\hat{p}^I - p) \to_d N(0, \Sigma)$$

其中：

$$\Sigma = \sum_{h=1}^{H} \frac{w_h^2}{p_h} \Sigma_h$$

且 Σ_h 是定理 6.1 的 Σ，不过是限制在第 h 层内的。

6.4.2　当层数较多时

在医学调查中，层数（H）可能非常大，而每个层内的样本量很小。一个典型的例子是通过家庭进行的医学调查。然后，每个家庭都可以被视为一个层，家庭内的所有成员都成为该层内的样本。在这种情况下，层内填补方法是不切实际的，因为在一个层内可能没有完成者。作为一种替代方法，Shao 和 Wang（2002）提出了在假设 $(\pi_{h,A}, \pi_{h,B}, \pi_{h,C})$ 为常数下进行跨层填补的方法，其中 $h = 1, \cdots, H$。更具体地说，另 $n_{h,ij}^C$ 表示在第 h 层中 $A = i$ 和 $B = j$ 的完成者数量。对于观察到 $B = j$ 但缺失 A 的第 k 个填补类中的抽样单元，根据以下的条件概率填补缺失值为 i：

$$p_{ij} \mid B, k = \frac{\sum_h w_h n_{h,ij}^C / n_h}{\sum_h w_h n_{h,\cdot j}^C / n_h}$$

相似的，对于观察到 $A = i$ 但缺失 B 的第 k 个填补类中的抽样单元，根据以下的条件概率，缺失值填补为 j：

$$p_{ij} \mid A, k = \frac{\sum_h w_h n_{h,ij}^C / n_h}{\sum_h w_h n_{h,i\cdot}^C / n_h}$$

注意到 $\hat{p}^I$ 可以通过忽略填补类并将填补值视为观察数据来计算。以下的结果建立了基于跨层条件热卡填补 $\hat{p}^I$ 的渐进正态性。

定理 6.2：对于所有的 h，另 $(\pi_{h,A}, \pi_{h,B}, \pi_{h,C}) = (\pi_A, \pi_B, \pi_C)$。进一步假设 $H \to \infty$ 和存在常数 c_j，$j = 1, \cdots, 4$ 使得对于所有 h 有 $n_h \leq c_1$，$c_2 \leq H w_h \leq c_3$，$p_{h,ij} \geq c_4$。则：

$$\sqrt{\pi}(\hat{p}^I - p) \to_d N(0, \Sigma)$$

其中 Σ 是以下算式的极限：

$$n\left(\sum_{h=1}^{H} \frac{w_h^2}{n_h} \Sigma_h + \Sigma_A + \Sigma_B \right)$$

6.5 最新进展

6.5.1 缺失数据的其他方法

如前所述，根据缺失数据的机制，可以选择不同的方法来解决医学问题。除了本章前面几节描述的方法外，通常考虑的方法包括重复测量的混合效应模型（mixed effects model for repeated measures，MMRM）、加权和未加权广义估计方程（generalized estimating equations，GEE）、基于多重填补的广义估计方程（multiple-imputation-based GEE，MI-GEE）和完全病例（complete-case，CC）的协方差分析（analysis of covariance，ANCOVA）。关于缺失数据插补的最新进展，Journal of Biopharmaceutical Statistics（JBS）出版了一期关于缺失数据的专刊——预防和分析（JBS，19，No. 6，2009，Ed. G. Soon）。下面将会简要概述缺失数据填补方面的最新发展。

对于一个纵向时间序列数据治疗效应模型和一个依赖于未观测到的结果的有信息的脱落，只能通过随机的回归系数获得的情况下，Kong 等（2009）提出了一种分组方法来较正治疗效应估计的偏差。他们提出的方法可以改进当前的方法（例如，LOCF 和 MMRM）并在治疗效应推断中给出更稳定的结果。Zhang 和 Paik（2009）提出了一类无偏估计方程，使用成对条件技术处理在良性不可忽略的缺失下使用广义线性混合模型的问题，该方法不需要指定缺失机制模型。提出的统计量在某些条件下被证明是一致性的和渐进正态的。

Moore 和 van der Laan（2009）应用了目标的极大似然方法，提供了一个利用在随机试验中常常收集的协变量数据的检验。当删失是无的信息，该方法的假设条件不需要超出 log-rank 检验的假设条件。基于这种方法还提供了 2 种方法：①基于替代的方法，该方法目标治疗和时间特定的生存，从中估计出 log-rank 参数；②直接目标 log-rank 参数。另外，Shardell 和 El-Kamary（2009）使用粗化数据框架，在数据不完全的情况下进行敏感性分析。所提出的方法（在模式混合模型下）允许偏离随机粗化的假设，这是随机缺失和独立删失的一种广义形式。

Alosh（2009）通过探究缺失数据对过渡模型即对纵向计数数据的一阶广义自回归模型的影响，来研究了计数数据的数据缺失问题。Rothmann 等（2009 年）从 ITT 原则的角度评估了 2005 年 8 月至 2008 年 10 月递交到美国 FDA 抗癌生物制品临床试验在最重要疗效终点的失访情况，并根据结果提供了建议。

DeSouza 等（2009）通过大量的蒙特卡罗研究，探究了这些方法在分析有脱落的临床试验数据中的相对表现。结果表明，对于小到中等样本大小且在 MAR 脱落下，

MMRM 分析方法提供了最优解决方案，可最小化纵向正态连续数据缺失而产生偏差。对于非正态数据，MI-GEE 也许是一个好的备选方法，因为它比加权 GEE 方法表现更好。

Yan 等（2009）讨论了用于处理医疗设备临床试验中缺失数据的方法，重点关注了临界点分析，这个作为评估缺失数据影响的通用方法。Wang 等（2009）在结果和辅助依赖子抽样的框架下，研究了生物标志物在大型前瞻性研究中预测临床结果的性能，并提出了一种半参数经验似然方法来估计生物标志物和临床结果之间的关联。Nie 等（2009）通过比较边际方法和方差组分混合效应模型方法，处理了因检测限制而删失的实验室数据。

6.5.2　缺失数据中估计目标的使用

估计目标是统计分析中需要估计的参数。该术语更清楚地区分了从获得这个参数的函数中得到的推断的目标，即估计量，和从给定数据集中获得的特定值，即估计（Mosteller 和 Tukey，1987）。为了区分术语估计量和估计目标，考虑以下例子。设 X 是一个服从正态分布，均值为 μ，方差为 σ^2 的随机变量。方差通常由样本方差 s^2 估计，这是 σ^2 的估计量，σ^2 被称为估计目标。估计量反映了为了解答试验提出的科学问题而需要估计的内容。在实践中，估计目标选择涉及感兴趣的群体、感兴趣的终点和干预治疗效应的测量。干预治疗效应的测量也许需要考虑到随机化后一些事件的影响，如脱落、不依从、研究中止、干预治疗中止、治疗切换、补救药物、死亡等。

如 NRC（2010）所示，估计目标与分析的目的或目标密切相关。它描述了基于感兴趣的问题需要估计的内容。在临床试验中，由于估计目标通常没有缺失数据的特定假设，因此合理的做法是使用不同的估计量对同一估计目标进行敏感性分析，以检验对不同缺失数据机制假设的推断的稳健性（ICH，2017）。根据 ICH-E9-R1 关于估计目标和敏感性分析的补充，估计目标是由以下属性定义：①目标人群；②感兴趣的结局；③反映在研究问题中的随机化后事件（例如，脱落、治疗中止、不依从和补救药物）的处理说明；④终点的汇总。所有的敏感性分析都应该处理同一主要估计目标的缺失数据问题。此外，所有在敏感性分析中变化的模型假设都应该与感兴趣的估计目标统一。需要注意的是，也可以为次要/探索性的估计目标计划敏感性分析，并相应地与其对应的估计目标保持一致。

6.5.3　不完全数据结构下的统计方法

6.5.3.1　简介

在临床试验中，统计推断是基于依赖于随机化的概率结构得出的。在数据缺失的情况下，统计推断应该基于在不完全数据结构下开发的有效的统计方法，而不是基于数据缺失填补的方法。为了示例，考虑在不完全数据下的两序列三阶段交叉设计的统计方法（Chow 和 Shao，1997）。

交叉设计是一种改良的随机区组设计，其中每个受试者在不同的阶段接受多于一种的治疗。交叉设计允许在治疗之间进行受试者内比较（即每个受试者作为他/她自己的对照）。交叉设计在文献中已经有广泛的讨论（例如，Brown，Jones 和 Kenward）。特别是，标准的两序列二阶段交叉设计是被 FDA 肯定的用于评价药品之间生物等效性的方法。为了评估两种治疗方法 A 和 B 之间的差异，我们描述了如下的标准两序列两阶段交叉设计。受试者被随机分配到两个治疗序列中的其中一个序列中。序列 1 的受试者在第一剂量阶段接受治疗 A，然后在第二剂量阶段交叉接受治疗 B，而序列 2 的受试者在两个剂量阶段按照 B 和 A 的顺序接受治疗。

设 y_{kij} 表示第 k 个序列中第 i 个受试者在第 j 个阶段的结果。然后，我们可以用以下模型描述 y_{kij}：

$$y_{kij} = \mu + p_j + q_k + t_{g(k,j)} + c_{h(k,j)} + r_{ki} + e_{kij} \tag{6.5}$$

其中，μ 是总均值；p_i 是第 j 阶段的固定效应，$j = 1, 2$，且 $p_1 + p_2 = 0$；q_k 是第 k 个序列的固定效应 $k = 1, 2$，且 $q_1 + q_2 = 0$，$t_g(k, j)$ 是固定的治疗效应；如果 $k = j$，则 $g(k, j) = A$，如果 $k \neq j$，则 $g(k, j) = B$，且 $t_A + t_B = 0$；$C_h(k, j)$ 是治疗 A 或 B 固定的残留效应；$C_h(1, 1) = C_h(2, 1) = 0$；$h(1, 2) = A$，$h(2, 2) = B$，且 $C_A + C_B = 0$；r_{ik} 是第 k 个序列中第 i 个受试者的随机效应；$i = 1, \cdots, n_k$；e_{kij} 是一个随机测量误差。在式（6.5）中的残留效应 C_h 是药品效应在剂量阶段结束后仍然存在的效应。它与治疗效应 t_g 不同，后者是在治疗期间的直接治疗效应。我们可以从式（6.5）中看到，模型中有 5 个独立的固定效应参数：μ，p_1，q_1，t_A 和 C_A。一般来说，不可能得到这五个参数的无偏估计量。如果在剂量阶段有足够的清洗时间，那么我们可以忽略残留效应，即 $C_A = C_B = 0$，我们可以使用 4 个观察样本均值的线性组合来估计：μ，p_1，q_1 和 t_A，

$$\bar{y}_{kj} = \frac{1}{n_k} \sum_{i=1}^{n_k} y_{kij} \tag{6.6}$$

其中 $j = 1, 2$，$k = 1, 2$。由于标准的两序列两阶段交叉设计在存在延续效应时不能提供治疗和延续效应的无偏估计，因此建议使用重复交叉设计。最简单和最常用的重复交叉设计是两序列三阶段交叉设计（Chow 和 Liu，1992a，2013），可以通过简单地在标准的两序列二阶段交叉设计中增加一个额外的阶段得到，使得序列 1 的受试者按照 A，B 和 B 的顺序接受 3 种治疗，序列 2 的受试者按照 B，A 和 A 的顺序接受三种治疗。两序列三阶段交叉设计的数据仍然可以用模型（6.5）描述，除了 $j = 1, 2, 3$ 且 $p_1 + p_2 + p_3 = 0$，当 $k = j$ 或 $(k, j) = (2, 3)$ 时，$g(k, j) = A$，否则 $g(k, j) = B$，$C_h(k, 1) = 0$，$h(1, 2) = h(2, 3) = A$ 和 $h(2, 2) = h(1, 3) = B$。这里有 6 个独立的固定效应参数，可以使

用式（6.6）中所定义的观察样本均值 $\overline{y}_{kj}$ 的线性组合进行无偏估计，$j = 1, 2, 3$，$k = 1$, 2（Jones 和 Kenward，1989；Chow 和 Liu，1992a，2008，2013）。

在临床试验中，数据集经常因各种原因（违反方案，测定方法失败，失访等）而不完整。由于两序列三阶段交叉设计中有 3 个阶段，受试者可能在第 3 阶段退出，因为他们需要更频繁地返回进行检测。此外，由于成本或其他管理原因，有时并非所有的受试者都接受第 3 阶段的治疗。人们不能直接将交叉设计的标准统计方法应用于不完整或不平衡的数据集。从两序列三阶段交叉设计的不完整数据集分析的一种简单而朴素的方法是排除那些没有接受所有 3 种治疗的受试者的数据，这样就可以将数据集视为来自一个样本量较小的两序列三阶段交叉设计试验。然而，当脱落率太大时，这可能会导致效率大幅度损失。

6.5.3.2　不完全数据的 2×3 交叉设计的统计方法

本节旨在描述 Chow 和 Shao（1997）提出的一种统计方法，用于分析来自两序列、三阶段交叉设计的不完整或不平衡数据。Chow 和 Shao 的提出的方法充分利用了至少完成了两个研究阶段的受试者数据，以获得比排除数据的方法更有效的估计量。Chow 和 Shao 假设模型（6.5）成立，$\{r_{ki}\}$ 和 $\{e_{kij}\}$ 是相互独立的，且 e_{kij} 服从 $N(0, \sigma_e^2)$ 的分布。此外，假设随机效应 r_{ki} 服从 $N(0, \sigma_a^2)$ 的分布。对随机效应的正态性假设比对随机测量误差的正态性假设更为严格。首先，让我们考虑没有缺失数据的情况，在对 r_{ki} 和 e_{kij} 的正态性假设下的

$$\beta = (\mu, p_1, p_2, q_1, t_A, c_A)'$$

极大似然估计量存在，但其精确分布可能没有已知的形式，因此，基于极大似然估计量的 β 的精确的置信区间可能不存在。β 的普通最小二乘（LS）估计量为：

$$\widehat{\beta}_{LS} = A\overline{y} \tag{6.7}$$

其中：

$$A = \frac{1}{2}\begin{bmatrix} \frac{1}{3} & \frac{1}{3} & \frac{1}{3} & \frac{1}{3} & \frac{1}{3} & \frac{1}{3} \\ \frac{2}{3} & -\frac{1}{3} & \frac{1}{3} & \frac{2}{3} & -\frac{1}{3} & \frac{1}{3} \\ -\frac{1}{3} & \frac{2}{3} & -\frac{1}{3} & -\frac{1}{3} & \frac{2}{3} & \frac{1}{3} \\ \frac{1}{2} & \frac{1}{4} & \frac{1}{4} & \frac{1}{2} & \frac{1}{4} & \frac{1}{4} \\ \frac{1}{2} & -\frac{1}{4} & -\frac{1}{4} & \frac{1}{2} & \frac{1}{4} & \frac{1}{4} \\ 0 & \frac{1}{2} & -\frac{1}{2} & 0 & -\frac{1}{2} & \frac{1}{2} \end{bmatrix} \tag{6.8}$$

和

$$\bar{y} = \begin{bmatrix} \bar{y}_1 \\ \bar{y}_2 \end{bmatrix}, \bar{y}_k = \frac{1}{n_k} \sum_{i=1}^{n_k} y_{ki}, y_{ki} = \begin{bmatrix} y_{ki1} & y_{ki2} & y_{ki3} \end{bmatrix}'$$

即 LS 估计量的成分是样本均值 $\bar{y}_{kj}$ 的线性组合。比如，治疗效应的 LS 估计量 $\delta = t_A - t_B = 2t_A$ 是

$$\hat{\delta}_{LS} = \frac{1}{2}\bar{y}_{11} - \frac{1}{4}\bar{y}_{12} - \frac{1}{4}\bar{y}_{13} - \frac{1}{4}\bar{y}_{21} + \frac{1}{4}\bar{y}_{22} + \frac{1}{4}\bar{y}_{23}$$

在对 r_{ki} 和 e_{kij} 的正态性假设下，我们可以使用式（6.7）和式（6.8）获得 β 的任何指定成分的精确的置信区间，因为 $\hat{\beta}_{LS}$ 的任何成分都可以写成：$c'\bar{y}_1 + c'\bar{y}_2$，其中 c 是一个合适的三维向量。

现在我们考虑有缺失数据的情况。在不失一般性的情况下，我们假设在第 k 个序列中，前 m_{k1} 个受试者拥有所有三个阶段的数据，而接下来的 $m_{k2}-m_{k1}$ 个受试者拥有第 1 和 2 阶段的数据，接下来的 $m_{k3}-m_{k2}$ 个受试者拥有第 2 和 3 阶段的数据，最后 n_k-m_{k3} 个受试者拥有第 1 和 3 阶段的数据，其中 $0 \le m_{k1} \le m_{k2} \le m_{k3} \le n_k$（只有一个阶段数据的受试者被排除）。样本量 m_{kl} 可能是随机的，y_{kij} 是否缺失可能取决于 y_{kij} 的值。由于 y_{kij} 的联合分布（或给定 m_{kl} 的 y_{kij} 条件联合分布）是未知的，因此很难对 β 进行推断。然而，很可能 y_{kij} 是否缺失与测量误差 e_{kij} 无关（即，m_{kl} 仅与随机受试者效应 r_{ki} 相关）。如果这是正确的，那么我们可以根据与随机受试者效应无关的转换数据集对 β 的某些成分进行推断（参见例如 Mathew 和 Sinha，1992；Weerakkody 和 Johnson，1992）。更准确地，我们可以把模型（6.5）写成

$$y = X\beta + Zr + e$$

考虑线性变换 Hy 且 $Hz = 0$，其中 X, Z 和 H 是合理定义的矩阵，y, r 和 e 分别是 y_{kij}，r_{ki} 和 e_{kij} 的向量。

因为：

$$Hy = HX\beta + He \qquad (6.9)$$

如果 e 是正态的且独立于 m_{kl}，那么在给定 m_{kl} 下，Hy 的条件分布依然是正态的。

在模型（6.9）下，我们通常无法估计 β 的所有成分。对于临床试验、生物利用度和生物等效性研究中的许多问题，主要关注的参数通常是治疗效应 $\delta = t_A - t_B$ 和残留效应 $\gamma = C_A - C_B$。在以下内容中，我们考虑一个特殊的变换 H，它相当于取受试者内（两个阶段之间）的差异并产生 p_1，p_2，δ 和 γ 的无偏估计量。考虑受试者内的差异（通过取一个缺失值的受试者的两个数据点之间的差异，或者对没有缺失数据的受试者，取前两个阶段的数据和最后两个阶段的数据之间的差异）：

$$d_{1i1} = y_{1i1} - y_{1i2} = p_1 - p_2 + t_A - t_B - c_A + e_{1i1} - e_{1i2}, 1 \leq i \leq m_{12}$$

$$d_{1i2} = y_{1i2} - y_{1i3} = p_2 - p_3 + c_A - c_B + e_{1i2} - e_{1i3}, 1 \leq i \leq m_{11} \text{ or } m_{12} < i \leq m_{13}$$

$$d_{1i3} = y_{1i1} - y_{1i3} = p_1 = p_3 + t_A - t_B - c_B + e_{1i1} - e_{1i3}, m_{13} < i \leq n_1$$

$$d_{2i1} = y_{2i1} - y_{2i2} = p_1 - p_2 - t_A + t_B - c_B + e_{2i1} - e_{2i2}, 1 \leq i \leq m_{22}$$

$$d_{2i2} = y_{2i2} - y_{2i3} = p_2 - p_3 - c_A + c_B + e_{2i2} - e_{2i3}, 1 \leq i \leq m_{21} \text{ or } m_{22} < i \leq m_{23}$$

$$d_{2i3} = y_{2i1} - y_{2i3} = p_1 - p_3 - t_A + t_B - c_B + e_{2i1} - e_{2i3}, m_{23} < i \leq n_2$$

让 d 是这些差异的向量（按照受试者的顺序排列）。对于满足 $HZ = 0$ 的某个 H（我们可以显性地得到矩阵 H，但这是不必要的），d 与 r 和 Hy 独立。假设 m_{kl} 与 e 独立，我们得到：

$$d \sim N\left(W\theta, \sigma_e^2 G\right) \tag{6.10}$$

（在 m_{kl} 的条件下），其中：

$$\theta = \left(p_1 - p_2, p_2 - p_3, \delta, \gamma\right)'$$

$$W = \begin{bmatrix} 1_{m_{11}} \otimes \begin{bmatrix} 1 & 0 & 1 & -\frac{1}{2} \\ 0 & 1 & 0 & 1 \end{bmatrix} \\ 1_{m_{12}-m_{11}} \otimes \begin{bmatrix} 1 & 0 & 1 & -\frac{1}{2} \end{bmatrix} \\ 1_{m_{13}-m_{12}} \otimes \begin{bmatrix} 1 & 0 & 1 & 1 \end{bmatrix} \\ 1_{n_1-m_{13}} \otimes \begin{bmatrix} 1 & 1 & 1 & \frac{1}{2} \end{bmatrix} \\ 1_{m_{21}} \otimes \begin{bmatrix} 1 & 0 & -1 & \frac{1}{2} \\ 0 & 1 & 0 & -1 \end{bmatrix} \\ 1_{m_{22}-m_{21}} \begin{bmatrix} 1 & 0 & -1 & \frac{1}{2} \end{bmatrix} \\ 1_{m_{23}-m_{22}} \otimes \begin{bmatrix} 0 & 1 & 0 & -1 \end{bmatrix} \\ 1_{n_2-m_{23}} \otimes \begin{bmatrix} 1 & 1 & -1 & -\frac{1}{2} \end{bmatrix} \end{bmatrix}$$

和

$$G = \begin{bmatrix} I_{m_{11}} \otimes \begin{bmatrix} 2 & -1 \\ -1 & 2 \end{bmatrix} & 0 & 0 & 0 \\ 0 & 2I_{n_1 - m_{11}} & 0 & 0 \\ 0 & 0 & I_{m_{21}} \otimes \begin{bmatrix} 2 & -1 \\ -1 & 2 \end{bmatrix} & 0 \\ 0 & 0 & 0 & 2I_{n_2 - m_{21}} \end{bmatrix}$$

其中 $\otimes$ 是克罗内克积，1_v 是 v 维的元素为 1 的向量，I_v 是 v 阶的单位矩阵，0 是合适阶数的全 0 矩阵。在模型（6.10）下，θ 的极大似然估计量是加权的最小二乘估计量：

$$\hat{\theta}_H = (W'G^{-1}W)^{-1} W'G^{-1}d$$

由最小二乘理论我们直接获得以下 $\hat{\theta}_H$ 的协方差矩阵的估计量：

$$\hat{\sigma}_e^2 (W'G^{-1}W)^{-1}$$

其中：

$$\hat{\sigma}_e^2 = \frac{d'\left[G^{-1} - G^{-1}W(W'G^{-1}W)^{-1}W'G^{-1} \right]d}{n_1 + m_{11} + n_2 + m_{21} - 4}$$

（残差平方和除以自由度之和）。然后我们可以使用固定向量 l 和以下的事实构建一个 $l'\theta$ 的精确置信区间：

$$\frac{l'\hat{\theta}_H - l'\theta}{\hat{\sigma}_e \sqrt{\left\{ l'(W'G^{-1}W)^{-1}l \right\}}}$$

是一个自由度为 $n_1 + m_{11} + n_2 + m_{21} - 4$ 的 t 分布。

6.5.3.3 一个特殊情况

如我们在上一小节中讨论的，缺失数据在研究的第 3 阶段通常是一个更严重的问题。我们现在得到了在特殊情况下 $\hat{\theta}_H, \sigma_e^2, (W'G^{-1}W)^{-1}$ 的简化公式，即在前两个阶段没有缺失数据的情况下：$1 \leqslant m_{k1} \leqslant m_{k2} = m_{k3} = n_k$。我们假设 $m_{k1} \geqslant 1$；否则设计变成了一个两序列二阶段交叉设计。让 $m_k = m_{k1}$，

$$\bar{d}_{kj} = \frac{1}{n_k} \sum_{i=1}^{n_k} d_{kij} \text{ 和 } \tilde{d}_{kj} = \frac{1}{m_k} \sum_{i=1}^{m_k} d_{kij}, j = 1, 2, k = 1, 2$$

则可以验证：

$$\hat{\theta}_H = \frac{1}{2}\begin{bmatrix} \bar{d}_{11} + \bar{d}_{21} \\ -\frac{1}{2}\bar{d}_{11} + \frac{1}{2}\tilde{d}_{11} + \tilde{d}_{12} - \frac{1}{2}\bar{d}_{21} + \frac{1}{2}\tilde{d}_{21} + \tilde{d}_{22} \\ \frac{3}{4}\bar{d}_{11} + \frac{1}{4}\tilde{d}_{11} + \frac{1}{2}\tilde{d}_{12} - \frac{3}{4}\bar{d}_{21} - \frac{1}{4}\tilde{d}_{21} - \frac{1}{2}\tilde{d}_{22} \\ -\frac{1}{2}\bar{d}_{11} + \frac{1}{2}\tilde{d}_{11} + \tilde{d}_{12} + \frac{1}{2}\bar{d}_{21} - \frac{1}{2}\tilde{d}_{21} - \tilde{d}_{22} \end{bmatrix} \tag{6.11}$$

$$\hat{\sigma}_e^2 = \frac{\sum_{k=1}^{2}\left[\frac{2}{3}\sum_{i=1}^{mk}\left(d_{ki1}^2 + d_{ki2}^2 + d_{ki1}d_{ki2}\right) + \frac{1}{2}\sum_{i=mk+1}^{nk}d_{ji1}^2 - \frac{n_k}{2}\bar{d}_{k1}^2 - \frac{m_k}{2}\left(\tilde{d}_{k1} + 2\tilde{d}_{k2}\right)^2\right]}{n_1 + m_1 + n_2 + m_2 - 4} \tag{6.12}$$

且对称矩阵 $(\boldsymbol{W}'\boldsymbol{G}^{-1}\boldsymbol{W})^{-1}$ 的上三角部分如下所示：

$$\begin{bmatrix} \frac{1}{2}\left(\frac{1}{n_1}+\frac{1}{n_2}\right) & -\frac{1}{4}\left(\frac{1}{n_1}-\frac{1}{n_2}\right) & \frac{3}{8}\left(\frac{1}{n_1}-\frac{1}{n_2}\right) & -\frac{1}{4}\left(\frac{1}{n_1}+\frac{1}{n_2}\right) \\ & \frac{1}{8}\left(\frac{1}{n_1}+\frac{1}{n_2}+\frac{3}{m_1}+\frac{3}{m_2}\right) & -\frac{3}{16}\left(\frac{1}{n_1}-\frac{1}{n_2}-\frac{1}{m_1}-\frac{1}{m_2}\right) & \frac{1}{8}\left(\frac{1}{n_1}-\frac{1}{n_2}+\frac{3}{m_1}-\frac{3}{m_2}\right) \\ & & \frac{3}{32}\left(\frac{3}{n_1}+\frac{3}{n_2}+\frac{1}{m_1}+\frac{1}{m_2}\right) & -\frac{3}{16}\left(\frac{1}{n_1}+\frac{1}{n_2}-\frac{1}{m_1}-\frac{1}{m_2}\right) \\ & & & \frac{1}{8}\left(\frac{1}{n_1}+\frac{1}{n_2}+\frac{3}{m_1}+\frac{3}{m_2}\right) \end{bmatrix}$$

我们也感兴趣关于 $m_k = n_k$ 的情况（也就是说，在所有三个阶段都没有缺失数据）。从式（6.11）和当 $m_k = n_k$ 时 $\tilde{d}_{kj} = \hat{d}_{kj}$，

$$\hat{\theta}_H = \frac{1}{2}\begin{bmatrix} \bar{d}_{11} + \bar{d}_{21} \\ \bar{d}_{12} + \bar{d}_{22} \\ \bar{d}_{11} + \frac{1}{2}\bar{d}_{12} - \bar{d}_{21} - \frac{1}{2}\bar{d}_{22} \\ \bar{d}_{12} - \bar{d}_{22} \end{bmatrix} \tag{6.13}$$

将式（6.7）和式（6.8）与式（6.13）相比，我们有：

$$\hat{\theta}_H = \hat{\theta}_{LS} = B\hat{\beta}_{LS}$$

其中：

$$B = \begin{bmatrix} 0 & 1 & -1 & 0 & 0 & 0 \\ 0 & 1 & 2 & 0 & 0 & 0 \\ 0 & 0 & 0 & 0 & 2 & 0 \\ 0 & 0 & 0 & 0 & 0 & 2 \end{bmatrix}$$

这引出了 2 个有趣的观点：①当没有缺失数据时，我们的方法就简化成了最小二乘法；②当没有数据缺失时，最小二乘估计量 $\hat{\theta}_{LS}$ 并不依赖于随机受试者的效应 r_{ki}。因此，它的性质并不依赖于对 r_{ki} 的正态性假设。

6.5.3.4　一个例子

一项两序列三阶段交叉试验，旨来比较两种在被诊断为黄体期晚期焦虑障碍（通常称为显著的经前综合征）女性中的治疗方法。在记录了患者的每日症状 1 ~ 3 个月后，患者在整个月经周期内接受安慰剂治疗，首次用药时间是在月经期附近。在接受活性治疗之前，每位患者接受 1 个月的清洗期，以排除研究中可能对安慰剂有反应的患者。清洗期后，患者在两个完整的月经周期内接受治疗 A 或治疗 B 的双盲治疗。两个周期后，患者以双盲方式交叉接受另一种治疗方法，进行另外 2 个完整的月经周期。然后，患者接受第 3 次双盲治疗，使用第二种治疗药物进行最后两个周期。

基于抑郁评分来进行疗效分析，即每位患者在每个治疗阶段完成的症状检查表中的 13 个症状的回应之和。抑郁评分在表 6.1 中展示。在这个例子中，前 2 个阶段没有缺失数据；$n_1 = 32$，$n_2 = 36$，$m_1 = 24$ 和 $m_2 = 18$。两个序列的脱落率分别为 75% 和 50%。

我们假设模型（6.5），并关注治疗效应 $\delta = t_A - t_B$ 和残留效应 $\gamma = C_A - C_B$。使用式（6.11），我们有

$$\hat{\delta}_H = -3.65 \text{ 和 } \hat{\gamma}_H = -1.94$$

根据式（6.12）计算得到 σ_e^2 估计值是 $\hat{\sigma}_e^2 = 60.62$。使用前一小节给出的公式，可以得到以下 95% 置信区间：

$$\delta:(-6.13, -1.18) \text{ 和 } \gamma:(-5.17, 1.29)$$

$\delta = 0$ 的双侧 t 检验的 P 值为 0.004，而 $\gamma = 0$ 的双侧 t 检验的 P 值为 0.234。因此，在这个例子中，我们有充分的理由相信治疗效应显著，但残留效应不显著。由于残留效应不显著，人们可能会想知道如果使用标准的两阶段交叉设计会发生什么。为了进行比较和说明，我们删除了完整接受了三种治疗患者中第三阶段的数据（即我们将数据视为来自标准的二阶段交叉设计），并使用两序列两阶段交叉设计的标准方法重新进行分析。δ 的估计结果为 –2.38；δ 的 95% 置信区间为（–5.30，0.53），$\delta = 0$，的双侧 t 检验的 p 值为 0.108。请注意，基于两阶段数据的置信区间长度比基于三阶段（不完整）数据的置信区间长度长约 15%。更重要的是，根据两阶段的数据，我们没有充足的证据，所以既不能拒绝也不能接受 $\delta = 0$，统计学家可能会得出需要进行更多实验来检测是否存在治疗效果的结论。另外，当有了额外的第三阶段（不完整）数据，我们得出了治疗效应显著的结论。此外，我们强调，使用两序列两阶段交叉设计无法评估延续效应，从而 $\gamma = 0$ 是使用这种设计时的必要假设。

第 6 章　缺失数据

表 6.1　抑郁分数 y_{kij}

患者	序列	阶段 1	阶段 2	阶段 3	患者	序列	阶段 1	阶段 2	阶段 3
1	1	20	22	26	35	2	26	18	15
2	1	18	38	22	36	2	21	23	23
3	1	49	49	53	37	2	35	26	38
4	1	26	41	35	38	2	13	18	15
5	1	30	23	22	39	2	13	13	26
6	1	14	18	15	40	2	24	16	13
7	1	38	20	50	41	2	23	30	18
8	1	30	33	31	42	2	25	36	29
9	1	20	13	16	43	2	18	29	17
10	1	13	15	16	44	2	33	34	24
11	1	21	25	32	45	2	45	21	35
12	1	27	34	28	46	2	36	16	15
13	1	13	24	17	47	2	36	36	26
14	1	20	20	16	48	2	21	39	34
15	1	34	37	36	49	2	33	25	29
16	1	25	32	27	50	2	28	13	21
17	1	42	37	40	51	2	47	24	*
18	1	18	22	18	52	2	17	16	*
19	1	15	45	31	53	2	42	50	*
20	1	22	40	47	54	2	19	31	*
21	1	37	22	28	55	2	25	26	*
22	1	22	32	52	56	2	24	21	*
23	1	10	23	25	57	2	19	34	*
24	1	32	35	46	58	2	47	35	*
25	1	16	21	*	59	2	40	26	*
26	1	36	54	*	60	2	43	33	*
27	1	39	43	*	61	2	28	47	*
28	1	40	46	*	62	2	34	14	*
29	1	29	41	*	63	2	22	16	*
30	1	17	16	*	64	2	21	23	*
31	1	46	28	*	65	2	29	17	*
32	1	52	27	*	66	2	42	28	*
33	12	26	29	21	67	2	44	59	*
34	2	38	21	27	68	2	15	34	*

注：* 缺失数据

6.6 小结

在缺失数据填补中最具争议的问题之一是（统计）功效的降低。在实践中，人们通常认为，缺失值在临床试验推断中最令人担忧的影响是治疗效应的估计偏差。因此，可能很少关注（统计）功效的损失。在临床试验中，人们认识到缺失数据填补可能会增加变异度，从而降低（统计）功效。如果（统计）功效显著降低，预期的临床试验将无法按计划实现研究目的。这将成为监管审查和批准过程中的主要关注点。除了（统计）功效降低的问题外，以下总结了在临床试验中，应用缺失数据填补给临床科学家带来挑战的争议问题：

①当数据缺失时，我们如何为缺失数据补充数据？

②在临床试验中使用 LOCF 方法进行缺失数据填补，其方法是否有效。

③当缺失值的百分比较高时，缺失数据填补可能会产生偏差和误导。

对于第一个问题，从临床科学家的角度来看，如果数据缺失，那么它就是缺失了。缺失数据填补因使用合法程序（即统计模型或程序）非法地补充（即填补）数据而备受争议，因为①缺失就是缺失，②人们不能根据填补（即预测但未观察到）数据进行统计推断。因此，应可能不以任何方式填补（或补充）数据——验证缺失数据填补方法/模型背后的假设总是困难的。然而，从统计学家的角度来看，我们可能可以根据在某些统计假设/模型下缺失数据周围的信息来估计缺失数据。丢弃有不完整数据的受试者可能不是 GSP。

对于第二个问题，尽管 LOCF 方法在临床试验中被广泛使用多年，但是其有效性已经受到许多研究人员和监管机构（如 FDA）的质疑。建议不应将 LOCF 方法视为缺失数据填补的主要分析方法。

至于第三个问题，在实践中，如果缺失值的百分比超过预先设定的数字，则不建议进行缺失数据填补。这引发了一个有争议的问题，即如何选择缺失值百分比界值标准，以保留基于不完整数据集和填补数据得出良好统计性质的统计推断。

总之，在临床研究中常常会遇到缺失值或不完整数据。如何处理不完整数据一直是统计学家在实践中面临的挑战。填补作为补偿缺失数据的非常常见的方法之一，在生物制药研究中得到了广泛应用。然而，与其使用广泛程度相比，其理论性质远未被充分理解。因此，正如 Soon（2009）所指出的，应将对临床试验中的缺失数据处理的关注集中在缺失数据的预防和缺失数据的分析上。缺失数据的预防通常是通过在方案开发和对收集数据的临床操作人员进行培训中执行 GCP 来完成的。这将减少偏差，提高效率，减少对建模假设的依赖，减少对敏感性分析的需求。然而，在实践中，缺失数据是无法完全避免。缺失数据通常是由于患者、研究者和临床项目团队无法控制的因素而发生的。

第 7 章 多重性

7.1 基本概念

临床试验的最终目标之一是证明给定研究终点（如主要疗效终点）的观察差异不仅具有临床意义（或具有临床意义的差异），而且具有统计学意义（或具有统计学显著性）。统计学意义是指观察到的差异不是偶然的，如果在相似条件下开展类似研究，结果可重复。在实践中，观察到的具有临床意义和统计学显著性的差异也称为统计学差异。因此，统计差异意味着差异不是偶然的，而是可重复的。在药物研发和疗效评价中，在预先指定的显著性水平下，控制假阴性（或 II 类错误）的概率，并最大限度地减少假阳性（或 I 类错误）的概率是非常重要的。因此，根据给定的研究终点，在预先指定的显著性水平上控制总体 I 类错误率，以达到设计的统计功效（即在确实存在临床意义差异的情况下，正确检测出这种差异的概率），一直是确定样本量的常见做法。

在实践中，研究者可能会将一个以上的终点（如两个研究终点）视为主要研究终点。那么研究目标是证明观察到的两个研究终点的差异具有统计学和临床意义。也就是说，观察到的差异不是偶然的，是可重复的。此时，必须调整显著性水平，以控制多个终点在预先规定的显著性水平下的总体 I 类错误率，这就是临床药物研发中的多重性这一关键问题。临床试验中的多重性问题通常是指同时进行多次统计推断（Westfall and Bretz，2010）。因此，对多重比较进行 α 调整是为了确保同时观察到的差异不是偶然的。临床试验中常见多重性比较包括：①多种治疗组（剂量组）；②多个研究终点；③多个时间点；④期中分析；⑤样本假设的多次检验；⑥变量/模型选择；⑦亚组分析。

一般来说，如果有 k 个治疗组，就有 $k(k-1)/2$ 种可能的两两比较组合。实践中通常有两种错误（Lakshminarayanan，2010）。一种是比较式错误率（comparison-wise error rate，CWER），即每次比较的 I 类错误率，也就是在参与比较的治疗之间错误地拒绝零假设的概率。另一种是实验错误率（experiment-wise error rate，EWER）或总 I 类错误率（family-wise error rate，FWER），即与实验中所有比较的一个或多个

Ⅰ类错误相关的错误率。对于 k 次比较，$CWER = \alpha$，$FWER = 1-(1-\alpha)^k$。如果使用同一数据集进行多次假设检验，FWER 可能远大于单次检验的显著性水平。因此，实践中非常需要控制 FWER。在过去的几十年里，已有文献提出了多种控制 FWER 的方法，包括单步法和逐步法（如向上逐步法和向下逐步法）。此外，控制多重性的另一种方法是考虑错误发现率（false discovery rate，FDR）（如 Benjamini and Hochberg，1995）。

下一节将从监管角度讨论多重性调整问题。本节还包括临床试验中常见的多重性争议问题。7.3 节总结了控制总体Ⅰ型错误率多重性调整的常用统计方法。7.4 节提供一个关于剂量探索研究的案例。本章的最后是简短总结语。

7.2　监管视角和争议问题

7.2.1　监管视角

关于多重性调整的监管立场尚不明确。1998 年，ICH E9 发布了《Statistical Principles in Clinical Trials》指南，其中几条意见表达须关注多重性问题。ICH E9 指南建议，临床试验数据分析时可能需要调整Ⅰ类错误。此外，ICH E9 建议在分析计划中详细阐述具体调整方案或者无须调整的理由。同时，欧洲药物管理局（European Agency for the Evaluation of Medicinal Products，EMEA）专利药品委员会（Committee for Proprietary Medicinal Products，CPMP）发布的《Consider on Multiplicity Issues in Clinical Trials》中指出，只要有机会从两项或多项分析中选择最有利的结果，多重性就会对假阳性结论的比率产生重大影响。EMEA 指导意见也呼应了 ICH 对数据分析计划中详细阐述多重比较方案的建议。

2017 年，FDA 发布《Multiple Endpoints in Clinical Trials Guidance for Industry》，引发申办者和审查人员开始思考，药物及生物制品临床试验中数据分析和解释研究结果时多个研究终点可能造成的问题以及如何处理这些问题。上述指南旨在介绍对终点进行分组和排序分析的各种策略，以及应用一些公认的统计方法来管理研究中的多重性，以控制对药物疗效做出错误结论的概率。在没有适当控制错误结论风险的情况下，根据分析结果得出结论可能会对药物疗效做出错误或误导性陈述。

正如 Snapinn（2017）所指出的，尽管处理临床试验多终点的方法取得了最新进展，但仍存在一些挑战。在本章中，我们将讨论其中的一些挑战，包括以下几点：①围绕多终点相关术语描述的潜在混淆；②评估治疗对综合终点各组成部分影响的适当方法；③固定序列法与 α 拆分方法的优缺点；④报告调整后 P 值的必要性；⑤单个试验可获得多组 α 值的情况。

7.2.2　争议问题

当开展涉及多重比较的临床试验时，总会提出以下问题：

①为什么需要调整多重性？

②什么时候需要调整多重性？

③如何调整多重性？

④ FWER 是否得到了很好的控制？

为了解决问题 1，建议明确零假设 / 备择假设，因为 I 类错误率和对应统计功效分别是在零假设和备择假设下评估的。

关于问题 2，需要注意的是，调整多重性是为确保同时观察到的差异不是偶然的。例如，正在开展试验治疗效果评估，如果监管机构是基于单个终点批准的，z 则没有必要调整 α，但是如果监管机构基于多个终点批准，为确保同时观察到的差异不是偶然的且可重复，则必须调整 α。从概念上讲，只要进行 1 次以上的统计检验（如主要假设和次要假设）就需要对 α 进行调整，这是不正确的。是否应该调整 α 调整取决于假设检验的零假设（例如一个主要终点的单一假设或多个终点的复合假设）。对单一零假设和复合零假设检验结果的解释是不同的。

对于问题 3 和 4，文献报道了多种有效调整多重性的方法（Hsu，1996；Chow and Liu，1998b；Westfall et al.，1999）。这些方法包括单步法（Bonferroni 法）、向下逐步法（Holm 法）或向上逐步法（Hochberg 法）。下一节将简要介绍一些常用的多重性调整方法。

正如 Westfall and Bretz（2010）指出，临床试验中围绕多重性问题的常见困难包括：①对额外的假设检验进行惩罚；②针对试验中所有可能的假设检验调整 α；③如何确定假设检验组合。对额外的假设检验进行惩罚是指在剂量探索试验中的多重性调整，因为这些试验包括的剂量组数多于所需的剂量组数。对试验中可能进行的所有假设检验进行 α 调整，尽管 α 已被控制在预先指定的水平，但这是矫枉过正的做法，因为研究者最大获益不是为了论证同时观察到的所有差异都不是偶然的。在实践中对所研究的治疗进行临床评估时，确定合适的假设组合（如疗效或安全性的主要终点和次要终点，或两者结合）来调整多重性可能会非常棘手。

需要补充的是，多重性对临床试验推断的影响中最令人担忧的不仅是对 FWER 的控制，还包括保持有临床意义疗效的检验功效。处理多重性问题时最令人沮丧的情形是有效控制了 FWER，但无法达到期望的检验功效。

7.3 多重性调整的统计方法

如前所述，在预先设定的显著性水平上控制 FWER 的常用方法可分为 2 类：①单步法（如 Bonferroni 调整）；②逐步法，包括向下逐步法（如 Holm 法）和向上逐步法（如 Hochberg 法）。临床试验中控制 FWER 的常用方法是经典的多重比较方法（multiple comparison procedures，MCP），包括 Bonferroni、Tukey 和 Dunnett 法。下文简要介绍这些方法及其他方法。

7.3.1 Bonferroni 法

在上文提及方法中，Bonferroni 法是临床试验中解决多重性最常用的方法，但是偏保守。假设有 k 个治疗组，我们准备做如下假设检验：

$$H_0 : \mu_1 = \mu_2 = \cdots = \mu_k$$

μ_i, $i = 1, \cdots, k$ 是第 i 个治疗组，$y_{ij}, j = 1, \cdots, n_i, i = 1, \cdots, k$ 是第 i 个治疗组的第 j 组观察值，$\bar{y}_i$ 和 s^2 是方差分析结果中生成的第 i 个治疗组的最小二乘均值和方差。其中：

$$s^2 = \frac{\sum_{i=1}^{k}\sum_{j=1}^{n_i}(y_{ij} - \bar{y}_i)^2}{\sum_{i=1}^{k}(n_i - 1)}$$

n_i 是第 i 个治疗组样本量。当存在如下情况：

$$\left| \bar{y}_i - \bar{y}_j \right| > t_{\alpha/2}(v)\left[s^2(n_i^{-1} + n_j^{-1})^{1/2} \right] \tag{7.1}$$

我们就拒绝零假设，并接受针对每个 $i \neq j$ 两个治疗组均值 μ_i 和 μ_j 针对每个 $i \neq j$ 都存在差异的备择假设，其中 $t_{\alpha/2}(v)$ 表示自由度 $v = \Sigma(n_i-1)$，上尾部概率为 $\alpha/2$ 时对应 t 分布的界值。Bonferroni 方法要求如果有 k 次检验，那么每次检验的显著性水平就是 α/k，而不是 α。

请注意，应用 Bonferroni 调整法可保证发生一个或多个假阳性的概率不超过 α。但是，当有多组成对比较时，不推荐使用这种方法。在此情况下，可以考虑以下多重检验的方法。

7.3.2 Tukey 多重极差检验法

类似于式（7.1），如果满足式（7.2），我们可以认为对每个 $i \neq j$ 两个治疗组均值 μ_i 和 μ_j 存在差异：

$$\left|\bar{y}_i - \bar{y}_j\right| > q(\alpha, k, v)\left[s^2 \frac{\left(n_i^{-1} + n_j^{-1}\right)}{2}\right]^{1/2} \tag{7.2}$$

其中 $q(\alpha, k, v)$ 是学生化极差。这就是 Tukey 多重极差检验法。所有成组比较均值差 μ-μ_j 的同步置信区间可通过式（7.3）获得：

$$P\left\{\mu_i - \mu_j \in \bar{y}_i - \bar{y}_j \pm |q|\left[s^2 \frac{\left(n_i^{-1} + n_j^{-1}\right)}{2}\right]^{1/2} \text{ 对于所有 } i \neq j\right\} = 1 - \alpha \tag{7.3}$$

学生化极差界值表被广泛使用。Duncan 多重极差检验法常作为 Tukey 多重检验法的替代选项，如果满足式（7.3），可获得最大和最小均值具有显著性差异的结论：

$$\left|\bar{y}_i - \bar{y}_j\right| > q(\alpha_p, p, v)\left[\frac{MSE}{n}\right]^{1/2} \tag{7.4}$$

其中 p 是平均值数量，$q(\alpha_p, p, v)$ 是 FWER 为 α_p 时学生化极差的界值。

7.3.3　Dunnett 检验

Dunnett 检验最适合处理比较多个治疗组和单个对照组的情形。假设有 k–1 个治疗组和 1 个对照组，μ_i，$i = 1, \cdots, k$–1 是第 i 个治疗组的均值，μ_k 是对照组均值。假设治疗组可通过如下单向均衡方差分析模型描述：

$$y_{ij} = \mu_i + \varepsilon_{ij}, i = 1, \cdots, k; j = 1, \cdots, n$$

假设 ε_{ij} 表示均值为 0，方差 σ^2 未知的正态分布，着这个假设下可估算 μ_i 和 σ^2，进而可获得 μ_i–μ_k 的单侧和双侧的同步置信区间。

$\mu_i - \mu_k$，$i = 1, \cdots, k - 1$ 的单侧同步置信区间下限为：

$$\hat{\mu}_i - \hat{\mu}_k - T\hat{\sigma}\sqrt{2/n}, \text{for } i = 1, \cdots, k - 1 \tag{7.5}$$

其中 $T = T_{k-1}$，$v\{\rho_{ij}\}(\alpha)$ 满足：

$$\int_0^\infty \int_{-\infty}^\infty \left[\Phi(z - \sqrt{2}Tu)\right]^{k-1} \mathrm{d}\Phi(z)\gamma(u)\mathrm{d}u = 1 - \alpha$$

Φ 是标准正态分布函数。要注意的是 $T = T_{k-1}$，$v\{\rho_{ij}\}(\alpha)$ 是 T_i 取最大值的分布界值，其中 $T_1, T_2, \cdots, T_k$，是多元 t 分布，自由度为 v，相关系数矩阵为 $\{\boldsymbol{\rho}_{ij}\}$。

$\mu_i - \mu_k$，$i = 1, \cdots, k - 1$ 的双侧同步置信区间下限为：

$$\hat{\mu}_i - \hat{\mu}_k \pm |h|\hat{\sigma}\sqrt{2/n}, \text{for } i = 1, \cdots, k - 1 \tag{7.6}$$

其中 $|h|$ 满足：

$$\int_0^\infty \int_{-\infty}^\infty \left[\Phi(z + \sqrt{2}|h|t) - \Phi(z - \sqrt{2}|h|t) \right]^{k-1} d\Phi(z)\gamma(t)dt = 1 - \alpha$$

同样的，$|h|$ 是 T_i 取最大值的分布界值，$T_1, T_2, \cdots, T_k$ 是多元 t 分布，自由度为 v，相关系数矩阵为 $\{\rho_{ij}\}$。

7.3.4　闭合检验法（Closed Testing Procedure）

闭合检验法作为临床试验中多重比较的一种替代处理方法，由 Marcus et al.（1976）引入后被广泛使用。闭合检验法可描述如下：首先，形成基本假设 H_i 的所有交集，然后使用非多重性调整检验对所有交集进行检验。如果将基本假设 H_i 作为交集的一个组成部分的所有交集都是显著的，则基本假设 H_i 是显著的。

更具体地说，假设有一族假设，表示为 $\{H_i, 1 \leqslant i \leqslant k\}$，$H_P = \bigcap_{j \in P} H_j$，$P = \{1, 2, \cdots, k\}$，假设每个假设 H_P 的检验水准为 α，只有当所有 $\boldsymbol{Q} \subset \boldsymbol{P}$ 中每个 H_Q 都被拒绝时才拒绝 H_P。Marcus et al.（1976）证实这种方法可控制 FWER。

实践中，闭合检验法常用于某个治疗方案设置多个剂量组的剂量探索研究。比如，存在如下一族单侧假设：

$$\{H_i : \mu_i - \mu_k \leqslant 0, 1 \leqslant i \leqslant k-1\}$$

其中第 k 组为对照组。假设治疗组具有相同的样本量（例如 n），且对照组样本量为 n_k。定义：

$$\rho = \frac{n}{n + n_k}$$

则可以按照如下步骤开展闭合检验：

步骤 1：计算 T_i，即 $1 \leqslant i \leqslant k-1$ 对应的 t 值，$H_{(1)}, H_{(2)}, \cdots, H_{(k-1)}$ 假设对应的有序 t 统计量为 $T_{(1)} \leqslant T_{(2)} \leqslant T_{(k-1)}$；

步骤 2：当 $T_{(i)} > T_{i,v,\rho}(\alpha)(i = k-1, k-2, \cdots, j)$ 时拒绝 $H_{(j)}$。如果无法拒绝 $H_{(j)}$，那么 $H_{(j-1)}, \cdots, H_{(1)}$ 也将被保留。

闭合检验方法已被证明比经典的 Bonferroni、Tukey 和 Dunnett 多重检验方法更为有效。注意，上述向下逐步检验法比式（7.5）中给出的 Dunnett 检验法更有效。由于选择交集假设检验具有较大的灵活性，因此多种方法都属于闭合检验的范畴。在实践中，闭合检验方法通常从全局零假设开始，并依次向更少终点的交集假设前进。然而，它也可以从单个假设逐步转向全局无效假设。

7.3.5　其他检验方法

除了上述检验方法外，临床试验中涉及多重比较还有几种常用检验方法（基于

P 值的逐步检验法），包括但不限于 Simes 法（参考 Hochberg and Tamhane，1987；Hsu，1996；Sarkar and Chang，1997 等）、Holm 法（Holm，1979）、Hochberg 法（Hochberg，1988）、Hommel 法（Hommel，1988）和 Rom 方法（Rom，1990）。这些方法简要总结如下。

Simes 法中只要 $i = 1, \cdots, m$ 中至少有一个 $p_{(i)} \leqslant l_a/m$，即拒绝全局零假设。全局假设的调整 P 值如下：

$$p = m \min\left\{ p_{(1)} / 1, \cdots, p_{(m)} / m \right\}$$

值得注意的是，Simes 法改进了 Bonferroni 法在处理独立事件下控制全局 I 类错误率的不足（Sarkar and Chang，1997）。Simes 法的局限性之一是，它只检验全局假设，不能用于单个假设检验。

Holm 法按照顺序拒绝零假设，将未调整的 P 值从小到大排序，并与相应的显著性临界值进行比较，如果较小的 P 值小于其相应的临界值则拒绝对应零假设，逐步传递至更大的 P 值，直到最后的 P 值 $<$ 界值，则拒绝全部零假设。Holm 法不仅提高了 Bonferroni 方法检测实际差异的灵敏度，同时增加了统计功效并能实现 FWER 的强控制。

Hochberg 法与 Holm 法使用完全相同的一组临界值，但是检验顺序是逐步向上的。Hochberg 法比 Holm 法识别主要研究终点的功效更大。在实践中，当单个检验 P 值独立时 Hochberg 法偏保守。当研究终点间存在负相关时，Hochberg 法可能无法保证对所有相关联的 P 值实现有效控制 FWER（即可能超出 α）。

遵循闭合检验和 Simes 检验的基本原则，Hommel 法可对单个终点进行推断，是非常高效的顺序检验方法，其检验功效比 Hochberg 法更强。然而，Hommel 法同样存在无法维持 FWER 的缺点。只有当单个检验独立或正相关时，Hommel 法可维持 FWER（Sarkar 和 Chang，1997）。

Rom 法也是逐步向上检验方法，检验功效比 Hochberg 法略强。Rom 法基于独立 P 值控制 FWER。详细内容可查阅 Rom（1990）。

7.4　守门法（Gate-Keeping）

7.4.1　多个终点

假设正在开展一项剂量反应研究，将 m 组剂量的试验药物与安慰剂或阳性对照药组进行比较。疗效评价基于一个主要终点和 $s-1$ 个按顺序的次要终点。假设申办者有兴趣针对单侧备择假设检验每个终点没有治疗效果的零假设。因此，共有 ms 个零假设，可分为 s 组。y_{ijk} 表示第 j 剂组量第 k 名受试者的第 i 个终点结局，$k=1,\cdots,n$，$i=1,\cdots,s$，$j=0$（对照），$1,\cdots,m$。y_{ijk} 的均值用 μ_{ij} 表示。t_{ij} 表示针对第 j 组相较于对照组的第 i 个终点的 t 检验统计量。假设 t 检验统计量符合多元 t 分布，y_{ijk} 符合正态分布，$\mathfrak{I}_i$ 是第 i 个终点结局的零假设族，$i=1,\cdots,s$, i.e., $\mathfrak{I}_i=\{H_{i1}:\mu_{i0}=\mu_{i1},\cdots,H_{im}:\mu_{i0}\}$。对 s 个零假设组按照顺序检验。

首先检验 $\mathfrak{I}_1$ 组（主要终点），如果至少有一个零假设被拒绝则开始检验 $\mathfrak{I}_2$ 组（第二重要的次要终点）。这种方法符合监管机构的观点，即只有当主要分析结果显著时，次要结果变量的研究结果才有意义。同样的原则也适用于其他次要终点的分析。Dmitrienko et al.（2006）建议重点关注满足以下条件的检验：

条件 A：只有 $\mathfrak{I}_i$ 中至少有一个零假设被拒绝后，才能检验 $\mathfrak{I}_{i+1}$ 中的零假设，$i=1,\cdots,s-1$。其次，必须确保序列早期多重检验的结果不依赖于后续分析。

条件 B：对于 $\mathfrak{I}_i$ 中零假设的接受或拒绝不取决于与 $\mathfrak{I}_{i+1}$，$i=1,\cdots,s-1$ 相关的检验统计量。最后，我们应该考虑到多重检验问题的层次结构，只有在主要剂量与对照比较结果显著时，才对次要剂量与对照的比较进行检验。

条件 C：只有当 H_{1j}，$j=1,\cdots,m$ 被拒绝时才可能拒绝 H_{ij}，$i\geq 2$。需要指出的是，条件 C 中对于次要终点分析的逻辑限制只可被主要终点触发。这种要求可帮助临床研究者简化药品标签，同时在主要终点具有显著意义时提高次要终点在该剂量的检验功效。

每个 s 组内部的多重比较可以使用 Dunnett 检验，具体过程如下。如果零假设下 $t_{i1},\cdots,t_{im}$ 中最大值 > 界值 c 对应的概率为 α，则当对应统计量 t_{ij} > 界值 c 时可拒绝零假设 H_{ij}。需要注意的是，Dunnett 检验只在每个组内部控制 I 类错误率。Dmitrienko 等（2006）将 Dunnett 检验进一步拓展可对所有 ms 组零假设控制 FWER。

7.4.2 守门法检验过程

Dmitrienko 等（2006）使用如下案例解释在剂量 – 反应研究开展守门法检验的过程。简化来说，Dmitrienko 等（2006）使用的案例中 $m=2$，$s=2$。假设每个治疗组样本量均为 n 名受试者。则 4 个（$ms=4$）零假设可分为 2 组（$s=2$），也就是 $\mathfrak{I}_1=\{H_{11},H_{12}\}$，$\mathfrak{I}_2=\{H_{21},H_{22}\}$。其中 $\mathfrak{I}_1$ 包括针对主要终点的高剂量组和低剂量组与对照组分别比较，$\mathfrak{I}_2$ 包括针对次要终点的高剂量组和低剂量组与对照组分别比较。

$t_{11},t_{12},t_{21},t_{22}$ 分别表示 $H_{11},H_{12},H_{21},H_{22}$ 的 t 检验统计量。我们可以采用闭合原则开展守门法检验。首先考虑 4 个零假设存在 15 种可能的非空交集组合（15 个交集假设也就是闭合族），然后分别检验每个交集假设。在单个假设层面对每个检验控制 I 类错误，检验需满足上述提及的条件 A、B 和 C。为定义闭合族里 15 个交集假设的每个检验，用 H 表示每个假设，并参照如下规则界定：

①如果 H 包括 2 个主要终点假设，那针对 H 的决策不应该包括 t_{21} 和 t_{22}。这样可

确保除非至少有一个主要终点假设被拒绝，否则次要终点假设不能被拒绝（条件 A）。

②检验 2 个主要终点假设的界值应相同。这样可保证主要终点假设的拒不会受到次要终点检验统计量的影响（条件 B）。

③如果 H 包括一个主要终点假设和一个配对的次要终点假设（$H = H_{11} \cap H_{21}$），对于 H 的结论不依赖次要终点假设的统计量。这样可保证除非 H_{11} 被拒绝，否则 H_{21} 不会被拒绝（条件 C）。

Dmitrienko 等（2003）和 Chen 等（2005）等采用了类似的基于 Bonferroni 检验的守门法过程中的规则。使用决策矩阵的方法实施此项规则较为方便（Dmitrienko et al., 2003）。为了简便，我们采用二进制形式描述的交集假设。如果一个交集假设等于 H_{11}，用 H^*_{1000} 表示。类似的，$H^*_{1100} = H_{11} \cap H_{21}$，$H^*_{1010} = H_{11} \cap H_{21}$。

表 7.1（改编自 Dmitrienko et al., 2006 的表 1）展示了得出的决策矩阵，该矩阵为封闭族中的每个交集假设指定了拒绝规则。表 7.2（改编自 Dmitrienko et al., 2006 的表 2）中的 3 个常数（c_1，c_2 和 c_3）代表交集假设检验的界值。选择这些值的方式是，在没有治疗效果的全局零假设下，拒绝每个交集假设的概率为 α。值得注意的是，常数项是按照顺序生成的（c_1 第一，其次是 c_2 和 c_3），因此 c_1 是具有 2 和 3(n-1) 自由度的 Dunnett 分布的单侧 $100 \times (1-\alpha)th$ 百分位数，其他两个界值（c_2 和 c_3）取决于数据中主要和次要研究终点的相关性。后续将会解释如何计算上述界值。

表 7.1　双剂量 – 对照和双终点临床试验决策矩阵（$m = 2, s = 2$）

交集假设	拒绝规则
H^*_{1111}	$t_{11} > c_1$ 或 $t_{12} > c_1$
H^*_{1110}	$t_{11} > c_1$ 或 $t_{12} > c_1$
H^*_{1101}	$t_{11} > c_1$ 或 $t_{12} > c_1$
H^*_{1100}	$t_{11} > c_1$ 或 $t_{12} > c_1$
H^*_{1011}	$t_{11} > c_1$ 或 $t_{22} > c_2$
H^*_{1010}	$t_{11} > c_1$
H^*_{1001}	$t_{11} > c_1$ 或 $t_{22} > c_2$
H^*_{1000}	$t_{11} > c_1$
H^*_{0111}	$t_{12} > c_1$ 或 $t_{21} > c_2$
H^*_{0110}	$t_{12} > c_1$ 或 $t_{21} > c_2$
H^*_{0101}	$t_{12} > c_1$
H^*_{0100}	$t_{12} > c_1$
H^*_{0011}	$t_{21} > c_1$ 或 $t_{22} > c_1$
H^*_{0010}	$t_{21} > c_3$
H^*_{0001}	$t_{21} > c_3$

注：如果包含某一零假设的所有交集假设都被拒绝，则该零假设也被拒绝。举例，H^*_{1111}，H^*_{1110}，H^*_{1101}，H^*_{1011}，H^*_{1010}，H^*_{1001} 被拒绝，那么 H_{11} 就被拒绝

表 7.2　双剂量 - 对照和双终点临床试验决策矩阵（$m = 2, s = 2$）每个交集假设的界值

2 个终点间相关性（ρ）	c_1	c_1	c_1
0.01	2.249	2.309	1.988
0.10	2.249	2.307	1.988
0.50	2.249	2.291	1.988
0.90	2.249	2.260	1.988
0.99	2.249	2.250	1.988

注：2 个终点间相关性（ρ）范围为 0.01 ~ 0.99，整体单侧 I 类错误为 0.025，每个治疗组样本量为 30 例

表 7.1 中决策矩阵定义了一个多重检验过程，如果包含某选定零假设所有的交集假设被拒绝，那么该选定零假设即被拒绝。举例来说，如果 H^*_{1111}，H^*_{1110}，H^*_{1101}，H^*_{1111}，H^*_{0111}，H^*_{0110}，H^*_{0101} 和 H^*_{0100} 都被拒绝，那么 H_{12} 就被拒绝。基于闭合检验原则，可实现在 α 水平上强控制 FWER。很容易验证出上述检验方法具有以下特性，并满足基于 Dunnett 检验法的守门法策略定义标准：

①当主要终点的统计量 t_{11} 和 t_{12} 不具有显著性意义时，次要终点假设 H_{21} 和 H_{22} 不会被拒绝（条件 A）。

②主要终点分析结果（基于 H_{21} 和 H_{22}）不依赖次要终点比较结果的显著性（条件 B）。事实上，只有 $t_{11} > c_1$ 才会拒绝 H_{11}，同样，只有 $t_{12} > c_1$ 才会拒绝 H_{12}。由于 c_1 是 Dunnett 检验的界值，因此主要剂量与安慰剂的比较采用常规 Dunnett 检验。

③除非 H_{11} 被拒绝，否则 H_{21} 不会被拒绝。因此只有主要终点比较结果具有显著性意义时，才会开展对应的低剂量治疗组和安慰剂组的次要终点比较（条件 C）。

在全局零假设下，4 个统计量符合中心多元 t 分布。表 7.1 展示了的 3 个界值，采用 Genz 和 Bretz（2002 年）提出的多元 t 概率计算公式获得。表 7.2 展示了给定 ρ（2 个终点间的相关性）对应的 c_1，c_2 和 c_3 值，该表假定总体单侧 I 类错误率为 0.025，则每组计算样本量为 30 例患者。

表 7.1 和表 7.2 呈现内容可帮助开展基于守门法的次要终点检验。举例如下，假设在使用 Dunnett 法调整多重性后（$t_{11} > 2.249$，$t_{12} > 2.249$），2 个剂量与安慰剂组的主要终点比较均具有显著性差异。仔细核对表 7.1 决策矩阵可发现，如果次要终点假设族的 t 值大于 2.249，那么就会拒绝零假设。换言之，由此产生的多重性调整忽略了主要终点假设组中的多重检验。

然而，如果低剂量组与安慰剂组的主要终点比较不具有显著性时（$t_{11} \le 2.249$ 同时 $t_{12} > 2.249$），将会更难在次要终点发现显著性结果。首先，低剂量与安慰剂组比较已不具有显著性；其次，如果 $t_{22} > c_2$，则高剂量与安慰剂组次要终点比较具有显著性差异。当 $0.01 \le \rho \le 0.99$ 时，c_2 介于 2.250 和 2.309 之间，> Dunnett 检验的界值 $c_1 = 2.249$（通常 $c_2 > c_1 > c_3$）。临界值越大，顺序检验的代价就越大。但请注意，

随着相关性的增加，惩罚也会变小。

7.5 小结

开展临床试验涉及一个或多个剂量（如剂量探索研究）或一个或多个研究终点（如疗效与安全性终点）时，临床试验计划阶段的首要难题是在研究方案中预先建立一系列假设，以实现预期临床试验的研究目标。基于研究设计和各种可能的假设，通常会探索临床策略，以测试各种假设，从而实现研究目标。设立这样一组假设（例如，药物与安慰剂、阳性对照药物与安慰剂、主要终点与次要主要终点）有助于推断药物和阳性对照药物是否优于安慰剂，或者药物是否在主要终点、次要终点或两者均有效。在这一系列假设下，研究方案中应提出有效的多重比较方法，以控制 I 类错误率。

临床试验计划阶段的另一个难题是样本量估算。计算样本量的典型方法是根据总体 F 检验的方差分析（analysis of variance，ANOVA）或协方差分析（analysis of covariance，ANCOVA）。如果主要终点涉及多重比较，上述方法可能不太合适。在实践中，当涉及多重比较时，常用 Bonferroni 法来调整 I 类误差率。但 Bonferroni 法偏保守，可能需要比实际需要更多的患者。Hsu（1996）提出了如下置信区间法。基于 $1-\alpha$ 水平的置信区间计算样本量，以便在预先指定的功效为 $1-\beta$（$<1-\alpha$）的情况下，置信区间可覆盖真实参数值的同时保证置信区间足够窄（Hsu，1996）。

如上所述，临床试验常常涉及多重比较。多重比较可能涉及多个治疗组（多个剂量组）、多个终点、多个时间点、期中分析、样本假设的多重检验、变量 / 模型选择以及研究中的亚组分析等。在此情况下，针对多重比较非常有必要选择合适的统计方法控制错误率，如 CWER、FWER 或 FDR。闭合检验方法可用于解决剂量探索研究中的多重性问题。在涉及大量检验（如安全数据检验）的情况下，建议考虑采用控制 FDR 方法以控制总体 I 类错误率。

从统计审查者的角度来看，Fritsch（2012）指出，研究者在处理多重性问题时，应该仔细选择最合适的假设，即选择"需要有"的终点而"最好有"的终点，将研究终点放在合适的系列中，仔细考虑不同假设代表的研究目的，并确保多重性控制框架中包含所有研究目的。此外，应确保研究目标与多重性控制方法之间的良好匹配。可采取自然分层（但避免任意分层），最后付诸时间检查框架以确保全面控制多重性。

第8章 样本量

8.1 简介

临床药物研发常通过临床试验来科学评价试验药物的安全性和有效性。美国 FDA 批准新的治疗方案或药物时，要求至少有两项充分且对照良好的人体临床研究提供所研究药物有效性和安全性的实质性证据。基于充分且对照良好的临床试验收集的临床数据是评估试验药物安全性和有效性的实质性证据。实质性证据具有以下特征：①可代表目标患者群体；②准备可靠评估试验药物；③样本量足够保证统计功效达到预先指定的显著性水平。足够的样本量通常指可达到期望的统计功效的最小样本量。正如 Chow 等（2017）指出的，计算样本量时考量以下几种方法：①精度分析：即控制 I 类错误率和估计值允许的最大误差；②功效分析：正确发现具有真实存在的临床意义差异的期望概率来控制 II 类错误；③可重复性分析：即控制治疗效果（维持治疗效果）和可重复性；④概率分析：确保观察到某些事件的概率小于预先指定值。研究前的功效分析法是临床研究计算样本量最常用的方法。计算样本量通常分为以下几类：①样本量估计或确定：确保估计的样本量可带来一定益处（如期望的统计功效）；②样本量重新估计：通常在期中分析时进行；③样本量验证：提供选定样本量的把握度；④样本量调整：保证估算样本量达到既定研究目标时具备期望的统计功效。

样本量计算经典做法是在可靠的研究设计前提下，可保证实现研究目的对应统计功效达到预定显著性水平（或针对既定研究终点正确发现确实存在的临床意义差异）所需的最小样本量。样本量计算通常需要根据研究设计和零假设（体现研究目标）选择合适的统计检验方法。因此，计算样本量需要相关信息包括：①研究目的（如相等性、非劣效性 / 等效性或优效性检验）；②研究设计（如平行设计、交叉设计、成组序贯设计或其他适应性设计）；③主要研究终点（如连续、离散或依时变量）；④预期有临床意义的差异（如非劣效性界限或等效性 / 相似性限值）；⑤显著性水平（如0.01 或 0.05）；⑥期望统计功效（如 80% 或 90%）；⑦分层、1∶1 匹配或 2∶1 匹配或对数变换等其他信息。因此，研究设计、研究目标 / 假设和结局变量不同，对应样本量计算方法也会所差别（参考 Lachin and Foulkes，1986；Lakatos，1986，Wang and Chow，2002a，b；Wang et al.，2002；Chow and Liu，2008）。更多细节可参考 Chow et al.（2008）。

在下一个章节，经典的研究前的检验功效分析方法用于计算样本量将被详述。同时，提供了一个可用于相等性、非劣效性 / 等效性和优效性设计中多种研究终点变量的样本量计算的公式汇总表。8.3 节汇总并比较了选择研究终点的几种临床策略。8.4 节介绍了两种单侧检验方法与置信区间方法之间的关联。8.5 节介绍多阶段自适应设计的样本量计算 / 分配。8.6 节介绍研究方案修正条件下的样本量调整。8.7 节介绍多中心或全球性临床试验的样本量计算。8.8 节为结束语。

8.2　经典样本量计算方法

临床试验中样本量需要在预先设定的显著性水平下，并保证实现期望的统计功效，评估检验统计量（基于零假设计算）（Chow et al.，2008）。临床试验常用研究常用的假设检验包括相等性、非劣效性 / 等效性和优效性检验，下文将会逐一介绍。

均等性检验常用于证明受试药物的疗效和安全性。首要目的是表明试验药物和对照药物（如安慰剂对照）之间存在差异。第 2 个目的是发现真实存在的差异的统计功效足够（如至少 80%）。非劣效性检验是为了表明受试药物效果不劣于或等效于标准疗法或药物，通常适用于①受试药物毒性更低；②受试药物给药方式更为方便；③受试药物价格更便宜。优效性检验是为表明试验药物效果优于标准疗法或药物。通常说的优效性是指统计意义而非临床意义的优效性。实际上，除非事先对试验药物深入了解，否则监管机构不建议开展优效性检验。等效性检验是指试验药物可以达到与标准疗法（或药物）相同的治疗效果，包括生物等效性和治疗等效性。后续章节将会详细介绍生物等效性与治疗等效性之间差别。为了便于理解，图 8.1 展示非劣性、优效性和等效性假设之间的关系，其中 μ_t 和 μ_s 分别是待测方案和标准疗法的效应平均值，是具有临床意义的差异界值（如非劣效性界值或等效性限值）。

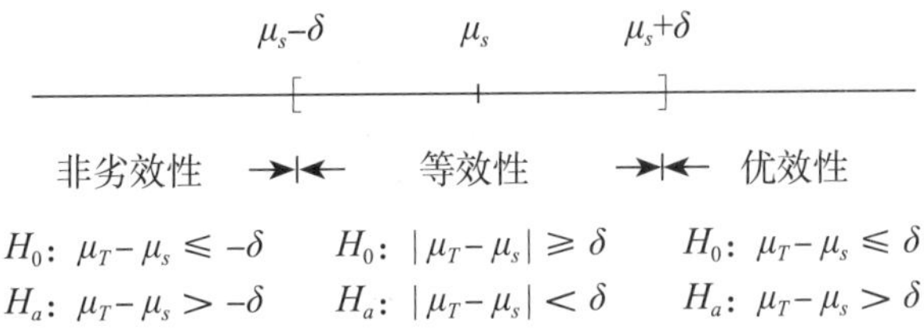

图 8.1　非劣效性、优效性和等效性的关系

在这个章节，从简化的角度出发，我们将着重介绍单样本的例子，这里主要的终点是连续型的并且这里的假设是来检验是否存在一个差异，例如：$\varepsilon = \mu-\mu_0$ 在 2 个均值之间，其中 μ_0 是一个事先规定好的定值。

$$H_0 : \varepsilon = 0 \ \text{vs.} \ H_a : \varepsilon \neq 0 \qquad (8.1)$$

其中 σ^2 是已知的，当满足以下情况可在显著性水平为时拒绝零假设：

$$\left| \frac{\bar{x} - \mu_0}{\sigma / \sqrt{n}} \right| > z_{\alpha/2}$$

$\bar{x}$ 为样本均值，z_α 标准正态分布中右侧 α 部分的概率。在备择假设为 $\varepsilon \neq 0$ 时上述检验的统计功效可表述为公式（8.2）：

$$\Phi\left(\frac{\sqrt{n}\varepsilon}{\sigma} - z_{\alpha/2} \right) + \Phi\left(-\frac{\sqrt{n}\varepsilon}{\sigma} - z_{\alpha/2} \right) \qquad (8.2)$$

Φ 是标准正态分布累积函数。不考虑 $\leq \alpha/2$ 的情况下，功效近似为：

$$\Phi\left(\frac{\sqrt{n}|\varepsilon|}{\sigma} \right) - z_{\alpha/2}$$

因此，满足功效为 $1-\beta$ 时计算样本量可通过解如下方程：

$$\frac{\sqrt{n}|\varepsilon|}{\sigma} - z_{\alpha/2} = z_\beta$$

对应样本量为公式（8.3）所示：

$$n = \frac{\left(z_{\alpha/2} + z_\beta \right)^2 \sigma^2}{\varepsilon^2} = \left[\frac{z_{\alpha/2} + z_\beta}{\theta} \right]^2 \qquad (8.3)$$

其中，$\theta = \varepsilon/\sigma$ 表示经标准差校正后的效应值。当 σ^2 未知时，可用样本方差 s^2 代替，这就是常规的单样本 t 检验。在保证足够的统计功效的前提下，在对照试验中，可按照此方法类似获得非劣效性、优效性和等效性的研究设计所需的样本量。表 8.1 总结了不同变量类型（连续、离散和依时变量）的样本量计算公式，不同类型变量对应均等性、非劣效性 / 等效性和优效性假设检验不同。

临床试验研究者或主办方主要关注以下问题。第一，由双侧检验变为单侧检验是否对样本量影响？第二，不同治疗组分配比例（比如 2：1 的比例）是否可以减少样本量并增加研究成功的概率？第三，当待测方案信息很少或完全没有时，能否根据预期的效应值来确定 / 解释样本量？仔细核对表 8.1 中给出的样本量计算公式，可获得上述问题的部分（如果不是全部）答案。

8.3 研究终点选择

临床试验终点通常需要根据我们感兴趣的科学或者医学问题进行选择。在一个给

表 8.1　样本量计算公式

研究假设	连续型	二分类	依时变量
相等性 $H_0:\varepsilon=0$ $H_\alpha:\varepsilon\neq0$	$n_1=kn_2$ $n_2=\dfrac{(z_{\alpha/2}+z_\beta)^2\sigma^2(1+1/k)}{(\mu_2-\mu_1)^2}$	$n_1=kn_2$ $n_2=\dfrac{(z_{\alpha/2}+z_\beta)^2}{(p_2-p_1)^2}\left[\dfrac{p_1(1-p_1)}{k}+p_2(1-p_2)\right]$	$n_1=kn_2$ $n_2=\dfrac{(Z_{\alpha/2}+Z_\beta)^2}{(\lambda_2-\lambda_1)^2}\left[\dfrac{\sigma^2(\lambda_1)}{k}+\sigma^2(\lambda_2)\right]$
非劣效性 $H_0:\varepsilon\leq-\delta$ $H_\alpha:\varepsilon>-\delta$	$n_1=kn_2$ $n_2=\dfrac{(z_\alpha+z_\beta)^2\sigma^2(1+1/k)}{\mu_2-\mu_1+\delta}$	$n_1=kn_2$ $n_2=\dfrac{(z_\alpha+z_\beta)^2}{(p_2-p_1+\delta)^2}\left[\dfrac{p_1(1-p_1)}{k}+p_2(1-p_2)\right]$	$n_1=kn_2$ $n_2=\dfrac{(Z_\alpha+Z_\beta)^2}{(\lambda_2-\lambda_1+\delta)^2}\left[\dfrac{\sigma^2(\lambda_1)}{k}+\sigma^2(\lambda_2)\right]$
优效性 $H_0:\varepsilon\leq\delta$ $H_\alpha:\varepsilon>\delta$	$n_1=kn_2$ $n_2=\dfrac{(z_\alpha+z_\beta)^2\sigma^2(1+1/k)}{\mu_2-\mu_1-\delta}$	$n_1=kn_2$ $n_2=\dfrac{(z_\alpha+z_\beta)^2}{(p_2-p_1-\delta)^2}\left[\dfrac{p_1(1-p_1)}{k}+p_2(1-p_2)\right]$	$n_1=kn_2$ $n_2=\dfrac{(Z_\alpha+Z_\beta)^2}{(\lambda_2-\lambda_1-\delta)^2}\left[\dfrac{\sigma^2(\lambda_1)}{k}+\sigma^2(\lambda_2)\right]$
等效性 $H_0:|\varepsilon|\geq\delta$ $H_\alpha:|\varepsilon|<\delta$	$n_1=kn_2$ $n_2=\dfrac{(z_\alpha+z_{\beta/2})^2\sigma^2(1+1/k)}{(\delta-|\mu_2-\mu_1|)^2}$	$n_1=kn_2$ $n_2=\dfrac{(z_\alpha+z_{\beta/2})^2}{(\delta-|p_2-p_1|)^2}\left[\dfrac{p_1(1-p_1)}{k}+p_2(1-p_2)\right]$	$n_1=kn_2$ $n_2=\dfrac{(Z_\alpha+Z_\beta)^2}{(\delta|\lambda_2-\lambda_1|)^2}\left[\dfrac{\sigma^2(\lambda_1)}{k}+\sigma^2(\lambda_2)\right]$

注：ε 表示待测药物与对照组间差异，根据连续型变量、二分类变量及依时变量对应的均值、效应率和风险比（hazard ratio，HR）

定的临床研究中确定样本量时可根据主要研究终点相较于基线值的预期绝对变化情况，但分析收集到的数据时则是根据主要研究终点相对于基线值的相对变化（如相对于基线的百分比变化）或是效果有提高的患者百分比（即响应者分析）。响应者可根据其主要研究终点相对于基线值的绝对变化或相对变化大小来定义。在实际应用中，临床上在主要研究终点上的差异显著，（如相对于基线值的绝对变化、相对变化或响应者分析）而在其他研究终点上不显著的情况是常有的（如相对于基线值的绝对变化、相对变化或响应者分析）。因此，如何将观察到研究终点的显著差异（如相对于基线值的绝对变化、相对变化或响应者分析）转化为其他研究终点的显著差异（如相对于基线值的绝对变化、相对变化或响应者分析）是值得探索的。

采用统计功效法进行基于研究终点绝对变化值的样本量计算方法，有别于基于相对变化百分比，以及采用显著性水平为基于效果改善的患者百分比的相对或绝对变化的样本量计算方法。因此，选择合适的研究终点直接影响治疗效果评价。临床终点选择时最大争议之一是哪个临床终点最真实。另一个争议是如何利用研究终点解释临床结果。下文将会尝试回答上述争议。

8.3.1　临床研究终点间转换

假设有 2 组，即试验制剂治疗组 (T) 和对照组 (R)。W_{1ij} 和 W_{2ij} 分别表示 j 治疗组第 i 个受试者治疗前后的观测值，$j=T$ 或 R 分别表示治疗组（T）和对照组（R）。假设 W_{1ij} 符合对数正态分布，对应参数为 μ_j 和 σ^2_{1j}，也就是 $W_{1ij}\sim\text{lognormal}(\mu_j,\sigma^2_{1j})$。$W_{2ij}=W_{1ij}(1+\Delta_{ij})$，$\Delta_{ij}$ 表示治疗后的变化百分比，假设 Δ_{ij} 也是符合对数正态分布，对

应参数为 $\mu_{\Delta j}$ 和 $\sigma^2_{\Delta j}$，即 $\mu_{ij} \sim \text{lognormal}(\mu_{\Delta j}, \sigma^2_{\Delta j})$。因此治疗前后绝对变化和相对变化可表示为 $W_{2ij}-W_{1ij}$ 和 $(W_{2ij}-W_{1ij})/W_{1ij}$，满足如下：

$$W_{2ij} - W_{1ij} = W_{1ij}\Delta_{ij} \sim \text{lognormal}\left(\mu_j, \mu_{\Delta j}, \sigma^2_j + \sigma^2_{\Delta j}\right)$$

和

$$\frac{W_{2ij} - W_{1ij}}{W_{1ij}} \sim \text{lognormal}\left(\mu_{\Delta j}, \sigma^2_{\Delta j}\right)$$

为简化公式，$X_{ij} = \log(W_{2ij}-W_{1ij})$ 和 $Y_{ij} = \log\left(\dfrac{W_{2ij}-W_{1ij}}{W_{1ij}}\right)$ 表示。X_{ij} 和 Y_{ij} 均符合正态分布，均值分别为 $\mu_j+\mu_{\Delta j}$ 和 $\mu_{\Delta j}$，$i = 1, 2, \cdots, n_j, j = T, R$。

因此，基于治疗前后反应可得出的研究终点包括 X_{ij} 和 Y_{ij}。$r_{ij} = \#\{x_{ij} > c_1, j = 1, 2, \cdots, n_j\}/n_j$ 表示治疗前后的绝对差异大于预先设定的界值 c_1 的响应者比例，$r_{Rj} = \#\{y_{ij} > c_2, i = 1, 2, \cdots, n_j\}/n_j$ 表示治疗前后的相对差异大于预先设定的界值 c_2 的响应者比例。

为方便表示，对于 $j = t, r$，$p_{Aj} = E(r_{Aj})$，$p_{Rj} = E(r_{Rj})$。按照上文提到的研究终点，基于绝对差异或相对差异的非劣效性检验和界值计算可按照如下方法：

情形 1：绝对差异

$$H_0 : (\mu_R - \mu_{\Delta R}) - (\mu_T - \mu_{\Delta T}) \geq \delta_1 \ vs. \ H_\alpha : (\mu_R - \mu_{\Delta R}) - (\mu_T - \mu_{\Delta T}) < \delta_1 \quad (8.4)$$

情形 2：相对差异

$$H_0 : (\mu_{\Delta_R} - \mu_{\Delta_T}) \geq \delta_2 \ vs. \ H_\alpha : (\mu_{\Delta_R} - \mu_{\Delta_T}) < \delta_2 \quad (8.5)$$

情形 3：响应率的绝对变化（根据绝对差异）

$$H_0 : p_{A_R} - p_{A_T} \geq \delta_3 \ vs. \ H_\alpha : p_{A_R} - p_{A_T} < \delta_3 \quad (8.6)$$

情形 4：响应率的相对变化（根据绝对差异）

$$H_0 : \frac{p_{A_R} - p_{A_T}}{p_{A_R}} \geq \delta_4 \ vs. \ H_\alpha : \frac{p_{A_R} - p_{A_T}}{p_{A_R}} < \delta_4 \quad (8.7)$$

情形 5：响应率的绝对变化（根据相对差异）

$$H_0 : p_{R_R} - p_{R_T} \geq \delta_5 \ vs. \ H_\alpha : p_{R_R} - p_{R_T} < \delta_5 \quad (8.8)$$

情形 6：响应率的相对变化（根据相对差异）

$$H_0 : \frac{p_{R_R} - p_{R_T}}{p_{R_R}} \geq \delta_6 \ vs. \ H_\alpha : \frac{p_{R_R} - p_{R_T}}{p_{R_R}} < \delta_6 \quad (8.9)$$

8.3.2 不同临床比较策略

X_{ij} 表示第 j 组治疗的第 i 名受试者治疗前后反应的绝对差异，Y_{ij} 表示第 j 组治疗的第 i 名受试者治疗前后反应的相对差异。$\bar{x}_{.j} = \frac{1}{n_j} = \sum_{i=1}^{n_j} X_{ij}$ 和 $\bar{y}_{.j} = \frac{1}{n_j} = \sum_{i=1}^{n_j} Y_{ij}$ 分别是 X_{ij} 和 Y_{ij} 的样本均值，$j = T, R$。根据正态分布，如果满足以下条件可在显著性为 α 下拒绝公式（8.4）的零假设：

$$\frac{\bar{x}_{.R} - \bar{x}_{.T} + \delta_1}{\sqrt{\left(\frac{1}{n_T} + \frac{1}{n_R}\right)\left[\left(\sigma_T^2 + \sigma_{\Delta_T}^2\right) + \left(\sigma_R^2 + \sigma_{\Delta_R}^2\right)\right]}} > z_\alpha \tag{8.10}$$

对应的检验功效为：

$$\Phi\left(\frac{\left(\mu_T + \mu_{\Delta_T}\right) - \left(\mu_R + \mu_{\Delta_R}\right) + \delta_1}{\sqrt{\left(n_T^{-1} + n_2^{-1}\right)\left[\left(\sigma_T^2 + \sigma_{\Delta_R}^2\right) + \left(\sigma_R^2 + \sigma_{\Delta_R}^2\right)\right]}} - z_\alpha\right) \tag{8.11}$$

其中 $\Phi(.)$ 表示标准正态分布的累积分布函数。假设治疗组和对照组样本量分配比率为常数 r，式（8.4）假设在检验功效为 $1-\beta$ 时对应所需的总样本量 $N = n_T + n_R$，具体如下：

$$n_T = \frac{\left(z_\alpha + z_\beta\right)^2 \left(\sigma_1^2 + \sigma_2^2\right)\left(1 + 1/\rho\right)}{\left[\left(\mu_R + \mu_{\Delta_R}\right) - \left(\mu_T + \mu_{\Delta_T}\right) - \delta_1\right]^2} \tag{8.12}$$

其中 $n_R = \rho n_T$，z_u 为标准正态分布 $1-u$ 区间对应概率。

y_{ij} 也符合正态分布。$\bar{y}_{.j}$ 检验统计量与上文类似。如满足以下情形可在显著性 α 下拒绝式（8.5）零假设：

$$\frac{\bar{y}_{T.} - \bar{y}_{R.} + \delta_2}{\sqrt{\left(\frac{1}{n_T} + \frac{1}{n_R}\right)\left(\sigma_{\Delta_T}^2 + \sigma_{\Delta_R}^2\right)}} > z_\alpha \tag{8.13}$$

对应检验功效如下：

$$\Phi\left(\frac{\mu_{\Delta_T} - \mu_{\Delta_R} + \delta_2}{\sqrt{\left(n_T^{-1} + n_R^{-1}\right)\left(\sigma_{\Delta_T}^2 + \sigma_{\Delta_R}^2\right)}} - z_\alpha\right) \tag{8.14}$$

假设 $n_R = \rho n_T$，r 为常数。统计功效为 $1-\beta$ 时，假设检验（5）所需的样本量为 $(1+\rho)$ n_T，n_T 计算公式如下：

$$n_T = \frac{\left(z_\alpha + z_\beta\right)^2 \left(\sigma_{\Delta T}^2 + \sigma_{\Delta R}^2\right)\left(1 + 1/\rho\right)}{\left[\left(\mu_R + \mu_{\Delta R}\right) - \left(\mu_T + \mu_{\Delta T}\right) - \delta_2\right]^2} \qquad (8.15)$$

当样本量 n_j 足够大时，r_{Aj} 近似符合正态分布，均值为 p_{Aj}，方差为 $\dfrac{p_{Aj}(1 - p_{Aj})}{p_{Aj}}$，其中 $j = T, R$。因此，根据 Slutsky 原理，如满足以下情形可在显著性 α 下拒绝式（8.6）零假设：

$$\frac{r_{A_T} - r_{A_R} + \delta_3}{\sqrt{\dfrac{1}{n_T} r_{A_T}\left(1 - r_{A_T}\right) + \dfrac{1}{n_R} r_{A_R}\left(1 - r_{A_R}\right)}} > z_\alpha \qquad (8.16)$$

检验功效近似为：

$$\Phi\left(\frac{p_{A_T} - p_{A_R} + \delta_3}{\sqrt{n_T^{-1} p_{A_T}\left(1 - p_{A_T}\right) + n_T^{-1} p_{A_R}\left(1 - p_{A_R}\right)}} - z_\alpha\right) \qquad (8.17)$$

如果 $n_R = \rho n_T$，r 为常数。统计功效为 $1-\beta$ 时，假设检验式（8.6）所需的样本量为 $(1+\rho)$ n_T，n_T 计算公式如下：

$$n_T = \frac{\left(z_\alpha + z_\beta\right)^2 \left[p_{A_T}\left(1 - p_{A_T}\right) + p_{A_R}\left(1 - p_{A_R}\right)/\rho\right]}{\left(p_{A_R} - p_{A_T} - \delta_3\right)^2} \qquad (8.18)$$

请注意，根据定义，$p_{Aj} = 1 - \Phi\left\{\dfrac{c_1 - \left(\mu_j + \mu_{\Delta j}\right)}{\sigma_j^2 + \sigma_{\Delta j}^2}\right\}$，其中 $j = T, R$。根据类似理由，

上述结果可应用于检验式（8.8）假设，用 $p_{Rj} = 1 - \Phi\left\{\dfrac{c_2 - \mu_\Delta}{\sigma_{\Delta j}}\right\}$ 替换 p_{Aj}，δ_5 替换 δ_3，

也就有：

$$H_0 : \left(1 - \delta_4\right) p_{A_R} - p_{A_T} \geq 0 \ vs. \ H_1 : \left(1 - \delta_4\right) p_{A_R} - p_{A_T} < 0 \qquad (8.19)$$

如满足以下情形可在近似显著性水平下拒绝式（8.7）零假设：

$$\frac{r_{A_T} - \left(1 - \delta_4\right) r_{A_R}}{\sqrt{\dfrac{1}{n_T} r_{A_T}\left(1 - r_{A_T}\right) + \dfrac{\left(1 - \delta_4\right)^2}{n_R} r_{A_R}\left(1 - r_{A_R}\right)}} > z_\alpha \qquad (8.20)$$

当 n_R 和 n_T 足够大时，可采用正态近似法计算统计量，统计功效可近似为：

154

$$\Phi \dfrac{p_{A_T} - (1 - \delta_4) p_{A_R}}{\sqrt{n_T^{-1} p_{A_T} (1 - p_{A_T}) + n_R^{-1} (1 - \delta_4)^2 p_{A_R} (1 - p_{A_R})}} - z_\alpha \quad (8.21)$$

假设 $n_R = \rho n_T$，r 为常数。统计功效为 $1 - \beta$ 时，假设检验式（8.13）或等效性检验式（8.19）所需的样本量为 $(1 + \rho) n_T$，n_T 计算公式如下：

$$n_T \dfrac{\left(Z_\alpha + Z_\beta\right)^2 \left[p_{A_T} \left(1 - p_{A_T}\right) + \left(1 - \delta_4\right)^2 p_{A_R} \left(1 - p_{A_R}\right) / \rho \right]}{\left[p_{A_T} - \left(1 - \delta_4\right) p_{A_R} \right]^2} \quad (8.22)$$

针对假设式（8.7）基于公式（8.20）计算公式（8.18）结果可用于检验假设式（8.9），用 $p_{Rj} = 1 - \Phi \left\{ \dfrac{c_2 - \mu_{\Delta j}}{\sigma_{\Delta j}} \right\}$ 替换 p_{Aj}，δ_6 替换 δ_4 即可。

值得注意的是，临床试验的申办方通常会选择最有利的研究终点。然而，监管机构会要求研究方案需阐明主要研究终点。其他研究终点结果阳性并不能作为临床试验的主要结果用于监管机构的获批。但这对于受试药物的治疗效果评估没有任何科学或统计学依据。

8.4 多阶段适应性设计

假设一项临床试验计划 K 次期中分析，最终分析可视为第 K 次期中分析。假设每次期中分析假设检验后会根据数据分析结果采取进一步行动，行动包括由于无效 / 有效或安全性提前停止研究、样本量再估计、随机化方案修正或其他对应措施。此时，可采用全局假设检验来制定研究目的，包括期中分析中各个假设检验集合。

$$H_0 : H_{01} \bigcap \cdots \bigcap H_{0K}$$

H_{0i}，$i = 1, \cdots, K$ 分别代表第 i 次期中分析的零假设。H_{0i} 存在如下限制，拒绝任一 H_{0i} 具有相同临床意义（例如，药物具有有效性），因此同一研究中所有 H_{0i} 检验同一研究终点，否则无法解释全局假设。

在实际应用中，H_{0i} 检验是基于每个阶段的样本子集，不会损失普遍性。假设 H_{0i} 是检验某个试验制剂治疗方案有效性，可写为：

$$H_{0i} : \eta_{i1} \geq \eta_{i2} \ \ vs \ \ H_{ai} : \eta_{i1} < \eta_{i2}$$

η_{i1} 和 η_{i2} 分别是第 i 阶段两个治疗组的效应。通常，$\eta_{i1} = \eta_{i2}$，对应 H_0 基于每个阶段的样本子集的 P 值 p_i 符合 [0, 1] 的均匀分布（Bauer and Kohne，1994）。这一特征可用于多阶段无缝自适应设计构建检验统计量。举例如下，（Bauer and Kohne，1994）对 P 值采用了 Fisher 组合方法。Chang（2007 年）对 P 值采用线性组合方式，具体如下：

$$T_k = \sum_{i=1}^{K} w_{ki} p_i, i = 1, \cdots, K \tag{8.23}$$

其中 $w_{ki} > 0$，K 为研究计划分析次数。为简化展示，取 $w_{ki} = 1$，得出下式：

$$T_k = \sum_{i=1}^{K} p_i, i = 1, \cdots, K \tag{8.24}$$

统计量 T_k 可理解为拒绝 H_0 的累积可信度。T_k 越小，对应可信度越高。同样地，可定义统计量 $T_k = \sum_{i=1}^{K} p_i / K$ 作为拒绝 H_0 的平均可信度。对应终止条件为：

$$\begin{cases} \text{因有效性停止：} T_K < \alpha_K \\ \text{因无效性停止：} T_K \geq \beta_K \\ \text{继续实施研究：其他情形} \end{cases} \tag{8.25}$$

其中 T_k、α_k 和 β_k 是 k 的单调递增函数，对于 $k = 1, \cdots, K-1$ 时 $\alpha_k < \beta_k$，$\alpha_k = \beta_k$。α_k 和 β_k 和分别表示有效性和无效性的显著性界值。研究要达到第 k 阶段，须依次通过 1 到 $(k-1)$ 阶段。因此可通过非条件概率法定义过程概率，具体如下：

$$\begin{aligned} \Psi_k(t) &= P(T_k < t, a_1 < T_1 < \beta_1, \cdots, \alpha_{k-1} < T_{k-1} < \beta_{k-1}) \\ &= \int_{\alpha_1}^{\beta_1} \cdots \int_{\alpha_{k-1}}^{\beta_{k-1}} \int_{-\infty}^{t} f_{T_1, \cdots, T_k}(t_1, \cdots, t_k) \, \mathrm{d}t_k \, \mathrm{d}t_{k-1} \cdots \mathrm{d}t_1 \end{aligned} \tag{8.26}$$

其中 $t \geq 0$，t_i，$i = 1, \cdots, k$ 是第 i 阶段的统计量，$\int_{T_1} \cdots T_K \geq 0$ 是联合概率密度函数。第 k 阶段的错误率对应如下：

$$\pi_k = \psi_k(\alpha_k) \tag{8.27}$$

当某个阶段确定了研究有效性，将会停止试验。因此，不同阶段的 I 类错误率是相互排斥的。试验组的 I 类错误率可通过下式计算：

$$\alpha = \sum_{k=1}^{k} \pi_k \tag{8.28}$$

式（8.26）和式（8.28）是确定停止研究边界的关键步骤，下一小节内容将会基于两级无缝自适应设计详细说明。调整后的 P 值计算方法与经典成组序贯设计方法相同（参见 Jennison and Turnbull, 2000）。当第 k 阶段的检验统计量 $T_k = t = \alpha_k$（即刚好出于因有效性停止研究的界值），P 值 = 消耗的 α，$\sum_{i=1}^{k} \pi_i$。不论使用哪种错误消耗函数均适用，并与经典研究设计中的 P 值调整定义一致。第 k 阶段观察到的检验统计量 $T_k = t$ 对应的调整 P 值可定义为：

$$p(t;k) = \sum_{i=1}^{k-1} \pi_i + \Psi_k(t), k = 1, \cdots, K \tag{8.29}$$

如果在较晚阶段拒绝 H_0，前期有部分被消耗，则调整后的 P 值体现拒绝 H_0 的证据比较弱。反之，如果在较早阶段拒绝 H_0，仍有很大比例的 α 未被消耗，则调整后的 P 值体现拒绝 H_0 的证据较强。请注意，公式（8.23）中 p_i 为第 i 阶段原始（未调整）P 值，而 $p(t; k)$ 表示第 k 阶段停止研究时累积样本量计算统计量对应的调整 P 值，不管如何计算 p_i，式（8.28）和式（8.29）均适用。

假设有一项临床试验，旨在评估某种治疗方案的安全性和有效性，采用成组序贯适应性设计，计划开展一次期中分析。申办方希望可以根据有效性或无效性提前终止试验，对应总体 I 类错误控制在 α 显著性水平。可将该研究看作为两阶段的适应性设计。根据随机化后 12 周失败率作为主要研究终点计算样本量。假设安慰剂组真实失败率为 50%，研究希望有足够的把握度观测到治疗组和安慰剂组具有临床显著性差异为 25%，显著性水平为 5%。因为研究计划第一次期中分析时评价有效性 / 无效性以便终止试验，因此根据 Chang（2007）提出的两阶段适应性设计的单个 P 值法计算样本量。

第一阶段结束时，根据以下单个 P 值制定研究终止原则：

因有效性提前终止：$T_1 \leq \alpha_1$

因无效性提前终止：$T_1 > \beta_1$

调整后继续实施：$\alpha_1 < T_1 \leq \beta_1$

其中 α_1 和 β_1（$\alpha_1 < \beta_1$）分别是有效性和无效性的界值，T_1 是第一阶段的检验统计量（基于单个 P 值）。

独立的数据监督委员会（data monitoring committee，DMC）对数据审查后并决定继续进行，可能需按照 DMC 建议调整研究方案，如剂量调整和样本量再估计。两阶段适应性设计中基于单个 P 值计算样本量方法如下，也可查阅 Chow and Chang（2006）（也可参考 Chang，2007）：

$$\alpha = \alpha_1 + \alpha_2(\beta_1 - \alpha_1)$$

对于两阶段无缝自适应设计，对应有效性和无效性的界值分别如下：

$$\alpha_1 = 0.005, \beta_1 = 0.40, \alpha_2 = 0.0506$$

可将总体 I 类错误率控制在 5%（$\alpha = 0.05$）。后续可开展样本量计算。

8.5　方案修订后的样本量调整

一般来说，临床试验开始后进行 3 ~ 5 次研究方案修订是很常见的。研究方案修订主要影响之一是，修订后患者目标人群可能会改变，导致试验结束时患者目标人群完全不同。典型例子就是对研究的纳入 / 排除标准进行重大调整（修正）。目标患者群体用 (μ, σ) 表示，在研究方案修正后，结果（实际）患者群体可能变为 (μ_1, σ_1)，$\mu+\mu_1+\varepsilon$ 为主要研究终点的均值，$\sigma_1 = C\sigma(C > 0)$ 为对应标准差。对应目标人群变化情况可用下式表示：

$$E_1 = \left|\frac{\mu_1}{\sigma_1}\right| = \left|\frac{\mu+\varepsilon}{C\sigma}\right| = |\Delta|\left|\frac{\mu}{\sigma}\right| = |\Delta|E$$

其中 $\Delta = (1+\varepsilon/\mu)/C$，$E$ 和 E_1 分别表示变化前后的效应值。Chow et al.（2002）及 Chow and Chang（2006）将 Δ 作为一个灵敏度指标，用于衡量实际患者群体和原始目标患者群体之间的效应值变化。

如 Chow and Chang（2006）所述，因目标患者群体变化（改变目标患者群体）的方案修正对统计推断的影响评估，可通过将目标患者群体变化的均值结合协变量关联模型开展（Chow and Shao，2005）。然而，多数情况下该协变量可能不存在或存在但不可观测。在这种情况下，建议基于混合分布测量患者群体的位置和比例改变情况来对 Δ 进行推断，假定位置或比例参数是随机的（Chow et al，2005）。

对于给定目标患者群体的临床试验，计算样本量常常通过评价备择假设中的检验统计量（基于零假设得出）。研究方案修订后，目标患者群体可能变为实际的患者群体。在此情况下，如还想保证针对原患者群体治疗效果的统计功效，可能需要调整样本量。例如，针对非劣效性设计的研究，在基于协变量校正模型调整样本量以后，研究假设如下：

$$H_0 : p_{10} - p_{20} \leqslant -\delta \quad \text{vs.} \quad H_1 : p_{10} - p_{20} > -\delta$$

其中 p_{10} 和 p_{20} 分别表示治疗组与阳性对照组或安慰组的效应，n_{Classic} 和 n_{Actual} 分别表示原始患者群体和方案修正后真实患者群体的样本量。其中 $n_{\text{Actual}} = Rn_{\text{Classic}}$，$R$ 为校正因素。按照 Chow et al.（2008）提出的方法，可分别获得 n_{Classic} 和 n_{Actual}。Y_{tij} 和 X_{tij} 分别是 t^{th} 治疗组第 i 次修正方案第 j 名患者的效应和协方差（$t = 1, 2, i = 0, 1, \cdots, k$，$j = 1, 2, \cdots, n_{tj}$）。每次修正后，按照相同标准选择的患者会随机分到治疗组 $D_1 = 1$ 或对照组 $D_2 = 0$。这种特定情况下，每次方案修正后协方差的均值会相同。因此，单个模型中治疗组的二分类效应与协方差的关系可表述为：

$$p_{ti} = \frac{\exp(\beta_1 + \beta_2 D_t + \beta_3 \upsilon_i + \beta_4 D_t \upsilon_i)}{1 + \exp(\beta_1 + \beta_2 D_t + \beta_3 \upsilon_i + \beta_4 D_t \upsilon_i)}, t = 1, 2, i = 0, 1, \cdots, k$$

治疗组和对照组的效应率可分别表述为：

$$p_{1i} = \frac{\exp\left[\beta_1, \beta_2 + (\beta_3 + \beta_4)\upsilon_i\right]}{1 + \exp\left[\beta_1 + \beta_2 + (\beta_3 + \beta_4)\upsilon_i\right]} \text{ 和 } p_{2i} = \frac{\exp(\beta_1 + \beta_3\upsilon_i)}{1 + \exp(\beta_1 + \beta_3\upsilon_i)}$$

因此，联合似然函数 $\beta = (\beta_1, \cdots, \beta_4)^T$ 可表达为：

$$\prod_{t=1}^{2}\prod_{i=0}^{k}\prod_{j=1}^{n_{ti}}\left[\left(\frac{\exp\left(\beta^T z^{(ti)}\right)}{1 + \exp\left(\beta^T z^{(ti)}\right)}\right)^{y_{tij}}\left(\frac{1}{1 + \exp\left(\beta^T z^{(ti)}\right)}\right)^{1-y_{tij}} \times f_{\bar{X}_{.i}}(\bar{x}_{.i})\right]$$

其中 $\int_{\bar{X}_{.i}} \bar{x}_{.i}$ 是 $\bar{X}_{.i} = \sum_{t=1}^{2}\sum_{j=1}^{n_{ti}} X_{tij}$ 和 $z^{(ti)} = (1, D_t, \bar{x}_{.j}, D_t\bar{x}_{.i})$ 的概率密度函数。对应对数似然函数如下：

$$l(\beta)\sum_{t=1}^{2}\sum_{i=0}^{k}\sum_{j=1}^{n_{ti}}\left[y_{tij}\ln\left(\frac{\exp\left(\beta^T z^{(ti)}\right)}{1 + \exp\left(\beta^T z^{(ti)}\right)}\right) + (1 - y_{tij})\ln\left(\frac{1}{1 + \exp\left(\beta^T z^{(ti)}\right)}\right) + \ln f_{\bar{X}_{.i}}(\bar{x}_{.i})\right]$$

生成最大似然估计 $\hat{\beta} = \left(\hat{\beta}_1, \cdots, \hat{\beta}_1\right)^T$，可估计 p_{10} 和 p_{20} 如下：

$$\hat{p}_{10} = \frac{\exp\left[\hat{\beta}_1 + \hat{\beta}_2 + \left(\hat{\beta}_3 + \hat{\beta}_4\right)\bar{X}_{.0}\right]}{1 + \exp\left[\hat{\beta}_1 + \hat{\beta}_2 + \left(\hat{\beta}_3 + \hat{\beta}_4\right)\bar{X}_{.0}\right]}, \hat{p}_{20} = \frac{\exp\left(\hat{\beta}_1 + \hat{\beta}_3\bar{X}_{.0}\right)}{1 + \exp\left(\hat{\beta}_1 + \hat{\beta}_3\bar{X}_{.0}\right)}$$

对应的就有：

$$N_{\text{Classic}} = \frac{\left(Z_\alpha + Z_\gamma\right)^2}{\left(p_{10} - p_{20} + \delta\right)^2} \cdot \left[\frac{p_{10}\left(1 - p_{10}\right)}{\omega} + \frac{p_{20}\left(1 - p_{20}\right)}{1 - \omega}\right]$$

$$N_{\text{Actual}} = \frac{\left(Z_\alpha + Z_\gamma\right)^2 \widetilde{V}_d}{\left(p_{10} - p_{20} + \delta\right)^2}$$

其中 ω 表示初次治疗的患者比例：

$$\widetilde{V}_d = \left[g'(\beta)\right]^T\left(\omega\sum_{i=0}^{k}\rho_{1i}I^{(1i)} + (1 - \omega)\sum_{i=0}^{k}\rho_{2i}I^{(2i)}\right)^{-1}$$

$$g'(\beta), \omega = n_{1.} / N, \rho_{ti} = n_{ti} / n_{t.}$$

以及

$$g'(\beta) = \begin{pmatrix} p_{10}\left(1 - p_{10}\right) - p_{20}\left(1 - p_{20}\right) \\ p_{10}\left(1 - p_{10}\right) \\ v_0\left(p_{10}\left(1 - p_{10}\right) - p_{20}\left(1 - p_{20}\right)\right) \\ v_0\left(p_{10}\left(1 - p_{10}\right)\right) \end{pmatrix}$$

Chow（2011）详细介绍了基于二元效应终点协变量校正模型和基于位置和比例

随机漂移的样本量调整公式。

8.6 国际多区域临床试验

Uesaka（2009）提出，多区域桥接试验主要目标是呈现药物在所有参与区域的疗效，同时评估将整体试验结果应用于每个区域的可能性。将总体结果应用于特定区域的前提条件是，该区域结果应与总体结果或其他区域结果一致。描述地区间一致性的典型方法是证明不存在地区治疗效果的交互作用。最近，日本厚生劳动省（the Ministry of Health，Labor and Welfare，MHLW）发布了全球性临床试验基本原则的指南，以问答形式描述多区域试验临床计划和实施相关基本概念。该指南中特别强调了多区域试验中需确定日本籍的受试者人数。如前所述，样本量计算时应保证支持开展日本籍和全部受试者治疗效果一致性评价。

为支持开展日本籍和全部受试者治疗效果一致性评价，建议样本量应满足：

$$P\left(\frac{D_J}{D_{All}} > \rho\right) \geq 1-\gamma \qquad (8.30)$$

其中 D_J 和 D_{All} 分别表示日本籍组及全组的治疗效果。Quan 等人（2010）推导出分别针对正态、二分类和生存终点事件样本量计算/分配的封闭计算公式。例如，针对连续型终点的公式假设 $D_J = D_{NJ} = D_{All} = D$，其中 D_{NJ} 表示非日本籍受试者的治疗效果，计算公式如下：

$$N_J \geq \frac{z_{1-\gamma}^2 N}{\left(z_{1-\alpha/2} + z_{1-\beta}\right)^2 (1-\rho)^2 + z_{1-\gamma}^2 \left(2\rho - \rho^2\right)} \qquad (8.31)$$

N 和 N_J 分别表示所有受试者和日本籍受试者的样本量。MHLW 推荐（8.30）式中 ρ 应选择 0.5 或以上，γ 应选择 0.8 或以上。例如，假设分别选择 $\rho = 0.5$，$\gamma = 0.8$，$\alpha = 0.05$，$\beta = 0.9$ 时，$N_J/N = 0.224$。也就说在多区域临床试验总受试者样本量中日本籍占比不少于 22.4%。

实际上，$1-\rho$ 经常作为非劣效试验界值。如果 $\rho > 0.5$，则日本籍受试者比例对应会显著增加。需要注意的是，Quan et al 提出的样本量计算公式是假设日本籍与非日本籍受试者治疗效果是一致的。实际上，治疗效果的种族间差异性可能是存在的。因此，考虑的治疗效果的种族差异性，上述 Quan et al.（2010）提出的样本量计算/分配公式可能需要调整。

Kawai 等（2008）提出了一种合理分配各区域样本量的替代方法，如果多区域试验中各区域治疗效果均为阳性且一致的话，则在假设的治疗效果下很有可能观察到一致性结果。Uesaka（2009）提出了区域和总体结果一致性检验新的统计标准，该标准不要求不实际的样本量，并提出了几种方法可用于区域样本量分配。主要有 3 种多区域临床试验样本量分配规则，包括：①平均分配，②总样本量最小化，以及③特定区域的样本量最小化。需要注意的是，如果希望保证特定区域和其他区域或区域和总体间的结果一致时，无论使用哪种样本量分配规则，可能都会需要很大的总样本量。

多区域试验计划时建议在研究方案中明确研究目标。确定研究目标后，就可以选择有效的研究设计并确定相应主要临床终点。基于主要临床终点，可以计算出达到预期统计功效所需的样本量。Kawai 等（2008）、Quan 等（2010）和 Ko 等（2010）最近开发的多区域试验样本量计算方法都假设各区域之间效应一致。举例如下，假设我们开展一项国际多区域试验对比试验药物和安慰剂对照，研究终点为连续型变量。假定 X 和 Y 分别为试验药物和安慰剂对照的效应值，X 和 Y 都符合正态分布，方差为 σ^2，假设 σ^2 已知，μ_T 和 μ_P 分别为试验组和安慰剂对照组的总体均值，$\Delta = \mu_T - \mu_P$。假设不同区域间效应大小（Δ/σ）是一致的。总体治疗效果检验假设如下：

$$H_0 : \Delta \leq 0 \ \ \text{vs.} \ \ H_a : \Delta > 0$$

其中 N 表示每组的总样本量，治疗效应预期差异为 $\Delta = \sigma$，显著性水平为 α，检验功效为 $1-\beta$，因此有：

$$N = 2\sigma^2 \left\{ \left(z_{1-\alpha} + z_{1-\beta} \right) / \delta \right\}^2$$

其中 $z_{1-\alpha}$ 表示标准正态分布的上 $1-\alpha$ 对应概率值。多区域试验总 N 确定后，需进一步确定亚洲地区的样本量。选定样本量需能够确定亚洲地区和全部地区治疗效果的一致性。为此，选定样本量时需要满足，治疗效应一致性的把握度达到 80%，治疗效应预期差异为 $\Delta = \sigma$，显著性水平为 α，对应为

$$P_\delta \left(D_{Asia} \geq \rho D_{All} \mid Z > z_{1-\alpha} \right) > 1 - \gamma \qquad (8.32)$$

预先设定，$0 < \gamma \leq 0.2$，Z 为总的统计量。

Ko 等（2010）根据式（8.32）计算亚洲地区所需样本量。$\beta = 0.1$，$\alpha = 0.025$，$\rho = 0.5$ 时，则总样本量中亚洲地区占比必须为约 30%，才能保持式（8.32）中保证概率为 80%。另外，考虑到双侧检验，Quan 等（2010）根据一致性标准推导出了正态、二分类和生存终点结局对应样本量计算的封闭公式。例如，如果我们选择 $\rho = 0.5$，$\gamma = 0.2$，$\alpha = 0.025$，且 $1-\beta = 0.9$ 时，则多区域试验总样本量中亚洲样本比例至少达到 22.4%。

需要注意的是，Kawai 等（2008）、Quan 等（2010）和 Ko 等（2010）都是在假设各地区间效应值一致的前提下计算样本量。实际上由于存在种族差异性，预期治疗效果会有所不同。因此，Kawai 等（2008）、Quan 等（2010）和 Ko 等人 2010）计算的样本量实际价值有效。还需要进一步探索解决种族差异的其他假设。例如，我们可以考虑以下假设：

①Δ 相同，但不同地区 σ^2 不同；

②Δ 不同，但不同地区 σ^2 相同；

③不同地区 Δ 和 σ^2 均不同。

基于上述假设还需进一步开发确定国际多区域试验样本量的统计方法。

8.7 当前存在的问题

8.7.1 样本量计算方法是否唯一？

一项对比治疗组（T）与对照组（R）（如标准护理治疗或阳性药物）的临床试验，其样本量计算公式包括 Ⅰ 类错误率（α），Ⅱ 类错误率（$1-\beta$）或统计功效（β），总体均数差值（ε），临床意义差值（δ），应答的变异度（σ），以及分配比例（k）（可参见 Chow et al.，2017）。假设 $n_T = n_R = n$，同时 $\sigma_T = \sigma_R = \sigma$，其中 n_T 和 σ_T，n_R 和 σ_R 分别是治疗组与对照组的样本量和标准误，样本量计算公示可表示如下：

$$n = f(\alpha, \beta, \varepsilon, \delta, \sigma, \text{和} k) \tag{8.33}$$

其中 $\varepsilon = \mu_T - \mu_R$，$\mu_T$ 和 μ_R 分别为治疗组与对照组的均值。正如 8.2 节所表达的，确定样本量最经典的做法（样本量计算的功效计算或功效分析法）是，固定 α（控制 Ⅰ 类错误），ε（基于零假设），δ（临床显著性差异），σ（假设治疗应答的变异度已知）和 k（治疗组分配比例），然后基于对应统计功效为 $1-\beta$ 选择样本量 n。（Chow et al.，2017）。实际上，选择样本量 n 的同时控制式（8.33）中给出的所有参数是基本不可能的，尽管大多数申办方和监管机构想要如此。

公式（8.33）中计算样本量可分为两类：控制一个参数和控制 2 个及以上（多个）参数。例如，为保证具有临床意义的差异或界限，可通过固定除了 δ 之外其他所有参数来确定样本量。也可通过固定相对于对组照的 σ 之外所有参数来确定 n。上述针对公式（8.33）计算样本量的方法为单个参数固定法。在某些情况下，研究人员可能想要固定 2 个参数来样本量计算，如 δ 和 σ，称为重现性分析。应当注意的是，如果试图同时控制更多参数来计算样本量，相应需要的样本量将会增加，然而巨大的样本量对于大多数临床试验可能不太可行。

因此，临床试验中采用功效分析法计算样本量不是唯一方法。控制公式（8.33）中单一参数或多个参数的方法也可用于计算样本量。此外，还可以考虑基于陈述概率计算样本量，如针对疾病发病率极低或罕见病药物开发临床研究的概率监测方法。相应样本量确定方法参见第 18 章。

8.7.2　样本量的不稳定性

如 8.2 节所述，临床研究中功效分析法可能是最常用的样本量计算方法。然而，Chow（2011）指出，基于 σ^2/δ^2 估计样本量可能结果不如预期稳定。可以证明，渐近偏差 $E(\hat{\theta} = s^2/\hat{\delta}^2)$ 可由下式得出：

$$E = (\hat{\theta}) - \theta = N^{-1}(3\theta^2 - \theta) = 3N^{-1}\theta^2\{1 + o(1)\}$$

可考虑 σ^2/δ^2 中位数，即 $P(\sigma^2/\delta^2 \leq \eta_{0.5}) = 0.5$，可证明 σ^2/δ^2 中位数可表述为：

$$\eta_{0.5} - \theta = -1.5N^{-1}\theta\{1 + o(1)\}$$

其主导项与 θ 呈线性相关。可见，样本量和（或）治疗效应较小时，中位数法比均值法的偏倚要小很多。但实际上我们通常不知道 σ^2/δ^2 的中位数。在这种情况下，则可采用 bootstrap 法联合贝叶斯方法。

8.7.3　方案修订时样本量调整

实践中，研究方案修订时目标患者群体发生改变情况并不少见。此时，必须调整样本量，才能达到正确检测相对于原始目标患者群体的具有临床意义差异的统计功效。最常用方法之一是根据效应值的变化来调整样本量。

$$N_1 = \min\left\{N_{\max}, \max\left(N_{\min}, \text{sign}(E_0 E_1)\left|\frac{E_0}{E_1}\right|^{\alpha} N_0\right)\right\}$$

其中 N_0 和 N_1 分别是群体变化前后的原始样本量和调整样本量，$N_{\max}$ 和 $N_{\min}$ 分别是最大和最小样本量，选择常数 α 以保证敏感性指数为 $\Delta = \left|\frac{E_0}{E_1}\right|$ 在可接受的范围内，同时 $x > 0$ 时 $\text{sign}(x) = 1$，否则 $\text{sign}(x) = -1$。

第 10 章将会进一步探讨由于方案修订和外推导致的目标患者总体随机性的敏感性指数。

8.7.4　基于置信区间法计算样本量

如第 3 章所述，区间假设检验的概念和用于评价仿制药生物等效性的置信区间方法不同。用于区间假设检验的双单侧检验法（Two one-side test，TOST）受到 FDA 官方推荐。然而，在某些条件下 90% 置信区间法与 TOST 操作方法相似，两者经常被混用。在此情况下，可探索基于 90% 置信区间法估计样本量。基于 90% 置信区间法确定样本量以保证对应目标概率，构建的 90% 置信区间完全在等效性限值或相似性界值内。

也就是说，选择择适当的样本量以实现期望的概率 p，对应计算公式如下：

$$p = \{90\% CI \subset [\delta_L, \delta_U]\}$$

其中 $[\delta_L, \delta_U]$ 是等效性限值或相似性界值。请注意，可证明上述概率陈述与基于 $[\delta_L, \delta_U]$ 开展 TOST 区间假设的功效函数是不同的。

8.8 小结

总之，临床研究中计算样本量发挥十分重要的作用。计算样本量的目的不仅是为了确保有充足或最少的受试者参与研究，以提供试验制剂治疗方案安全性和有效性的实质性证据，而且是为了在一定程度上识别研究受试患者群体的其他临床获益的信号或方向。因为临床试验的过程较为漫长复杂，为此已开发了适合不同试验设计情形的临床试验开展的标准方法。在实践中，通常根据适宜的研究设计选择样本量，保证在预先指定的显著性水平上实现研究目标（如发现既定主要研究终点具有临床意义的差异或治疗效果）。不同类型临床试验（如非劣效性/等效性试验、优效性试验、剂量反应试验、组合试验、桥接研究和疫苗临床试验）通常是针对不同的研究设计（如平行组设计、交叉设计、随机分组设计、滴定设计、浓缩设计、成组序贯设计、盲读设计、癌症研究设计和适应性临床试验设计）为实现不同的临床研究目的而进行。因此，可以采用不同方法以实现具有某些期望统计推断的研究目标。计算样本量应在适当的统计检验下进行（在零假设下得出），并在备择假设下进行评价，以便在预先指定的药品经营质量管理规范（Good Supplying Practice，GSP）和药品临床试验管理规范（Good Clinical Practice，GCP）显著性水平和期望的统计功效下，准确可靠地评估有临床意义的差异或治疗效果。

采用复杂创新设计（如多重适应性设计）的临床试验，可能无法很好地建立其统计方法。因此，在方案制定计划阶段，可能不存在样本量计算/分配公式或方法。在此情况下，建议进行临床试验仿真模拟以获得所需的样本量，以期望功效或统计推断/保证实现研究目标。临床试验仿真模拟是指使用计算机创建虚拟患者，并基于预先指定的模型计算（或预测）每个虚拟患者的临床结局来模拟临床试验进行的过程。尽管临床试验模拟对于复杂研究设计下样本量计算确实提供了一种解决方案（并非唯一的解决方案），但只有基于特定假设下模型预测功效较好时，它才是有用的，然而这些假设通常很难（如果不是不可能的话）被验证。此外，"如何验证临床试验仿真模拟假设的预测模型？"对研究者和生物统计学家来说都是一个重大的挑战。

第 9 章　可重现性研究

9.1　简介

在临床研究中，主要研究者总是关心：①研究发现未达到统计显著性，比如完全是偶然发生的，以及②重要的研究发现在相同的试验条件和相同的试验设定下却不可重现。典型的例子有：①通过筛选相关基因作为临床结果的预测因子，为危重和（或）危及生命的疾病建立的医学预测模型的基因组学研究结果，往往无法重现，以及②证实所研究的试验治疗的安全性和有效性的两个关键试验得到的临床结果不一致。在实践中，大家尤其感兴趣的是对药物和（或）临床研发中研究发现的有效性／可靠性和可重现性的评价。

对于基因组学研究，在治疗诸如癌症等一些严重和（或）危及生命的疾病时，通常会对成千上万个基因进行筛选，以选择与试验治疗的临床结果最相关的少数基因。这些被识别的基因被视为风险因素或预测因子，并用于构建用于严重和（或）危及生命的疾病的医学预测模型。经验证的医学预测模型无疑可以使研究中的病患受益。在实际应用中，基于同一数据集的不同统计方法可能得出不同的结论，比如不同的方法可能选择不同的基因组来预测临床结果。研究者常常面临以下两个困境：①哪组基因应该被报告，以及②为什么结果不具备可重现性。一些研究人员认为这可能是由于：①方法未经验证，以及②数据存在相当大的变异度（波动）。因此，建议尽可能采取必要措施，以识别变异度的可能原因，并尽量消除／控制可以识别的变异度。此外，建议该方法应在使用清理过的且有质量保证的数据库之前进行验证。

为了获得试验药物的批准，FDA 要求进行两个关键性研究（在相同的患者人群和相同的研究方案下），以提供关于试验药物的安全性和有效性的充分证据。进行 2 个关键性试验的目的是确保在同一患者人群中阳性的结果（例如，P 值 < 5% 的显著性水平）可以重现。从统计学的角度来看，相比只在一个试验中观察到阳性结果，在两个独立的试验中观察到阳性的结果使得在未来的研究中会有更大的可能性观察到阳性的结果。然而实践中存在一个疑虑，即在相同的患者人群里重复同样的试验，2 个阳性的关键性试验能否保证该阳性结果可在未来的试验研究中重现。

在临床研究中，通常的建议是对检验和（或）统计方法进行验证，以减少研究结果的可能偏差/波动，提高研究结果在准确性和可靠性方面的可信度。然而，这并没有解决一个问题，即如果在相同或类似的试验条件下以及相同患者人群中重复进行研究，当前观察到的研究结果是否可以重现。在本章中，我们推荐使用贝叶斯方法来评价临床研究的可重现性。换言之，首先评价研究结果的变异度（或波动程度），然后根据观察到的变异度评估可重现性的概率（Shao 和 Chow，2002）。这个方法可以在相同的试验条件和目标患者人群下，对观察到的研究结果的可重现性提供一定的把握。

下一节简要概述可重现性概率的概念。9.3 节介绍使用估计功效的方法来评价可重现性概率。9.4 节讨论评价可重现性概率的其他方法。9.5 节给出了一些应用示例。9.6 节提供了对临床开发中可重现性研究的未来展望。

9.2 可重现性概率的概念

在实践中，研究结果的可靠性、可重复性和可重现性与各种变异的来源相关，例如个体内（试验单元）变异度、个体间变异度以及受试者与治疗之间相互作用等，这些变异度在制药和（或）临床开发中都会存在。为了实现所需的研究结果的可靠性、可重复性和可重现性，我们需要识别、消除和控制可能的变异度来源。Chow 和 Liu（2013）将变异度的可能来源分为 4 个类别：①可预期且可控的（如新设备或技术员）；②可预期但不可控的（如新剂量或治疗持续时间）；③不可预期但可控的（如药物依从性）；以及④不可预期且不可控的（如纯随机误差）。在制药/临床研究和开发中，通过某些变异度（控制）图表来监测和管理这些变异度是常见的统计质量保证和控制（QA/QC）的方法（例如，Barrentine，1991；JMP，2012）。然而，选择可接受的临界值对于成功使用这些控制图表至关重要。继 Shao 和 Chow（2002）的想法之后，Salah 等人（2017）提出了基于经验功效的可重现性概念，用来评价可靠性、可重复性和可重现性程度，这可能有助于确定变异度控制图表中监测可靠性、可重复性和可重现性的可接受临界值。

如 9.1 节所提到的，为了获得新药的上市许可，FDA 要求至少进行两个充分且控制良好的临床试验，以提供关于所研究药品的安全性和有效性的充分证据。做第二个试验的目的是去探究第一个试验中观察到的临床结果是否可在相同的目标患者群体中重现。设 H_0 为零假设，即试验药的平均结果与对照组（例如安慰剂）的平均结果相同，H_a 为备择假设。如果一个临床试验的观察结果拒绝了 H_0，则称其结果为显著的。通常我们感兴趣的是，产生显著临床结果的临床试验是否能提供充分证据以保证结果能够在将来的临床试验中重现。1997 年的美国食品和药品管理局现代化法案（Food and Drug Administration Modernization Act，FDAMA）在某些情况下可使用的一项规

定（FDAMA 第 115 条款）：可通过一个充分且控制良好的临床试验研究以及确证性证据来评价候选药物和生物制品的风险 / 获益并获得批准。假设当且仅当在 $|T| > c$ 时拒绝零假设 H_0，其中 T 是一个检验统计量，c 是一个大于 0 的临界值。在统计学理论中，当 H_a 确为真时观察到显著的临床结果的概率被称为检验的功效。如果备择假设 H_a 下的统计模型是一个参数模型，那么功效是：

$$P(\text{reject } H_0 | H_a) = P(|T| > c | H_a) = P(|T| > c | \theta) \tag{9.1}$$

其中 θ 是在备择假设 H_a 下的一个未知参数或参数向量。假设进行了一个临床试验并且结果是显著的，那第二个试验得到显著结果的概率是多少，即第一个试验的显著结果是否可重现？从统计学角度来看，如果两个试验是独立的，在备择假设 H_a 为真的情况下，观察到第二个试验结果显著的概率仍然由式（9.1）给出，而不论第一个试验的结果是否显著。然而，第一个临床试验的信息对于评估第二个试验观察到显著结果的概率应该是有用的。这就引出了可重现性概率的概念，这与式（9.1）定义的功效是不同的。

一般而言，可重现性概率是在观察到之前一个或多个试验的显著结果后，在未来试验中再次观察到显著结果的概率。Goodman（1992）认为可重现性概率是指在式（9.1）中，用基于之前试验数据的估计值替代 θ 后的概率。换言之，可重现性概率可以被定义为使用之前试验的数据对未来试验的功效的估计值。

当可重现性概率被用于提供药物的有效性证据时，估计功效的方法可能会产生过于乐观的结果。更加保守的方法是将可重现性概率定义为第二个试验功效的置信区间下限。另外，通过贝叶斯方法可以得到一个更为合理的可重现性概率定义，即假设未知参数 θ 是一个已知的先验分布 $\pi(\theta)$ 的随机向量。因此，可重现性概率可以被定义为在观测到之前试验的数据集 x 的条件下，未来试验中 $|T| > c$ 的条件概率，即

$$P(|T| > c | x) = \int P(|T| > c | \theta) \pi(\theta | x) \mathrm{d}\theta \tag{9.2}$$

其中 $T = T(y)$ 是未来试验的数据集 y，$\pi(\theta | x)$ 是给定 x 下 θ 的后验密度。

9.3　估计功效方法

为了研究可重现性概率，我们需要确定检验方法，即检验统计量 T 的形式。接下来我们会考虑几种不同的研究设计。

9.3.1　方差相等的 2 个样本

假设总共有 $n = n_1 + n_2$ 位患者被随机分配到 2 组，即治疗组和对照组。在治疗组中，n_1 位患者接受治疗（或试验药物）并产生响应 $x_{11}, \cdots, x_{1n_1}$。在对照组中，n_2 位患者接

受安慰剂（或参比药物）并产生响应 $x_{21}, \cdots, x_{2n_2}$。这个设计是临床试验中典型的平行设计。假设 $x_{ij's}$ 都是相互独立的，并且服从均值为 μ_i，$i = 1, 2$，和相同方差为 σ^2 的正态分布。假设感兴趣的假设是

$$H_0: \mu_1 - \mu_2 = 0 \ \text{vs.} \ H_a: \mu_1 - \mu_2 \neq 0 \qquad (9.3)$$

类似的情况也适用于单侧的备择假设 H_a。考虑常用的双样本 t-检验，$|T| > t_{0.975; n-2}$ 才能拒绝 H_0，其中 $t_{0.975; n2}$ 是有 $n-2$ 自由度的 t-分布下第 97.5% 分位数

$$T = \frac{\bar{x}_1 - \bar{x}_2}{\sqrt{\dfrac{(n_1-1)s_1^2 + (n_2-1)s_2^2}{n-2}}\sqrt{\dfrac{1}{n_1}\dfrac{1}{n_2}}} \qquad (9.4)$$

其中 $\bar{x}_i$ 和 s_i^2 分别是第 i 个治疗组数据的样本均值和方差。对第二个试验的 T 的功效为

$$\begin{aligned} p(\theta) &= P\left(\lceil T(y) \rceil > t_{0.95; n-2}\right) \\ &= 1 - T_{n-2}\left(t_{0.975; n-2} \mid \theta\right) + T_{n-2}\left(-t_{0.975; n-2} \mid \theta\right) \end{aligned} \qquad (9.5)$$

其中

$$\theta = \frac{\mu_1 - \mu_2}{\sigma\sqrt{\dfrac{1}{n_1} + \dfrac{1}{n_2}}} \qquad (9.6)$$

以及 $T_{n-2}(\cdot \mid \theta)$ 表示自由度为 $n-2$，非中心参数为 θ 的 t-分布的分布函数。$|\theta|$ 的函数值 $p(\theta)$ 见表 9.1。

表 9.1　式（9.5）中的功效函数 $p(\theta)$ 的值

θ	总样本量							
	10	20	30	40	50	60	100	∞
1.96	0.407	0.458	0.473	0.480	0.484	0.487	0.492	0.500
2.02	0.429	0.481	0.496	0.504	0.508	0.511	0.516	0.524
2.08	0.448	0.503	0.519	0.527	0.531	0.534	0.540	0.548
2.14	0.469	0.526	0.542	0.550	0.555	0.557	0.563	0.571
2.20	0.490	0.549	0.565	0.573	0.578	0.581	0.586	0.594
2.26	0.511	0.571	0.588	0.596	0.601	0.604	0.609	0.618
2.32	0.532	0.593	0.610	0.618	0.623	0.626	0.632	0.640
2.38	0.552	0.615	0.632	0.640	0.645	0.648	0.654	0.662
2.44	0.573	0.636	0.654	0.662	0.667	0.670	0.676	0.684
2.50	0.593	0.657	0.675	0.683	0.688	0.691	0.697	0.705
2.56	0.613	0.678	0.695	0.704	0.708	0.711	0.717	0.725
2.62	0.632	0.698	0.715	0.724	0.728	0.731	0.737	0.745

续表

θ	10	20	30	40	50	60	100	∞
2.68	0.652	0.717	0.735	0.743	0.747	0.750	0.756	0.764
2.74	0.671	0.736	0.753	0.761	0.766	0.769	0.774	0.782
2.80	0.690	0.754	0.771	0.779	0.783	0.786	0.792	0.799
2.86	0.708	0.772	0.788	0.796	0.800	0.803	0.808	0.815
2.92	0.725	0.789	0.805	0.812	0.816	0.819	0.824	0.830
2.98	0.742	0.805	0.820	0.827	0.831	0.834	0.839	0.845
3.04	0.759	0.820	0.835	0.842	0.846	0.848	0.853	0.860
3.10	0.775	0.834	0.849	0.856	0.859	0.862	0.866	0.872
3.16	0.790	0.848	0.862	0.868	0.872	0.874	0.879	0.884
3.22	0.805	0.861	0.874	0.881	0.884	0.886	0.890	0.895
3.28	0.819	0.873	0.886	0.892	0.895	0.897	0.901	0.906
3.34	0.832	0.884	0.897	0.902	0.905	0.907	0.911	0.916
3.40	0.844	0.895	0.907	0.912	0.915	0.917	0.920	0.925
3.46	0.856	0.905	0.916	0.921	0.924	0.925	0.929	0.932
3.52	0.868	0.914	0.925	0.929	0.932	0.933	0.936	0.940
3.58	0.879	0.923	0.933	0.937	0.939	0.941	0.943	0.947
3.64	0.889	0.931	0.940	0.944	0.946	0.947	0.950	0.953
3.70	0.898	0.938	0.946	0.950	0.952	0.953	0.956	0.959
3.76	0.907	0.944	0.952	0.956	0.958	0.959	0.961	0.965
3.82	0.915	0.950	0.958	0.961	0.963	0.964	0.966	0.969
3.88	0.923	0.956	0.963	0.966	0.967	0.968	0.970	0.973
3.94	0.930	0.961	0.967	0.970	0.971	0.972	0.974	0.977

来源：Shao，J. 和 Chow，S.C，Stat.Med.（医学统计学期刊，Statistics in Medicine），21，1727–1742，2002.

用 θ 的估计值 $T(x)$ 替换 θ，其中 T 由式（9.4）定义，那么可重现性概率可以由如下公式得到：

$$\hat{P} = 1 - T_{n-2}\left(t_{0.975;n-2}\big|T(x)\right) + T_{n-2}\left(-t_{0.975;n-2}\big|T(x)\right) \quad (9.7)$$

这是 $|T(x)|$ 的一个函数。当 $|T(x)| > t_{0.975;\,n-2}$，

$$\hat{p} \approx \begin{cases} 1 - T_{n-2}\left(t_{0.975;n-2}\big|T(x)\right) & \text{if } T(x) > 0 \\ T_{n-2}\left(t_{0.975;n-2}\big|T(x)\right) & \text{if } T(x) < 0 \end{cases} \quad (9.8)$$

如果替换 T_{n-2} 为正态分布且替换 $t_{0.975;\,n-2}$ 为正态分布中的百分位数，那么式（9.8）与 Goodman（1992）研究中 σ^2 为已知时的结果相同。注意表 9.1 可以找到式（9.7）

中样本量固定为 n 时的可重现性概率 $\hat{P}$。举个例子，如果在一个样本量为 $n = n_1+n_2 =$ 40 的临床试验中观察到 $T(x) = 2.9$，那么可重现性概率为 0.807。如果在一个样本量为 $n = 36$ 的临床试验中观察到 $T(x) = 2.9$，那么根据表 9.1（$n = 30$ 和 40）可外推得到可重现性概率为 0.803。

9.3.2　方差不等的两个样本

考虑在没有等方差假设的两组平行设计下的检验假设式（9.3）。也就是说，x_{ij}'s 相互独立且服从分布 $N(\mu_i, \sigma^2)$，$i = 1, 2$。当 $\sigma_1^2 \neq \sigma_2^2$，则对（9.3）中的假设没有精确的检验方法。在 n_1 和 n_2 都很大的情形下，当 $|T| > z_{0.975}$ 时约在 5% 的检验水平下拒绝 H_0，其中

$$T = \frac{\bar{x}_1 - \bar{x}_2}{\sqrt{\dfrac{s_1^2}{n_1} + \dfrac{s_2^2}{n_2}}} \tag{9.9}$$

因为 T 近似分布 $N(\theta, 1)$，当

$$\theta = \frac{\mu_1 - \mu_2}{\sqrt{\dfrac{\sigma_1^2}{n_1} + \dfrac{\sigma_2^2}{n_2}}} \tag{9.10}$$

使用估计功效法得到的可重现性概率由下式给出

$$\hat{P} = \Phi\big(T(x) - z_{0.975}\big) + \Phi\big(-T(x) - z_{0.975}\big) \tag{9.11}$$

当不同治疗下的方差不同且样本量不大时，建议使用不同的研究设计，如配对平行设计或 2×2 交叉设计。配对平行设计涉及 m 对匹配的患者。每对中的一个患者被分配到治疗组，另一个患者被分配到对照组。令 x_{ij} 为第 j 对和第 i 组的观测值。假设差值 $x_{1j}-x_{2j}$，$j = 1, \cdots, m$，独立同分布于 $N(\mu_1-\mu_2, \sigma^2)$。那么，在显著性水平为 5% 的情况下，如果 $|T| > t_{0.975;\, m-1}$ 则拒绝零假设 H_0，其中

$$T = \frac{\sqrt{m}\big(\bar{x}_1 - \bar{x}_2\big)}{\hat{\sigma}_D} \tag{9.12}$$

以及 σ_D^2 是基于差值 $x_{1j}-x_{2j}$，$j = 1, \cdots, m$ 的样本方差，这里自由度 $m-1$ 为非中心 t-分布的非中心参数为：

$$\theta = \frac{\sqrt{m}\big(\mu_1 - \mu_2\big)}{\sigma_D} \tag{9.13}$$

因此，使用估计功效法获得的可重现性概率由式（9.7）给出，其中 T 由式（9.12）定义，其中用 $m-1$ 替代 $n-2$。

假设研究设计是 2×2 交叉设计，其中 n_1 位患者在第一个周期接受试验治疗，在第二个周期接受安慰剂，n_2 位患者在第一个周期接受安慰剂，在第二个周期接受试验治疗。让 x_{lij} 代表来自第 i 个周期和第 l 个序列的第 j 个患者的服从正态分布的观测值。那么治疗效果 μ_D 可以由以下公式无偏估计：

$$\hat{\mu}_D = \frac{\bar{x}_{11} - \bar{x}_{12} - \bar{x}_{21} + \bar{x}_{22}}{2} \sim N\left(\mu_D, \frac{\sigma_D^2}{4}\left(\frac{1}{n_1} + \frac{1}{n_2}\right)\right)$$

这里 $\bar{x}_{ij}$ 代表 $x_{lij}, j = 1, \cdots, n_l$ 这些样本的平均值，且 $\sigma_D^2 = \mathrm{var}(x_{l1j} - x_{l2j})$

σ_D^2 的无偏估计量为

$$\hat{\sigma}_D^2 = \frac{1}{n_1 + n_2 - 2} \sum_{l=1}^{2} \sum_{j=1}^{nl} \left(x_{l1j} - x_{l2j} - \bar{x}_{l1} + \bar{x}_{l1}\right)^2$$

它独立于 $\hat{\mu}_D$ 并服从一个乘以 $\sigma^2/(n_1+n_2-2)$ 的自由度为 n_1+n_2-2 的卡方分布。

当 $|T| > t_{0.975; n-2}$ 且 $n = n_1+n_2$ 以及下式满足时，在 5% 的显著性水平上拒绝 H_0: $\mu_D = 0$

$$T = \frac{\hat{\mu}_D}{\dfrac{\hat{\sigma}_D}{2}\sqrt{\dfrac{1}{n_1} + \dfrac{1}{n_2}}} \quad\quad （9.14）$$

注意 T 是具有 $n-2$ 的自由度和下列非中心参数 θ 的非中心的 t- 分布：

$$\theta = \frac{\mu_D}{\dfrac{\sigma_D}{2}\sqrt{\dfrac{1}{n_1} + \dfrac{1}{n_2}}} \quad\quad （9.15）$$

因此，使用估计功效法获得的可重现性概率由式（9.7）给出，其中的 T 由式（9.14）定义。

9.3.3　平行设计

临床试验中经常采用平行设计来比较一种以上的治疗与安慰剂对照，或者比较一种治疗、一种安慰剂对照和一种阳性对照。令 $a \geq 3$ 代表组数，x_{ij} 代表第 j 个组内的第 i 个患者的观测，$j = 1, \cdots, n_i$, $i = 1, \cdots, a$，假定 x_{ij}'s 是独立同分布于 $N(\mu_i, \sigma^2)$。零假设 H_0

$$H_0: \mu_1 = \mu_2 = \cdots = \mu_a$$

如果 $T > F_{0.95; a-1, n-a}$，则在 5% 的显著性水平上拒绝原假设。其中 $F_{0.95; a-1, n-a}$ 是自由度为 $a-1$ 和 $n-a$ 的 F- 分布的 95% 分位数，其中 $n = n_1 + \cdots + n_a$

$$T = \frac{\text{SST}/(a-1)}{\text{SSE}/(n-a)}$$

$$SST = \sum_{i=1}^{a} n_i(\bar{x}_i - \bar{x})^2 \qquad (9.16)$$

$$SSE = \sum_{i=1}^{a}\sum_{j=1}^{n_i}(x_{ij} - \bar{x}_i)^2$$

这里 $\bar{x}_i$ 是第 i 组的样本均值，x 是总体样本均值。注意到 T 是具有非中心的自由度为 a-1 和 n-a 的 F- 分布，其非中心参数为

$$\theta = \sum_{i=1}^{a} \frac{n_i(\mu_i - \bar{\mu})^2}{\sigma^2} \qquad (9.17)$$

这里 $\bar{\mu} = \sum_{i=1}^{a} n_i\mu_i / n$。让 $Fa-1, n-a$ $(\cdot|\theta)$ 代表 T 的分布。那么，第二个临床试验的功效为

$$P\big(T(y) > F_{0.95;a-1,n-a}\big) = 1 - F_{a-1,n-a}\big(F_{0.95;a-1,n-a}|\theta\big)$$

因此，通过使用估计功效法获得的可重现性概率为

$$\hat{P} = 1 - F_{a-1,n-a}\big(F_{0.95;a-1,n-a}\big|T(x)\big)$$

这里 $T(x)$ 是基于第一个临床试验数据观察到的 T。

9.4 评估可重现性概率的其他方法

因为 $\hat{P}$ 在式（9.7）或式（9.11）中是一个估计的功效，它提供了一个较为乐观的结果。或者我们可考虑一种更保守的方法，将功效的 95% 的置信下限作为可重现性概率。此外，我们还可以考虑用贝叶斯方法来估计可重现性概率。

9.4.1 置信下限方法

首先考虑有共同的未知方差 σ^2 的 2 组平行设计的情形。注意到 $T(x)$ 是由式（9.4）定义的具有非中心的 $n-2$ 自由度以及在式（9.6）中给出的非中心参数 θ 的 t- 分布。对任给定的 θ，让 $\mathcal{T}_{n-2}(\cdot|\theta)$ 表示 $T(x)$ 的分布函数。可以证明，固定 t，$\mathcal{T}_{n-2}(\cdot|\theta)$ 是 θ 的严格递减函数。因此，θ 的 95% 的置信区间为 $(\hat{\theta}_-, \hat{\theta}_+)$，其中 $\hat{\theta}_-$ 是 $\mathcal{T}_{n-2}(T(x)|\theta) = 0.975$ 的唯一解，以及 $\hat{\theta}_+$ 是 $\mathcal{T}_{n-2}(T(x)|\theta) = 0.025$ 的唯一解。那么 $|\theta|$ 的 95% 置信下限是

$$|\hat{\theta}| = \begin{cases} \hat{\theta}_- & if\ \hat{\theta}_- > 0 \\ -\hat{\theta}_+ & if\ \hat{\theta}_+ < 0 \\ 0 & if\ \hat{\theta}_- \leq 0 \leq \hat{\theta}_+ \end{cases} \qquad (9.18)$$

且，$p(\theta)$ 的 95% 的置信下限在式（9.5）中为

$$\hat{P}_- = 1 - T_{n-2}\left(t_{0.975;n-2}\,|\theta|_-\right) + T_{n-2}\left(-t_{0.975;n-2}\,|\theta|_-\right) \qquad (9.19)$$

其中 $|\theta|_- > 0$，$\hat{P}_- = 0$ 当 $|\theta|_- = 0$，当第一个试验的临床结果非常显著时，式（9.19）定义的置信下限就很有用。为了便于更好的理解，对应于数值介于 4.5 和 6.5 之间的 $|T(x)|$，置信下限 $|\theta|_-$ 的值见表 9.2。

表 9.2　$|\hat{\theta}|_-$ 的 95% 置信下界

T(x)	总样本量							
	10	20	30	40	50	60	100	∞
4.5	1.51	2.01	2.18	2.26	2.32	2.35	2.42	2.54
4.6	1.57	2.09	2.26	2.35	2.41	2.44	2.52	2.64
4.7	1.64	2.17	2.35	2.44	2.50	2.54	2.61	2.74
4.8	1.70	2.25	2.43	2.53	2.59	2.63	2.71	2.84
4.9	1.76	2.33	2.52	2.62	2.68	2.72	2.80	2.94
5.0	1.83	2.41	2.60	2.71	2.77	2.81	2.90	3.04
5.1	1.89	2.48	2.69	2.80	2.86	2.91	2.99	3.14
5.2	1.95	2.56	2.77	2.88	2.95	3.00	3.09	3.24
5.3	2.02	2.64	2.86	2.97	3.04	3.09	3.18	3.34
5.4	2.08	2.72	2.95	3.06	3.13	3.18	3.28	3.44
5.5	2.14	2.80	3.03	3.15	3.22	3.27	3.37	3.54
5.6	2.20	2.88	3.11	3.21	3.31	3.36	3.47	3.64
5.7	2.26	2.95	3.20	3.32	3.40	3.45	3.56	3.74
5.8	2.32	3.03	3.28	3.41	3.49	3.55	3.66	3.84
5.9	2.39	3.11	3.37	3.50	3.58	3.64	3.75	3.94
6.0	2.45	3.19	3.45	3.59	3.67	3.73	3.85	4.04
6.1	2.51	3.26	3.53	3.67	3.76	3.82	3.94	4.14
6.2	2.57	3.34	3.62	3.76	3.85	3.91	4.03	4.24
6.3	2.63	3.42	3.70	3.85	3.94	4.00	4.13	4.34
6.4	2.69	3.49	3.78	3.93	4.03	4.09	4.22	4.44
6.5	2.75	3.57	3.86	4.02	4.12	4.18	4.32	4.54

来源：Shao, J. 和 Chow, S.C.Stat.Med.（医学统计学期刊，Statistics in Medicine），21，1727-1742，2002

根据 $4.5 \leq |T(x)| \leq 6.5$ 时表 9.2 的 $|\theta|_-$ 值，可重现性概率定义在式（9.19）中的

$\hat{P}_-$ 便可通过表 9.1 得到。比如，假设在一个样本量为 30 的临床试验中得到 $|T(x)| = 5$。通过表 9.2 可知 $|\theta|_- = 2.6$。那么根据表 9.1，$\hat{P}_- = 0.709$。考虑一个不等方差 σ_1^2 和 σ_2^2 的两组平行设计。当 n_1 和 n_2 都较大，式（9.9）中的 T 近似服从于 $N(\theta, 1)$，其中 θ 由式（9.10）给出。因此，使用置信下限法得到的可重现性概率由下式给出，其中 T 由式（9.9）定义。

$$\hat{P}_- = \Phi\left(\left|T(x)\right| - 2z_{0.975}\right)$$

对于配对平行设计，式（9.12）的 T 具有非中心的自由度为 $m-1$ 的 t 分布，其中非中心参数 θ 由式（9.13）式给出。因此，使用置信下限法获得的可重现性概率由式（9.19）给出，其中 T 由式（9.12）定义并替换 $n-2$ 为 $m-1$。现在假设研究设计为 2×2 交叉设计。因为 T 是由式（9.14）定义的具有 $n-2$ 自由度的非中心 t- 分布，非中心参数 θ 由式（9.15）给出，使用置信下限法获得的可重现性概率由式（9.19）给出，其中 T 由式（9.14）定义。

最后，考虑平行设计，因为 T 在式（9.16）中是自由度为 $a-1$ 和 $n-a$ 的非中心 F- 分布，且 θ 是式（9.17）给出的非中心参数，$\mathcal{F}_{a-1, n-a}(t|\theta)$ 是 θ 的严格递减函数，使用置信下限法获得的可重现性概率为

$$\hat{P}_- = 1 - F_{a-1,n-a}\left(F_{0.95;a-1,n-a}\left|\hat{\theta}_-\right.\right)$$

这里 $\hat{\theta}_-$ 是 $F_{a-1, n-a}(T(x)|\theta) = 0.95$ 的唯一解。

9.4.2　贝叶斯方法

Shao 和 Chow（2002）研究了在几种研究设计下如何使用公式（9.1）评估可重现性概率。当可重现性概率用于提供药物有效性证据时，估计功效的方法可能会产生过于乐观的结果。一种更保守的方法是将可重现性概率定义为第二个试验功效的置信下限。此外，通过贝叶斯方法可以获得一个更合理的可重现性概率的定义。在贝叶斯方法下，未知参数是一个随机向量，具有已知先验分布 $\pi(\theta)$。因此，可重现性概率可以定义为在未来试验中 $|T| > c$ 的条件概率，给定之前一个试验观察到的数据集 x，即：

$$P\left(|T| > c|x\right) = \int P\left(|T| > c|\theta\right)\pi\left(\theta|x\right) \, \mathrm{d}\theta$$

其中，$T = T(y)$ 是基于未来试验的数据集 y 计算得出的统计量 T，$\pi(\theta|x)$ 是给定数据集 x 的后验密度。在实践中，可重现性概率在临床试验接替开展时非常有用。它为监管机构提供重要的信息，帮助决定当第一个临床试验结果非常显著时是否有必要要求进行第二个临床试验。

需要注意的是，对在预设显著性水平上达到期望的可重现性概率所需样本量的功

效计算可通过选择合适的先验来进行。

正如在 9.3 节中讨论的那样，可重现性概率可以被视为未来试验功效函数 $p(\theta) = P(|T| > c|\theta)$ 的后验均值。因此，在贝叶斯方法下，根据前一个试验（或多个试验）观察到的数据集 x，构建后验密度 $\pi(\theta|x)$ 是重要的［参见公式（9.2）］。

首先考虑方差相等的两组平行设计情形，即 x_{ij} 是相互独立且服从均值为 μ_1 和 μ_2，方差为 σ^2 的正态分布。如果 σ^2 已知，则在公式（9.3）中的假设功效为：

$$\Phi\big(\theta - z_{0.975}\big) + \Phi\big(-\theta - z_{0.975}\big)$$

这里 θ 由式（9.6）定义。对于 (μ_1, μ_2) 常用的先验是不提供任何信息的先验：$\pi(\mu_1, \mu_2) \equiv 1$。

那么 θ 的后验密度为 $N(T(x), 1)$，其中：

$$T = \frac{\bar{x}_1 - \bar{x}_2}{\sigma\sqrt{\dfrac{1}{n_1}\dfrac{1}{n_2}}}$$

由式（9.2）给出的后验均值为：

$$\int \Big[\Phi\big(\theta - z_{0.975}\big) + \Phi\big(-\theta - z_{0.975}\big)\Big]\pi\big(\theta|x\big)\mathrm{d}\theta = \Phi\left(\frac{T(x) - z_{0.975}}{\sqrt{2}}\right) + \Phi\left(\frac{-T(x) - z_{0.975}}{\sqrt{2}}\right)$$

当 $|T(x)| > z_{0.975}$ 时，这个概率与下式和 Goodman（1992）的公式（9.1）完全相同的公式几乎一致：

$$\Phi\left(\frac{|T(x)| - z_{0.975}}{\sqrt{2}}\right)$$

当 σ^2 是未知的，σ^2 的一个常用的无信息先验是勒贝格（Lebesgue）非正规（improper）密度 $\pi(\sigma^2) = \sigma^{-2}$。假设 μ^1，μ^2，σ^2 它们的先验都是互相独立的。(δ, u^2) 的后验密度为 $\pi(\delta|u^2, x)\,\pi(u^2|x)$，其中：

$$\delta = \frac{\mu_1 - \mu_2}{\sqrt{\dfrac{(n_1 - 1)s_1^2 + (n_2 - 1)s_2^2}{n - 2}}\sqrt{\dfrac{1}{n_1} + \dfrac{1}{n_2}}}$$

$$u^2 = \frac{(n-2)\sigma^2}{(n_1 - 1)s_1^2 + (n_2 - 1)s_2^2}$$

$$\pi(\delta|u^2, x) = \frac{1}{u}\phi\left(\frac{\delta - T(x)}{u}\right)$$

这里 ϕ 是标准正态分布的密度函数，T 由式（9.4）给出，并且 $\pi(u^2|x) = f(u)$ 由下式表达：

$$f(u) = \left[\Gamma\left(\frac{n-2}{2}\right)\right]^{-1} \left(\frac{n-2}{2}\right)^{(n-2)/2} u^{-n} \mathrm{e}^{-(n-2)/2u^2}$$

因为在式（9.6）中 θ 等于 δ/u，$p(\theta)$ 的后验均值在式（9.5）中为：

$$\hat{P} = \int_0^\infty \left[\int_{-\infty}^\infty P\left(\frac{\delta}{u}\right)\phi\left(\frac{\delta-T(x)}{u}\right)\mathrm{d}\delta\right] 2f(u)\mathrm{d}u \qquad （9.20）$$

这也就是贝叶斯方法下的可重现性概率，很显然它依赖于数据 x 和函数 $T(x)$。

式（9.20）中的 $\hat{P}$ 可以计算出来。用蒙特卡罗方法可以计算如下。首先，从一个具有形状参数为 $(n-2)/2$，比例参数为 $2/(n-2)$ 的伽马分布中生成一个随机变量 γ_j，并从 $N\left(T(x), u_j^2\right)$ 分布中生成一个随机变量 δ_j，其中 $u_j^2 = \gamma_j^{-1}$。独立重复这个过程 N 次以得到 $(\delta_j, u_j^2), j = 1, \cdots, N$。然后式（9.20）中的 $\hat{P}$ 可近似为：

$$\breve{P}_N = 1 - \frac{1}{N}\sum_{j=1}^{N}\left[\mathcal{T}_{n-2}\left(t_{0.975;n-2}\left|\frac{\delta_j}{u_j}\right|\right) - \mathcal{T}_{n-2}\left(-t_{0.975;n-2}\left|\frac{\delta_j}{u_j}\right|\right)\right] \qquad （9.21）$$

当 $N = 10\,000$ 时，$\breve{P}_N$ 对应一些 $T(x)$ 的值见表 9.3。

从表 9.3 可以看到在估计可重现性时，贝叶斯方法比估计功效方法更保守，但不如置信界限方法保守。

表 9.3　贝叶斯方法下用蒙特卡罗模拟近似的可重现性概率

$T(x)$	总样本量							
	10	20	30	40	50	60	100	∞
2.02	0.435	0.482	0.495	0.501	0.504	0.508	0.517	0.519
2.08	0.447	0.496	0.512	0.515	0.519	0.523	0.532	0.536
2.14	0.466	0.509	0.528	0.530	0.535	0.543	0.549	0.553
2.20	0.478	0.529	0.540	0.547	0.553	0.556	0.565	0.569
2.26	0.487	0.547	0.560	0.564	0.567	0.571	0.577	0.585
2.32	0.505	0.558	0.577	0.580	0.581	0.587	0.590	0.602
2.38	0.519	0.576	0.590	0.597	0.603	0.604	0.610	0.618
2.44	0.530	0.585	0.610	0.611	0.613	0.617	0.627	0.634
2.50	0.546	0.609	0.624	0.631	0.634	0.636	0.640	0.650
2.56	0.556	0.618	0.638	0.647	0.648	0.650	0.658	0.665
2.62	0.575	0.632	0.654	0.655	0.657	0.664	0.675	0.680
2.68	0.591	0.647	0.665	0.674	0.675	0.677	0.687	0.695
2.74	0.600	0.660	0.679	0.685	0.686	0.694	0.703	0.710
2.80	0.608	0.675	0.690	0.702	0.705	0.712	0.714	0.724
2.86	0.629	0.691	0.706	0.716	0.722	0.723	0.729	0.738
2.92	0.636	0.702	0.718	0.730	0.733	0.738	0.742	0.752

续表

T(x)	10	20	30	40	50	60	100	∞
2.98	0.649	0.716	0.735	0.742	0.744	0.748	0.756	0.765
3.04	0.663	0.726	0.745	0.753	0.756	0.759	0.765	0.778
3.10	0.679	0.738	0.754	0.766	0.771	0.776	0.779	0.790
3.16	0.690	0.754	0.767	0.776	0.781	0.786	0.792	0.802
3.22	0.701	0.762	0.777	0.790	0.792	0.794	0.804	0.814
3.28	0.708	0.773	0.793	0.804	0.806	0.809	0.820	0.825
3.34	0.715	0.784	0.803	0.809	0.812	0.818	0.828	0.836
3.40	0.729	0.793	0.815	0.819	0.829	0.830	0.838	0.846
3.46	0.736	0.806	0.826	0.832	0.837	0.839	0.847	0.856
3.52	0.745	0.816	0.834	0.843	0.845	0.846	0.855	0.865
3.58	0.755	0.828	0.841	0.849	0.857	0.859	0.867	0.874
3.64	0.771	0.833	0.854	0.859	0.863	0.865	0.872	0.883
3.70	0.778	0.839	0.861	0.867	0.870	0.874	0.884	0.891
3.76	0.785	0.847	0.867	0.874	0.882	0.883	0.890	0.898
3.82	0.795	0.857	0.878	0.883	0.889	0.891	0.898	0.906
3.88	0.800	0.869	0.881	0.891	0.896	0.899	0.904	0.913
3.94	0.806	0.873	0.890	0.897	0.904	0.907	0.910	0.919

来源：Shao，J. 和 Chow，S.C.，Stat. Med.（医学统计学期刊，Statistics in Medicine），21，1727–1742，2002

注释：$(\mu_1,\mu_2,\sigma^{-2})=\sigma^{-2}$ 的先验是勒贝格（Lebesgue）测度

考虑方差不等且有较大样本量 $n_j's$ 的两组平行设计。第二个试验的功效可近似为：

$$p(\theta)=\Phi(\theta-z_{0.975})+\Phi(-\theta-z_{0.975})$$

这里

$$\theta=\frac{\mu_1-\mu_2}{\sqrt{\dfrac{\sigma_1^2}{n_1}\dfrac{\sigma_2^2}{n_2}}}$$

假设我们使用非劣先验密度：

$$\pi\left(\mu_1,\mu_2,\sigma_1^2,\sigma_2^2\right)=\sigma_1^{-2}\sigma_2^{-2},\sigma_1^2>0,\sigma_2^2>0$$

让 $\tau_i^2=\sigma_i^{-2},i=1,2$ ，且 $\xi^2=(n_1\tau_1^2)^{-1}+(n_2\tau_2^2)^{-1}$。那么，后验密度 $\pi(\mu_1-\mu_2|\tau_1^2,\tau_2^2,x)$ 是均值为 $\bar{x}_1-\bar{x}_2$ 和方差为 ξ^2 的正态分布密度，并且 $\pi(\tau_1^2,\tau_2^2|x)=\pi(\tau_1^2|x)\pi(\tau_2^2|x)$ ，其中

$\pi(\tau_1^2|x)$ 是具有形状参数为 $(n_i-1)/2$，比例参数为 $\dfrac{2}{\left[(n_i-1)s_j^2\right]}, i=1,2$ 的伽马分布。因此，可重现性概率是由下式给出的 $p(\theta)$ 的后验均值：

$$\widehat{P} = \int \left[\Phi\left(\frac{\overline{x}_1 - \overline{x}_2}{\sqrt{2}\xi} - \frac{z_{0.975}}{\sqrt{2}} \right) + \Phi\left(-\frac{\overline{x}_1 - \overline{x}_2}{\sqrt{2}\xi} - \frac{z_{0.975}}{\sqrt{2}} \right) \right] \pi(\xi|x)\mathrm{d}\xi$$

其中 $\pi(\xi|x)$ 是用 $\pi(\tau_i^2|x), i=1,2$ 构建的后验密度。前面讨论的 Monte Carlo 方法可以用来得到近似的 $\widehat{P}$。

请注意，贝叶斯方法下的可重现性概率可以类似地用于前面章节描述的配对平行设计和 2×2 交叉设计。

最后，考虑有 a 个组的并行分组设计，功效由下式给出：

$$p(\theta) = 1 - F_{a-1,m-a}\left(F_{0.95;a-1,n-a}\big|\theta \right)$$

其中 θ 由式（9.17）给出。根据无信息的先验：

$$\pi\left(\mu^1, \cdots, \mu_a, \sigma^2 \right) = \sigma^{-2}, \sigma^2 > 0$$

后验密度 $\pi(\theta|\tau^2, x)$，其中 $\tau^2 = \dfrac{SSE}{\left[(n-a)\sigma^2\right]}$ 是具有自由度为 $a-1$ 和非中心参数为 $\tau^2(a-1)T(x)$ 的非中心卡方分布密度。后验密度 $\pi(\sigma^2|x)$ 是具有形状参数为 $(n-a)/2$，比例参数为 $\dfrac{2}{n-a}$ 的伽马分布。因此，贝叶斯方法下的可重现性概率为：

$$\widehat{P} = \int_0^\infty \left[\int_0^\infty p(\theta)\pi(\theta|\tau^2, x)\mathrm{d}\theta \right] \pi(\tau^2|x)\mathrm{d}\tau^2$$

依据贝叶斯方法得出的可重现性概率取决于先验分布的选择。我们选择的无信息先验会比估计功效方法得到的可重现性概率更保守，但不如置信界限方法保守。如果使用不同的先验，比如有信息先验，可以进行敏感性分析以评价不同先验对可重现性概率的影响。

9.5　应用

9.5.1　单一试验的充足证据

在前面章节中讨论的可重现性概念的一个重要应用是回答以下问题：

当第一个试验产生相对较强的显著性的临床结果（例如，观察到相对较小的 P 值）时，并且假设其他因素（如研究中心之间结果一致性，与性别、种族和其他因素相关的差异以及安全问题）已经得到了满意的解决，是否有必要再做另一个临床试验？

正如在第 9.1 节中提到的，1997 年的 FDA 现代化法案中包括一项规定（FDAMA 第 115 条款），允许使用来自一项充分且控制良好的临床试验研究的数据以及确证性的证据来验证候选的药物和生物制品的风险 / 效益评价。这个规定实质上将 FDA 已存在多年但适用范围有限的政策编入法规，该政策主要适用于 FDA 的生物制品评价和研究中心（CBER）批准的一些生物制品和少数药品，特别是孤儿药物，如齐多夫定（zidovudine）和拉莫三嗪（lamotrigine）。从单个临床试验中观察到相对较强的显著结果（比如 $P < 0.001$）可使得在未来临床试验中有大约 90% 的机会重现该结果。因此，单个临床试验就足以提供充分的证据来证明所研究药物的有效性和安全性。在 1998 年，FDA 发布了一份指南阐述了这种方法，尽管 FDA 肯定了在现代临床开发中，科学和药物发展实践的进展可能让单个对照试验能发挥更广泛的作用（FDA，1988）。

假设我们认为如果在第二个试验中重现显著的临床结果的概率等于或高于 90%，则不需要进行第二个试验。如果在第一个试验中观察到显著的临床结果，并且置信界限 $\hat{P}$ 等于或高于 90%，那么我们可以有 95% 的统计学上的把握，在第二个试验中至少有 90% 的概率重现这个显著结果。例如，在一个 $n = 40$ 有共同的未知方差的两组平行设计中，当且仅当 $T(x) \geqslant 5.7$，也即第一个试验中的临床结果是非常显著时，式（9.19）中的 95% 下置信界限 $\hat{P}$ 等于或高于 90%。另外，如果将贝叶斯方法应用于相同情形，根据式（9.20），当且仅当 $T(x) \geqslant 3.96$，可重现性概率等于或高于 90%。

9.5.2 样本量

当基于第一个试验结果得出的可重现性概率不高于所期望的水平时，必须进行第二个试验，以获得关于正在研究的候选药物的安全性和有效性的实质性证据。前面章节中讨论的可重现性概率结果可以用于调整第二个试验的样本量。如果第一个试验的样本量是基于一些未知参数的初始估计值进行功效分析而确定的，那么根据第一个试验的结果来调整第二个试验的样本量是合理的。如果可重现性概率低于第二个试验所需的功效水平，则应增加样本量。另外，如果可重现性概率高于第二个试验所需的功效水平，则可以减少样本量以降低成本。接下来，我们将使用具有未知方差的 2 组平行设计来说明这个思路。

假设公式（9.7）中的 $\hat{P}$ 被当作可重现性概率，公式（9.4）中的 $T(x)$ 是来自第一个试验的观测值。令 $\hat{\sigma}^2 = \dfrac{\left[(n_1 - 1)s_1^2 + (n_2 - 1)s_2^2\right]}{n - 2}$。为简化起见，在第二个试验中 2 个治疗组使用相同的样本量 $\dfrac{n^*}{2}$，n^* 为第二个试验的总样本量。在固定 $\bar{x}_i$ 和 $\hat{\sigma}^2$ 但在新的

样本量 n^* 下，T 统计量变为：

$$T^* = \frac{\sqrt{n^*}\left(\bar{x}_1 - \bar{x}_2\right)}{2\sigma}$$

且替代 T 后 T^* 的可重现性概率即为 $\hat{P}$。赋 T^* 一数值使其得能达到期望的功效，那么新的样本量 n^* 应为：

$$n^* = \left(\frac{T^*}{T}\right)^2 \bigg/ \left(\frac{1}{4n_1} + \frac{1}{4n_2}\right) \tag{9.22}$$

例如，如果期望的可重现性概率是 80%，那么 T^* 须为 2.91（见表 9.1）。如果在第一个样本量为 $n = 30$（$n_1 = n_2 = 15$）的试验中观察到 $T = 2.58$，那么根据式，$n^* \approx 1.27n \approx 38$，也就是说第二个试验的样本量要提高大约 27%。另一个例子，如果在第一个样本量为 $n = 30$（$n_1 = n_2 = 15$）的试验中观察到 $T = 3.30$，那么 $n^* \approx 0.78n \approx 24$，也就是说第二个试验的样本量可以节约大约 22%。

9.5.3 患者群体间的可推广性

在临床开发中，当已经证明了研究药物对于目标患者人群（例如成年人）的有效性和安全性后，通常会有兴趣研究类似但不同的患者人群（例如，老年患者或具有不同种族因素的患者人群），以了解在不同人群中临床结果重现的可能性。这些信息在给监管递交中非常有用，可用于补充新药申请（SNDA）（例如，将临床结果从成年人推广到老年患者）和对桥接研究（例如，将临床结果从白种人推广到亚洲患者人群）的监管评价。为此，我们建议考虑可推广概率，即未来试验中患者人群和前一个试验略有不同时未来试验的可重现性概率。

考虑一个平行设计，共有 2 个治疗组，其总体均值分别为 μ_1 和 μ_2，并且方差相等为 σ^2。其他研究设计可以用类似设定。假设在未来的试验中，总体均值差变为 $\mu_1 - \mu_2 + \varepsilon$，总体方差变为 $C^2\sigma^2$，$C > 0$。前一个试验中总体差异的信噪比（signal-to-noise ratio）为 $|\mu_1 - \mu_2|/\sigma$，而未来试验中总体差异的信噪比为：

$$\frac{|\mu_1 - \mu_2 + \varepsilon|}{C_\sigma} = \frac{|\Delta(\mu_1 - \mu_2)|}{\sigma}$$

其中

$$\Delta = \frac{1 + \varepsilon / (\mu_1 - \mu_2)}{C} \tag{9.23}$$

是人群总体差异信噪比变化的度量。对大多数实际问题而言，$|\varepsilon| < |\mu_1 - \mu_2|$，因此 $\Delta > 0$。表 9.4 给出了 Δ 的值基于 ε，C 的变化的结果。

表 9.4　均值和标准差变化的影响

$|\varepsilon/(\mu_1-\mu_2)|$	C	Δ 的范围
< 5%	0.8	1.188 ~ 1.313
	0.9	1.056 ~ 1.167
	1.0	0.950 ~ 1.050
	1.1	0.864 ~ 0.955
	1.2	0.792 ~ 0.875
	1.3	0.731 ~ 0.808
	1.4	0.679 ~ 0.750
	1.5	0.633 ~ 0.700
≥ 5% 但 < 10%	0.8	1.125 ~ 1.375
	0.9	1.000 ~ 1.222
	1.0	0.900 ~ 1.100
	1.1	0.818 ~ 1.000
	1.2	0.750 ~ 0.917
	1.3	0.692 ~ 0.846
	1.4	0.643 ~ 0.786
	1.5	0.600 ~ 0.733
≥ 10% 但 < 20%	0.8	1.000 ~ 1.500
	0.9	0.889 ~ 1.333
	1.0	0.800 ~ 1.200
	1.1	0.727 ~ 1.091
	1.2	0.667 ~ 1.000
	1.3	0.615 ~ 0.923
	1.4	0.571 ~ 0.857
	1.5	0.533 ~ 0.800

来源：Shao.J. 和 Chow，S.C.，Stat.Med.（医学统计学期刊，Statistics in Medicine），21，1727–1742，2002

如果前一个试验的功效为 $p(\theta)$，则未来试验的功效为 $p(\Delta\theta)$。假设 Δ 已知。在频率学派方法下，可推广概率为 $\hat{P}_\Delta$，也即为把式（9.7）中的 $T(x)$ 替换为 $\Delta T(x)$ 得到的 $\hat{P}$，或者 $\hat{P}_\Delta$，即把式（9.19）中的 $|\hat{\theta}|$ 替换为 $\Delta|\hat{\theta}|$ 得到的 $\hat{P}$。在贝叶斯方法下，可推广概率为 $\hat{P}_\Delta$，即把式（9.20）中的 $p(\delta/u)$ 替换为 $p(\Delta\delta/u)$ 得到的 $\hat{P}$。当 Δ 的值未知时，我们可以考虑一组 Δ 值进行敏感性分析。下面给出一个例子。

在对比试验药与标准疗法对精神分裂症患者的有效性的随机双盲试验中，总共有 104 名慢性精神分裂症患者参与了该研究。患者被随机分配接受试验药物或标准疗法，治疗时间至少为一年，其中试验药物组有 56 名患者，标准疗法组有 48 名患者。该试验的主要临床终点是阳性症状和阴性症状得分的总分（PANSS）。在两组人口统计学和基线特征上没有观察到显著差异。试验药物组和标准疗法组总 PANSS 较基线变化均值分别为 $\bar{x}_1 = -3.51$ 和 $\bar{x}_2 = 1.41$，方差为 $s_1^2 = 76.1$ 和 $s_2^2 = 74.86$。$\mu_1 - \mu_2$ 可被估计为 $\bar{x}_1 - \bar{x}_2 = -4.92$，并且根据 $T = -2.88$ 和 P 值 0.004，该差值被认为具有统计学意义，且可重现性概率为估计功效方法下的 0.814 或贝叶斯方法下的 0.742。

这项试验的申办方希望能评价 Δ 在 0.75 到 1.2 范围内，在老年患者人群中重现该临床试验结果的概率。表 9.5 中给出了可推广概率。在这个示例中，$|T|$ 不是很大，因此另一个临床试验还是需要的。可推广概率可用于确定该临床试验的样本量 n^*。从表 9.5 中可以看出，如果 $\Delta = 0.9$，并且期望的功效（可重现性概率）为 80%，则估计功效方法下 $n^* \approx 118$，贝叶斯方法下 $n^* \approx 140$；如果期望的功效（可重现性概率）为 70%，则估计功效方法下 $n^* \approx 92$，贝叶斯方法下 $n^* \approx 104$。如果 $\Delta \geqslant 1$，则可以允许比原始试验样本量小的样本量，即说明新人群变异度较小。

表 9.5　桥接研究的可推广概率和样本量要求（在 2 组平行设计下 $n_1 = 56, n_2 = 48$，以及 $T = -2.8$）

Δ	估计功效法			贝叶斯法		
	$\hat{P}_\Delta$	新样本量 n^*		$\hat{P}_\Delta$	新样本量 n^*	
		70% 功效	80% 功效		70% 功效	80% 功效
1.20	0.929	52	66	0.821	64	90
1.10	0.879	62	80	0.792	74	102
1.00	0.814	74	96	0.742	86	118
0.95	0.774	84	106	0.711	98	128
0.90	0.728	92	118	0.680	104	140
0.85	0.680	104	132	0.645	114	154
0.80	0.625	116	150	0.610	128	170
0.75	0.571	132	170	0.562	144	190

来源：hao.J. 和 Chow, S.C., Stat.Med.（医学统计学期刊，Statistics in Medicine），21, 1727–1742, 2002

表 9.5 中的样本量 n^* 的计算如下。在估计功效方法下，

$$n^* = \frac{\left(\dfrac{T^*}{\Delta T}\right)^2}{\left(\dfrac{1}{4n_1} + \dfrac{1}{4n_2}\right)^2}$$

这里 T^* 是从表 9.1 中得到的，用估计功效方法使得可重现性概率达到期望的水平（例如 70% 或 80%）。在贝叶斯方法中，对于给定的 Δ，首先计算 T_Δ^* 使得可重现性概率达到期望的水平，然后使用：

$$n^* = \frac{\left(\dfrac{T_\Delta^*}{T}\right)^2}{\left(\dfrac{1}{4n_1} + \dfrac{1}{4n_2}\right)}$$

9.6　未来展望

在实践中，如果一个重要的研究结果无法重现，我们有理由怀疑观察到的结果可能完全是偶然事件，并不可靠。从统计学上看，如果一个研究发现达不到统计显著性（即观察到的发现完全是出于偶然性）并且在类似的实验条件下无法重现，则该研究发现被认为是不可信的。为了增加观察到的研究结果的可信度，建议在制药／临床研究和开发过程中，尽可能地识别、消除／减少和（或）控制可能的偏倚和（或）变异来源，包括①预期且可控，②预期但不可控，③非预期但可控和④非预期／不可控的因素，以增加所研究的待评价治疗的可靠性和可重现性的概率。

总而言之，不可重现的研究发现不能称为一个合理的科学发现。不可重现的研究可能存在偏倚，进而可能误导新药研究与临床研究。因此，我们强烈建议在观察到的研究发现的基础上，使用本章所推荐的方法来估计可重现性概率。

第 10 章　外　推

10.1　简介

当一款新药进行上市批准，美国食品药品监督管理局（U.S. Food and Drug Administration，FDA）要求至少进行两项充分且良好对照的临床试验，以提供关于正在研究的药物产品的安全性和有效性的实质性证据。要求至少进行两项临床研究的目的不仅是为了确保临床结果的可重现性（reproducibility），而且可以提供关于临床结果的可推广性（generalizability）的宝贵信息。可推广性是指以下几种情况之一。首先，研究中的原始目标患者群体（例如，成人）的临床结果是否可以推广到其他相似但不同的患者群体（例如，儿童或老年人）。其次，考虑到种族因素的差异可能会改变该药品在新地区的安全性和有效性，在一个地区（如美国或欧盟）新开发或批准的药品是否可以在另一个地区（如亚太地区的国家）获得批准。最后，对于观察性研究，如病例对照研究，通常感兴趣的是确定基于一个医学中心的数据库开发或建立的医学预测模型是否可以应用于具有相似疾病患者的类似数据库的其他医学中心。在许多情况下，以临床研究和开发为背景下的临床结果的可推广性也被称为临床结果的外推性。在实践中，我们通常更感兴趣于能否将从原始目标患者群体观察到的临床结果推广到相似但不同的患者群体中，因此我们也将重点关注第一种情况。当然，评估临床结果可推广性的统计方法也可以应用于其他几种情况。

尽管 ICH E5 指南为国外临床数据的可接受性建立了评估框架，但它并未明确定义原区域和新区域在剂量反应、安全性和疗效方面的相似性。Shih（2001b）将新的区域作为视为多中心临床试验的新中，将相似性解释为研究中心之间的一致性。根据这一定义，Shih 提出了一种一致性评估方法，以确定研究是否能够将国外数据桥接到新区域。另外，Shao 和 Chow（2002）提出了评估桥接研究的可重现性和可推广性概率的概念。此外，Chow 等（2002）建议使用敏感性指数（sensitivity index）进行分析以评估相似性，该指标是一种原区域和新区域之间人群变化的衡量标准。为了评估临床结果从一个人群到另一个人群的可推广性，Chow（2010）建议使用将人群均值与一些协变量联系起来的模型来研究目标患者变化的影响，进而可以评估从原始患者人群中观察到的阳性临床结果的所谓可推广性概率（另见 Chow 和 Shao，2005；Chow 和 Chang，2006）。然而，在许多情况下，这样的协变量可能不存在，或者存在但无法观察到。在这种情况下，建议假设研究患者人群的位置或尺度参数是一个随机变量，基于混合分布来研究患者人群的位置和尺度参数的变化程度（Shao 和 Chow，2002）。本章的目的是通过评估 3 种不同模型假设下的敏感性指数来评估临床结果的可推广性：即①位置参数的变化是一个随机变量；②尺度参数的变化是随机变量，③位置和尺度参数的变化都是随机变量。

本章的其余部分组织如下。在第 10.2 节中简要介绍了衡量人群变化程度的敏感性指数的概念。第 10.3 节讨论了对于以下情况下基于混合分布的推断，①位置参数的变化是随机的，尺度参数的变化是固定的，②位置参数的变化是固定的，尺度参数的变化是随机的，以及③位置参数和尺度参数的变化都是随机的。基于这 3 种可能的情况，效应量的统计推断在第 10.4 节给出。在第 10.5 节中，给出了一个关于 3 种情况下哮喘临床试验的示例。简短的小结见第 10.6 节。

10.2　目标患者人群的变化

在临床研究中，我们通常感兴趣的是将从特定目标患者人群（或医疗中心）获得的临床结果推广到类似但不同的患者人群（或另一个医疗中心）。用 (μ_0, σ_0) 表示原始目标患者人群，其中 μ_0 和 σ_0 分别是总体平均数和总体标准差（Standard Deviation，SD）。类似地，用 $(\mu_{new}, \sigma_{new})$ 表示类似但不同的患者人群。由于这两个人群相似但不同，因此有理由假设 $\mu_{new} = \sigma_0 + \varepsilon$ 和 $\sigma_{new} = C\sigma_0 (C > 0)$，其中 ε 是位置参数（总体平均值）的变化，C 是尺度参数（总体标准差）的膨胀因子。因此，根据群体标准差进行了调整的（治疗）效应大小 $(\mu_{new}, \sigma_{new})$，可以表达如下：

$$E_1 = \left| \frac{\mu_{new}}{\sigma_{new}} \right| = \left| \frac{\mu_0 + \varepsilon}{C\sigma_0} \right| = |\Delta| \left| \frac{\mu_0}{\sigma_0} \right| = |\Delta| E_0 \qquad (10.1)$$

其中 $\Delta = (1 + \varepsilon/\mu_0)/C$，$E_0$ 和 E_1 分别是原始目标患者人群和相似但不同的患者人群的各自（具有临床意义的重要性的）效应量。Δ 通常被认作测量患者群体之间效应量变化的敏感性指数（参见 Shao 和 Chow，2002；Chow 和 Chang，2006）。

从式（10.1）可以看出，如果 $\varepsilon = 0$ 且 $C = 1$，那么 $E_0 = E_1$。也就是说，两个群体的效应量是相同的。在这种情况下，我们主张从原始目标患者人群（例如，成人）观察到的结果可以推广到相似但不同的患者人群（例如，儿科或老年人）。应用生物等效性（bioequivalence）评估的概念，如果 Δ 的置信区间在 E_0 的（80%，120%）之内，我们可以声称两个患者群体的效应量是等效的，这是临床研究中通常考虑的标准

（Chow 和 Liu，2008）。然而，应该注意的是，位置变化 ε 和尺度变化 C 之间存在掩盖效应。换言之，位置参数的变化可能被变异度（variability）的上升或下降所抵消。因此，当目标患者人群发生变化时，敏感性指数可能保持不变。表 10.1 总结了不同位置变化（即，ε 的变化）和尺度变化（即，Δ 的变化）的情况下敏感性指数的影响。

表 10.1　敏感性指数（sensitivity index）的变化

ε/μ（%）	变异度（variability）上升 Δ	变异度（variability）缩减 Δ
−20	0.667	1.000
−10	0.750	1.125
−5	0.792	1.188
0	0.833	1.250
5	0.875	1.313
10	0.917	1.375
20	1.000	1.500

10.3　敏感性指数（sensitivity index）评估

如 Chow 和 Shao（2005）所述，在许多临床试验中，如果效应量与基线人口统计学和（或）患者特征（如协变量向量）之间存在关系，则两个人群的效应量可以通过基线人口统计学或患者特征联系起来。然而，在实践中，这样的协变量可能不存在，或者存在但无法观察到。在这种情况下，可以通过简单地用相应估计值替换 ε 和 C 来评估灵敏度指数（Chow 和 Shao，2005）。直观地说，我们可以通过以下方式估计 ε 和 C：

$$\hat{\varepsilon} = \hat{\mu}_{new} - \hat{\mu}_0 \ \text{和} \ \hat{C} = \hat{\sigma}_{new} / \hat{\sigma}_0$$

其中（$\hat{\mu}_0, \hat{\sigma}_0$）和（$\hat{\mu}_{new}, \hat{\sigma}_{new}$）分别是对（$\mu_0, \sigma_0$）和（$\mu_{new}, \sigma_{new}$）的估计值。因此，灵敏度指数可通过下式估算：

$$\hat{\Delta} = \frac{1 + \hat{\varepsilon} / \hat{\mu}_0}{\hat{C}}$$

在实践中，位置参数的变化 ε 和（或）尺度参数的变化 C 可能是随机变量。如果 ε 和都 C 是固定的，那么可以基于从两个总体获得的样本均值和样本方差来评估敏感性指数（sensitivity index）。然而，在现实世界的问题中 ε 和 C 可能是固定变量也可能是随机变量。换言之，有 3 种可能的情况：① ε 是随机变量，C 是固定变量，② ε 是固定变量，C 是随机变量，③ ε 和都 C 都是随机变量。这些可能的情况简述如下。

10.3.1 ε 是随机变量，C 是固定变量

为了获得敏感性指数的估计值，我们首先考虑 μ_{new} 和 σ_{new} 估计值。Chow 等（2005）研究了在 $\mu_{new} = \mu_0 + \varepsilon$ 是随机变量，而 $\sigma_{new} = C\sigma_0$ 是固定常数时的情况。

假设 x 的分布是取决于 u，比如 $x|u$ 遵循正态分布 $N(\mu, \sigma^2)$，也就是说 $x|_u \sim N(\mu, \sigma^2)$，其中 μ 服从正态分布 $N(\mu_\mu, \sigma_\mu^2)$，而 σ，μ_μ 和 σ_μ 是未知参数。让 $\{x_{0i}, i = 1, \cdots, N_0\}$ 表示从最初的目标患者人群中观察到的结果，$\{x_k, k = 1, \cdots, N_1\}$ 表示从相似但不同的人群中观察到的结果，即在相似但不同的人群中样本量为 n_1。如果我们将来自相似但不同人群的数据分成 m 个大小均为 n 的片段，那么 $\{x_k, k = 1, \cdots, N_1\}$ 可以表示为 $\{x_{ji}, j = 1, \cdots, m; i = 1, \cdots, n\}$，将 $\{x_{0i}, i = 1, \cdots, N_0\}$ 和 $\{x_{ji}, j = 1, \cdots, m; i = 1, \cdots, n\}$ 结合起来，我们可以得到：

$$\{x_{ji}, i = 1, \cdots, n_0 (\text{if } j = 0) n (\text{if } j > 0); j = 0, 1, \cdots, m\}$$

其中 $n_1 = \sum_{j=1}^{m} n = mn$。在正态假设下，可以获得 μ_0 和 σ_0^2 的估计值。基于 $x_{0i}, i = 1, \cdots, n_0$，可以得到 μ_0 和 σ_0^2 的最大似然估计，具体如下：

$$\hat{\mu}_0 = \frac{1}{n_0} \sum_{i=1}^{n_0} x_{0i}, \text{和} \hat{\sigma}_0^2 = \frac{1}{n_0 - 1} \sum_{i=1}^{n_0} \left(x_{0i} - \hat{\mu}_0 \right)^2 \tag{10.2}$$

因此，x 的非条件分布是一个混合正态分布（Chow 等，2005），如下所示：

$$\int N\left(x; \mu, \sigma^2\right) N\left(\mu; \mu_\mu, \sigma_\mu^2\right) \mathrm{d}\mu = \frac{1}{\sqrt{2\pi\sigma^2}} \frac{1}{\sqrt{2\pi\sigma_\mu^2}} \int_{-\infty}^{\infty} \mathrm{e}^{-\frac{(x-\mu)^2}{2\sigma^2} - \frac{(\mu-\mu_\mu)^2}{2\sigma_\mu^2}} \mathrm{d}\mu$$

其中 $x \in (-\infty, \infty)$，同时可以证明上述混合正态分布是一个均值为 μ_μ 和 $\sigma_1^2 + \sigma_\mu^2$ 方差是的正态分布。换言之，x 的分布为 $N(\mu_\mu, \sigma_1^2 + \sigma_\mu^2)$。

定理 10.1： 假如 $X|_u \sim N(\mu, \sigma^2)$，同时 $u \sim N(\mu_\mu, \sigma_\mu^2)$，那么我们可以得到：

$$X \sim N\left(\mu_\mu, \sigma^2 + \sigma_\mu^2\right) \tag{10.3}$$

证明：考虑正态分布 $N(x, \mu, \sigma^2)$ 的以下特征函数

$$\phi_0(w) = \frac{1}{\sqrt{2\pi\sigma^2}} \int_{-\infty}^{\infty} \mathrm{e}^{iwt - \frac{1}{2\sigma^2}(t-\mu)^2} \mathrm{d}t = \mathrm{e}^{iw\mu - \frac{1}{2}\sigma^2 w^2}$$

对于分布 $X|_u \sim N(\mu, \sigma^2)$ 和 $u \sim N(\mu_\mu, \sigma_\mu^2)$，交换两个积分顺序后的特征函数可由下式所得：

$$\phi(w) = \int_{-\infty}^{\infty} e^{iw\mu - \frac{1}{2}\sigma^2 w^2} N(\mu, \mu_\mu, \sigma_\mu) \mathrm{d}\mu$$

$$= \int_{-\infty}^{\infty} e^{iw\mu - \frac{\mu - \mu_\mu}{2\sigma_\mu^2} - \frac{1}{2}\sigma^2 w^2} \mathrm{d}\mu$$

其中

$$\int_{-\infty}^{\infty} e^{iw\mu - \frac{\mu - \mu_\mu}{2\sigma_\mu^2}} \mathrm{d}\mu = e^{iw\mu - \frac{1}{2}\sigma^2 w^2}$$

是正态分布的特征函数。进一步可得：

$$\phi(w) = e^{iw\mu_\mu - \frac{1}{2}\left(\sigma^2 + \sigma_\mu^2\right)w^2}$$

其就是 $N(\mu_\mu, \sigma_1^2 + \sigma_\mu^2)$ 的特征函数，根据特征函数的性质，如果 $\phi(f_1) = \phi(f_2)$，那么就有 $pdf(f_1) = pdf(f_2)$，其中 pdf 是概率密度函数。证毕。

基于上述定理，σ_1^2，μ_μ 和 σ_μ^2 的最大似然估计可以从下面的对数似然函数中获得

$$\ell\left(\mu_\mu, \sigma^2, \sigma_\mu^2\right) = -\frac{n}{2}\ln\left(2\pi\sigma^2\right) - \frac{m}{2}\ln\left(2\pi\sigma_\mu^2\right) - \frac{1}{2\sigma^2}\sum_{j=1}^{m}\sum_{i=1}^{n_j}(x_{ji} - \mu_j)^2 - \frac{1}{2\sigma_\mu^2}\sum_{j=0}^{m}\left[n_j(\mu_j - \mu_\mu)^2\right]$$

因此，最大似然估计可由下式给出

$$\hat{\mu}_\mu = \frac{1}{m}\sum_{j=1}^{m}\hat{\mu}_j \tag{10.4}$$

$$\hat{\sigma}_\mu^2 = \frac{1}{m}\sum_{j=1}^{m}\left(\hat{\mu}_j - \hat{\mu}_\mu\right)^2 \tag{10.5}$$

$$\hat{\sigma}^2 = \frac{1}{n_0}\sum_{j=1}^{m}\sum_{j=1}^{m}\left(x_{ji} - \hat{\mu}_j\right)^2 \tag{10.6}$$

其中 $\hat{\mu}_j = \frac{1}{n_j}\sum_{i=1}^{n_j}x_{ji}$。

基于上述最大似然估计，位置参数的变化和尺度参数的变化 C 的估计值可以分别通过下式获得：

$$\hat{\varepsilon} = \hat{\mu}_\mu - \hat{\mu}_0 \text{ 和 } \hat{C} = \left(\hat{\sigma}_\mu^2 + \hat{\sigma}_1^2\right)\Big/\hat{\sigma}_0^2$$

因此，敏感性指数（sensitivity index）可以通过简单地用其相应的估计替换值 ε，μ 以及来 C 估计，即 $\hat{\varepsilon}$，$\hat{\mu}_0$ 以及 $\hat{C}$。

188

10.3.2 ε是固定变量，C是随机变量

我们再来考虑 ε 是固定变量，C 是随机变量的情况，也就是说，尺度参数是一个随机变量。因为样本方差通常服从伽马分布，所以我们假设尺度参数 σ^2_{new} 服从逆伽马分布分布。类似地，观察到的自变量 $x|\sigma = \sigma_{new}$ 在 $\sigma = \sigma_{new}$ 的条件下服从正态分布 $N(\mu_1, \sigma^2)$，即：

$$x\big|_\sigma \sim N\left(\mu, \sigma^2\right)$$

其中 $\sigma^2 \sim IG(\alpha, \beta)$，且 μ，α 和 β 是未知参数。因此，我们有以下结果：

定理 10.2：我们假设 $x|\sigma = \sigma_{new} \sim N(\mu_1, \sigma^2)$ 以及 $\sigma^2 \sim IG(\alpha, \beta)$。那么，我们可以得到：

$$x \sim f(x) = \frac{\Gamma\left(\alpha + \frac{1}{2}\right)}{\Gamma(\alpha)\sqrt{2\pi\beta}}\left[1 + \frac{(x-\mu)^2}{2\beta}\right]^{-\left(\alpha+\frac{1}{2}\right)} \tag{10.7}$$

其中 $\Gamma(\alpha)$ 是伽马函数，定义为：

$$\Gamma(\alpha) = \int_0^{+\infty} t^{\alpha-1}e^{-t}\,dt$$

也就是说，x 服从一个非中心 t 分布，其中 $\mu \in R$ 是位置参数，$\sqrt{\beta/\alpha}$ 是尺度参数，2α 是 t 分布的自由度。

证明：

$$f(x) = \int_0^{+\infty} f\left(x\big|\sigma^2\right)d\sigma^2$$

$$= \int_0^{+\infty} \frac{\beta^\alpha}{\sqrt{2\pi\sigma^2}\Gamma(\alpha)\sigma^{2(\alpha+1)}}\,esp\left\{-\frac{(x-\mu)^2+2\beta}{2\sigma^2}\right\}d\sigma^2$$

$$= \frac{\beta^\alpha}{\sqrt{2\pi}\Gamma(\alpha)}\int_0^{+\infty}\left(\frac{1}{\sigma^2}\right)^{\alpha+\frac{3}{2}}esp\left\{-\frac{(x-\mu)^2+2\beta}{2\sigma^2}\right\}d\sigma^2$$

$$= \frac{\beta^\alpha}{\sqrt{2\pi}\Gamma(\alpha)}\int_0^{+\infty}t^{\alpha-\frac{1}{2}}\exp\left\{-\frac{(x-\mu)^2+2\beta}{2}t\right\}dt$$

$$= \frac{\Gamma\left(\alpha+\frac{1}{2}\right)}{\Gamma(\alpha)\sqrt{2\pi\beta}}\left[1+\frac{(x-\mu)^2}{2\beta}\right]^{-\left(\alpha+\frac{1}{2}\right)}$$

因此，x 服从一个非中心 t 分布。因此，我们有：

$$E(x) = u \text{ 和 } Var(x) = \beta/(\alpha-1)$$

证明完成。

基于上述定理，参数 μ_1，α 和 β 的最大似然估计可以如下获得。假设观测值满足下列条件。

1. $\left(x_{ji}\big|\mu,\sigma_j^2\right) \sim N\left(\mu,\sigma_j^2\right), J=1,\cdots,m; i=1,\cdots,n_j$ 以及 $\sigma_j^2, x_{j1},\cdots,x_{jn_m}$ 是独立同分布的（$i.i.d$）；

2. $\{x_{ji}, i=1,\cdots,n_j\}, j=1,\cdots,m$ 是独立的；

3. $\sigma_j^2 \sim IG(\alpha,\beta), j=1,\cdots,m$。

为了方便起见，我们将因变量 $x=(x_{11},\cdots,x_{1n_i},x_{21},\cdots,x_{mn_m})$ 和 $\sigma_{\text{new}}^2=(\sigma_1^2,\cdots,\sigma_m^2)$ 合并为完整数据 z，记作 $z=(x,\sigma_{\text{new}}^2)$，同时将估计参数 μ，α，β 合并为 $\theta_1=(\mu,\alpha,\beta)$，参数向量 θ_1 的估计量可以通过期望最大化算法（Expectation Maximization，EM 算法）获得（参见，例如，Dempster，1977；Lange，1989；Liu，1995）。

详细过程如下所示：

$$\log f\left(z\big|\theta_1\right) = \log f\left(x_{ji}\big|\sigma_j^2\right) + \log f\left(\sigma_j^2\big|\alpha,\beta\right)$$

因此，我们可以得到：

$$\log f\left(z\big|\theta_1\right) = \sum_{j=1}^{m}\left(\frac{n_j}{2}+\alpha+1\right)\log\frac{1}{\sigma_j^2} + m\alpha\log\beta - m\log\Gamma(\alpha) - \sum_{j=1}^{m}\frac{2\beta+\sum_{i=1}^{n_j}\left(x_{ji}-\mu\right)^2}{2\sigma_j^2} \quad （10.8）$$

通过式（10.8）以及 EM 算法，在 E-步骤中：

$$E\left[\frac{1}{\sigma_j^2}\bigg|x,\hat{\theta}_1^{(t)}\right] = \frac{\hat{\alpha}^{(t)}+n_j/2}{\hat{\beta}^{(t)}+\sum_{i=1}^{n_j}\left(x_{ji}-\hat{\mu}^{(t)}\right)^2\bigg/2}$$

$$E\left[\log\frac{1}{\sigma_j^2}\bigg|x,\hat{\theta}_1^{(t)}\right] = \phi\left(\hat{\alpha}^{(t)}+n_j/2\right) - \log\left(\hat{\beta}^{(t)}+\sum_{i=1}^{n_j}\left(x_{ji}-\hat{\mu}^{(t)}\right)^2\bigg/2\right)$$

其中 $\varphi(*)$ 是伽马函数，也就是 $\phi(*)=\dfrac{\mathrm{d}}{\mathrm{d}y}\ln\Gamma(*)$，考虑到：

$$E\left[\frac{1}{\sigma_j^2}\bigg|x,\hat{\theta}_1^{(t)}\right] \triangleq \hat{V}_{1j}^{(t)}, E\left[\log\frac{1}{\sigma_j^2}\bigg|x,\hat{\theta}_1^{(t)}\right] \triangleq \hat{V}_{2j}^{(t)}$$

以及对数似然函数的期望是：

$$E\left[\log f\left(z\big|\hat{\theta}_1^{(t)}\right)\right] \triangleq Q\left(z\big|x,\hat{\theta}_1^{(t)}\right)$$

通过 Newton-Raphson 算法（Tjalling，1995；Deuflhard，2004），假设在 $(t+1)$ 次迭代时 EM 算法收敛。第 $(t+1)$ 次迭代后的参数估计值可以表示为：

$$\hat{\theta} = \left(\hat{\mu}^{(t+1)}, \hat{\alpha}^{(t+1)}, \hat{\beta}^{(t+1)} \right)$$

其中：

$$\hat{\mu}^{(t+1)} = \sum_{j=1}^{m} \sum_{i=1}^{n_j} x_{ji} \hat{V}_{1j}^{(t)} \Big/ \sum_{j=1}^{m} n_j \hat{V}_{1j}^{(t)} \tag{10.9}$$

$$\hat{\alpha}^{(t+1)} = \hat{\alpha}^{(t+1)} + \frac{\sum_{j=1}^{m} \hat{V}_{2j}^{(t)} - m\phi\left(\hat{\alpha}^{(t)}\right) + m\log\hat{\beta}^{(t)}}{m\phi'\left(\hat{\alpha}^{(t)}\right)} \tag{10.10}$$

$$\hat{\beta}^{(t+1)} = m\hat{\alpha}^{(t+1)} \Big/ + \sum_{j=1}^{m} \hat{V}_{1j}^{(t)} \tag{10.11}$$

通过 EM 算法，μ，α 和 β 的最大似然估计可以通过式（10.9）和式（10.11）获得。为简单起见，将这些参数估计值记作 $\hat{\mu}$，$\hat{\alpha}$ 和 $\hat{\beta}$。因此，敏感性指数（sensitivity index）可以估计为：

$$\hat{\Delta} = \hat{\sigma}_0^2 \left[1 + \left(\hat{\mu}_{new} - \hat{\mu}_0 \right) / \hat{\mu}_0 \right] / \hat{\mu}_{new}^2 \tag{10.12}$$

其中：

$$\hat{\mu}_{new} = \hat{\mu} \text{ 和 } \hat{\sigma}_{new}^2 = \frac{\hat{\beta}}{\hat{\alpha} - 1}$$

10.3.3　ε 和 C 都是随机变量

现在，考虑当 ε 和 C 都是随机变量的情况。我们提出了一个有用的定理：假设基于原人群的临床数据分布为 (μ_0, σ_0^2)，同时总体均值 μ 和方差 σ^2 在新区域中是随机变量，其服从正态缩放逆伽马分布，即 $(\mu, \sigma^2) \sim N\text{-}\Gamma^{-1}(\mu_\mu, \upsilon, \alpha, \beta)$，其中 ε 和 C 都是随机变量。我们得到以下结果：

定理 10.3：假设 $x | \mu, \sigma^2 \sim N(\mu, \sigma^2)$ 和 $(\mu, \sigma^2) \sim N\text{-}\Gamma^{-1}(\mu_\mu, \upsilon, \alpha, \beta)$。那么，$x$ 的分布如下：

$$f(x) = \frac{\Gamma(\alpha + 1/2)}{\Gamma(\alpha)\sqrt{2\pi\beta(\upsilon+1)/\upsilon}} \left[1 + \frac{\upsilon(x - \mu_\mu)^2}{2\beta(\upsilon+1)} \right]^{-\left(\alpha + \frac{1}{2}\right)}$$

其中 $\Gamma(\alpha)$ 是伽马函数，$\Gamma(\alpha) = \int_0^{+\infty} t^{\alpha-1} e^{-t} dt$，$x$ 服从一个非中心 t 分布，其位置参数为 μ_{new}，尺度参数为 $\beta(\upsilon+1)/\upsilon$，自由度为 2α，同时 $Var(x) = \beta(\upsilon+1)/(\alpha\upsilon)$。

证明：

$$f\left(x,\mu,\sigma^2\right)=\int_0^\infty\int_{-\infty}^{+\infty}f\left(x\big|\mu,\sigma^2\right)f\left(\mu,\sigma^2\right)d\mu d\sigma^2$$

$$=\int_0^\infty\int_{-\infty}^{+\infty}\frac{1}{\sqrt{2\pi}\sigma}\exp\left\{-\frac{(x-\mu)^2}{2\sigma^2}\right\}\frac{\sqrt{v}}{\sigma\sqrt{2\pi}}\frac{\beta^\alpha}{\Gamma(\alpha)}\left(\frac{1}{\sigma^2}\right)^{\alpha+1}\exp\left\{-\frac{2\beta+v\left(\mu-\mu_\mu\right)^2}{2\sigma^2}\right\}d\mu d\sigma^2$$

$$=\frac{\sqrt{v}}{\sqrt{2\pi}}\frac{\beta^\alpha}{\Gamma(\alpha)}\int_0^\infty\int_{-\infty}^{+\infty}\exp\left\{-\left[\frac{(x-\mu)^2}{2\sigma^2}+\frac{2\beta+v\left(\mu-\mu_\mu\right)^2}{2\sigma^2}\right]\right\}d\mu d\sigma^2$$

$$=\frac{\sqrt{v}}{\sqrt{2\pi}}\frac{\beta^\alpha}{\Gamma(\alpha)}\int_0^\infty\left(\frac{1}{\sigma^2}\right)^{\alpha+2}\exp\left\{-\frac{v\left[x-\mu_\mu\right]^2}{2(v+1)\sigma^2}\right\}\int_{-\infty}^{+\infty}\exp\left\{-\frac{\left[\sqrt{1+v}\mu-\frac{xv\mu_\mu}{\sqrt{1+v}}\right]^2}{2\sigma^2}\right\}d\mu d\sigma^2$$

$$=\frac{\sqrt{v}}{\sqrt{2\pi(1+v)}}\frac{\beta^\alpha}{\Gamma(\alpha)}\int_0^\infty\left(\frac{1}{\sigma^2}\right)^{\alpha+\frac{3}{2}}\exp\left\{-\frac{2\beta+v\left[x-\mu_\mu\right]^2/(v+1)}{2\sigma^2}\right\}d\sigma^2$$

$$=\frac{\sqrt{v}}{\sqrt{2\pi\beta(1+v)}}\frac{\Gamma\left(\alpha+\frac{1}{2}\right)}{\Gamma(\alpha)}\left[1+\frac{v\left[x-\mu_\mu\right]^2}{2\beta(v+1)}\right]^{-\left(\alpha+\frac{1}{2}\right)}$$

因此，因变量的分布遵循非中心的 t 分布。证明至此完成。

基于 N_2 个来自相似但不同的人群的患者中观察到的因变量 $x=\{x_{ij}\}$，$j=1,\cdots,m$；$i=1,\cdots,n_j$，其中 $\sum_{j=1}^m n_j=N_2$，而隐含变量为：

$$\left(\mu,\sigma^2\right)=\left\{\left(\mu_j,\sigma_j^2\right),j=1,\cdots,m\right\}$$

同时因变量 x_{ij} 满足以下条件：

1. $\left(x_{ji}\big|\mu_j,\sigma_j^2\right)\sim N(\mu_j,\sigma_j^2)$，$j=1,\cdots,m;i=1,\cdots,n_j$ 且 $(\mu_j,\sigma_j^2),x_{j1},\cdots,x_{jn_j}$ 是独立同分布的（i.i.d）；

2. $\{x_{ji},i=1,\cdots,n_j\}$，$j=1,\cdots,m$ 是独立的；

3. $(\mu_j,\sigma_j^2)\sim N-\Gamma^{-1}(\mu_\mu,v,\alpha,\beta)$，$j=1,\cdots,m$。

我们将 x 以及随机变量 μ_1,σ_1^2 作为完整数据 $Z=(x,\mu_1,\sigma_1^2)$，$\theta_2=(\mu_\mu,v,\alpha,\beta)$ 的最大似然估计可以通过 EM 算法得出，其对数似然函数如下：

$$\log f\left(z|\theta_2\right) = \log f\left(x|\mu,\sigma^2\right) + \log\left(\mu,\sigma^2|\theta_2\right)$$

$$= \sum_{j=1}^{m}\left(\frac{n_j+3}{2}+\alpha\right)\log\frac{1}{\sigma_j^2} - \sum_{j=1}^{m}\frac{2\beta+v\left(\mu_{1j}-\mu_\mu\right)^2}{2\sigma_j^2} - \sum_{j=1}^{m}\sum_{i=1}^{n_j}\frac{\left(x_{ji}-\mu_j\right)^2}{2\sigma_j^2}$$

$$-m\log\Gamma(\alpha) + \frac{m}{2}\log v + m\alpha\log\beta$$

上式取决于观察到的数据 x 和第 t 次迭代的参数估计值 $\theta_2^{(t)}=\left(\mu_\mu^{(t)},v^{(t)},\alpha^{(t)},\beta^{(t)}\right)$，而隐含变量 μ 和 σ^2 的期望值如下：

$$E\left[\frac{1}{\sigma_j^2}\Big|x,\hat{\theta}_2^{(t)}\right] = \frac{\Gamma\left(\dfrac{n_j}{2}+\alpha^{(t)}+1\right)}{\left(\widehat{\beta}^{(t)}+\dfrac{1}{2}\sum\limits_{i=1}^{n_j}\left(x_{ji}-\overline{x}_{j.}\right)^2+\dfrac{\hat{v}^{(t)}n_j}{2\left(n_j+\hat{v}^{(t)}\right)}\left(\overline{x}_{j.}-\hat{\mu}_\mu^{(t)}\right)\right)\Gamma\left(\dfrac{n_j}{2}+\hat{\alpha}^{(t)}\right)}$$

其中 $x_{j.} = \dfrac{1}{n_j}\sum\limits_{i=1}^{n}x_{ji}$ 。

我们定义：

$$E\left[\frac{1}{\sigma_j^2}\Big|x,\hat{\theta}_{12}^{(t)}\right] \triangleq \widehat{W}_{1j}^{(t)}$$

$$E\left[\frac{\left(\mu_j-c\right)^2}{\sigma_j^2}\Big|x,\hat{\theta}_2^{(t)}\right] = \frac{1}{n_j+\hat{v}^{(t)}} + \left(\frac{\sum\limits_{i=1}^{n}x_{ji}+v^{(t)}\hat{\mu}_\mu^{(t)}}{n_j+\hat{v}^{(t)}}-c\right)^2\widehat{W}_{1j}^{(t)}$$

$$E\left[\log\frac{1}{\sigma_j}\Big|x,\hat{\theta}_2^{(t)}\right] = \phi\left(\frac{n}{2}+\hat{\alpha}^{(t)}\right) - \ln\left(\widehat{\beta}^{(t)}+\frac{1}{2}\sum_{i=1}^{n}\left(x_{ji}-\overline{x}_{j.}\right)^2+\frac{\hat{v}^{(t)}n_j}{2\left(n_j+\hat{v}^{(t)}\right)}\left(\overline{x}_{j.}-\hat{\mu}_\mu^{(t)}\right)\right)$$

同时，可以得到：

$$E\left[\log\frac{1}{\sigma_j^2}\Big|x,\hat{\theta}_2^{(t)}\right] \triangleq \widehat{W}_{2j}^{(t)} \quad \text{和} \quad E\left[\frac{\left(\mu_j-c\right)^2}{\sigma_j^2}\Big|x,\hat{\theta}_2^{(t)}\right] \triangleq \widehat{W}_{3j}^{(t)}$$

因此，向量 θ_2 的最大似然估计如下：

$$\widehat{\mu}_{\mu}^{(t+1)} = \sum_{j=1}^{m} \frac{\sum_{i=1}^{n_j} x_{ji} + \widehat{\upsilon}^{(t)} \widehat{\mu}_{\mu}^{(t)}}{n_j + \widehat{\upsilon}^{(t)}} \Bigg/ \sum_{j=1}^{m} \widehat{W}_{1j}^{(t)} \qquad (10.13)$$

$$\widehat{\upsilon}^{(t+1)} = m \Bigg/ \sum_{j=1}^{m} \widehat{W}_{3j}^{(t)} \qquad (10.14)$$

$$\widehat{\alpha}^{(t+1)} = \widehat{\alpha}^{(t)} + \frac{\sum_{j=1}^{m} \widehat{W}_{2j}^{(t)} - m\phi\left(\widehat{\alpha}^{(t)}\right) + m\log\widehat{\beta}^{(t)}}{m\phi'\left(\widehat{\alpha}^{(t)}\right)} \qquad (10.15)$$

$$\widehat{\beta}^{(t+1)} = m\widehat{\alpha}^{(t+1)} \Big/ \sum_{j=1}^{m} \widehat{W}_{1j}^{(t)} \qquad (10.16)$$

在不失一般性的情况下，假设第（$t+1$）次迭代收敛。在这种情况下，未知常数向量 θ_2 的最大似然估计由以下给出：

$$\left(\widehat{\mu}_{\mu}^{(t+1)}, \widehat{\upsilon}^{(t+1)}, \widehat{\alpha}^{(t+1)}, \widehat{\beta}^{(t+1)} \right)$$

因此，ε 和 C 都是随机的情况下，它们的估计可从下式得到：

$$\widehat{\varepsilon} = \widehat{\mu}_{\text{new}} - \widehat{\mu}_0 = \widehat{\mu}_{\mu}^{(t+1)} - \widehat{\mu}_0 \ \text{和} \ \widehat{C} = \widehat{\sigma}_{\text{new}}^2 / \widehat{\sigma}_0^2 = \widehat{\beta}\left(\widehat{\upsilon}+1\right) \Big/ \left(\widehat{\alpha}\widehat{\upsilon}\widehat{\sigma}_0^2\right) \qquad (10.17)$$

并且可以获得灵敏度指数的估计。如果灵敏度指数的估计值落在预先指定的区间内，则可以确认两个区域之间的相似性。

通过对敏感性指数（sensitivity index）的估计，可以评估在新患者人群中的治疗效果，并且可以获得在相似但不同的人群中的治疗的可推广性（generalizability）。

10.4　统计推断

对于从原始目标患者人群到相似患者人群的临床试验数据的可推广性（generalizability），基于敏感性指数（sensitivity index）Δ，我们有以下假设：

$$H_0: \Delta \leqslant 1 - \delta \ \text{or} \ \Delta \geqslant 1 + \delta \ \ \text{vs.} \ \ H_a: 1 - \delta < \Delta < 1 + \delta \qquad (10.18)$$

其中 δ 是可推广性（generalizability）界值。遵循生物等效性（bioequivalence）的概念，δ 通常被选择为 20%（即 $\delta = 20\%$）。如果拒绝了（10.18）的零假设（null hypothesis），我们可以主张两个患者群体的效应量是等效的。

根据在 10.3 节给出的 Δ 的表达式，以及原始目标患者人群和相似但不同的人群中参数的最大似然估计 $\widehat{\mu}_0$ 和 $\widehat{\sigma}_0^2$，以及 $\widehat{\mu}_{\text{new}}$ 和 $\widehat{\sigma}_{\text{new}}^2$，我们可以得到敏感性指数（sensitivity index）的似然估计：

$$\widehat{\Delta} = \frac{\widehat{\mu}_{\text{new}}}{\widehat{\sigma}_{\text{new}}} \bigg/ \frac{\widehat{\mu}_0}{\widehat{\sigma}_0}$$

使用 $\widehat{\Delta}$ 的自然对数变换，假设（10.18）等同于以下假设：

$H_{01}: \log\Delta \leqslant \log(1-\delta)$ 和 $\log\Delta \geqslant \log(1+\delta)$ vs. $H_{\alpha 1}: \log(1-\delta) < \log\Delta < \log(1+\delta)$ （10.19）

对数变换的 $\log\Delta$ 的估计由下式给出：

$$\log\widehat{\Delta} = \log\widehat{\mu}_{\text{new}} - \log\widehat{\sigma}_{\text{new}}^2 - \log\widehat{\mu}_0 + \log\widehat{\sigma}_0^2$$

关于最大似然估计（Maximum Likelihood Estimation，MLE）的性质，随着 $N_1 \to \infty$，$\log\widehat{\Delta}$ 是 $\log\Delta$ 的一致估计。

在以下内容中，我们将讨论在本章前面提到的三种情况下对敏感性指数（sensitivity index）的测试。

10.4.1　ε 是随机变量，C 是固定变量

在 ε 是随机变量且 C 是固定变量的情况下，对数变换 $\log\Delta$ 的估计由以下公式给出

$$\log\widehat{\Delta} = \log\widehat{\mu}_{\text{new}} - \frac{1}{2}\log\widehat{\sigma}_{\text{new}}^2 - \log\widehat{\mu}_0 + \log\widehat{\sigma}_0^2$$

$$= \log\widehat{\mu}_\mu - \frac{1}{2}\log\left(\widehat{\sigma}_\mu^2 + \widehat{\sigma}^2\right) - \log\widehat{\mu}_0 + \log\widehat{\sigma}_0^2$$

假设：

$$\frac{n_0}{\sum_{j=1}^{m} n_j} \to \gamma, N_0 \to \infty \text{ 和 } N_1 = \sum_{j=1}^{m} n_j \to \infty$$

其中，$0 < \gamma < \infty$。当 N_0 和 N_1 足够大时，可以得到关于最大似然估计的一个极限结果（Shao，1999；Pfanzagl，1994）。其可以验证为：

$$\sqrt{N}\left[\begin{pmatrix} \widehat{\mu}_\mu \\ \widehat{\sigma}^2 \\ \widehat{\sigma}_\mu^2 \\ \widehat{\mu}_0 \\ \widehat{\sigma}_0 \end{pmatrix} - \begin{pmatrix} \mu_\mu \\ \sigma^2 \\ \sigma_\mu^2 \\ \mu_0 \\ \sigma_0^2 \end{pmatrix}\right] \xrightarrow{d} \left(\begin{pmatrix} 0 \\ 0 \\ 0 \\ 0 \\ 0 \end{pmatrix}, \Sigma_\varepsilon\right)$$

其中 d 表示分布的收敛，$N = N_0 + N_1$，Σ_ε 是参数向量的协方差矩阵，是一个由以下公式给出的块对角矩阵：

$$\Sigma_\varepsilon = \begin{pmatrix} I_x^{-1}(x) & 0 \\ 0 & I_0(\mu_0, \sigma_0) \end{pmatrix}$$

其中 $I_x^{-1}(\theta)$ 和 $I_0^{-1}(\mu_0, \sigma_0)$ 分别是 $\theta = (\mu, \sigma, \sigma_\mu)$ 和 (μ_0, σ_0) 的协方差矩阵。

关于最大似然估计的性质，介于 $\log\hat{\Delta}$ 是 $\log\Delta$ 的最大似然估计，通过多元 delta 方法（Oehlert，1992；Davison，2003），其渐近地满足：

$$\sqrt{N}\left(\log\hat{\Delta} - \log\Delta\right) \xrightarrow{d} N\left(0, \sigma_\varepsilon^2\right) \tag{10.20}$$

其中 d 表示分布的收敛，同时：

$$\sigma_\varepsilon^2 = B_\varepsilon \Sigma_\varepsilon B_\varepsilon^T$$
$$B_\varepsilon = \left(\frac{\partial\log\Delta}{\partial\mu_\mu}, \frac{\partial\log\Delta}{\partial\sigma}, \frac{\partial\log\Delta}{\partial\sigma_\mu}, \frac{\partial\log\Delta}{\partial\mu_0}, \frac{\partial\log\Delta}{\partial\sigma_0}\right)$$
$$= \left(\frac{1}{\mu_\mu}, \frac{\sigma_\mu}{\sigma_\mu^2 + \sigma^2}, \frac{\sigma}{\sigma_\mu^2 + \sigma^2}, \frac{1}{\mu_0}, \frac{1}{\sigma_0}\right)$$

其中参数 $\mu_\mu, \sigma, \sigma_\mu, \mu_0, \sigma_0$ 的估计在式（10.4）至式（10.6）中给出。

对于检验假设，考虑检验统计量：

$$z_\varepsilon \quad \frac{\sqrt{N}\left(\log\hat{\Delta} - \log\Delta\right)}{\sigma_\varepsilon}$$

其中 α 是测试的显著水平。如果 $-z_{\varepsilon/2} < z_\varepsilon < z_{\varepsilon/2}$，则拒绝零假设（null hypothesis）$H_{01}$ 并得出在相似但不同的人群中的可推广性（generalizability）。

10.4.2　ε 是固定变量，C 是随机变量

当 ε 是固定变量而 C 是随机变量的情况下，对数变换的 $\log\Delta$ 的估计是：

$$\log\hat{\Delta} = \log\hat{\mu}_{\text{new}} - \frac{1}{2}\log\hat{\sigma}_{\text{new}}^2 - \log\hat{\mu}_0 + \frac{1}{2}\log\hat{\sigma}_0^2$$
$$= \log\hat{\mu} - \frac{1}{2}\log(\hat{\beta}) + \frac{1}{2}\log(\hat{\alpha} - 1) - \log\hat{\mu}_0 + \frac{1}{2}\log\hat{\sigma}_0^2$$

假设 $\dfrac{N_0}{\sum_{j=1}^m n_j} \to \gamma, N_0 \to \infty$，以及 $N_1 \to \infty$，其中 $0 < \gamma < \infty$ 以及 $N = N_0 + N_1$。应用最大似然估计的性质，我们可以得到：

$$\sqrt{N}\left[\begin{pmatrix}\hat{\mu}\\\hat{\beta}\\\hat{\alpha}\\\hat{\mu}_0\\\hat{\sigma}_0\end{pmatrix}-\begin{pmatrix}\mu\\\beta\\\alpha\\\mu_0\\\sigma_0\end{pmatrix}\right]\xrightarrow{d}\left(\begin{pmatrix}0\\0\\0\\0\\0\end{pmatrix},\Sigma_C\right)$$

对于协方差矩阵 Σ_C 的估计，相关的过程在本章的附录中给出。从附录中可以看出，

$$\Sigma_C=\begin{pmatrix}I_x^{-1}(\theta_1)&0\\0&I_0(\mu_0,\sigma_0)\end{pmatrix}$$

其中 $I_x^{-1}(\theta_1)$ 在附录中给出（Thomas，1982）。
在这种情况下，关于最大似然估计的极限结果是原始人群和相似但不同的人群之间的样本量的比值。只要 2 个群体的观测数量足够大，这个比值就是有限的。通过 delta 方法，敏感性指数（sensitivity index）的对数变换的渐近分布如下：

$$\sqrt{N}\left(\log\breve{\Delta}-\log\Delta\right)\xrightarrow{d}N\left(0,\sigma_C^2\right) \tag{10.21}$$

其中

$$\sigma_C^2=B_C\Sigma_C B_C^T$$

同时

$$B_C=\left(\frac{\partial\log\Delta}{\partial\mu},\frac{\partial\log\Delta}{\partial\beta},\frac{\partial\log\Delta}{\partial\alpha},\frac{\partial\log\Delta}{\partial\mu_0},\frac{\partial\log\Delta}{\partial\sigma_0}\right)$$

$$=\left(\frac{1}{\mu_1},\frac{1}{2\beta},\frac{1}{2(\alpha-1)},\frac{1}{\mu_0},\frac{1}{\sigma_0}\right)$$

其中参数 μ_1, σ_μ, σ_μ, μ_0, σ_0 的估计值已经在式（10.8）到式（10.10）和式（10.2）中给出。

对于假设检验，考虑在显著性水平 ε 的检验统计量：

$$z_C\frac{\sqrt{N}\left(\log\hat{\Delta}-\log\Delta\right)}{\sigma_\varepsilon}$$

如果 $-z_{\varepsilon/2}<z_\varepsilon<z_{\varepsilon/2}$，则拒绝零假设（null hypothesis）$H_{01}$。我们随之可以得出临床结果的可推广性（generalizability）。

10.4.3　ε 和 C 都是随机变量

当 ε 和 C 都是随机变量的情况下，对数变换的 $\log\Delta$ 的估计是，

$$\log\hat{\Delta} = \log\widehat{\mu}_{\text{new}} - \frac{1}{2}\log\widehat{\sigma}_{\text{new}}^2 - \log\widehat{\mu}_0 + \frac{1}{2}\log\widehat{\sigma}_0^2$$

$$= \log\widehat{\mu}_\mu - \frac{1}{2}\log\left(\widehat{\beta}\right) - \frac{1}{2}\log\left(\widehat{\upsilon}+1\right) + \frac{1}{2}\log\left(\widehat{\alpha}\right) + \frac{1}{2}\log\left(\widehat{\upsilon}\right) - \log\widehat{\mu}_0 + \frac{1}{2}\log\widehat{\sigma}_0^2$$

假设 $\dfrac{N_0}{\sum_{j=1}^{m} n_j} \to \gamma, N_0 \to \infty$ ，以及 $N_1 \to \infty$ ，其中 $0 < \gamma < \infty$ 以及 $N = N_0 + N_1$ 且足够大。

应用最大似然估计的渐近正态性，我们可以得到：

$$\sqrt{N}\left[\begin{pmatrix}\widehat{\mu}1 \\ \widehat{v} \\ \widehat{\alpha} \\ \widehat{\beta} \\ \widehat{\mu}0 \\ \widehat{\sigma}0\end{pmatrix} - \begin{pmatrix}\mu_1 \\ v \\ \alpha \\ \beta \\ \mu_0 \\ \sigma_0\end{pmatrix}\right] \xrightarrow{d} \left(\begin{pmatrix}0 \\ 0 \\ 0 \\ 0 \\ 0\end{pmatrix}, \Sigma_{\varepsilon, C}\right)$$

协方差矩阵 $\Sigma_{\varepsilon, C}$ 的估计较为复杂，因此相关的过程在本章的附录中给出。从附录中可以看出：

$$\Sigma_{\varepsilon, C} = \begin{pmatrix} I_x^{-1}(\theta_2) & 0 \\ 0 & I_0(\mu_0, \sigma_0) \end{pmatrix}$$

其中 $I_x^{-1}(\theta_2)$ 和其中 $I_0(\mu_0, \sigma_0)$ 在附录中给出。

通过多元 delta 方法，$\log\hat{\Delta}$ 渐近地满足：

$$\sqrt{N}\left(\log\hat{\Delta} - \log\Delta\right) \xrightarrow{d} N\left(0, \sigma_{\varepsilon C}^2\right) \tag{10.22}$$

其中：

$$\sigma_{\varepsilon, C}^2 = B_{\varepsilon, C} \Sigma_{\varepsilon, C} B_{\varepsilon, C}^T$$

同时：

$$B_{\varepsilon, C} = \left(\frac{\partial \log\Delta}{\partial \mu_\mu}, \frac{\partial \log\Delta}{\partial v}, \frac{\partial \log\Delta}{\partial \alpha}, \frac{\partial \log\Delta}{\partial \beta}, \frac{\partial \log\Delta}{\partial \mu_0}, \frac{\partial \log\Delta}{\partial \sigma_0}\right)$$

$$= \left(\frac{1}{\mu_\mu}, \frac{1}{2\upsilon} - \frac{1}{2(\upsilon+1)}, \frac{1}{2\alpha}, -\frac{1}{2\beta}, -\frac{1}{\mu_0}, \frac{1}{\sigma_0}\right)$$

其中参数 $\mu_\mu, v, \alpha, \beta$ 和 μ_0, σ_0 的估计值已经在式（10.13）到式（10.16）和式（10.2）中给出。

对于假设检验，考虑在显著性水平 ε 的检验统计量：

$$z_{\varepsilon,C} \frac{\sqrt{N}\left(\log\hat{\Delta} - \log\Delta\right)}{\sigma_{\varepsilon,C}}$$

如果 $-z_{\varepsilon/2} < z_{\varepsilon} < z_{\varepsilon/2}$，则拒绝零假设（null hypothesis）$H_{01}$。我们随之可以得出临床结果在相似但不同的人群中的可推广性（generalizability）。

10.5 实例

为了说明所提出的对敏感性指数（sensitivity index）的分析方法，在解决将观察到的临床数据从原始目标患者群体到相似但不同的患者群体的可推广性（generalizability）问题，我们考虑以下关于哮喘临床试验的例子，如 Chow 和 Chang（2006）所述。

在一项安慰剂对照临床试验中，主要目的在于评估研究药物治疗哮喘患者的疗效。主要研究终点是 FEV1（一秒用力呼气容积）的变化，其定义为治疗后 FEV1 与基线 FEV1 之间的差值。由于原始数据不可用，在不失一般性的情况下，为了便于说明，我们根据表 10.2 中给出的汇总统计量（另见 Chow 和 Chang，2006）模拟了哮喘数据。接下来，我们在考虑参数设置的同时，在每种情况下均生成了 10000 个随机样本来说明所提出的方法。

表 10.2 哮喘试验的统计量

药物	基线 FEV1 范围	患者人数	基线 FEV1 平均值	FEV1 较基线变化平均值	FEV1 较基线变化标准差
试验药物	1.5 ~ 2.0	9	1.86	0.31	0.14
	1.5 ~ 2.5	15	2.30	0.42	0.14
	1.5 ~ 3.0	16	2.79	0.54	0.16
安慰剂	1.5 ~ 2.0	8	1.82	0.16	0.15
	1.5 ~ 2.5	16	2.29	0.19	0.13
	1.5 ~ 3.0	16	2.84	0.20	0.14

来源：表 2.3 Chow, S.C 和 Chang, M.，临床试验中的适应性设计方法，Chapman and Hall/CRC 出版社，Taylor & Francis，纽约，2006 年

10.5.1 案例 1：ε 是随机变量，C 是固定变量

根据 Chow 和 Chang（2006）的信息，原始目标患者人群的数据是从 $N(0.34, 0.15)^2$ 中生成的，有 40 个成人患者的数据点；而来自相似但不同的目标人群患者的数据是基于以下分布生成的：$N(\mu_j, 0.143)$ 和 $\mu_j \sim N(0.32, 0.04), j = 1,\cdots,5$。我们在 $\mu_j = 0.3996$,

0.3526, 0.3125, 0.3102, 0.3488 时分别生成了 8 个数据。

由式（10.4）至式（10.6），可以得到在类似但不同的目标患者中的参数估算值为 $\hat{\mu}_{new} = 0.3107$ 和 $\hat{\sigma}_{new} = 0.1370$，以及在成年患者人群中为 $\hat{\mu}_0 = 0.3471$ 和 $\hat{\sigma}_0 = 0.1652$，因此敏感性指数（sensitivity index）$\hat{\Delta}$ 的估计值为 1.0791。原目标人群的临床数据结果可能可以推广到新的目标人群。

10.5.2 案例 2：ε 是固定变量，C 是随机变量

原始目标患者人群的数据是从 $N(0.34, 0.15^2)$ 中生成的，有 40 个成人患者的数据点；而来自相似但不同的目标群体患者的数据是基于以下分布生成的：$N(0.32, \sigma_j^2)$ 和 $\sigma_j^2 \sim IG(8, 1)$，$j = 1, \cdots, 5$。我们在 $\sigma_j = 0.1490, 0.1005, 0.1655, 0.1234, 0.0890$ 时分别生成了 8 个数据。由式（10.9）至式（10.11），可以得到在类似但不同的目标患者中的参数估计值为 $\hat{\mu}_{new} = 0.3136$ 和 $\hat{\sigma}_{new} = 0.1546$，以及在原成年患者人群中为 $\hat{\mu}_0 = 0.3280$ 和 $\hat{\sigma}_0 = 0.1546$，因此两个人群之间的敏感性指数（sensitivity index）$\hat{\Delta}$ 的估计值为 1.0566。原目标人群的临床数据结果可能可以推广到新的目标人群。

10.5.3 案例 3：ε 和 C 都是随机变量

原始目标患者人群的数据是从 $N(0.34, 0.15^2)$ 中生成的，有 40 个成人患者的数据点；而来自相似但不同的目标群体患者的数据是基于以下分布生成的：$N(\mu_j, \sigma_j^2)$ 和 $\sigma_j^2 \sim IG(8, 1)$，$j = 1, \cdots, 5$。我们在 $\sigma_j = 0.1057, 0.1590, 0.0900, 0.1085, 0.1036$ 以及相应的 $\mu_j = 0.3417, -0.2132, 0.5486, 0.3410, 0.1179$ 时分别生成了 8 个数据。由式（10.13）至式（10.16），可以得到在类似但不同的目标患者中的参数估算值为 $\hat{\mu}_{new} = 0.3173$ 和 $\hat{\sigma}_{new} = 0.3024$，以及在原成年患者人群中的估计为 $\hat{\mu}_0 = 0.3533$ 和 $\hat{\sigma}_0 = 0.1591$，因此两个人群之间的敏感性指数（sensitivity index）$\hat{\Delta}$ 的估计值为 0.4726。原目标人群的临床数据结果可能不能推广到新的目标人群。

10.6 小结

在临床研究中，通常感兴趣的是确定观察到的临床结果是否可以从最初的目标患者人群（例如，成人）推广到相似但不同的患者人群（例如，儿童与老年人）。基于方案修订导致的人群变化的类似想法，协变量调整分析和敏感性指数评估是评估临床结果可推广性的两种常用方法。对于协变量调整的分析方法，由于这种协变量可能不存在或存在但不可观察，我们重点关注通过估计敏感性指数来评估可推广性。对于敏

感性指数的估计，在本章中，我们考虑了以下情况：①ε是随机变量，C是固定变量；②ε是固定变量，C是随机变量；③ε和C都是随机变量。然而，还有其他情况，例如①相似和不同患者人群的随机分割（用于评估位置参数的变化和尺度参数的变化），②分割样本中的片段数量也是随机变量。对于这些情况的分析尚未解决。

此外，在统计学上，当人口统计学和（或）患者特征存在差异时，这对临床研究人员也是一个挑战。原始目标患者人群和相似但不同的患者人群之间的不平衡可能对临床结果的可推广性产生负面或正面影响。我们用一个关于表皮生长因子受体（epidermal growth factor receptors，EGFR）酪氨酸激酶抑制剂吉非替尼（易瑞沙）的案例来说明种族因素对治疗反应的影响。最近，易瑞沙在日本和美国被批准用于治疗非小细胞肺癌（Non Small Cell Lung Cancer，NSCLC）。EGFR 在肺癌组织中的表达量高于癌旁正常肺组织，是抗癌治疗的较可靠的靶点。然而，临床试验显示了在日本患者中观察到的对吉非替尼的反应显著高于主要来自欧洲的人群（在多机构 II 期试验中，27.5% 对 10.4%；Fukuoka 等，2003）。Paez 等（2004）也表明，在日本的 58 例未选择的肿瘤中有 15 例发现了 EGFR 的体细胞突变，在美国的 61 例肿瘤中仅发现了 1 例体细胞突变。在日本，易瑞沙治疗导致非小细胞肺癌患者肿瘤消退的频率更高。最终，日本和美国患者之间 EGFR 突变频率和对易瑞沙反应的显著差异引起了对于不同种族、文化和地理群体中癌症分子发病机制差异的这一问题的关注。最近，新疗法的可推广性吸引了越来越多的申办方和监管机构的关注，但如何解决一些关键性问题，如：何时和如何解决疗效和安全性结果的地理差异的统计推断，仍然是一项挑战。

附录

考虑参数向量 $\theta_1 = (\mu, \alpha, \beta)$ 的协方差—方差矩阵，Thomas（1982）推导出了在使用 EM 算法来寻找不完全数据问题中的最大似然估计时可使用的观察信息矩阵。根据路易斯的方法，向量 $\theta_1 = (\mu, \alpha, \beta)$ 的信息矩阵如下式：

$$I_x(\theta_1) = E_{\theta_1}\{B(z, \theta_1)|z \in R\} - E_{\theta_1}\{S(z, \theta_1)S^T(z, \theta_1)|z \in R\} + S^*(x, \theta_1)S^{*T}(x, \theta_1) \quad (A.10.1)$$

其中 $S(z, \theta_1)$ 是对数似然函数 $\log f(z|\theta_1)$ 的梯度向量，$B(z, \theta_1)$ 是相关的二阶导数矩阵的负值。当然，它们只需要在 EM 过程的最后一次迭代中进行评估，其中 $S^*(x, \theta_1) = E\{S(z, \theta_1)|z \in R\}$ 为零。这里：

$$S^T(z, \theta_1) = \left(\sum_{j=1}^{m}\sum_{i=1}^{n_j}(x_{ji} - \mu)/\sigma_j^2, \sum_{j=1}^{m}\log\frac{1}{j} + m\log\beta - m\phi(\alpha), \frac{m\alpha}{\beta} - \sum_{j=1}^{m}\frac{1}{\sigma_j^2}\right) \quad (A.10.2)$$

$$B(z, \theta_1) = \begin{pmatrix} \displaystyle\sum_{j=1}^{m} \frac{n}{\sigma_j^2} & 0 & 0 \\ 0 & m\phi'(\alpha) & -\dfrac{m}{\beta} \\ 0 & -\dfrac{m}{\beta} & \dfrac{m\alpha}{\beta^2} \end{pmatrix} \quad (\text{A.10.3})$$

以及：

$$S^T(z, \theta_1) = \left(\sum_{j=1}^{m}\sum_{i=1}^{n_j} \widehat{V}_{1j}^{(t)}(x_{ji} - \mu), \sum_{j=1}^{m} \widehat{V}_{2j}^{(t)} + m\log\beta - m\phi(\alpha), \frac{m\alpha}{\beta} - \sum_{j=1}^{m} \widehat{V}_{1j}^{(t)} \right) \quad (\text{A.10.4})$$

将式（A10.2）～（A10.4）代入式（A10.1），可以得到向量 $\theta_1 = (\mu, \alpha, \beta)$ 的信息矩阵 $I_Y(\theta_1)$。$I_Y(\theta_1)$ 可逆，进而可以求出 $\hat{\theta}$ 的协方差矩阵，即：

$$\text{Cov}\left(\hat{\theta}_1\right) = I_x^{-1}\left(\hat{\theta}_1\right)$$

对于情况 3，当 ε 和 C 是随机变量的情况下，可以通过 Thomas（1982）的方法获得参数向量 θ_2 的信息矩阵，其中：

$$S^T(z, \theta_2) = \left(\sum_{j=1}^{m} \frac{v(\mu_j - \mu)}{\sigma_j^2}, -\sum_{j=1}^{m} \frac{(\mu_j - \mu)^2}{\sigma_j^2} + \frac{m}{2v}\sum_{j=1}^{m}\log\frac{1}{\sigma_j^2} - m\phi(\alpha) + m\log\beta, -\sum_{j=1}^{m} \frac{1}{\sigma_j^2} + \frac{m\alpha}{\beta} \right)$$

$$(\text{A.10.5})$$

$$B(z, \theta_2) = \begin{pmatrix} \displaystyle\sum_{j=1}^{m} \frac{v}{\sigma_j^2} & -\displaystyle\sum_{j=1}^{m} \frac{(\mu_j - \mu)}{\sigma_j^2} & 0 & 0 \\ -\displaystyle\sum_{j=1}^{m} \frac{(\mu_j - \mu)}{\sigma_j^2} & \dfrac{m}{2v^2} & 0 & 0 \\ 0 & 0 & m\phi'(\alpha) & -\dfrac{m}{\beta} \\ 0 & 0 & -\dfrac{m}{\beta} & \dfrac{m\alpha}{\beta^2} \end{pmatrix} \quad (\text{A.10.6})$$

并且：

$$S^{*T}(x, \theta_2) = \left(\sum_{j=1}^{m} \left(\frac{\displaystyle\sum_{i=1}^{n} x_{ji} + v^{(t)}\mu^{(t)}}{n_j + v^{(t)}} - \mu_{\text{new}} \right) v\widehat{W}_{1i}^{(t)}, -\sum_{j=1}^{m} \frac{\widehat{W}_{3j}^{(t)}}{2} + \frac{m}{2v} \right.$$

$$\left. \sum_{j=1}^{m} \widehat{W}_{2j}^{(t)} - m\phi(\alpha) + m\log\beta, -\sum_{j=1}^{m} \widehat{W}_{1j}^{(t)} + \frac{m\alpha}{\beta} \right)$$

$$(\text{A.10.7})$$

将式（A10.5）～（A10.7）代入式（A10.1），就可以通过逆矩阵 $I_{11}^{-1}(\hat{\theta}_2)$ 获得向量：

$$\theta_2 = \left(\mu_{\text{new}}, v, \alpha, \beta\right)$$

的协方差—方差矩阵。

第 11 章　一致性评估

11.1　简介

近年来，多地区（或多国家）多中心临床试验在全球药物 / 临床开发中变得非常流行。多区域临床试验的主要目的不仅是评估试验中所有区域的试验治疗效果，而且还要将试验治疗的总体效果与试验中的每个区域联系起来。最重要的是，多区域临床试验有助于缩短全球药物研发和监管发展、递交和批准的时间。尽管多区域临床试验提供了可以充分利用来自所有区域的临床数据以支持区域（本地）注册的机会，但还是不可避免地会涉及一些至关重要的问题，例如区域差异（例如，文化和医疗实践 / 观念）以及可能对多区域试验的有效性产生影响的区域与治疗的交互作用。

在全球药物 / 临床开发的多区域试验中，一个常见的重要问题是，在某些区域（如亚太区域）观察到的临床结果与其他区域（如欧洲区域）的临床结果或全球结果（即所有区域的综合结果）不一致。不同地区［如亚太地区和欧洲区域和（或）美国］之间临床结果的不一致可能是由于种族相关因素的差异。在这种情况下，可能需要调整剂量或剂量方案，或者可能需要进行桥接研究，然后才能将数据汇总以进行治疗效果的总体综合评估。因此，在区域注册（如日本和中国）之前，必须对特定区域（亚人群）和所有区域综合结果（全球人群）之间的一致性进行评估。需要注意的是，不同地区为了方便注册，可能对在特定地区进行的研究的样本量有不同的要求，（参见，例如 Ministry of Health，Labour and Welfare，MHLW，2007）。

在实践中，亚组人群（特定地区，如日本或中国）和总体人群（所有地区的总和）观察到的临床结果之间的一致性通常被解释为两个人群在治疗效果［即，安全性和（或）有效性］方面的相似性和（或）等效性。按照这一思路，几种统计方法包括一致性检验（Shih，2001b）、一致性指数评估（Tse 等，2006）、敏感性指数（sensitivity index）评估（Chow 等，2002）、实现可重现性（reproducibility）和（或）可推广性（generalizability）（Shao 和 Chow，2002）、贝叶斯方法（Hsiao 等，2007；Chow 和 Hsiao，2010）和日本的保证概率评估方法（MHLW，2007）已在相关文献中提出（另见 Liu 等，2013）。本章的目的不但是提供这些方法的概述，而且还通过广泛的临床试验模拟来比较这些方法的相对性能（另见 Ying 等，2017）。

在第 11.2 节中，讨论了在多区域、多中心试验中经常遇到的一些关键问题。在第 11.3 节中，描述了几种用于检验亚组人群与总体人群观察到的临床结果的一致性或相似性／等效性的统计方法。第 11.4 节通过扩展模拟研究比较了这些统计方法的性能。在第 11.5 节中，讨论了一个涉及区域监管递交的多区域研究的示例，以进一步说明建议的统计方法。小结见第 11.6 节。

11.2　多区域临床试验中的问题

多地区临床试验（multi-regional clinical trial，MRCT）是在多个不同地区进行的试验，从这些地区收集的数据将作为一个整体进行分析。在给定的区域内，该试验可以作为单中心研究或多中心试验进行。在 MRCT 中，由于区域内各中心之间的潜在差异和区域之间的差异，通常在实践中会遇到一些更加实际的问题。

11.2.1　多中心试验

多中心试验是在一个以上不同的中心进行的试验，从这些中心收集的数据将作为一个整体来进行分析。在每个中心都使用相同的研究方案。多中心试验会以某个中心或地点作为自然阻断或分层变量，提供重复的临床结果的试验。多中心试验应该允许对目标患者群体在不同中心的治疗差异进行整体评估。对于多中心试验，FDA 建议也应呈现单个中心的结果。此外，FDA 建议进行跨中心的同质性统计检验（即检测可能的治疗与中心的相互作用）（FDA，1988）。任何中心之间的极端的或矛盾的结果都需要被注意和讨论。如果没有治疗与中心之间的相互作用，那么数据可以汇集起来进行跨中心分析。

另一个问题与使用中心实验室对从不同中心收集的样本进行检测有关，这可能会对正在研究的试验治疗的疗效和安全性的评估产生重大影响。中心实验室可以为实验室检测提供一致的评估。如果不使用中心实验室，由于各中心使用的设备、分析员和实验室参数的正常范围的差别，不同中心的实验室检测评估可能不同。在这种情况下，由于可能存在的混杂效应和相互作用效应，很难将从不同中心获得的实验室值结合起来，对试验治疗的安全性和有效性进行无偏的评估。

对于从多中心试验中收集的数据进行的统计分析，如果没有证据表明存在中心与治疗之间的相互作用，可以将数据汇集起来进行分析，以对各中心的治疗效果进行总体评估。顺着这条思路，Nevius（1988）提出了一组 4 个条件，在这些条件下，来自多中心试验的证据将为疗效提供充分的统计证据。这些条件总结如下：

①综合分析显示出显著的结果。

②各中心的结果在方向上是一致的。

③对于分配了足够（统计）功效（power）的各个中心，在提供显著的结果上保持一致。

④在多重比较调整后，多个中心显示出疗效证据。

11.2.2 多地区、多中心试验

与特定区域内的单个多中心试验不同，跨区域试验要复杂得多，尤其是当它包括来自不同地区的多个多中心试验时。除了那些在多中心试验中常见的实际问题外，还有更多可能影响全球药物/临床开发中治疗效果评估的关键问题。这些问题包括但不限于以下方面的潜在差异：①研究方案（由于不同的监管要求）；②民族因素；③文化；④不同地区的医疗实践或认知。因此，在实践中，建议对可能影响跨区域试验有效性的关键问题，如代表性、偏倚/变异的控制、异质性（相似性和不相似性）、一致性和跨区域的可汇总性，进行仔细评估，以便对研究中的试验治疗进行全面评估。

在实践中，通常关注的是在全球人群（即，所有区域的合集）中仅观察到阳性临床结果，然而一些区域（比如亚组群体）可能无法显示阳性结果，或者显示阳性结果的（统计）功效（power）不足。这种不一致，如果不是纯粹偶然的话，那么对于区域（本地）注册来说就是一个问题。因为不一致性可能是由于在不同区域进行的研究可能采用相似但不同的：①研究方案；②药品和剂量；③不同民族因素的患者群体；④样本量；⑤评估标准。地区监管机构通常要求在监管审查和批准过程中仔细评估这种不一致性。

对于一致性的评估，通常会对不一致性的零假设（null hypothesis）进行检验。许多研究者在基于亚组分析［通常在建立亚组和整个人群的非劣性或相似性方面的（统计）功效（power）不足］无法拒绝零假设（null hypothesis）的情况下，就会得出一致性的备择假设。需要注意的是，在受试者数量有限的情况下，地区监管机构不太可能接受这一评估。另一方面，地区管理机构可能会接受这样的结论，即几乎没有证据表明亚组与总体人群不一致。因此，可能需要对该地区的亚组人群进行额外的临床研究，以确认亚组人群和总体人群之间的一致性或相似性。

11.3 统计方法

如简介部分所述，文献中提出的几种方法，可以根据不同的情况，选择其中合适的方法来评估多区域研究中亚组人群和总体人群之间的一致性。这些方法将在随后的章节中简要介绍。

11.3.1　一致性检验

对于一个涉及 K 个区域的多区域临床试验，用表示 $W = \{W_1, \cdots, W_K\}$ 表示多个地区试验的结果，其中 W_i 是从第 i 个区域观察到的结果。为了确定来自给定区域的本地结果是否与全球结果一致，Shih（2001b）提出构建一个预测概率函数，$P(v|W)$，其中 v 是在给定的地区进行的研究。预测概率 $P(v|W)$ 提供了在给定 W 的结果时，v 的可能性的测量值。因此，Shih 的一致性测试可以总结如下（Shih，2001b）。

对于给定的区域 i，我们首先构建从该区域观察到的结果的预测概率函数，$P(W_i|W)$。然后我们将 $P(W_i|W)$ 与来自其他区域的每个结果的可能性进行比较，即 $P(W_j|W)$，其中 $j \neq i, j = 1, \cdots, K$。我们得出，如果想要 W_i 与 $W = \{W_1, \cdots, W_K\}$ 的结果一致，当且仅当下列条件被满足时：

$$P(W_i|W) \geqslant \min\{P(W_j|W), j \neq i, j = 1, 2, \cdots, K\} \tag{11.1}$$

为了适应越小越好的情况下的优效检验，该方法可以修改为：

$$W_i - W \leqslant \max\{W_j - W, j \neq i, j = 1, 2, \cdots, K\}$$

如果上述不等式（11.1）成立，我们得出与下式一致：

$$W = \{W_1, \cdots, W_K\}$$

为了适应越大越好的情况下的优效检验，该方法可以修改为：

$$W_i - W \geqslant \max\{W_j - W, j \neq i, j = 1, 2, \cdots, K\}$$

如果上述不等式仍成立，我们得出 W_i 与下式一致：

$$W = \{W_1, \cdots, W_K\}$$

11.3.2　一致性指数评估

让 U 和 W 分别代表给定多区域临床试验（multi-regional clinical trial，MRCT）的亚组人群（例如，特定区域）和全球人群（所有区域合集）的主要研究终点的测量值，其中 $X = \log U$ 和 $Y = \log W$ 分别服从均值为 μ_X, μ_Y，方差为 V_X, V_Y 的正态分布。类似于在统计质量控制中使用 $P(X < Y)$ 来评估可靠性的想法（Church 和 Harris，1970；Enis 和 Geisser，1971），Tse 等（2006）提出了用以下概率作为指标，以评估亚组群体与全球群体观察到的临床结果的一致性：

$$p = P\left(1 - \delta < \frac{U}{W} < \frac{1}{1 - \delta}\right) \tag{11.2}$$

其中 $0 < \delta < 1$，被定义为满足一致性可接受的极限差异。Tse 等（2006）将 p 作为一致性指数。因此，当 δ 趋近于 1 时，p 趋近于 1。当给定 δ 时，如果 p 接近于 1，则可以认为测量标准 U 和 W 是相同的。应该注意的是，较小的 δ 意味着测度 U 和测

度 W 之间需要高度一致性。在实践中，可能很难满足这种范围狭窄的一致性规范。在 $X = \log W$ 和 $Y = \log W$ 的正态假设下，式（11.2）可以改写为：

$$p = P\left[\log(1-\delta) < \log U - \log W < -\log(1-\delta)\right]$$
$$= \Phi\left[\frac{-\log(1-\delta) - (\mu_X - \mu_Y)}{\sqrt{V_X + V_Y}}\right] - \Phi\left[\frac{\log(1-\delta) - (\mu_X - \mu_Y)}{\sqrt{V_X + V_Y}}\right]$$

其中 $\Phi(z_0) = P(Z < z_0)$ 且 Z 是一个服从标准正态的随机变量。因此，一致性指数 p 是参数变量 $\theta = (\mu_X, \mu_Y, V_X, V_Y)$ 的函数，例如 $p = h(\theta)$。假设一项检测研究中收集了观察值 $X_i = \log U_i, i = 1, \cdots, n_X$ 和 $Y_i = \log W_i, i = 1, \cdots, n_Y$。然后，使用不变性原理，最大似然估计 p 可以通过以下方式获得：

$$\hat{p} = \Phi\left[\frac{-\log(1-\delta) - (\bar{X} - \bar{Y})}{\sqrt{\hat{V}_X + \hat{V}_Y}}\right] - \Phi\left[\frac{\log(1-\delta) - (\bar{X} - \bar{Y})}{\sqrt{\hat{V}_X + \hat{V}_Y}}\right] \tag{11.3}$$

其中 $\bar{X} = \dfrac{1}{n_X}\sum_{i=1}^{n_X} X_i, \bar{Y} = \dfrac{1}{n_Y}\sum_{i=1}^{n_Y} Y_i, \bar{V}_X = \dfrac{1}{n_X}\sum_{i=1}^{n_X}(X_i - \bar{X})^2$ 和 $\bar{V}_Y = \dfrac{1}{n_Y}\sum_{i=1}^{n_Y}(Y_i - \bar{Y})^2$。换言之，$\hat{p} = h(\hat{\theta}) = h(\bar{X}, \bar{Y}, \hat{V}_X, \hat{V}_Y)$。此外，可以很容易地验证以下渐近结果是成立的。Tse 等（2006）显示了 $\hat{p}$ 渐近服从均值为 $E(\hat{p})$ 方差为 $\text{Var}(p)$ 正态的分布，其中 $E(p) = p + B(p) + o\left(\dfrac{1}{n}\right)$，同时 $\text{Var}(\hat{p}) = C(p) + o\left(\dfrac{1}{n}\right)$。$B(p)$ 和 $C(p)$ 的详细表达式在 Tse 等（2006）中给出。具体的表达式如下：

$$\frac{\hat{p} - E(\hat{p})}{\sqrt{\text{Var}(\hat{p})}} \to N(0,1)$$

基于 $\hat{p}$ 的渐近正态性，还可以对一致性指数 p 进行假设检验。考虑以下假设：

$$H_0: p \leq p_0 \text{ vs. } H_a: p > p_0$$

在实践中，我们可以用预先指定的常数作为 p_0，比如 0.8。
我们将拒绝零假设（null hypothesis），而接受一致性的备择假设。基于 H_0，我们可以得到：

$$\frac{\hat{p} - p_0 - B(\hat{p})}{\sqrt{\text{Var}(\hat{p})}} \sim N(0,1) \tag{11.4}$$

因此，在 α 的显著性水平下，如果满足以下条件，我们就可以拒绝零假设（null hypothesis）H_0，

$$\frac{\hat{p}-p_0-B(\hat{p})}{\sqrt{\mathrm{Var}(\hat{p})}}>Z_\alpha$$

这相当于在以下情况下可以拒绝零假设（null hypothesis）H_0，

$$\hat{p}>p_0+B(\hat{p})+>Z_\alpha\sqrt{\mathrm{Var}(\hat{p})}$$

对于优效检验，我们可能更关心 $p=P\left(\dfrac{U}{W}>1-\delta\right)$。类似的一致性检验的过程也适用于这种情况。为了简单起见，我们在此不再详细介绍。

11.3.3　敏感性指数（sensitivity index）评估

在多区域临床试验（Multi-Regional Clinical Trial，MRCT）中，用（μ_0, σ_0）表示整体人群（所有地区的合集），其中 μ_0 和 σ_0 分别是总体均值和总体标准差（standard deviation，SD）。类似地，用（μ_1, σ_1）表示表示亚组群体（一个或某些特定区域）。因为这两个种群相似但略有不同，因此可以合理地假设 $\mu_1=\mu_0+\varepsilon$ 和 $\sigma_1=C\sigma_0(C>0)$，其中 ε 被称为位置参数（总体平均值）的偏移，C 是比例参数［总体标准差（standard deviation，SD）］的膨胀因子。因此，根据亚组群体的标准差（standard deviation，SD）进行调整后的（治疗）效应大小（μ_1, σ_1）可以表达如下：

$$\delta_1=\left|\frac{\mu_1}{\sigma_1}\right|=\left|\frac{\mu_0+\varepsilon}{C\sigma_0}\right|=|\Delta|\left|\frac{\mu_0}{\sigma_0}\right|=|\Delta|\delta_0$$

其中 $\Delta=\dfrac{1+\varepsilon/\mu_0}{C}$，同时 δ_0 是基于总体的标准差（standard deviation，SD）进行了调整后的（μ_0, σ_0）。Δ 是一个敏感性指数（sensitivity index），用于衡量亚组人群和整体人群之间的效应大小变化（Chow 等，2002）。

可以看出，如果 $\varepsilon=0$ 和 $C=1$，那么 $\delta_1=\delta_0$。也就是说，两个群体的效应大小是相同的。应用生物等效性（bioequivalence）评估的概念，如果 $|\Delta|$ 的置信区间在（80%，120%）以内，我们可以说两个患者群体的效应大小是一致的。

在实践中，位置参数（ε）的偏移和（或）尺度参数（C）的变化可能是随机的。如果 ε 和 C 都是固定的，那么可以根据整体人群和亚组人群的样本均值和样本方差来评估敏感性指数（sensitivity index）。如 Chow 等（2002）所示，ε 和 C 可以分别通过 $\hat{\varepsilon}=\hat{\mu}_1-\hat{\mu}_0$ 和 $\hat{C}=\hat{\sigma}_1/\hat{\sigma}_0$ 来估计，其中（$\hat{\mu}_0$, $\hat{\sigma}_0$）和（$\hat{\mu}_1$, $\hat{\sigma}_1$）分别是基于整体人群（μ_0, σ_0）和（μ_1, σ_1）亚组人群对和的一些估计。因此，敏感性指数（sensitivityindex）Δ 可以由 $\hat{\Delta}=\dfrac{1+\hat{\varepsilon}/\hat{\mu}_0}{\hat{C}}$ 来估计并且相应的置信区间可以基于正态近似得到（Chow 等，

2002；Lu 等，2017）。

然而，在现实世界的问题中，ε 和 C 可能是固定变量也可能是随机变量。换言之，有 3 种可能的情况：①ε 是随机的，C 是固定的；②ε 是固定的，C 是随机的；③ε 和 C 都是随机的。Lu 等（2017）研究了上述各种可能情况下的统计推断。

此外，我们还给出了一个简化的版本：如果$\hat{\Delta}$在（80%，120%），就可以声称满足一致性。对于优效检验，标准可以设为$\hat{\Delta} > 80\%$。

11.3.4　实现可重现性（reproducibility）和（或）可推广性（generalizability）

Shao 和 Chow（2002）提出了可重现性（reproducibility）和可推广性（generalizability）概率的概念，用于评估特定亚组人群和全球人群之间的一致性。如果民族因素的影响可以忽略不计，那么我们可以考虑用可重现性（reproducibility）概率，来确定在一个患者群体中观察到的临床结果是否可以在不同的患者群体中再现。如果存在显著的民族差异，可推广性（generalizability）概率的概念可用于确定在患者群体中观察到的临床结果是否可以被推广到在民族因素上存在显著差异的相似但略有不同的患者群体。

我们从可重现性（reproducibility）和可推广性（generalizability）概率的原始定义出发，提出了基于正态分布的检验过程和（统计）功效（power）计算的 3 种修正方法。同样可以推导出基于 t 分布的检验过程和（统计）功效（power）计算的版本。

11.3.4.1　非等效检验的特异性可重现性（reproducibility）概率

假设我们关心的是零假设（null hypothesis）$H_0 : \mu_1 = \mu_2$ 和备择假设 $H_a : \mu_1 \neq \mu_2$，其中 μ_1 和 μ_2 是一个地区和全球的均值。用 σ_1^2 和 σ_2^2 分别表示该区域和全球区域的方差。在不考虑方差相等的假设下，当两个样本大小 n_1 和 n_2 都很大时，存在一个显著性水平约为 α 的检验，在 $|T| > z_{1-\alpha/2}$ 时拒绝 H_0，其中：

$$T = \frac{\overline{x}_1 - \overline{x}_2}{\sqrt{\frac{s_1^2}{n_1} + \frac{s_1^2}{n_2}}}$$

同时 $z_{1-\alpha/2}$ 是标准正态分布的 $1-\alpha/2$ 分位数。由于 T 近似服从 $N(0, 1)$ 分布，其中：

$$\theta = \frac{\mu_1 - \mu_2}{\sqrt{\frac{\sigma_1^2}{n_1} + \frac{\sigma_1^2}{n_2}}}$$

在预先指定为 β 的水平下（例如，0.2），我们得到 θ 的双侧的 $1-\beta$ 的置信区间为 $\left(\hat{\theta}_- - \hat{\theta}_+\right) = \left(T - z_{1-\frac{\beta}{2}}, T + z_{1-\frac{\beta}{2}}\right)$。随后我们可以得到两种单侧的置信度为 $1-\beta$ 的上界，

表示为 $\left|\hat\theta\right|_+^1$ 和 $\left|\hat\theta\right|_+^2$：第一个是 $\max\left\{\left|\hat\theta_-\right|,\left|\hat\theta_+\right|\right\}$；第二个是满足 $P\{|\theta|\leqslant v|T\}=1-\beta$ 的非负值，这相当于方程 $\Phi(v{-}T){-}\Phi({-}v{-}T)=1{-}\beta$，其中 $\Phi(.)$ 是标准正态分布的分布函数。我们将特异可重现性（reproducibility）概率定义为：

$$P\left\{|T|\leqslant z_{1-\frac{\alpha}{2}}\Big|\left|\hat\theta\right|_+^j\right\},j=1,2$$

其等于 $\Phi\left(z_{1-\frac{\alpha}{2}}-|\hat\theta|_+^j\right)-\Phi\left(-z_{1-\frac{\alpha}{2}}-|\hat\theta|_+^j\right)$。将特异可重现性（reproducibility）概率与预先设定的常数（例如，0.8）进行比较。如果特异可重现性（reproducibility）概率较大，我们就可以得出一致性的结论。

11.3.4.2　优效可重现性（reproducibility）概率

对于优效检验，在越大越好的情况下，考虑零假设（null hypothesis）H_0：$\mu_1\leqslant q^*\mu_2$ 和备择假设 H_a：$\mu_1>q^*\mu_2$，其中 q 是预先设定的常数（比如 0.5）。这里的注释和上一段中的含义相同。我们有：

$$T=\frac{\bar{x}_1-q\bar{x}_2}{\sqrt{\left(\dfrac{s_1^2}{n_1}+\dfrac{q^2s_1^2}{n_2}\right)}}$$

还有：

$$\theta=\frac{\mu_1-q\mu_2}{\sqrt{\left(\dfrac{\sigma_1^2}{n_1}+\dfrac{q^2\sigma_1^2}{n_1}\right)}}$$

这里，拒绝域是 $\{T>z_{1-\alpha}\}$，对于 $|\theta|$ 的单侧置信度为 $1-\beta$ 的下界，记作 $\hat\theta_-$，是 $T-z_{1-\beta}$。而优效可重现性（reproducibility）概率可被定义为：

$$P\left\{T>z_{1-\alpha}\big|\hat\theta_-\right\}=\Phi\left(\hat\theta_--z_{1-\alpha}\right)=\Phi\left(T-z_{1-\beta}-z_{1-\alpha}\right)$$

将优效可重现性（reproducibility）概率与预先指定的常数（比如，0.8）进行比较。如果优效可重现性（reproducibility）概率较大，我们就可以得出一致性成立的结论。

11.3.4.3　非等效检验的可重现性（reproducibility）概率比率

假设我们有零假设（null hypothesis）H_0：$\mu_1=\mu_2$ 和备择假设 H_a：$\mu_1\neq\mu_2$，其中 μ_1 和 μ_2 是特定区域（或全球区域）的治疗手段和参考值的均值。用 σ_1^2 和 σ_2^2 分别表示特定区域（或全球区域）的治疗手段和参考值的方差。在不考虑方差相等的假设下，当两个样本大小 n_1 和 n_2 都很大时，存在一个显著性水平约为 α 的检验，在 $|T|>z_{1-\alpha/2}$ 时拒绝 H_0，其中：

$$T = \frac{\bar{x}_1 - \bar{x}_2}{\sqrt{\dfrac{s_1^2}{n_1} + \dfrac{s_1^2}{n_2}}}$$

同时 $z_{1-\alpha/2}$ 是标准正态分布的 $1-\alpha/2$ 分位数。由于 T 近似服从 $N(0, 1)$ 分布，其中：

$$\theta = \frac{\mu_1 - \mu_2}{\sqrt{\dfrac{s_1^2}{n_1} + \dfrac{s_2^2}{n_1}}}$$

使用估计（统计）功效（power）法计算得到的可重现性（reproducibility）概率如下式：

$$\hat{P} = \Phi\left(T - z_{1-\alpha/2}\right) = \Phi\left(-T - z_{1-\alpha/2}\right)$$

用 $\hat{P}_S$ 和 $\hat{P}_G$ 分别表示区域和全球范围内的可重现性（reproducibility）概率。如果满足 $\hat{P}_S / \hat{P}_G \geq q$，（$q$ 是预先指定的常数），则可以得出该区域的结果与全球结果具有一致性。

此外，如 Shao 和 Chow（2002）在文献中所建议的那样，可以采用以置信界限方法得到的可重现性（reproducibility）概率，并应用与上述相同的一致性检验标准。

11.3.4.4　优效检验的可重现性（reproducibility）概率比率

使用类似于非等效检验的可重现性（reproducibility）概率比率的技术，我们也可以考虑优效检验的比率（以越大越好的情况为例）：$H_0: \mu_1 \leq \mu_2$ 对比 $H_a: \mu_1 > \mu_2$。在获得地方区域和全球区域的比率后，应用相同的标准来测试一致性。

11.3.5　贝叶斯方法

为了检验亚组人群与全球人群中观察到的临床结果之间的一致性或相似性，Chow 和 Hsiao（2010）提出了通过比较以下假设的贝叶斯方法：

$$H_0: \Delta \leq 0 \text{ vs. } H_a: \Delta > 0$$

其中 $\Delta = \mu_S - \mu_G$，μ_S 和 μ_G 分别是亚组人群与全球人群的平均数。设 X_i 和 Y_i，$i = 1, 2, \cdots, n$ 和 $j = 1, 2, \cdots, N$，分别是在亚组人群与全球人群中观察到的一些有效反应。

为了简单起见，假设 X_{iS} 和 Y_{jS} 都服从方差 σ^2 已知的正态分布。当 σ^2 未知时，通常可以通过样本方差来估计。因此，Δ 可以通过以下方式估计：

$$\hat{\Delta} = \bar{x} - \bar{y}$$

其中 $\bar{x} = \sum_{i=1}^{n} x_i / n$ 和 $\bar{y} = \sum_{i=1}^{n} y_j / N$，在以下 Δ 的混合先验信息下：

$$\pi = \gamma \pi_1 + (1-\gamma)\pi_2$$

这是 2 个先验的加权平均，其中 $\pi_1 = c$ 是非信息先验，而 π_2 是均值为 θ_0，方差为 σ_0^2 的正态先验，γ 是权重，且 $0 \leqslant \gamma \leqslant 1$。对于特定区域和全球区域之间的一致性测试，$(\theta_0, \sigma_0^2)$ 的选择可以从除特定区域外的所有区域的 $\hat{\Delta}$ 值中推导出来。因此，$\hat{\Delta}$ 的边际密度如下式：

$$m\left(\hat{\Delta}\right) = \gamma + (1-\gamma)\frac{1}{\sqrt{2\pi\left(\sigma_0^2 + \tilde{\sigma}^2\right)}}\exp\left\{-\frac{\left(\hat{\Delta} - \theta_0\right)^2}{2\left(\sigma_0^2 + \tilde{\sigma}^2\right)}\right\}$$

其中 $\tilde{\sigma}^2 = \sigma^2\left(\dfrac{1}{n} + \dfrac{1}{N}\right)$。根据临床数据和先验分布，$\Delta$ 的后验分布是

$$m\left(\Delta|\hat{\Delta}\right) = \frac{1}{m\left(\hat{\Delta}\right)}\left\{\gamma\frac{1}{\sqrt{2\pi}\tilde{\sigma}}\exp\left[-\frac{\left(\Delta - \hat{\Delta}\right)^2}{2\tilde{\sigma}^2}\right]\right.$$

$$\left. + (1-\gamma)\frac{1}{2\pi\sigma_0\tilde{\sigma}}\exp\left[-\frac{\left(\Delta - \theta_0\right)^2}{2\sigma_0^2} - \frac{\left(\Delta - \hat{\Delta}\right)^2}{2\tilde{\sigma}^2}\right]\right\}$$

因此，在给定数据和先验信息的情况下，如果一致性（相似性）的后验概率如下式，则可以得出亚组群体在阳性治疗效果方面具有相似性（一致性）结论。

$$p_c = P\left(\mu_S - \mu_G > 0 \mid \text{临床数据与先验信息}\right) = \int_0^\infty \pi\left(\Delta|\hat{\Delta}\right)d\Delta > 1 - \alpha$$

对于预先指定的 $0 < \alpha < 0.5$。在实践中，对于亚组群体，α 普遍小于 0.2，以确保一致性的后验概率至少为 80%。

根据 Chow 和 Hsiao（2010）的讨论，$\hat{\Delta}$ 的边际密度可以重新表示为：

$$m\left(\hat{\Delta}\right) = \gamma + (1-\gamma)\frac{1}{\sqrt{2\pi\left(\sigma_0^2 + 2\sigma^2/N\right)}}\exp\left\{-\frac{\left(\hat{\Delta} - \theta_0\right)^2}{2\left(\sigma_0^2 + 2\sigma^2/N\right)}\right\}$$

因此，Δ 的后验分布可以表示为：

$$m\left(\Delta|\hat{\Delta}\right) = \frac{1}{m\left(\hat{\Delta}\right)}\left\{\gamma\frac{1}{\sqrt{4\pi\sigma^2/N}}\exp\left[-\frac{\left(\Delta - \hat{\Delta}\right)^2}{4\tilde{\sigma}^2/N}\right]\right.$$

$$\left. + (1-\gamma)\frac{1}{\sqrt{8\pi\sigma_0^2\sigma^2/N}}\exp\left[-\frac{\left(\Delta - \theta_0\right)^2}{2\sigma_0^2} - \frac{\left(\Delta - \hat{\Delta}\right)^2}{4\sigma^2/N}\right]\right\}$$

随之我们可以得到：

$$p_c = \int_0^\infty \pi\left(\Delta\left|\hat{\Delta}\right.\right)d\Delta > 1-\alpha$$

11.3.6 日本的方法

在一项多区域试验中，为了确定日本人群和整个研究人群之间治疗效果的一致性，日本 MHLW 建议评估相对治疗效果（即，与整个人群的治疗效果相比，在日本人群中观察到的治疗效果），以确定日本人群能否达到一致性的期望保证概率。

设 $\delta = \mu_T - \mu_P$ 为正在研究的试验治疗的治疗效果用 δ_J 和 δ_{ALL} 分别表示日本人群的治疗效果和整体人群（所有地区）的治疗效果。设 $\hat{\delta}_J$ 和 $\hat{\delta}_{\text{ALL}}$ 为相应的估计值。对于多区域临床试验，当给定 δ，样本量比（即，与整个人群相比，日本人群的规模）和整体结果在 α 的显著性水平上显著的情况下，一致性的保证概率 p_a 定义为：

$$p_\alpha = P_\delta\left(\hat{\delta}_J \geq \rho\hat{\delta}_{All}\left|Z\right\rangle z_{1-\alpha}\right) > 1-\gamma$$

其中 Z 代表总体检验统计量，ρ 是保证一致性的最低要求，且 $0 < \gamma \leq 0.2$ 是预先指定的期望保证水平。日本 MHLW 建议 ρ 应为 0.5 或更大。然而，ρ 的确定应该因产品而异。

在实践中，上述要求的样本量可能不容易达到或无法预先计划。相反，如果一个亚组的效果达到了观察到的总体效果的特定的比例（通常 $\geq 50\%$），则可能使用上述思想评估一致性。这可以看作是日本方法的简化版本。

11.3.7 以上方法的适用性

考虑到数据类型和一致性检验所基于的标准，我们上面描述的方法表现出不同程度的适用性。关于数据类型，正常数据和二进制数据是两种广泛使用的类型。至于"一致性"的定义，可以考虑以下两种含义：直接比较两个效果，例如，直接比较 μ_{T1}-μ_{R1} 和 μ_{T2}-μ_{R2}，其中（μ_{Ti}, μ_{Ri}）是第 i 区域的治疗均值和参考均值，$i = 1, 2$；根据最初目标检验一致性，例如，当原假设是 $H_0: \mu_T - \mu_R \leq 0$ 对比 $H_a: \mu_T - \mu_R > 0$ 时，可以测试 $\{\mu_{T1} - \mu_{R1} > 0\}$ 和 $\{\mu_{T2} - \mu_{R2} > 0\}$ 之间的一致性。表 11.1 显示了这些方法的适用性。

表 11.1 显示方法的适用性

方法		数据类型		目标	
		二元	正态	直接比较	最初目标
11.3.1	Shih	√	√	√	×
11.3.2	Tse	×	√	√	×
11.3.3	敏感性指数（sensitivity index）	×	√	√	×

方法	数据类型		目标	
	二元	正态	直接比较	最初目标
11.3.4 特异性可重现性（reproducibility）概率	×	√	√	×
11.3.4 优效可重现性（reproducibility）概率	×	√	√	×
11.3.4 可重现性（reproducibility）概率比率	×	√	×	√
11.3.5 贝叶斯方法		√	√	√
11.3.6 日本的方法	√	√	√	

考虑一个直接比较和最初目标的一个例子：假设进行了一项全球临床试验，以比较一种新药和一种参考药物在全球和地区的效果。用 $\mu_{GT}, \mu_{GR}, \mu_{ST}$ 和 μ_{ST} 表示全球新药、全球参考药、对于特定区域的新药和特定区域的参考药的均值。我们关注的是以下的假设检验：

$$H_0 : \mu_{GT} - \mu_{GR} \geq 0 \text{ vs. } H_a : \mu_{GT} - \mu_{GR} < 0$$

以及

$$H_0 : \mu_{ST} - \mu_{SR} \geq 0 \text{ vs. } H_a : \mu_{ST} - \mu_{SR} < 0$$

为了测试全球效应 $\mu_{GT} - \mu_{GR}$ 和特定区域效应 $\mu_{ST} - \mu_{SR}$ 之间的一致性，我们可能会考虑各种假设检验。其中一个检测是只检测 $H_0 : \mu_{GT} - \mu_{GR} = \mu_{ST} - \mu_{SR}$ 对比 $H_a : \mu_{GT} - \mu_{GR} \neq \mu_{ST} - \mu_{SR}$，这可以被看作是直接比较，并且与 $\mu_{ST} - \mu_{SR}$ 是否小于 0 没有直接关系。另一个与 $H_0 : \mu_{ST} - \mu_{SR} \geq 0$ 对比 $H_a : \mu_{ST} - \mu_{SR} < 0$ 直接相关，例如之前介绍的用于的贝叶斯方法，该方法使用特定区域数据和全球数据来得出后验的概率。

11.4 模拟研究

11.4.1 基于正态数据的配对平行设计案例及优效检验

首先，我们针对基于正态数据的配对平行设计和优效检验进行了模拟研究。假设临床试验的目的是比较治疗效果的平均值 μ_T 和参考效应均值 μ_R（越小越好），共有来自 10 个地区的 80 名患者组成，每个地区招募的患者数量相等。考虑优效假设检验：

$$H_0 : \mu_T - \mu_R \geq 0 \text{ vs. } H_a : \mu_T - \mu_R < 0$$

为了分析（统计）功效，假定 $\mu_T - \mu_R$ 等于 –1，同时全球范围的标准差为 3。给在预先确定 I 类错误水平 $\alpha = 0.05$ 时，80 个样本可以实现 90% 的功效。

对于模拟参数规格，让治疗效果和参考效果之间的差异的标准差在每个区域内等于 3。6 个地区的 $\mu_T - \mu_R$ 值等于 -1，而其他 4 个地区的值分别为 -2、-1.5、-0.5 和 0。全球人群中治疗效果和参考效果之间差异的真实标准差为 3.04。

对于每次模拟，我们模拟了每个地区的数据，将它们组合为全球数据，并使用标准 t 统计量的检验方法在地区和全球范围内检验了优效假设。用 $\bar{X}_S$ 和 $\bar{X}_G$ 分别表示地区和全球范围内的样本均值，亚组分析的结果可以分为以下 4 类（参见表 11.2）。

表 11.2　亚组分析的类别

种类	优效检验
1	$\bar{X}_S < \bar{X}_G$（满足优效性）
2	$\bar{X}_G \leq \bar{X}_S < 0$ & 用全球 CI 宽度计算的区域 $1-\alpha$ 的 CI 的上边界 < 0
3	$\bar{X}_G \leq \bar{X}_S < 0$ 但用全球 CI 宽度计算的区域 $1-\alpha$ 的 CI 的上边界 ≥ 0
4	$\bar{X}_G < 0 \leq \bar{X}_S$

基于 11.3 节中讨论的方法，我们选择了 17 种方法来测试一致性。由于这些方法的适用性不同，对于每种方法，如果该方法适用于最初目标，则使用最初目标的版本，否则采用直接比较的版本。下面列出了这些方法及其缩写（表 11.3）。

表 11.3　缩写列表

方法		参数选择	缩写
11.3.1	Shih		Shih 优效
11.3.2	Tse	$p_0 = 0.8$，$\delta = 0.2$，$\alpha = 0.1$	Tse
11.3.2	Tse	p_0：R-R 选择，$\delta = 0.2$，$\alpha = 0.1$	Tse 参考
11.3.2	Tse	$p_0 = 0.8$，$\delta = 0.2$，$\alpha = 0.1$，优效性版本	Tse 优效
11.3.2	Tse	p_0：R-R 选择，$\delta = 0.2$，$\alpha = 0.1$，优效性版本	Tse 优效参考
11.3.3	灵敏度指数	$p_0 = 0.8$，简单版本	SenInd 简单
11.3.4	特异性可重现性概率	p_0：R-R 选择，$\alpha = 0.05$，$\beta = 0.2$	RPspeP 参考
11.3.4	优效性可重现性概率	p_0：R-R 选择，$q = 0.5$，$\alpha = 0.05$，$\beta = 0.2$	RPsupP 参考
11.3.4	可重现性概率比率	$\alpha = 0.05$，$\beta = 0.2$，$p_0 = 0.8$，非等效检验的（统计）功效（power）估计法	GenP
		$\alpha = 0.05$，$\beta = 0.2$，$p_0 = 0.8$，非等效检验的置信边界法	GenCB
		$\alpha = 0.05$，$\beta = 0.2$，$p_0 = 0.8$，优效检验的（统计）功效（power）估计法	GenP 优效
		$\alpha = 0.05$，$\beta = 0.2$，$p_0 = 0.8$，优效检验的置信边界法	GenCB 优效
11.3.5	贝叶斯方法	$p_0 = 0.8$，选择 $\min\{Pc(\gamma), \gamma = 0.1, \cdots, 1\}$	贝叶斯最小常数
		p_0：R-R 选择，选择 $\min\{Pc(\gamma), \gamma = 0.1, \cdots, 1\}$	贝叶斯最小参考
		$p_0 = 0.8$，选择 $\text{mean}\{Pc(\gamma), \gamma = 0.1, \cdots, 1\}$	贝叶斯均值常数

续表

方法	参数选择	缩写
	p_0：R-R 选择，选择 mean$\{Pc(\gamma), \gamma = 0.1, \cdots, 1\}$	贝叶斯均值参考
11.3.6 日本方法	$p_0 = 0.8$，简单版本	日本样本

我们总共重复了 100 000 次模拟，并记录了以下结果：在地区和全球范围内拒绝零假设 $H_0 : \mu_T - \mu_R \geq 0$ 的拒绝率（见表 11.4），各类别在地区和全球范围内的频率（见表 11.5），不同类别和地区下每种方法的一致性率（见表 11.6）。由于 6 个地区的人口参数相同，我们合并了它们的结果。

表 11.4　地区和全球优效检验通过率

全球	第 1 ~ 6 区	第 7 区	第 8 区	第 9 区	第 10 区
0.902	0.214	0.521	0.357	0.114	0.050

表 11.5　按全球和区域划分的频率

种类	类别频率					
	第 1 ~ 6 区	第 7 区	第 8 区	第 9 区	第 10 区	全部
全部	600 000	100 000	100 000	100 000	100 000	1 000 000
1	300 121	84 111	68 970	31 077	15 930	500 209
2	99 332	7 583	12 746	17 283	14 400	151 344
3	96 893	5 223	10 409	20 144	19 744	152 413
4	103 247	3 055	7 828	31 393	49 818	195 341

表 11.6　不同类别和不同区域下每种方法的一致率

方法	类别	一致性比率					
		第 1 ~ 6 区	第 7 区	第 8 区	第 9 区	第 10 区	全部
Shih	所有	0.922	0.988	0.969	0.834	0.676	0.9
优效性	1	1	1	1	1	1	1
	2	0.993	0.994	0.994	0.99	0.984	0.992
	3	0.95	0.965	0.961	0.936	0.905	0.944
	4	0.602	0.686	0.661	0.519	0.393	0.539
Tse	所有	0	0	0	0	0	0
	1	0	0	0	0	0	0
	2	0	0	0	0	0	0
	3	0	0	0	0	0	0
	4	0	0	0	0	0	0
Tse	所有	0.515	0.427	0.493	0.494	0.429	0.493
参考	1	0.515	0.405	0.474	0.54	0.553	0.494
	2	0.584	0.569	0.577	0.579	0.573	0.581

续表

方法	类别	一致性比率					
		第 1 ~ 6 区	第 7 区	第 8 区	第 9 区	第 10 区	全部
	3	0.557	0.554	0.551	0.551	0.534	0.553
	4	0.408	0.454	0.449	0.365	0.307	0.378
Tse 优效	所有	0	0.004	0.001	0	0	0.001
	1	0	0.004	0.001	0	0	0.001
	2	0	0	0	0	0	0
	3	0	0	0	0	0	0
	4	0	0	0	0	0	0
Tse 优效 参考	所有	0.429	0.782	0.617	0.257	0.126	0.435
	1	0.829	0.921	0.877	0.784	0.731	0.845
	2	0.07	0.078	0.078	0.062	0.054	0.068
	3	0.014	0.022	0.017	0.011	0.009	0.013
	4	0	0.002	0	0	0	0
SenInd 简单	所有	0.589	0.882	0.759	0.399	0.227	0.58
	1	0.988	0.994	0.992	0.986	0.979	0.989
	2	0.494	0.53	0.516	0.458	0.425	0.487
	3	0.075	0.109	0.088	0.062	0.045	0.071
	4	0	0	0	0	0	0
RPspeP 参考	所有	0.623	0.433	0.57	0.573	0.436	0.575
	1	0.624	0.365	0.502	0.724	0.803	0.575
	2	0.959	0.976	0.968	0.948	0.933	0.957
	3	0.74	0.826	0.782	0.695	0.642	0.727
	4	0.189	0.297	0.247	0.138	0.092	0.16
RPsupP 参考	所有	0.545	0.864	0.727	0.352	0.189	0.541
	1	0.994	0.997	0.996	0.992	0.989	0.995
	2	0.258	0.299	0.281	0.226	0.197	0.253
	3	0.033	0.052	0.044	0.024	0.016	0.031
	4	0	0.001	0	0	0	0
GenP	所有	0.668	0.898	0.795	0.554	0.503	0.676
	1	0.99	0.996	0.993	0.987	0.981	0.991
	2	0.586	0.615	0.597	0.555	0.537	0.581
	3	0.061	0.084	0.074	0.05	0.037	0.058
	4	0.377	0.296	0.331	0.446	0.524	0.423
GenCB	所有	NA	NA	NA	NA	NA	NA
	1	NA	NA	NA	NA	NA	NA
	2	0.363	0.393	0.382	0.336	0.313	0.358
	3	NA	NA	NA	NA	NA	NA

续表

方法	类别	一致性比率					
		第 1 ~ 6 区	第 7 区	第 8 区	第 9 区	第 10 区	全部
	4	NA	NA	NA	NA	NA	NA
GenP 优效	所有	0.622	0.898	0.784	0.435	0.259	0.611
	1	0.995	0.998	0.996	0.993	0.991	0.995
	2	0.681	0.708	0.689	0.656	0.634	0.676
	3	0.075	0.104	0.087	0.063	0.048	0.072
	4	0	0	0	0	0	0
GenCB 优效	所有	0.575	0.875	0.749	0.385	0.219	0.568
	1	0.981	0.992	0.988	0.974	0.965	0.983
	2	0.465	0.492	0.483	0.433	0.412	0.459
	3	0.049	0.069	0.059	0.039	0.029	0.047
	4	0	0	0	0	0	0
贝叶斯 最小 常数	所有	0.549	0.849	0.718	0.37	0.214	0.545
	1	0.917	0.959	0.94	0.895	0.878	0.925
	2	0.532	0.546	0.539	0.514	0.5	0.528
	3	0.015	0.015	0.014	0.012	0.012	0.014
	4	0	0	0	0	0	0
贝叶斯 最小 常数	所有	0.719	0.94	0.857	0.539	0.346	0.7
	1	1	1	1	1	1	1
	2	0.945	0.962	0.953	0.933	0.915	0.942
	3	0.382	0.485	0.431	0.33	0.277	0.368
	4	0.004	0.009	0.009	0.002	0.001	0.003
贝叶斯 最小 常数	所有	0.59	0.873	0.751	0.412	0.251	0.583
	1	0.937	0.971	0.955	0.922	0.909	0.944
	2	0.7	0.721	0.698	0.689	0.694	0.699
	3	0.031	0.033	0.032	0.031	0.03	0.031
	4	0	0	0	0	0	0
贝叶斯 最小 常数	所有	0.749	0.95	0.877	0.576	0.384	0.728
	1	1	1	1	1	1	1
	2	0.99	0.993	0.993	0.99	0.985	0.99
	3	0.518	0.629	0.57	0.463	0.415	0.505
	4	0.007	0.017	0.014	0.004	0.002	0.005
日本 简单	所有	0.579	0.882	0.755	0.385	0.214	0.571
	1	0.999	0.999	0.999	0.999	0.998	0.999
	2	0.442	0.516	0.483	0.395	0.355	0.436

方法	类别	一致性比率					
		第 1 ~ 6 区	第 7 区	第 8 区	第 9 区	第 10 区	全部
	3	0.032	0.051	0.042	0.023	0.017	0.03
	4	0	0	0	0	0	0

模拟结果表明，在这种情况下，敏感性指数的简单版本、优效性可重现性概率、优效性可重现性概率比率、贝叶斯方法和日本方法的简单版本比其他方法表现更好，总体一致性率接近 65%（第 1 类和第 2 类的比率）。

11.4.2 基于正态数据的 2 组平行设计和优效检验案例

我们还针对基于正态数据的 2 组平行设计和优效检验进行了模拟研究。假设临床试验的目的是比较治疗效果的平均值 μ_T 和参考效应均值 μ_R（越小越好），共有来自 10 个地区的 140 名患者组成，每个地区招募的患者数量相等，每组的患者数量相同。考虑优效假设检验：

$$H_0 : \mu_T - \mu_R \geq 0 \ \ \text{vs.} \ \ H_a : \mu_T - \mu_R < 0$$

为了分析（统计）功效，假定 $\mu_T - \mu_R$ 等于 -1，同时全球范围内每个组的标准差为 2。给定预先确定 I 类错误水平 $\alpha = 0.05$ 时，140 个样本可以实现 90% 的功效。

对于模拟参数规格，假设在每个区域内治疗臂和参考臂的标准差都等于 2。让每个区域的 μ_R 等于 0。而 6 个地区的 $\mu_T - \mu_R$ 值等于 -1，而其他四个地区的值分别为 -2、-1.5、-0.5 和 0。全球人群中治疗组和参考组的效果之间差异的真实标准差分别为 2.06 和 2。

对于每次模拟，我们模拟了每个地区的数据，将它们组合为全球数据，并使用标准 t 统计量的检验方法在地区和全球范围内检验了优效假设。用 $\bar{X}_S$ 和 $\bar{X}_G$ 分别表示地区和全球范围内的样本均值，亚组分析的结果可以分为以下 4 类（见表 11.2）。

基于第 11.3 节中讨论的方法，我们选择了 17 种方法来测试一致性。由于这些方法的适用性不同，对于每种方法，如果该方法适用于最初目标，则使用最初目标的版本，否则采用直接比较的版本。下面列出了这些方法及其缩写（见表 11.7）。

我们总共重复了 100 000 次模拟，并记录了以下结果：在地区和全球范围内拒绝零假设 $H_0 : \mu_T - \mu_R \geq 0$ 的拒绝率（见表 11.8），各类别在地区和全球范围内的频率（见表 11.9），不同类别和地区下每种方法的一致性率（见表 11.10）。由于 6 个地区的人口参数相同，我们合并了他们的结果。

表 11.7　按类别列出的测试结果（全球和地区）

种类	优效检验
1	$\bar{X}_S < \bar{X}_G$（满足优效性）
2	$\bar{X}_G \leqslant \bar{X}_S < 0$ & 用全球 CI 宽度计算的区域 $1-\alpha$ 的 CI 的上边界 < 0
3	$\bar{X}_G \leqslant \bar{X}_S < 0$　但用全球 CI 宽度计算的区域 $1-\alpha$ 的 CI 的上边界 $\geqslant 0$
4	$\bar{X}_G < 0 \leqslant \bar{X}_S$

表 11.8　全球和地区的优效检验通过率

全球	第 1 ～ 6 区	第 7 区	第 8 区	第 9 区	第 10 区
0.898	0.223	0.547	0.378	0.116	0.051

表 11.9　按全球和地区划分的频率

种类	类别频率					
	第 1 ～ 6 区	第 7 区	第 8 区	第 9 区	第 10 区	全部
全部	600 000	100 000	100 000	100 000	100 000	1 000 000
1	299 514	83 715	69 000	31 172	16 083	499 484
2	98 662	7 776	12 594	16 829	14 037	149 898
3	97 365	5 444	10 538	20 031	19 790	153 168
4	103 981	3 032	7 823	31 856	49 952	196 644

表 11.10　不同类别和不同区域下每种方法的一致率

方法	类别	一致性比率					
		第 1 ～ 6 区	第 7 区	第 8 区	第 9 区	第 10 区	全部
Shih	所有	0.923	0.988	0.968	0.834	0.674	0.9
优效性	1	1	1	1	1	1	1
	2	0.994	0.995	0.994	0.992	0.985	0.993
	3	0.951	0.958	0.957	0.937	0.903	0.944
	4	0.605	0.703	0.662	0.524	0.391	0.542
Tse	所有	0	0	0	0	0	0
	1	0	0	0	0	0	0
	2	0	0	0	0	0	0
	3	0	0	0	0	0	0
	4	0	0	0	0	0	0
Tse	所有	0.54	0.432	0.512	0.513	0.429	0.512
参考	1	0.54	0.397	0.481	0.586	0.599	0.513
	2	0.651	0.66	0.648	0.643	0.643	0.65
	3	0.6	0.621	0.62	0.591	0.573	0.598
	4	0.376	0.45	0.424	0.324	0.257	0.34
Tse 优效	所有	0	0.005	0.001	0	0	0.001

续表

方法	类别	一致性比率					
		第 1 ~ 6 区	第 7 区	第 8 区	第 9 区	第 10 区	全部
	1	0.001	0.007	0.002	0	0	0.002
	2	0	0	0	0	0	0
	3	0	0	0	0	0	0
	4	0	0	0	0	0	0
Tse 优效参考	所有	0.421	0.779	0.613	0.248	0.121	0.429
	1	0.832	0.926	0.881	0.78	0.728	0.848
	2	0.029	0.036	0.031	0.026	0.023	0.029
	3	0.005	0.011	0.006	0.004	0.003	0.005
	4	0	0	0	0	0	0
SenInd 简单	所有	0.603	0.89	0.773	0.412	0.24	0.593
	1	0.997	0.998	0.997	0.996	0.996	0.997
	2	0.564	0.621	0.591	0.526	0.493	0.558
	3	0.074	0.12	0.092	0.058	0.046	0.071
	4	0	0	0	0	0	0
RPspeP 参考	所有	0.607	0.419	0.551	0.554	0.416	0.558
	1	0.607	0.347	0.478	0.711	0.788	0.558
	2	0.963	0.979	0.973	0.951	0.934	0.961
	3	0.728	0.815	0.768	0.679	0.617	0.713
	4	0.157	0.266	0.214	0.112	0.072	0.132
RPsupP 参考	所有	0.552	0.868	0.734	0.36	0.196	0.547
	1	0.999	1	0.999	0.998	0.997	0.999
	2	0.29	0.35	0.315	0.257	0.228	0.286
	3	0.036	0.065	0.048	0.026	0.018	0.034
	4	0	0.001	0	0	0	0
GenP	所有	0.664	0.896	0.795	0.549	0.499	0.672
	1	0.995	0.998	0.997	0.993	0.992	0.996
	2	0.576	0.616	0.598	0.551	0.528	0.573
	3	0.043	0.072	0.054	0.033	0.026	0.041
	4	0.375	0.277	0.325	0.434	0.518	0.417
GenCB	所有	NA	NA	NA	NA	NA	NA
	1	NA	NA	NA	NA	NA	NA
	2	0.328	0.369	0.343	0.302	0.279	0.324
	3	NA	NA	NA	NA	NA	NA
	4	NA	NA	NA	NA	NA	NA
GenP 优效	所有	0.619	0.897	0.784	0.43	0.256	0.608

续表

方法	类别	一致性比率					
		第 1～6 区	第 7 区	第 8 区	第 9 区	第 10 区	全部
	1	0.998	0.999	0.999	0.996	0.997	0.998
	2	0.681	0.72	0.697	0.659	0.635	0.678
	3	0.053	0.085	0.067	0.041	0.034	0.051
	4	0	0	0	0	0	0
GenCB 优效	所有	0.572	0.874	0.748	0.382	0.217	0.565
	1	0.989	0.995	0.992	0.986	0.982	0.99
	2	0.442	0.489	0.462	0.415	0.391	0.438
	3	0.034	0.058	0.044	0.025	0.019	0.033
	4	0	0	0	0	0	0
贝叶斯 最小 常数	所有	0.563	0.858	0.732	0.383	0.224	0.557
	1	0.936	0.969	0.953	0.92	0.911	0.942
	2	0.574	0.601	0.587	0.562	0.545	0.573
	3	0.005	0.008	0.006	0.005	0.004	0.005
	4	0	0	0	0	0	0
贝叶斯 最小 常数	所有	0.725	0.942	0.862	0.545	0.352	0.705
	1	1	1	1	1	1	1
	2	0.971	0.98	0.977	0.963	0.95	0.969
	3	0.402	0.51	0.456	0.35	0.29	0.388
	4	0.004	0.01	0.007	0.002	0.001	0.003
贝叶斯 最小 常数	所有	0.602	0.88	0.764	0.422	0.259	0.593
	1	0.951	0.977	0.964	0.938	0.931	0.956
	2	0.753	0.774	0.76	0.748	0.751	0.754
	3	0.02	0.027	0.023	0.02	0.02	0.02
	4	0	0	0	0	0	0
贝叶斯 最小 常数	所有	0.752	0.951	0.88	0.579	0.388	0.731
	1	1	1	1	1	1	1
	2	0.996	0.997	0.998	0.995	0.994	0.996
	3	0.543	0.661	0.6	0.492	0.436	0.53
	4	0.007	0.016	0.011	0.004	0.002	0.005
日本 简单	所有	0.578	0.88	0.755	0.385	0.217	0.57
	1	0.998	0.998	0.998	0.998	0.999	0.998
	2	0.447	0.522	0.484	0.403	0.365	0.441
	3	0.033	0.057	0.044	0.023	0.017	0.032
	4	0	0	0	0	0	0

模拟结果表明，在这种情况下，敏感性指数的简单版本、优效性可重现性概率、优效性可重现性概率比率、贝叶斯方法和日本方法的简单版本比其他方法表现更好，总体一致性率接近 65%（第 1 类和第 2 类的比率）。结果与配对平行设计的结果相似。

11.4.3　评论

总之，通过模拟讨论和评估了 6 种统计方法。虽然模拟有其局限性，但我们还是了解到以下内容：对于 Shih 的方法，为了使用这种方法在各地区之间进行有意义的比较，各地区的样本量应相似且相当大。一般来说，不建议将其用于评估国家级结果的一致性，因为在大多数多区域临床试验中，各国的样本量差异很大。Tse 的方法基于等效思想。在国家级一致性评估中，比全球结果更好的本地结果将被认为是一致的。因此，这种方法不适合用于这种类型的一致性评估。此外，很难为该方法选择合适的参数。因此，不推荐使用这种方法。Ying 等（2017）也基于简化版本（假设参数恒定）评估了敏感性指数，有很好的表现。尽管在实践中，参数可能是随机的，但我们建议使用简化版本，因为需要给出更多假设来估计参数，而这些假设可能会也可能不会提高一致性评估的性能。其他方法［优效检验的可重现性（reproducibility）概率比率、GenP Sup、GenCB Sup、使用 p_0 的常数选项的贝叶斯方法和日本方法的简单版本］通常在一致性评估中表现良好。其中一些方法可能比其他方法更保守，特别是当亚组人群的样本量很小时。Ying 等（2017）建议选择两种方法（一种更积极，另一种更保守）进行一致性评估。例如，使用贝叶斯均值常数方法（更激进）和贝叶斯最小常数方法（更保守）。如果两种方法都显示出本地结果的一致性，那么一致性的证据是强有力的。如果两种方法都显示出本地结果的不一致性，那么一致性的证据是弱的。如果一种方法显示出本地结果的一致性，而另一种没有，那么一致性的证据就不是很强。

11.5　案例分享

这是一项 3 期、活性药物（标为药物 B）对照、随机（1∶1 比率）、双盲、平行臂研究，旨在评估试验药物（标为药物 A）在预防非瓣膜性房颤受试者中风的疗效和安全性。主要目标是证明基于判定的中风事件的终点，受试药物 A 是否非劣（NI）于对照药物 B（药物 A 与药物 B 的风险比的 NI 界值为 1.40）。次要目标包括中风主要终点、所有死亡原因和大出血的优效检验。来自 4 个地区的 38 个国家（记为 C1～C38）参与了这项研究。不同的国家或地区有相似但不同的监管法规要求（参见表 11.11）。

基于意向治疗人群（intent-to-treat，ITT），按国家划分的中风主要终点结果总结于表 11.12（针对选定的国家）并绘制在图 11.1。

表 11.11　不同地区要求的示例

地区要求	欧盟 EMA	FDA
非劣效界值（HIV 感染患者）	10% ~ 15%	10% ~ 12%
时间点（HIV-RNA 水平）	16 周	24 周
终点（心房纤维化）	预防任何复发	延迟症状复发
终点（乙型肝炎病毒）	病毒学、组织学和生物化学反应的组合	52 周时完成病毒学应答

表 11.12　亚组分析的类别

类别	优效检验	非劣效检验
1	$HR_s < HR_o$（满足优效性）	$HR_s < HR_o$（满足非劣效性）
2	$HR_o < HR_s < 1$ & 基于总体事件数量计算的 95% CI 的上界限 < 1	$HR_o < HR_s < \Delta$ & 基于总体事件数量计算的 HR_s 的 95% CI 的上界限 $< \Delta$
3	$HR_o < HR_s < 1$ 但基于总体事件数量计算的 95% CI 的上界限 > 1	$HR_o < HR_s < \Delta$ 但基于总体事件数量计算的 95% CI 的上界限 $> \Delta$
4	$HR_o < 1 < HR_s$	$HR_o < HR_s$ & $HR_s > \Delta$

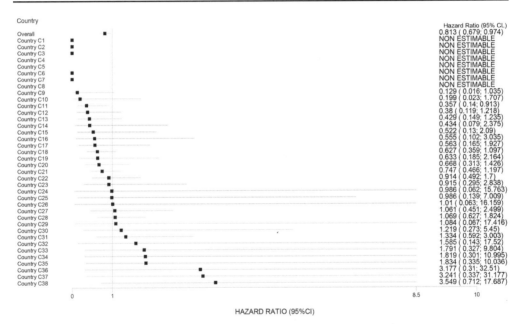

图 11.1　预期治疗期内判定中风的主要疗效终点结果的森林图，按总体和国家

让我们以 2 个治疗组的事件驱动试验为例。假设试验药和对照药之间在总体人群的风险比是 HR_o，在另一亚组的风险比是 HR_s。Ⅰ 类错误率是 5%。基于总体人群，试验是成功的，即 HR_o 的 95% CI 的上限 < 1（如果它是一个优越性试验）或 HR_o 的 95% CI 的上限 $<$ 非劣效（NI）边界 Δ（如果它是一个 NI 试验）。然后，亚组分析的结果可以分为以下 4 个类别（见表 11.13）。

表 11.13　选定亚组人群中裁定中风事件的主要疗效终点的结果

人口	受试者总数，N	药物 A：发生事件的受试者人数（事件率），n（%/年）	药物 B：发生事件的受试者人数（事件率），n（%/年）	药物 A/ 药物 B 的风险比（95% 置信区间）
全部	15 421	183（1.13）	230（1.39）	0.81（0.68，0.97）
国家 C18	1 609	18（0.96）	29（1.52）	0.63（0.36，1.10）
国家 C22	1 255	16（1.13）	16（1.24）	0.91（0.49，1.70）
国家 C28	752	25（3.47）	23（3.24）	1.07（0.63，1.82）
国家 C31	830	12（1.35）	9（1.01）	1.33（0.59，3.00）
国家 C34	289	3（0.80）	2（0.44）	1.82（0.30，10.99）

对于类别 1 的结果，很明显，亚组的表现优于总体人群。通常不需要进行一致性评估。

对于类别 2 的结果，所有的统计方法可能都会显示找不到不一致性。

对于类别 3 的结果，一些统计方法可能无法显示一致性。

对于类别 4 的结果，观察到不一致性。

请注意，如果一个亚组中只有几个事件，一致性评估将没有意义。

很明显，没有人会质疑国家 18 的一致性，因为它的风险比比总体人群的风险比小。尽管第 22 个国家的风险比小于 1 而第 28 个国家的风险比大于 1，这两个国家的风险比都低于第 2 类，因为这是非劣效性试验（风险比应与 NI 界值而不是与 1 进行比较）。国家 31 的结果属于第 3 类。国家 34 的结果属于第 4 类。但是，由于事件数量非常少，因此结果没有意义。

让我们使用前面章节中描述的统计方法来评估国家 28 和国家 31 的一致性。首先，28 国的风险比远小于 NI 的界值。如果在总体人群中观察到这一结果，那么 NI 仍然成立。根据第 3.5 节中描述的贝叶斯方法对国家 28 和 31 进行一致性评估被列在表 11.14 中。结果如预期的那样，即国家 C28 一致性的后验概率都 > 80%，这表明一致性。国家 C31 一致性的后验概率并非都大于 80%，这表明可能存在不一致性。

表 11.14　后验概率值（P_c）对于各种重量值（γ）适用于 C28 和 C31 国家

γ	C28 的 P_c	C31 的 P_c
0.0	1.00	1.00
0.1	0.98	0.90
0.2	0.96	0.83
0.3	0.94	0.77
0.4	0.92	0.72
0.5	0.91	0.68
0.6	0.89	0.65

续表

γ	C28 的 P_c	C31 的 P_c
0.7	0.88	0.62
0.8	0.86	0.59
0.9	0.85	0.57
1.0	0.84	0.55

一些统计方法，例如上一节中描述的评估一致性的方法，可能不适用于 NI 情况，例如国家 C28 和 C31 的结果。如果我们知道对照药物与安慰剂的风险比（hazard ratio，HR）及其相应的 CI，那么可以使用试验药物与安慰剂之间的间接比较结果来评估一致性。例如，历史试验中对照药物 B 与安慰剂之间的风险比（HR_{BvsP}）为 0.38，其相应的 95% CI 为（0.26，0.56）。假设国家 28 和 31 与总体人群的 HR_{BvsP} 相同，那么药物 A 与安慰剂之间的 HR 分别为 0.31、0.41 和 0.51，分别对应总体、国家 28 和国家 31。那么国家 28 保留了总体效果的 85.7%（通过相对风险降低来测量），国家 31 保留了总体效果的 71.5%。根据日本指南的原则，国家 28 和国家 31 的结果均与总体结果一致。

此外，对于国家 C28 和 C31，都不存在治疗 - 地区（亚组 X 与非亚组 X）的交互作用（交互作用检验的 P 值 > 0.15）。

因此，从统计角度看，没有迹象表明国家 28 与总体人口结果不一致。然而，对国家 31 则不能得出这样的结论。

11.6　其他考虑 / 讨论

在上面的章节中，我们主要讨论了一致性评估的统计方法。一致性评估还需要考虑其他方面。例如，如果观察到亚组数据的数值不一致，那么我们可能希望从临床角度考虑采取以下措施：

①考虑事件的严重性和亚型（如果有的话），看看差异来自哪里。例如，考虑上一节中给出的例子中的中风类型，包括出血性中风和缺血性中风。

②进行敏感性分析，如在治疗分析与 ITT 分析，这可能有助于找出差异。例如，如果亚组的在治疗结果与总体结果一致，但 ITT 结果不一致，那么检查治疗后药物的差异，并检查治疗后药物是否需要调整剂量和稳定期，这可能会增加一些相关事件。

由于亚组在 MRCT 中通常是没有足够的（统计）功效的，我们可能会在亚组的结果中观察到一些数字差异。但很难确定亚组和总体人群之间差异的原因。因此，我们建议，如果在感兴趣的亚组和总体人群之间观察到数值差异，并且样本量不是很小，那么按照本章的讨论进行完整的一致性评估（人群、PK/PD、统计工具和临床方面的可能差异）。如果找不到适当的原因来解释数值上的差异或证明不一致，那么就可以得出结论，不存在不一致。我们也可以得出结论，数字差异可能是偶然发生的，特别是当亚组的样本量（或总事件数）很小时。在这种情况下，应将总体结果用于区域批准，和（或）可以在区域批准之前或之后获得更多数据。

11.7 小结

在本章中，我们讨论了几种用于评估特定区域（即亚组人群）和所有区域（即全球人群或整体人群）一致性的统计方法，并通过模拟比较了不同的方法。我们还通过一个例子说明了如何在非劣效的情况下使用这些方法，因为非劣效的一致性评估更加困难。统计评估只是亚组群体和总体群体一致性评估的一部分。还应评估人群、PK/PD 和临床方面的可能差异。由于 MRCT 的亚组人群通常没有足够的（统计）功效，因此可能会在一些亚组人群中观察到结果存在一些数值差异。通常很难确定亚组人群和全球人群之间差异的原因，特别是当亚组人群的样本量很小时。因此，为了评估特定区域和所有区域之间临床结果的一致性，建议应考虑样本量的功效计算，以揭示特定区域达到期望的一致性水平或保证概率所需的最小样本量，如 MHLW（2007）所建议的，以确保亚组人群和整体人群之间治疗效果的一致性。

第 12 章　多组分药物产品——中药的发展

12.1　介绍

近年来，随着越来越多的创新药物产品专利即将过期，寻找治疗危重症和（或）威胁生命疾病的新药已成为许多制药公司关注的焦点。正如 Chow 和 Liu（2000）所指出的，药物研发是一个漫长而昂贵的过程。平均而言，将一种有前景的化合物推向市场可能需要 12 年以上的时间。然而，成功的概率通常很低。在过去的几十年里，人们在药物的研究和开发上投入了巨大的努力，但只有极少数的新药产品得到了监管机构的批准。因此，药物发现的替代方法是必要的。这导致了对有潜力的传统中药（traditional Chinese medicine，TCM）的研究，特别是那些用于治疗危重症和（或）威胁生命的疾病的中药。传统中药被定义为用于治疗某些特定疾病研制的中草药，这些疾病是根据四大中医诊断技术（望、闻、问、切）对身体所有器官的功能/活动的整体动态平衡进行诊断的。TCM 也被称为具有多个成分（活性成分）的药品。

与基于西药（western medicine，WM）的循证临床研究和开发不同，TCM 的临床研究和开发通常是基于经验的，并由于对所研究疾病的主观评估而预期存在变异性。尽管目前没有关于这些 TCM 安全性和疗效的临床证据的科学文献，但 TCM 在人类中治疗各种疾病方面拥有五千多年的历史。

在过去的几十年里，中国大陆和台湾地区的监管机构一直在争论中药应朝哪个方向发展——西方化还是现代化。中药的西方化是指采用典型的（西方）药物研发流程，对中药的安全性和有效性进行科学评估，而中药的现代化是指以中国的方式（即不同的监管要求和评价标准）科学的评价中药的安全性和有效性。虽然中国大陆和台湾地区都试图建立一个中药现代化的环境，但它们似乎均采用了西方化的方法。因此，在本章中，我们将把重点放在中药的西方化上。

在实践中，由于中西医之间存在一些根本性差异，一个关注点是中药是否能够按照西方访视进行科学评估。这些差异包括配方、医疗实践、给药、诊断程序和评估标准等方面的差异。在这些差异下，研究者感兴趣的是如何进行科学有效的（即充分和良好控制的）临床试验，以评估所研究的中药的临床安全性和疗效。此外，研究人员还特别感兴趣的是，如何将中国诊断程序检测到的显著差异转化为基于一些既定临床研究终点的临床意义的差异。本文的目的是以西方方式进行中医临床试验时通常会遇到的实际问题提供一些基本的考虑。

在下一节中，将介绍对中药西方化产生影响的一些基本差异，这些差异是西药和中药之间的根本差异。这些基本差异包括：身体器官之间的整体动态平衡 / 协调与局部部位作用的概念；中医采用主观的诊断技术，包括望、闻、问、脉诊和切诊断技术，而西医采用客观的临床评估；中药使用个体化和灵活剂量，含有多个成分，而西药使用固定的剂量的单一活性成分。第 12.3 节提供了一些中药临床试验的一些基本考虑因素。这些基本考虑包括研究设计、对基于中医四诊技术开发的量化工具的验证、配对安慰剂的使用 / 准备，以及样本量计算。进行中药临床试验时经常遇到的一些实际问题见第 12.4 节。第 12.5 节介绍了中药评价的一些最新进展，例如原材料和（或）最终产品的统计质量控制的一致性检验、稳定性分析，以及将中医诊断技术与用于评估西药的成熟研究终点进行校准。第 12.6 节提供了一些总结性的观点，包括中药研究和开发的未来的战略和建议。

12.2　根本差异

如前所述，西药的药物研发过程较为完善，这是一个漫长而昂贵的过程。这一漫长而昂贵的过程对于确保被研究药品的疗效、安全性、质量、稳定性和可重复生产而言十分必要。对于中药的药物研发，可以考虑将这种成熟的方法直接应用于研究中的中药。然而，由于中医和西医之间存在一些根本差异，这一过程可能并不可行。中西医之间的一些根本区别总结于表 12.1。下面简要介绍这些根本差异。

表 12.1　中西医的根本区别

描述	西药	中药
有效成分	单一的	多重
剂量	固定的；不变的	灵活的
诊断程序	客观；验证	主观；未验证
治疗指数	被认定过的	不完善的
医学机制	特定器官	器官间的整体动态平衡 / 协调
医学角度	循证的	基于经验的
统计学角度	人群	个人

12.2.1　医学理论 / 机制和实践

中医是一个拥有五千多年历史的整体医学体系，涵盖了人类的全部经验。它结合了中草药、针灸、按摩以及气功（内气练习）和太极等治疗性运动，用于疾病的治疗和预防。凭借其独特的病因学理论、诊断系统和丰富的历史文献，中医本身包含中国文化和哲学、临床实践经验以及许多草药的使用。

中医认为，中医在人体中功能基于八纲、五行理论、五脏六腑和经络信息。八纲包括阴阳、寒热、表里、虚实。八纲有助于中医辨证。例如，阴性体质的人会以消极、被动和冷静的方式发展疾病（例如，腹泻和背痛），而阳虚的人会以积极、主动、渐进和温热的方式发展疾病（例如，眼睛干涩、耳鸣和盗汗）。

五行（土、金、水、木、火）对应人体的特定器官。每个元素都与其他元素协调运作。五脏（或阴器官）包括心（包括心包）、肺、脾、肝和肾，而六腑（或阳器官）包括胆囊、胃、大肠、小肠、膀胱和三腔（即胸腔、腹腔和下腹）。脏器可以制造和储存基本物质。这些物质随后被腑器所转化和运输。中医治疗涉及对脏腑器官失衡的临床表现有深入的了解，以及适当的针灸穴位和草药疗法的知识，以重新平衡或维持器官的平衡。经络是人体器官的代表。它们负责引导能量和血液在全身流动。

中医元素还可以帮助描述疾病的病因，包括六种外感因素（即风、寒、暑、湿、燥、火），七种情志因素（即怒、喜、忧、悲、思、恐和惊），以及其他致病因素。一旦所有的信息都被收集并处理成一个合乎逻辑和可行的诊断，中医医生就可以确定治疗方法。

根据上述医学理论和机制，中医认为，健康人体内的所有器官都应达到所谓的整体动态平衡或器官之间的协调。一旦某些部位（如心脏、肝脏或肾脏）的平衡被打破，就会出现一些症状或体征来反映出这些部位的失衡。有经验丰富的中医师通常会先评估整体失衡的原因，然后开出剂量灵活的中药来解决问题。这种方法有时被称为个性化（或个体化）医疗方法。

12.2.1.1　医疗实践

对某些疾病的体征和症状的不同医学认识可能导致对所研究疾病的不同诊断和治疗。例如，中医师可能将 2 型糖尿病患者的体征和症状归类为"消渴症"。尽管 2 型糖尿病与中医文献中所知的"消渴症"具有相同的体征和症状。但中医并未将 2 型糖尿病视为一个独立的疾病，这种医学认知和实践上的差异对疾病的诊断和治疗产生了影响。

此外，与中药相比，我们往往更早看到西药的疗效。传统中药通常用于患有慢性疾病或非致命疾病的患者。对于癌症或中风等危重和（或）危及生命的疾病，当没有其他替代治疗方法时中药通常被用作二线或三线治疗。在许多情况下，如癌症晚期患者，在主治医生不知情的情况下，中药经常与西药联合使用。

12.2.2　诊断技术

中医对某些疾病的诊断程序包括四种主要技术，即望诊、闻诊、问诊和切诊。所有这些诊断技术的主要目的是通过收集患者的症状和体征，为辨证提供客观依据。望诊包括观察患者的一般外貌（强壮或虚弱，肥胖或瘦弱）、精神、肤色（肤色）、五官（眼，耳，鼻，唇，舌）、分泌物和排泄物。听诊包括听声音、表情、呼吸、呕吐和咳嗽。闻诊包括呼吸和体味。问诊包括询问具体症状和一般情况，包括现病史、既往史、个人生活史和家族史。切诊有助于根据脉搏的变化判断疾病的部位和性质。

中医的诊断过程是主观的，在不同的医生之间可能存在较大的差异（即不同医生之间的差异）。这种主观性和差异性不仅会影响患者的评估可行性，还会影响中药的可处方性，这将在下文进一步讨论。

12.2.2.1 可评价性的客观与主观标准

对于西药的评估，通常考虑基于一些成熟的临床研究终点的客观标准。例如，缓解率（即基于肿瘤大小的完全缓解加部分缓解）被视为评估肿瘤药物临床疗效的有效临床终点。与西医不同，评价中药的中医诊断程序是非常主观的。使用主观的中医诊断程序引出了以下几个问题。首先，主观中医诊断程序是否能够准确可靠地评估所研究中药的临床疗效和安全性是一个问题。因此，建议在用于中药临床试验之前，应对其准确性、精确度和可重复性进行验证。如果差异确实存在，则应能检测出具有临床意义的差异。另一方面，在没有差异时错误地检测到差异也是不可取的。

在临床试验中，评估通常基于一些经过验证的工具（仪器），如实验室检测。然后将检测结果与某些正常范围进行异常评估。因此，建议建议在用于评估中药的临床疗效和安全性之前，必须对中医诊断程序进行有效性和可靠性的验证，并评估其误诊率和漏诊率。

12.2.3 处理

中药处方通常由多种成分组合而成。通常是基于器官间整体动态平衡（或协调）的理论和中医诊断程序的观察而确定的。中医诊断程序的使用是为了找出导致这些器官之间的失衡的原因。治疗的目的是重新建立这些器官之间的平衡。因此，剂量和治疗持续时间是灵活的，以实现平衡。这个概念导致了所谓的个性化（或个体化）医学的概念，以最小化受试者内部的变异性。

12.2.3.1 单一活性成分与多种成分

大多数西药都含有单一活性成分。在药物研发之后，必须开发合适的制剂（或剂型），以便以高效的方式将药物输送到作用部位。同时，有必要开发一种检测药物效力方法。然后，在动物身上测试药物的毒性，在人类（健康志愿者）身上测试药物活性。与 WMs 不同，中药通常由多种成分组成，各成分之间具有一定的相对比例。因此，评价西药单一活性成分的典型方法并不适用。

在实践中，可能会建议将所有成分逐一进行评估。然而，由于存在以下的困难，这种方法并不可行。首先，在实践中，对单个组分进行定量的分析方法通常不容易实现。因此，这些成分的药理活性是未知的。需要注意的是，构成中药主要部分的成分可能并不是最有效的成分。另一方面，具有最少中药比例的成分可能是中药中最有效的成分。实践中并不知道这些成分之间的相对比例可以达到最佳治疗效果。此外，成分之间和（或）成分与食物之间的相对相互作用通常是未知的，这可能会影响中药临床疗效和安全性的评估。

12.2.3.2　固定剂量与灵活剂量

大多数西药通常以固定剂量给药（比如 10 mg 的药片或胶囊）。另一方面，由于中药由多种成分组成，其中成分之间可能具有不同的相对比例，因此中医通常遵循中医诊断程序的主观评估，基于患者的体征和症状，做出最佳判断并开出具有不同相对比例的多种成分的中药处方。因此，与作为固定剂量处方的西药不同，中药通常以个体化的灵活剂量进行处方。

采用固定剂量的西医方法是一种群体方法，旨在最小化受试者之间的变异性，而采用个体化灵活剂量的中药方法是为了最小化每个个体内的变异性。在实践中，个体化的灵活剂量是否能与西方评估兼容是个值得关注的问题。个体化的灵活剂量在很大程度上取决于中医医生的主观判断，而这种判断可能因中医师而异。因此，尽管个体化的灵活剂量确实最小化了受试者内的变异性，但是从一个中医师间的变异性（即医生与医生或评价者与评价者之间的变异性）可能很大的，因此是不可忽略的。

12.2.4　评论

对于中药的研究和开发，在进行中药临床试验之前，必须提出以下问题。

①中药临床试验将仅由中医医生或仅由西方临床医生或仅由有一定中草药背景的西方临床医生进行，还是由中医医生和西方临床医生共同进行？

②是否在整个中药临床试验中使用传统的中医诊断和（或）试验程序？

③经批准上市后，中药是供中医医生还是西方临床医生使用？

关于前两个问题而言，如果中药临床试验将仅由中医医生进行，会出现以下问题。首先，是否应该验证中医诊断程序，以提供准确可靠的中医评估？此外，了解从中医诊断程序中获得的观察到的差异如何转化为在类似适应证的西医临床试验中常用的临床终点是非常重要的。这两个问题可以通过将中医诊断程序与用于评估西药的一些经过验证的临床终点进行校准和验证来进行统计学处理。如果中药临床试验是由西方临床医生或具有一定中草药背景的西方临床医生进行的，可以确保其临床结果的标准和一致性与西药临床试验相比。然而，在进行中医临床试验的过程中，中药的优势特性可能会丧失。另外，如果中药临床试验由中医和西医共同进行，医疗实践中的差异和（或）关于诊断、治疗和评估的可能分歧是需要关注的问题。

对于第三个问题，如果中药预期仅供中医医生使用，但被西方临床医生使用，对于如何开具中药处方的看法差异是一个非常重要的关注点。基于临床数据编制药品说明书可能不仅对申办方而且对监管机构来说都是一个重大问题。类似的问题也适用于中药预期供西方临床医生使用，但试验由中医医生进行的情况。

在这种情况下，可能会存在中医医生和西方临床医生之间在如何开具中药处方方面的差异看法。这可能涉及到不同的诊断准则、治疗理念和使用剂量等方面的差异。这些差异可能会导致中药的使用方式和效果有所不同。

因此，建议在规划中药临床试验时，要明确评估使用意图（即适应证标签）。换言之，在中药临床试验的计划阶段，申办者需要确定此中药是仅供西医，还是仅供中医，还是供西医和中医都可以开处方使用，以便在研究中的目标疾病的药品说明书中提供充分的信息。

12.3 基本考虑

在本节中，我们将介绍一些必要的基本考虑因素，以确保中药临床试验的成功。

12.3.1 研究设计

为了证明研究中的中药的临床疗效和安全性，建议进行随机平行组、安慰剂对照的临床试验。然而，如果研究中的疾病是危急的和（或）威胁生命的，而西药已被证明具有直接的疗效，那么此时再使用中药就会违背伦理学的原则。或者，推荐采用随机安慰剂对照交叉临床试验或平行组设计，包括 3 个组（即研究中的中药、一种西药作为积极对照和安慰剂）。这种 3 组平行组设计允许建立中药与积极对照（WM）相比的非劣效性/等效性，并证明中药相对于安慰剂的优越性。交叉临床试验的优势之一是可以在每个个体之间进行比较，但完成这项研究需要更长的时间。虽然交叉设计所需的样本量较平行组设计较小，但交叉设计的使用存在一些限制。首先，给药前的基线可能不同。第二，当观察到显著的序列效应时，我们将无法分离出相互混淆的周期效应（period effect）、遗留效应（carry-over effects）和受试者治疗效应（subject-by-treatment effect）。

在许多情况下，我们将使用因子来评估特定成分（与治疗效果相关）的影响，通过固定一些成分。例如，我们可以考虑一个平行组设计，比较 2 个治疗组（一个组使用具有特定成分的中药，另一个组使用不含该特定成分的中药）。这种设计可能有助于确定与研究疾病相关的中药中最活性的成分。然而，它并不解决成分之间可能存在的药物相互作用问题。

12.3.2　定量仪器的验证

在中医医疗实践中，中医通常通过前一节描述的四种主观方法从患有某种疾病的患者那里收集信息。这些主观方法的目的是收集所研究疾病的各个方面的信息，如体征、症状、患者表现和功能活动，因此需要和有帮助的是具有大量问题/项目的定量工具。为了进行简单的分析和易于解释，这些问题通常被分组形成子量表、综合分数（领域）或总分数。每个分量表（或综合得分）中的项目（或分量表）是相关的。因此，对定量工具的响应结构是多维的、复杂的和相关的。如上所述，在进行临床试验之前，需要标准化的定量工具（仪器）来减少从一个中医医生之间的变异性。

Guilford（1954）讨论了几种方法，如 Cronbach 的方法，用于测量定量工具内部一致性的可靠性。Guyatt 等人（1989）指出，定量仪器应根据其有效性、重复性和响应性进行验证。Hollenberg 等人（1991）讨论了几种定量工具的验证方法，如一致性验证、构造验证和标准相关验证。然而，目前没有关于如何验证定量工具黄金标准。在本章中，我们将从有效性、可靠性（或再现性）和响应性（例如，参见 Chow 和 Ki，1994，1996）的角度来关注定量仪器的验证。如 Chow 和 Shao（2002a）所指出的，定量工具的有效性是指工具测量所设计的内容的程度。这是对仪器偏差的一种度量。定量仪器的偏倚程度反映了仪器的准确性。定量仪器的可靠性衡量仪器的变异性，这与仪器的精度直接相关。另外，定量仪器的响应性通常是指的是工具在一个治疗过程中能否检测到具有临床意义的差异。

Hsiao 等人（2005）考虑了一种用于中医诊断程序校准/验证的特定设计。在拟议的研究设计中，合格的受试者被随机分配接受中药或西药治疗。每位患者无论他/她属于哪个治疗组，将由一名中医医生和一名西方临床医生独立评估。因此，有 4 组数据，即①接受中医治疗并由中医评估的患者；②接受中医治疗但由西医评估的患者；③接受西医治疗但由中医评估的患者；④接受西医治疗并接受西医临床医生评估的患者。组③和④用于建立 TCM 和 WM 之间的校准标准曲线。组①和②然后用于基于建立的标准曲线验证中医诊断程序。

12.3.3　临床终点

与西药不同，评估中药安全性和疗效的主要研究终点通常由经验丰富的中医医生通过定量工具进行主观评估。虽然该定量仪器是由中医医生团体开发的，并被认为是评估正在研究的中药的安全性和有效性的黄金标准，但由于医学理论、观念和实践的根本差异，它可能不被西方临床医生接受。在实践中，西方临床医生很难从概念上理解由主观汉语定量仪器检测到的差异的临床意义。因此，主观量化工具能否准确可靠地评估中药的安全性和有效性，一直是西方临床医生关注的问题。

以缺血性卒中治疗的药物产品的安全性和疗效评估为例，通常考虑的主要临床终点是通过所谓的 Barthel 指数评估的功能状态。Barthel 指数是一种加权功能评估评分技术，由 10 个项目组成，最低分为 0 分（功能不全），最高分为 100 分（功能完备）。Barthel 指数是一种衡量自我护理和活动能力的加权量表，在缺血性中风临床试验中被广泛接受。如果患者的 Barthel 指数大于或等于 60，则可将其视为反应者。另外，中医医生通常将中国医学界开发的定量仪器视为评估缺血性中风的标准诊断程序。标准定量仪器由 6 个领域组成，这些领域捕获关于患者表现、功能活动、体征和症状以及疾病状态的不同信息。

实际上，西方临床医生和中医医生都感兴趣的是如何将中国定量仪器观察到的有临床意义的差异转化为 Barthel 指数评估的主要研究终点的差异。为了减少医学理论／观念和实践中的基本差异，建议在用于中医缺血性中风临床试验之前，根据 Barthel 指数评估的临床终点校准和验证主观中医量化工具。

12.3.4　匹配安慰剂

在临床开发中，经常进行双盲、安慰剂对照的随机临床试验，以评估所研究的试验治疗的安全性和疗效。为了保持盲态，匹配的安慰剂在尺寸、颜色、涂层、口感、质地、形状和顺序等方面应与活性药物完全相同，唯一的区别是不含活性成分。在临床试验中，得益于药剂制备技术的发展以及西药的成分单一，制备合格的安慰剂并不困难。与西药不同，中药通常由多个成分组成，这些成分通常有不同的味道。在中药临床试验中，所研究的中药通常是以胶囊形式制剂。然而，如果患者或中医医生打破胶囊，试验治疗将很容易破盲。因此，中药临床试验中匹配安慰剂的制备对中药临床试验的成功起着至关重要的作用。

12.3.5　样本量计算

在临床试验中，通常选择样本量以达到检验研究中预期适应证任一主要研究终点有临床意义差异时满足足够的检验效能（例如，Chow 等，2002a；Chow 等，2008）。因此，样本量的计算取决于主要研究终点和希望检测到的有临床意义的差异。不同的主要研究终点可能导致非常不同的样本量。

举例说明，考虑一个关于治疗缺血性卒中的中药的例子，该中药是用 30 多年的人类临床经验开发的。假设一个申办方希望进行一项临床试验，用西方的方法科学地评估中药的安全性和有效性，并与活性对照（例如阿司匹林）进行比较。因此，本临床试验是一项双盲、平行、安慰剂对照的随机试验。主要临床终点是缓解率（如果患者的 Barthel 指数大于或等于，根据 Barthel 指数评估的功能状态。对 4 周治疗后的缓解率的优效性检验进行样本量计算。每个治疗组需要 150 名患者的样本量以达到 80% 的检验效能以验证中药优于活性对照药物。或者，我们可以考虑将经验丰富的中医开发的定量仪器对应的标准作为样本量计算的主要研究终点。基于一项初步研究，若想达到 80% 的检验效能，则在每一组内需要检验 150 名受试者。如果患者的领域分数大于或等于 7，则他 / 她被认为是响应者。基于这一主要研究终点，每个治疗组需要 90 名患者的样本量，以达到 80% 的功效来证明优越性。

样本量的差异引出了这样一个问题，即使用基于中国定量工具的一个领域的反应率作为主要终点是否能够提供对正在研究的中药的安全性和疗效提供充分的证据。

12.4　中药药物开发

12.4.1　评估一致性的统计质量控制方法

Tse 等人（2006 年）提出了一种统计学上的质量控制（quality control，QC）方法来评估原材料的一个待验证的一致性指数，这些原材料来自不同的原料和（或）最终产品，可能在不同的地点生产。这个想法是在一个抽样方案下为一个待验证的一致性指数构造一个 95% 的置信区间。如果构建的 95% 置信下限大于预先指定的 QC 下限，则我们认为原材料或最终产品已通过 QC，因此可以放行进行下一步加工或使用。否则，原材料和（或）最终产品将被拒收。对于给定的成分（有可能是最活跃的成分），取样计划的制定是为了确保当不同地点的原材料或最终产品确实没有差异时，有一个满意的概率能够验证其一致性。Tse 等人（2006）提出的用于一致性评估的统计质量控制方法如下所述。

假设 U 和 W 是来自两个不同地点的多种中药成分中最活跃的成分的特征，其中 $X = \log(U)$ 和 $Y = \log(W)$ 服从均值为 μ_X, μ_Y 和方差为 V_X, V_Y 的正态分布。类似于使用 $P(X < Y)$ 评估质量控制的可靠性（Enis 和 Geisser，1971；Church 和 Harris，1970），我们提出以下概率作为来评估来自两个不同地点的原材料和（或）最终产品的一致性的指标：

$$p = P\left(1-\delta < \frac{U}{W} < \frac{1}{1-\delta}\right) \tag{12.1}$$

其中 $0 < \delta < 1$ 定义为检验一致性的临界值。p 作为一致性指数。因此当 p 趋近于 1 时，趋近于 1。对于给定的 δ，如果 p 接近于 1，材料 U 和 W 被认为是相同的。应该注意的是，较小的 δ 意味着材料 U 和材料 W 之间一致性程度较高。在实践中，可能很难符合这一严格的一致性规则。在正态假设下 $X = \log(U)$ 和 $Y = \log(W)$，（12.1）可以改写为：

$$p = P\left(\log(1-\delta) < \log U - \log W < -\log(1-\delta)\right)$$

$$= \Phi\left(\frac{-\log(1-\delta)-(\mu_X-\mu_Y)}{\sqrt{V_X+V_Y}}\right) - \Phi\left(\frac{\log(1-\delta)-(\mu_X-\mu_Y)}{\sqrt{V_X+V_Y}}\right)$$

其中 $\Phi(z_0) = P(Z < z_0)$，Z 是标准正态随机变量。因此，一致性指数 p 是参数 $\theta = (\mu_X, \mu_Y, V_X, V_Y)$ 的一个函数，即 $p = h(\theta)$。假设观察值 $X_i = \log U_i$，$i = 1,\cdots, n_x$ 和 $Y_i = \log W_i = 1,\cdots, N_Y$，是在分析研究中收集的。然后，使用不变性原理，最大似然估计（MLE）的 p 可以通过以下方式获得：

$$\hat{p} = \Phi\left(\frac{-\log(1-\delta)-(\overline{X}-\overline{Y})}{\sqrt{\hat{V}_X+\hat{V}_Y}}\right) - \Phi\left(\frac{\log(1-\delta)-(\overline{X}-\overline{Y})}{\sqrt{\hat{V}_X+\hat{V}_Y}}\right) \qquad (12.2)$$

其中 $\overline{X} = \frac{1}{n_X}\sum_{i=1}^{n_X} X_i$，$\overline{Y} = \frac{1}{n_Y}\sum_{i=1}^{n_Y} Y_i$，$\hat{V}_X = \frac{1}{n_X}\sum_{i=1}^{n_X}(X_i-\overline{X})^2$，$\hat{V}_Y = \frac{1}{n_Y}\sum_{i=1}^{n_Y}(Y_i-\overline{Y})^2$，换言之 $\hat{p} = h(\hat{\theta}) = h(\overline{X},\overline{Y},\hat{V}_X,\hat{V}_Y)$。此外很容易证明下面的渐近结果成立。此外，很容易证明下面的渐近结果成立。

定理 12.1：在（12.2）中，$\hat{p}$ 是渐近正态分布的，均值为 $E(\hat{p})$ 方差为 $Var(\hat{p})$。换言之，

$$\frac{\hat{p}-E(\hat{p})}{\sqrt{Var(\hat{p})}} \to N(0,1) \qquad (12.3)$$

其中，$(\hat{p}) = p + B(p) + o\left(\frac{1}{n}\right)$，$Var(\hat{p}) = C(p) + o\left(\frac{1}{n}\right)$。更为细节的关于 $B(p)$ 以及 $C(p)$ 的证明过程如下：

证：基于 $\overline{X}$ 以及 $\hat{V}_x$ 的定义，容易证明：

$$E(\overline{X}) = \mu_X, E(\hat{V}_X) = \frac{n_X-1}{n_X}V_X$$

$$Var(\overline{X}) = \frac{V_X}{n_X} \text{和} Var(\hat{V}_X) = \frac{2(n_X-1)}{n_X^2}V_X^2$$

相似的：

$$E(\overline{Y}) = \mu_Y, E(\hat{Y}_Y) = \frac{n_Y-1}{n_Y}V_Y$$

$$Var(\overline{Y}) = \frac{V_Y}{n_Y} \text{和} Var(\hat{V}_Y) = \frac{2(n_Y-1)}{n_Y^2}V_Y^2$$

将 $\hat{p}$ 在 p 处展开可得

$$\hat{p} = p + \frac{\partial \hat{p}}{\partial \mu_X}\left(\bar{X}-\mu_X\right) + \frac{\partial \hat{p}}{\partial \mu_Y}\left(\bar{Y}-\mu_Y\right) + \frac{\partial \hat{p}}{\partial V_X}\left(\hat{V}_X - V_X\right) + \frac{\partial \hat{p}}{\partial V_Y}\left(\hat{V}_Y - V_Y\right)$$

$$+ \frac{1}{2}\left[\frac{\partial^2 \hat{p}}{\partial \mu_X^2}\left(\bar{X}-\mu_X\right)^2 + \frac{\partial^2 \hat{p}}{\partial \mu_Y^2}\left(\bar{Y}-\mu_Y\right)^2 + \frac{\partial^2 \hat{p}}{\partial V_X^2}\left(\hat{V}_X - V_X\right)^2 + \frac{\partial^2 \hat{p}}{\partial V_Y^2}\left(\hat{V}_Y - V_Y\right)^2\right] + \cdots$$

其余二次项不再展开，因为它们会趋向于 $o(n^{-2})$ 或更高的期望值。

$$E\left(\hat{p}\right) = p + \frac{1}{2}\left[\frac{\partial^2 \hat{p}}{\partial \mu_X^2}\frac{V_X}{n_X} + \frac{\partial^2 \hat{p}}{\partial \mu_Y^2}\frac{V_Y}{n_Y} + \frac{\partial^2 \hat{p}}{\partial V_X^2}\left(\frac{2V_X^2}{n_X}\right) + \frac{\partial^2 \hat{p}}{\partial V_Y^2}\left(\frac{2V_Y^2}{n_Y}\right)\right] + O\left(n^{-2}\right)$$

和

$$Var\left(\hat{p}\right) = \left[\left(\frac{\partial \hat{p}}{\partial \mu_X}\right)^2\frac{V_X}{n_X} + \left(\frac{\partial \hat{p}}{\partial \mu_Y}\right)^2\frac{V_Y}{n_Y} + \left(\frac{\partial \hat{p}}{\partial V_X}\right)\left(\frac{2V_X^2}{n_X}\right) + \left(\frac{\partial \hat{p}}{\partial V_Y}\right)^2\left(\frac{2V_Y^2}{n_Y}\right)\right] + O\left(n^{-2}\right)$$

因此，

$$B(p) = \frac{1}{2}\left[\frac{\partial^2 \hat{p}}{\partial \mu_X^2}\frac{V_X}{n_X} + \frac{\partial^2 \hat{p}}{\partial \mu_Y^2}\frac{V_Y}{n_Y} + \frac{\partial^2 \hat{p}}{\partial V_X^2}\left(\frac{2V_X^2}{n_X}\right) + \frac{\partial^2 \hat{p}}{\partial \mu_Y^2}\left(\frac{2V_Y^2}{n_Y}\right)\right]$$

和

$$C(p) = \left[\left(\frac{\partial \hat{p}}{\partial \mu_X}\right)^2\frac{V_X}{n_X} + \left(\frac{\partial \hat{p}}{\partial \mu_Y}\right)^2\frac{V_Y}{n_Y} + \left(\frac{\partial \hat{p}}{\partial V_X}\right)^2\left(\frac{2V_X^2}{n_X}\right) + \left(\frac{\partial \hat{p}}{\partial V_Y}\right)^2\left(\frac{2V_Y^2}{n_Y}\right)\right]$$

为了简化公式，假设：

$$z_1 = \frac{\log(1-\delta)-(\mu_X-\mu_Y)}{\sqrt{V_X+V_Y}}, z_2 = \frac{-\log(1-\delta)-(\mu_X-\mu_Y)}{\sqrt{V_X+V_Y}}$$

和

$$\phi(z) = \frac{1}{\sqrt{2\pi}}\quad \exp\left(-\frac{z^2}{2}\right)$$

经运算后，偏导数为：

$$\frac{\partial \hat{p}}{\partial \mu_X} = -\frac{\partial \hat{p}}{\partial \mu_Y} = \left(\frac{-1}{\sqrt{V_X+V_Y}}\right)\left[\phi(z_2)-\phi(z_1)\right],$$

$$\frac{\partial \hat{p}}{\partial \mu_X} = \frac{\partial \hat{p}}{\partial V_Y} = \left(\frac{-1}{2\sqrt{V_X+V_Y}}\right)\left[z_2\phi(z_2)-z_1\phi(z_1)\right],$$

$$\frac{\partial^2 \widehat{p}}{\partial \mu_X^2} = \frac{\partial^2 \widehat{p}}{\partial \mu_Y^2} = \left(\frac{-1}{V_X + V_Y}\right)\left[z_2\phi(z_2) - z_1\phi(z_1)\right]$$

和

$$\frac{\partial^2 \widehat{p}}{\partial V_X^2} = \frac{\partial^2 \widehat{p}}{\partial V_Y^2} = \frac{1}{4(V_X + V_Y)^{3/2}}\left[\left(2z_2 - z_2^3\right)\phi(z_2) - \left(2z_1 - z_1^3\right)z_1\phi(z_1)\right]$$

至此已完成验证。

基于定理 12.1 的研究结果，一个 p 的估计（$1-\alpha$）100% 的置信区间是（$LL(\widehat{p})$, $UL(\widehat{p})$），可以表示为：

$$LL\left(\widehat{p}\right) = \widehat{p} - B\left(\widehat{p}\right) - z_{\alpha/2}\sqrt{C\left(\widehat{p}\right)}, \qquad UL\left(\widehat{p}\right) = \widehat{p} - B\left(\widehat{p}\right) + z_{\alpha/2}\sqrt{C\left(\widehat{p}\right)} \qquad （12.4）$$

其中 z_α 为标准正态分布下的上 α 分位数对应的数值。

对于一个有效的统计质量控制过程，有必要根据抽样计划中预先规定的验收标准进行测试。在本节中，我们提出了一种统计 QC 方法，用于评估中药原材料和（或）最终产品的一致性。这个想法是在一个抽样方案下为上述建议的一致性指数构建一个 95% 的置信区间。如果构建的 95% 置信下限大于预先指定的 QC 下限，则我们认为原材料或最终产品已通过 QC，因此可以放行进行下一步加工或使用。否则，原材料和（或）最终产品将被拒收。对于给定的成分（如果可能的话最好是最活跃的成分），抽样计划被制定以确保当不同地点之间的原材料或最终产品确实没有差异时，能有一定的概率可以在不同地点间建立一致性。下文简要概述了验收标准、取样计划和相应测试程序的选择细节。

12.4.1.1 验收准则

就一致性而言，我们提出以下质量控制（QC）标准。如果被构建的一个 p 的 $(1-\alpha)$100% 置信区间的下限 $LL(\widehat{p})$ 大于或等于预先规定的质量控制下限，比方说，QC_L，超过预先指定的数量 β（比方说 $\beta = 80\%$），那么我们认为 U 和 W 一致或相似。换言之，当 $P(QC_L \leq LL(\widehat{p}) \geq \beta)$，且 β 是预先指定的常数时，可以说 U 和 W 是一致或相似的。

12.4.1.2 抽样检验方法

在实践中，有必要选定一个样本量，当和确实是一致时，以确保一个较高的可能性，比方说 β，可以验证 U 和 W 是一致的。建议样本量的选择应确保有 80% 以上的可能性 p 大于或等于 QC 下限，即，$\beta = 0.8$。换言之，样本量被定为：

$$P\left[QC_L \leq LL\left(\widehat{p}\right)\right] \geq \beta \qquad （12.5）$$

使用（12.5），可得：

$$P\left[QC_L \leqslant \hat{p} - B(\hat{p}) - z_{\alpha/2}\sqrt{Var(\hat{p})}\right] \geqslant \beta$$

因此：

$$P\left[QC_L + z_{\alpha/2}\sqrt{Var(\hat{p})} - p \leqslant \hat{p} - p - B(p)\right] \geqslant \beta$$

使得：

$$P\left\{\frac{QC_L - p}{\sqrt{Var(\hat{p})}} + z_{\alpha/2} \leqslant \frac{\hat{p} - p - B(p)}{Var(\hat{p})}\right\} \geqslant \beta$$

因此，为实现概率高于 β 所需样本量可通过求解以下方程获得

$$\frac{QC_L - p}{\sqrt{Var(\hat{p})}} + z_{\alpha/2} \leqslant z_{1-\beta} \tag{12.6}$$

假设 $n_X = N_Y = n$，两组样本量下式计算：

$$n \geqslant \frac{(z_{1-\beta} + z_{\alpha/2})^2}{(p - QC_L)2}\left\{\left(\frac{\partial\hat{p}}{\partial\mu_X}\right)^2 V_X + \left(\frac{\partial\hat{p}}{\partial\mu_Y}\right)^2 V_Y + \left(\frac{\partial\hat{p}}{\partial V_X}\right)^2 (2V_X^2) + \left(\frac{\partial\hat{p}}{\partial V_Y}\right)^2 (2V_Y^2)\right\} \tag{12.7}$$

上述结果表明，所需的样本量将取决于以下因素的选择 α, β, V_X, V_Y, $\mu_X - \mu_Y$ 和 p-QC_L。从（12.7）式中可以清楚地看出，α 越小，β 越大，就需要越大的样本量，即，期望该区间具有高置信水平（$1-\alpha$）并且置信下限很有可能大于 QC_L。此外，如果我们需要 QC_L 接近 p，即，$p - QC_L$ 很小，需要相对大的样本量。样本量 n 和其他参数 V_X, V_Y, $\mu_X - \mu_Y$ 以及的参数的相关性并不明确，因为这些参数与相应的偏导数相关。为了探索这一规律可以进行数值研究。考虑到方程（12.7）中包含的大量参数，列出 n 对应的所有的参数组合是不切实际的。然而，为了说明的目的，我们只考虑一种特定的参数值的组合，以试图探索 n 对这些参数依赖的规律。为了简单起见，定义：

$$S = \frac{1}{(p - QC_L)2}\left\{\left(\frac{\partial\hat{p}}{\partial\mu_X}\right)^2 V_X + \left(\frac{\partial\hat{p}}{\partial\mu_Y}\right)^2 V_Y + \left(\frac{\partial\hat{p}}{\partial V_X}\right)^2 (2V_X^2) + \left(\frac{\partial\hat{p}}{\partial V_Y}\right)^2 (2V_Y^2)\right\}$$

然后，对于给定的 α 和 β，所需的样本量 n 等于 $(z_{1-\beta}-\beta + z_{\alpha/2})^2 S$。特别的是，在我们的研究中，$\delta = 0.10$、$0.15$ 和 0.20；$\mu_X - \mu_Y = 0.5$、1.0 和 1.5；p-$QC_L = 0.02$、0.05 和 0.08。V_X 被设定为 1，且 $V_Y = 0.2$、0.5、1.0、2.0 和 5.0。对于这些参数值的每个组合，对应的 S 在表 12.2 中列出。考虑到所涉及的参数数量和数学表达式 S 的复杂性，不易探索出一个通用的规律。然而，总的来说，当 $\mu_x - \mu_y$ 减少时 S 增加；当方差和

彼此差异大时，S 增加。换言之，如果总体平均值之间的差异很大或者两个地点的变异性具有相似的量级时，则需要较小的样本量。

表 12.2　$n/(Z_{1-\beta} - \beta + Z_{\alpha/2})^2$，其中 n 是所需的样本量

		$d = 0.10$			$d = 0.15$			$d = 0.20$		
		$\Delta = 0.5$	$\Delta = 1.0$	$\Delta = 1.5$	$\Delta = 0.5$	$\Delta = 1.0$	$\Delta = 1.5$	$\Delta = 0.5$	$\Delta = 1.0$	$\Delta = 1.5$
$D =$ 0.02	$[V_Y]$ $= 0.2$	5.693	5.376	4.955	13.403	12.681	11.702	24.861	23.594	21.810
	0.5	4.518	4.289	4.196	10.655	10.134	9.921	19.820	18.901	18.520
	1.0	3.939	3.336	3.237	9.310	7.894	7.662	17.370	14.761	14.333
	2.0	4.231	2.962	2.226	10.020	7.021	5.280	18.756	13.163	9.906
	5.0	5.728	4.159	2.469	13.595	9.876	5.866	25.534	18.558	11.032
$D =$ 0.05	0.2	0.911	0.860	0.793	2.144	2.029	1.872	3.978	3.775	3.490
	0.5	0.723	0.686	0.671	1.705	1.622	1.587	3.171	3.024	2.963
	1.0	0.630	0.534	0.518	1.490	1.263	1.226	2.779	2.362	2.293
	2.0	0.677	0.474	0.356	1.603	1.123	0.845	3.001	2.106	1.585
	5.0	0.916	0.666	0.395	2.175	1.580	0.939	4.085	2.969	1.765
$D =$ 0.08	0.2	0.356	0.336	0.310	0.838	0.793	0.731	1.554	1.475	1.363
	0.5	0.282	0.268	0.262	0.666	0.633	0.620	1.239	1.181	1.158
	1.0	0.246	0.208	0.202	0.582	0.493	0.479	1.086	0.923	0.896
	2.0	0.264	0.185	0.139	0.626	0.439	0.330	1.172	0.823	0.619
	5.0	0.358	0.260	0.154	0.850	0.617	0.367	1.596	1.160	0.690

符号：$\Delta = \mu_X - \mu_Y$，$D = p - QC_L$

举例来说，如果一项研究 $\delta = 0.2$，$V_X = 1$，$V_Y = 0.5$，$\mu_X - \mu_Y = 1.0$，以及预期的实验 $p - QC_L$ 不大于 0.05，则结果为表 12.2 表明 $S = 3.024$。假设概率高于 $\beta = 0.8$ 在 $\alpha = 0.05$ 的显著性水平，相应的所需样本量由下式给出：

$$n \geqslant (z_{1-0.8} + z_{0.05/2})^2 S = (0.842 + 1.96)^2 (3.024) = 23.74$$

因此，至少需要 24 个样本。

12.4.1.3　检验步骤

一致性指数 p 的假设检验也可以根据 $\hat{p}$ 的渐近正态性进行，考虑以下假设：

$$H_0 : p \leqslant p_0 \text{ vs. } H_a : p > p_0$$

我们希望拒绝原假设，而偏向于接受一致性的替代假设。基于的 H_0，我们有：

$$\frac{\hat{p} - p_0 - B(\hat{p})}{\sqrt{Var(\hat{p})}} \sim N(0,1) \tag{12.8}$$

因此，我们在显著水平 α 上拒绝原假设 H_0，如果：

$$\frac{\hat{p} - p_0 - B\left(\hat{p}\right)}{\sqrt{Var\left(\hat{p}\right)}} > Z_\alpha$$

这相当于拒绝零假设 H_0，当：

$$\hat{p} > p_0 - B\left(\hat{p}\right) + Z_\alpha \sqrt{Var\left(\hat{p}\right)}$$

在此，为了说明目的，表 12.3 提供各种参数组合的一致性指数推荐检验的临界值。特别是，$\alpha = 0.1$，$p_0 = 0.75$、0.85 和 0.9，$\delta = 0.10$ 和 0.20；$\mu_X - \mu_Y = 0.5$、1.0 和 1.5。V_X 被选择为 1，并且 $V_Y = 0.2$、0.5、1.0、2.0 和 5.0。请注意，对于越大的样本量 n，越小 δ 或越小 $\mu_X - \mu_Y$，临界值越接近相应的 p_0。

表 12.3　推荐的一致性指数检验的临界值 p_0

p_0	δ	V_Y	$D = 0.5$			$D = 1.0$			$D = 1.5$		
			$n = 15$	$n = 30$	$n = 50$	$n = 15$	$n = 30$	$n = 50$	$n = 15$	$n = 30$	$n = 50$
0.75	0.10	0.2	0.7695	0.7640	0.7609	0.7683	0.7632	0.7604	0.7680	0.7629	0.7601
		0.5	0.7673	0.7624	0.7597	0.7665	0.7619	0.7593	0.7665	0.7619	0.7593
		1.0	0.7662	0.7616	0.7590	0.7646	0.7605	0.7582	0.7645	0.7604	0.7581
		2.0	0.7668	0.7620	0.7594	0.7639	0.7600	0.7578	0.7620	0.7586	0.7567
		5.0	0.7697	0.7640	0.7609	0.7667	0.7619	0.7593	0.7628	0.7592	0.7572
	0.20	0.2	0.7907	0.7791	0.7727	0.7884	0.7777	0.7717	0.7878	0.7771	0.7712
		0.5	0.7863	0.7760	0.7703	0.7846	0.7749	0.7695	0.7847	0.7749	0.7695
		1.0	0.7839	0.7743	0.7689	0.7807	0.7721	0.7673	0.7805	0.7719	0.7671
		2.0	0.7853	0.7753	0.7697	0.7793	0.7710	0.7664	0.7754	0.7682	0.7642
		5.0	0.7915	0.7797	0.7731	0.7853	0.7752	0.7697	0.7771	0.7694	0.7651
0.85	0.10	0.2	0.8695	0.8640	0.8609	0.8683	0.8632	0.8604	0.8680	0.8629	0.8601
		0.5	0.8673	0.8624	0.8597	0.8665	0.8619	0.8593	0.8665	0.8619	0.8593
		1.0	0.8662	0.8616	0.8590	0.8646	0.8605	0.8582	0.8645	0.8604	0.8581
		2.0	0.8668	0.8620	0.8594	0.8639	0.8600	0.8578	0.8620	0.8586	0.8567
		5.0	0.8697	0.8640	0.8609	0.8667	0.8619	0.8593	0.8628	0.8592	0.8572
	0.20	0.2	0.8907	0.8791	0.8727	0.8884	0.8777	0.8717	0.8878	0.8771	0.8712
		0.5	0.8863	0.8760	0.8703	0.8846	0.8749	0.8695	0.8847	0.8749	0.8695
		1.0	0.8839	0.8743	0.8689	0.8807	0.8721	0.8673	0.8805	0.8719	0.8671
		2.0	0.8853	0.8753	0.8697	0.8793	0.8710	0.8664	0.8754	0.8682	0.8642
		5.0	0.8915	0.8797	0.8731	0.8853	0.8752	0.8697	0.8771	0.8694	0.8651
0.90	0.10	0.2	0.9195	0.9140	0.9109	0.9183	0.9132	0.9104	0.9180	0.9129	0.9101
		0.5	0.9173	0.9124	0.9097	0.9165	0.9119	0.9093	0.9165	0.9119	0.9093
		1.0	0.9162	0.9116	0.9090	0.9146	0.9105	0.9082	0.9145	0.9104	0.9081

p_0	δ	V_Y	D = 0.5			D = 1.0			D = 1.5		
			n = 15	n = 30	n = 50	n = 15	n = 30	n = 50	n = 15	n = 30	n = 50
		2.0	0.9168	0.9120	0.9094	0.9139	0.9100	0.9078	0.9120	0.9086	0.9067
		5.0	0.9197	0.9140	0.9109	0.9167	0.9119	0.9093	0.9128	0.9092	0.9072
0.20		0.2	0.9407	0.9291	0.9227	0.9384	0.9277	0.9217	0.9378	0.9271	0.9212
		0.5	0.9363	0.9260	0.9203	0.9346	0.9249	0.9195	0.9347	0.9249	0.9195
		1.0	0.9339	0.9243	0.9189	0.9307	0.9221	0.9173	0.9305	0.9219	0.9171
		2.0	0.9353	0.9253	0.9197	0.9293	0.9210	0.9164	0.9254	0.9182	0.9142
		5.0	0.9415	0.9297	0.9231	0.9353	0.9252	0.9197	0.9271	0.9194	0.9151

符号：$\Delta = \mu_X - \mu_Y$

12.4.1.4 统计质量控制策略

实际上，不同地点的原材料、半成品和（或）最终产品是按批次或批量循序地生产的。因此，对批次进行统计质量控制非常重要。典型的方法是从几个（连续的）批次中随机选择样品进行测试。

在这种情况下，该研究的观察结果可能会因批次不同而有所差异。为了管理方便，通常从批次中得到相同数量的观察值。考虑以下模型：

$$X_{ij} = \mu_X + A_i^X + \varepsilon_{ij}^X, i = 1, \cdots, m_X; j = 1, \cdots, n_X$$

其中 A_{ij}^X 代表在现场 1 收集的观察值的批次间变异性，服从正态分布，均值为 0，方差为 σ_{b1}^2；m_{x1} 是在研究中现场 1 收集的批次数量，ε_{ij}^X 是均值为 0，方差为 σ_1^2 的正态随机向量。

$$Y_{ij} = \mu_Y + A_i^Y + \varepsilon_{ij}^Y, i = 1, \cdots, m_Y; j = 1, \cdots, n_Y$$

其中 A_i^Y 是在现场 2 收集的观察值的批次间可变性，服从正态分布，均值为 0，方差为 σ_{b2}^2；m_y 是在研究中现场 2 收集的批次数量，ε_{ij}^Y 是均值为 0，方差为 σ_2^2 的正态随机向量。

因此，两个场所下最活跃成分的总可变性由 Var 给出，$X = V_X = \sigma_{b1}^2 - \sigma_1^2$，$\gamma = V_y = \sigma_{b2}^2 - \sigma_2^2$，另外，使得：

$$\bar{X}_{i\cdot} = \frac{1}{n_X} \sum_{j=1}^{n_X} X_{ij} \text{ 和 } \bar{X} = \frac{1}{m_X} \sum_{i=1}^{m_X} \bar{X}_i$$

然后，观察到的平方和为：

$$\text{SSA1} = n_X \sum_{i=1}^{m_X} (\bar{X}_{i\cdot} - \bar{X})^2$$

$$SSE1 = \sum_{i=1}^{m_X} \sum_{j=1}^{n_X} (X_{ij} - \bar{X}_{i \cdot})^2$$

以及

$$SST_1 = SSA_1 + SSE_1$$

按照 Chow 和 Tse（1991）的研究结论，σ_{b1}^2，σ_1^2 的最大似然估计为：

$$\hat{\sigma}_{b1}^2 = \begin{cases} \dfrac{1}{n_X}\left(\dfrac{1}{m_X}SSA_1 - \dfrac{1}{m_X(n_X-1)}SSE_1\right) & \dfrac{1}{m_X}SSA_1 \geq \dfrac{1}{m_X(n_X-1)}SSE_1 \\ & \text{if} \\ 0 & \dfrac{1}{m_X}SSA_1 < \dfrac{1}{m_X(n_X-1)}SSE_1 \end{cases} \quad （12.9）$$

以及

$$\hat{\sigma}_1^2 = \begin{cases} \dfrac{1}{m_X(n_X-1)}SSE_1 & \dfrac{1}{m_X}SSA_1 \geq \dfrac{1}{m_X(n_X-1)}SSE_1 \\ & \text{if} \\ \dfrac{1}{n_X m_X}SST_1 & \dfrac{1}{m_X}SSA_1 < \dfrac{1}{m_X(n_X-1)}SSE_1 \end{cases} \quad （12.10）$$

另外关于 V_X 的最大似然估计为 $\dfrac{1}{n_X m_X}\hat{V} = SST_1$，$\sigma_{b2}^2$，$\sigma_2^2$ 以及 V_y 可以的最大似然估计用 $\hat{\sigma}_{b2}^2$，$\hat{\sigma}_2^2$，以及 $\hat{V}_y$ 来表示，相似地可以利用可观测到的 Y_{ij} 获得到。对于 $\hat{\sigma}_{b2}^2$ 以及 $\hat{\sigma}_{b1}^2$ 的对比可以反映 2 个现场批次之间的可变性情况。

12.4.1.5　小结

请注意，Tse 等人（2006）提出的方法仅关注单个（即活性最强的）成分，假设可以在多个活性成分中定量识别活性最强的成分。按照类似的思路，Lu 等人（2007）将其结果推广到两个相关成分的情况，考虑了 p_1 和 p_2 来自两个不同地点的中药的两种最有效成分的一致性指数。Lu 等人（2007）提出用通过 2 个相关成分 $\min(p_1, p_2)$ 来定义中药的一致性指数并表示为 p，其中：

$$p_i = P\left(1 - \delta_i < \frac{U_i}{W_i} < \frac{1}{1-\delta_i}\right), 0 < \delta_i < 1, i = 1,2$$

δ_i 是检验一致性的临界值。因此，一致性指数 p 是参数的函数 $\theta = (\mu_{X1}, \mu_{X2}, \mu_{y1}, \mu_{y2}, V_{X1}, V_{X2}, V_{y1}, V_{y2})$，即 $p = h(\theta)$。根据不变性原理，得到了 p_1 和 p_2 由式（12.11）给出的最大似然估计：

$$\hat{p}_i = \Phi\left(\frac{-\log(1-\delta_i)-\left(\bar{X}-\bar{Y}_i\right)}{\sqrt{\hat{V}+\hat{V}}}\right) - \Phi\left(\frac{\log(1-\delta_i)-\left(\bar{X}-\bar{Y}_i\right)}{\sqrt{\hat{V}+\hat{V}}}\right) \qquad (12.11)$$

其中，$\Phi(z_0) = P(Z < z_0)$ 中服从标准正态分布。

$$\bar{X} = \frac{1}{n}\sum_{j=1}^{m}X_{ij}, \bar{Y}_i = \frac{1}{n}\sum_{j=1}^{n}Y_{ij}$$

以及

$$\hat{V}_{X_i} = \frac{1}{n}\sum_{j=1}^{n}\left(X_{ij}-\bar{X}\right)^2, \hat{V}_{Y_i} = \frac{1}{n}\sum_{j=1}^{n}\left(Y_{ij}-\bar{Y}_i\right)^2, i=1,2$$

因此上文提出的一致性指数 p，其最大似然估计为 $\hat{p}=\min(\hat{p}_1,\hat{p}_2)$，进一步验证 Lu 等人（2007）提出的渐进结果。

定理 12.2：（2.1）式中 $\log\hat{p}$ 均值 $E(\log\hat{p})$ 和方差 $\mathrm{Var}(\log\hat{p})$，

其中，$E(\log\hat{p}) = \log p + B(p) + o(n^{-1})$ 以及 $\mathrm{Var}(\log\hat{p}) = C(p) + o(n^{-1})$，更为细节的 $B(p)$ 和 $C(p)$ 公式在附录中。

此外：

$$\frac{\log\hat{p}-\log\hat{p}-B\left(\hat{p}\right)}{\sqrt{C\left(\hat{p}\right)}} \to N(0,1)$$

其中 $B(\hat{p})$ 以及 $C(\hat{p})$ 是对 $B(p)$ 以及 $C(p)$ 的估计，未知的总体参数 $\theta=(\mu_{X1},\mu_{X2},\mu_{y1},\mu_{y2},V_{X1},V_{X2},V_{y1},V_{y2})$ 的对应的最大似然估计估计为 $\hat{\theta}=(\bar{\bar{X}}_1,\bar{\bar{X}}_2,\bar{Y}_1,\bar{\bar{Y}}_2,\hat{V}_{X1},\hat{V}_{X2},\hat{V}_{y1},\hat{V}_{y2})$。

证明：$B(p)$ 和 $C(p)$ 的详细推导过程见附录。特别是：

$$B(p) = \frac{1}{np_k}\frac{\partial^2\hat{p}}{\partial V_{X_k}^2}\left(V_{X_k}^2+V_{Y_k}^2\right) - \frac{1}{2np_k^2}\left[\left(\frac{\partial\hat{p}}{\partial\mu_{X_k}}\right)^2\left(V_{X_k}+V_{Y_k}\right)+2\left(\frac{\partial\hat{p}}{\partial V_{X_k}}\right)^2\left(V_{X_k}^2+V_{Y_k}^2\right)\right]$$

以及

$$C(p) = \frac{1}{np_k^2}\left[\left(\frac{\partial\hat{p}}{\partial\mu_{X_n}}\right)^2\left(V_{X_n}+V_{Y_n}\right)+2\left(\frac{\partial\hat{p}}{\partial V_{X_k}}\right)^2\left(V_{X_k}^2+V_{Y_k}^2\right)\right]$$

其中下标 k 被定义为 $k=j$ 如果 $\hat{p}=\hat{p}$，$j=1$ 或 2。请注意，当 n 趋于无穷大时，$B(p)$ 趋于 0。因此，$\hat{p}$ 是渐近无偏的。因为 $\hat{\theta}=(\bar{\bar{X}}_1,\bar{\bar{X}}_2,\bar{Y}_1,\bar{\bar{Y}}_2,\hat{V}_{X1},\hat{V}_{X2},\hat{V}_{y1},\hat{V}_{y2})$ 通常是渐近多元的正态分布式 $\hat{p}$ 和 $\hat{\theta}$ 是的一个函数，从 Serfling（1980）得出：

$$\frac{\log \hat{p} - E\left(\log \hat{p}\right)}{\sqrt{\mathrm{Var}\left(\log \hat{p}\right)}} \to N(0,1)$$

利用 Slutsky's 定理，可以证明：

$$\frac{\log \hat{p} - \log p - B\left(\hat{p}\right)}{\sqrt{C\left(\hat{p}\right)}}$$

由于 $B(\hat{p})$ 以及 $C(\hat{p})$ 分别是 $B(p)$ 和 $C(p)$ 一致性估计，上述统计量是渐进正态的。

基于定理 19.2，当 $0 < \alpha < 1$，$\log p$ 的 $(1-\alpha) \times 100\%$ 置信区间 $\left[LL\left(\log \hat{p}\right),\right.$ $\left. UL\left(\log \hat{p}\right)\right]$ 通过下方公式计算得到：

$$LL\left(\log \hat{p}\right) = \log \hat{p} - B\left(\hat{p}\right) - z_{\alpha/2}\sqrt{C\left(\hat{p}\right)} \tag{12.12}$$

和

$$UL\left(\log \hat{p}\right) = \log \hat{p} - B\left(\hat{p}\right) - z_{\alpha/2}\sqrt{C\left(\hat{p}\right)} \tag{12.13}$$

其中 $z_{\alpha/2}$ 为标准正态分布的上 $\alpha/2$ 分位数，因此关于 p 的 $(1-\alpha) \times 100\%$ 置信区间 $\left[LL\left(\hat{p}\right), UL\left(\hat{p}\right)\right]$ 进一步表示为：

$$\left(e^{LL\left(\log \hat{p}\right)}, e^{UL\left(\log \hat{p}\right)}\right) \tag{12.14}$$

12.4.2　稳定性分析

在制药工业中，稳定性分析是指在适当的储存条件下为确定药品的有效期（保质期）而进行的研究。药物的保质期被定义为药物效力保持在批准的质量标准范围内的时间间隔，例如美国药典（USP）和国家处方集（NF）（USP/NF，2000）中给出的质量标准范围。美国食品和药物管理局要求在市场上的每种药品的直接容器标签上标明保质期。虽然许多药物产品由单一活性成分组成，但也有包含多种活性成分的药物产品（Pong 和 Raghavarao，2002）。例如，Chow 和 Shao（2007）指出，倍美力（结合雌激素，美国药典）至少含有五种活性成分：雌酮、马烯雌酮，17α- 二氢马烯雌酮，17α- 雌二醇和 17β- 二氢马烯雌酮。其他例子包括组合药物产品，如传统中药，已知其含有多种活性成分。对于含有多种活性成分的药品，逐个成分的稳定性分析可能不合适，因为这些活性成分可能有一些未知的相互作用。Chow 和 Shao（2007）提出了一种统计方法，用于确定含有多种活性组成或成分的药品的保质期，该方法与 FDA

提出的思路类似，并假设这些活性组成或成分是一些因素的线性组合。Chow 和 Shao（2007）提出的方法描述如下。

设 $y(t, k)$ 表示某种药品在生产后时间 t 时的第 k 种成分效力，$k = 1, \cdots, p$，对于配料 k，它的保质期为时间间隔 $E[y(t, k)(y(t, k)]$ 的期望应该有一个具体的极限，然而药品的保质期可能是一个时间间隔即 $E(f(y(t, 1)))\cdots E(f(y(t, p)))$ 应该有一个具体的极限，其中 f（例如 $y(t, 1), \cdots, y(t, p)$ 的一个线性组合）是用来刻画所有组成或成分影响的一个方程。总体而言，f 是维度为 $q \leq p$ 时的向量函数。

如果从 $y(t, 1)\cdots y(t, p)$ 观测得到的数据和函数 f 是已知的函数，那么通过数据转换 $= z(t)f(y(t, 1)\cdots y(t, p)$，可以进行稳定性分析。如果 f 维度为 1，那么 $z(t)$ 可以视为单一组成或成分。如果 f 维度为 $q > 1$，那么保质期时间应当定义为所有组分保质期时间 $1, \cdots, q$ 中最小的，当 h 是将 $z(t)$ 的第 h 个组成或成分视为一种单一的组成或成分。一种特殊情况是当 f 是恒等函数时，保质期是基于所有的成分时间不同时的所有保质期的最小值 $y(t, p)$，$k = 1, \cdots, p$。

然而，实际上，通常 f 是未知的。虽然最好的估计 f 的方法就是在两者之间建立 y 和 z 变量的一个模型，它需要从 y 和 z 两者观察到的数据，这在制药工业中并不常见，因为在许多问题中的变量 z，例如传统的中药，没有明确定义（参见 Chow 等人，2006）。

在本章中，我们假设 z 的组成成分是 y 的线性组合的组件并提出了一种确定保质期的方法。请注意，Chow 和 Shao（2006）提出的方法基本上是多变量分析中因子模型的应用（参见 Johnson 和 Wichern，1992）。

12.4.2.1　模型和假设

令 $y(t)$ 表示一个 p 维的向量，用以说明第 k 个组分在时间 t 时刻的效力，其中 $k = 1, \cdots, p$。我们假设药物的效力会随着时间的推移而降低。如果 $p = 1$，即 $y(t)$ 是单变量的，目前确定保质期时间的流程是使用平均降解曲线 $E[y(t)]$ 的 95% 置信下限与 USP/NF（2000）中规定的可接受的产品质量标准下限相交（参见 FDA，1987aICH，1993）的时间。令 η 表示第 k 个组成或成分在美国药典 / 国家标准中规定的产品质量标准下限 $y(t)$。假设，对于任何 t：

$$y(t) - E\left[y(t)\right] = LF_t + \varepsilon_t \qquad (12.15)$$

其中 L 是一个 $p \times q$ 满秩非随机未知矩阵，F_t 和 ε_t 是维度 q 和 p 的未被观测到的独立随机向量。$E(F_t) = 0$；$\mathrm{Var}(F_t) = I_q$，（q 阶的单位矩阵），$E(\varepsilon_t) = 0$；$\mathrm{Var}(F_t) = \Psi$。Ψ 为未知的 q 阶的对角阵。请注意，模型（12.15）假设 F_t 和 ε_t 就是所谓的正交因子模型（Johnson 和 Wichern，1992）。如果 ε_t 被视为随机误差，则模型（12.15）假设 p- 维度组成或成分向量 $y(t)$ 由一个 q 维未被观测到的向量 F_t 控制。通常 q 比 p 小得多。

令 $z(t) = (L'L)^{-1}L'[y(t)-\eta]$，代入（12.15），得到：

$$z(t) - E\big[z(t)\big] = F_t + (L'L)^{-1}L'\varepsilon_t \qquad (12.16)$$

如果 L 已知，那么（23.16）式建议对于在 $z(t)$ 观测到的转换数据进行稳定性分析。实际上，因为 L 是未知的，如果我们可以基于模型（12.15）和观测数据 $y(t)$ 估计 L，我们可以使用转换后的 $z(t)$ 与对于 L 的估计进行稳定性分析。

令 $x(t)$ 是与 $y(t)$ 作为时刻 t 的 s 维的协变量向量。例如，$x(t) = (1, t)'(s = 2)$ 或者 $x(t) = (1, t, t^2)'(s = 3)$。我们假设在任何时候都遵循以下模型 t：

$$E\big[y(t)-\eta\big] = Bx(t), \mathrm{Var}\big[y(t)\big] = \Sigma, i = 1,\cdots,m, j = 1,\cdots,n \qquad (12.17)$$

其中 B 是一个 $p \times s$ 未知参数的矩阵，$\sum$ 是一个未知数 $p \times p$ 正定协方差矩阵。因为 $z(t) = (L'L)^{-1}L'[y(t)-\eta]$，因此根据（12.17）可得：

$$E\big[z(t)\big] = \gamma'x(t), i = 1,\cdots,m, j = 1,\cdots,n \qquad (12.18)$$

其中 $\gamma = B'L(L'L)^{-1}$。

12.4.2.2　保质期测定

假设我们独立地观察数据 y_{ij}, $i = 1, \cdots, m, j = 1, \cdots, n$，其中 y_{ij} 是 y_{ti} 的第 j 次重复，$t_1, \cdots, t_m$ 是稳定性分析的设计时间点。定义：

$$x_i = x(t_i), z_{ij} = (L'L)^{-1}L'\big(y_{ij}-\eta\big), i = 1,\cdots,m, j = 1,\cdots,n \qquad (12.19)$$

首先考虑 $q = 1$ 的情况，即，z_{ij} 在（12.19）式中是单变量的。如果 z_{ij} 是可观察到的，那么 $E[z(t) = \gamma'x(t)]$ 的大约 95% 的置信下限为：

$$l(r) = \hat{\gamma}x(t) - t_{0.95,mn-s}\hat{\sigma}\sqrt{D(t)} \qquad (12.20)$$

其中 $\hat{\gamma}$ 是基于数据 $z'_{ij}S$ 和 $x'_i s$，y 在模型（12.20）的最小二乘估计量，$\hat{\sigma}^2$ 是常规残差平方和除以其自由度 $mn-s$ 下的结果。$t_{0.95, mn-s}$ 是自由度 $mn-s$ 的 t 分布下的 95% 分位数，以及：

$$D(t) = \left[n\sum_{i=1}^{m} x(t)' x_i x_i' x(t) \right]^{-1}$$

因此，如果 z'_{ij} 是可观测的，根据 1987 年 FDA 指南（FDA，1987a），稳定保质期为：

$$\tau = \inf\{t : l(t) \leqslant 0\} \qquad (12.21)$$

对于中药来说，$y'_{ij}S$ 而不是 $z'_{ij}S$ 被观察到。因此，l 在（12.20）中的置信下限 $l(t)$ 需要修改。因为 $\gamma' = (L'L)^{-1}L'B$，我们可以分两步得到 γ 估计值。在第一步，我们使用模型（12.17），观察数据 $y'_{ij}S$ 和 $x's$，并进行多元线性回归以获得 B 的最小二乘

估计 $\hat{B}$。在第二步中，我们考虑正交因子模型（12.15）并应用主成分方法来获得 L 的估计 $\hat{L}$，使用数据 $y_{ij} - \eta - \hat{B}x_i, i = 1, \cdots, m, j = 1, \cdots, n$。更准确地说，$\hat{L}$ 是归一化的基于数据的样本协方差矩阵的最大特征值对应的特征向量 $y_{ij}j - \hat{B}x_i, i = 1, \cdots, m, j = 1, \cdots, n$ 的样本协方差矩阵的最大特征值对应的特征向量。令 $\hat{\gamma} = \hat{B}'\hat{L}(\hat{L}'\hat{L})^{-1}$。

（12.20）中的置信下限被修改为：

$$l(t) = \hat{\gamma}'x(t) - t_{0.95,mn-s}\sqrt{x(t)'Vx(t)} \tag{12.22}$$

其中，V 是 $\hat{\gamma}$ 的 jackknife 方差估计量（参见，例如 Shao 和 Tu，1995）即：

$$V = \frac{mn-1}{mn}\sum_{i=1}^{m}\sum_{j=1}^{n}(\hat{\gamma}_{i,j} - \hat{\gamma})(\hat{\gamma}_{i,j} - \hat{\gamma})'$$

其中的 γ 的估计量 $\hat{\gamma}_{i,j}$ 在估计的过程中，使用和估计 $\hat{\gamma}$ 相同的方法，但第 (i, j) 个数据点已删除。当 $q = 1$ 时，该结果足够应用于估计较小的或者中等大小的 p。当 p 较大时，如 $p > q > 1$ 时，Chow 和 Shao（2007）提出了以下方法。$\hat{B}$ 的定义与之前一致，另外定义 λ_k 为基于 $y_{ij} - \eta - \hat{B}x_i, i = 1, \cdots, m, j = 1, \cdots, n$ 计算出来的协方差矩阵的第 k 个最大的特征值。e_k 为与 λ_k 相应的标准化特征向量。然后使用 $\hat{L}$ 对 L 进行估计，其为一个 $p*q$ 的矩阵，第 k 列为 $\lambda_k e_k$，$k = 1, \cdots, q$，对于 γ 的估计仍然是 $\hat{\gamma} = \hat{B}^{\hat{L}}(\hat{L}^{\hat{L}})^{-1}\cdot\gamma$，其为 $s*q$ 的矩阵。令 $\hat{\gamma}$ 的第 k 列为 $\hat{\gamma}_k, k = 1, \cdots, q$。

$$l_k(t) = \hat{\gamma}_k'x(t) - t_{1-0.05/q,mn-s}\sqrt{x(t)'V_kx(t)} \tag{12.23}$$

以及

$$V_k = \frac{mn-1}{mn}\sum_{i=1}^{m}\sum_{j=1}^{n}(\hat{\gamma}_{k,i,j} - \hat{\gamma}_k)(\hat{\gamma}_{k,i,j} - \hat{\gamma}_k)'$$

其中 $\hat{\gamma}_{k,i,j}$ 使用与 $\hat{\gamma}_k$ 相同的估计方法，但计算时把第 (i, j) 个数据点删除。令 $l_k(t)$ 表示 $\zeta_k(t)$ 的近似 95% 的联立置信下限，$k = 1, \cdots, q$，其中 $\zeta_k(t)$ 为 E$(z(t)) = \gamma'x(t)$ 的第 k 个组成成分，对于药品的保质期的一个近似的 95% 置信度下限（当样本量 mn 较大）为：

$$\tau = \min_{k=1,\cdots,q} \tau k'$$

当用 $l_k(t)$ 代表 $l(t)$ 时，τ_k 被定义为（12.21）的右边界，事实上，它是第 k 个组成成分的 $(1-0.05)/q$ 置信区间的保质期。

12.4.2.3 例子

为了说明如何确定含有多种活性成分的药品保质期的方法，考虑进行一项稳定性研究，针对一种新研制的用于治疗类风湿关节炎的中药。该药物含有 3 种植物活性成分，即淫羊藿（HE）、B 提取物和 C 提取物。这 3 种成分中的每一种在中国自古以来就被用作草药，并且在中国药典中有很好的记载。每种组分的比例总结如下（表 12.4）。

表 12.4　中药成分

成分	剂量（mg）
HE	60
B	25
C	25
配方	90
共计	200

为了确定该产品的保质期，在 25℃/60%RH（相对湿度）的测试条件下进行了为期 18 个月的稳定性研究。每种成分的产品规格下限为 90%。3 种成分在每个取样时间点的稳定性数据（标示量的百分比）见表 12.5。

表 12.5　中药的稳定性数据

成分	抽样时间点（月）					
	0	3	6	9	12	18
男性	99.6	97.5	96.8	96.2	94.8	95.3
	99.7	98.3	97.0	96.0	95.1	94.8
	100.2	99.0	98.2	97.1	95.3	94.6
B	99.5	98.4	96.3	95.4	93.2	91.0
	100.5	98.5	97.4	94.9	94.5	92.1
	99.3	99.0	97.3	95.0	93.1	91.5
C	100.0	99.5	98.9	98.2	97.9	97.5
	99.8	99.4	99.0	98.5	98.0	97.9
	101.2	99.9	100.3	99.5	98.9	98.0

因为 $p = 3$，我们考虑 $q = 1$ 使用之前章节介绍的方法，$l(t)$ 在（12.22）的各种 t（以月计）下的结果如下（表 12.6）。因此，该产品的预计保质期为 27 个月。

表 12.6　对应不同的 t 的 $l(t)$ 值

t	19	20	21	22	23	24	25	26	27	28
$l(t)$	4.97	4.36	3.75	3.14	2.52	1.90	1.28	0.66	0.03	−0.60

12.4.2.4　讨论

由 Chow 和 Shao（2007）提出的用于确定一个有着 p 个活性成分药品保质期的统计方法假设活性成分是 q 个影响因素的线性组合。因为我们建议使用主成分的分析方法来选择这些因素，所以第一个因素可以被视为主要的活跃因素，而第二个因素可以被视为次要的活跃因素。我们假设活性成分随时间减少。如果一种或多种成分随着时间的推移而增加，那么可以进行数量变换，使用 $g(y) = -y$ 或者 $g(y) = 1/y$。如果 p 很小或者中等大小，q 建议取 1。如果 pp 很大，然后考虑再加上几个因素。由于主成分是正交的，添加更多的因子不会影响先前选择的因子（除了 $t_{0.95, mn-s}$ 更改为 $t_{1-005/qmn-s}$），因此可以在敏感性分析中比较结果。最后，增加更多的因素总是导致一个更保守的过程。

请注意，在我们提出的方法中，我们假设含有多种成分的受试药品中没有显著的毒性降解产物。对于大多数传统中药来说，这是一个合理的假设，因为当与初级治疗结合使用时，多种成分可以降低毒性。然而，在检测到有毒降解产物的情况下，应特别注意①相似性（化学结构）；②交叉引用有关可能遇到的生物效应和浓度显著性的信息；③ FDA 稳定性分析指南中指出的药理作用或不作用的适应证。Chow 和 Shao（2007）提出的方法适用于不同成分不能相互独立降解的情况，这是大多数传统中药的情况。如果多种成分独立降解，那么逐个成分分析可能是合适的。如果我们的方法被应用，那么我们将选择 $q = 1$ 或 $q = 2$ 个因素来代表变异性最大的成分。

12.4.3　临床开发中研究终点的校准

在计划临床试验时，建议在研究方案中明确说明研究目标。一旦确定了研究目标，就可以选择有效的研究设计，并相应地确定主要临床终点。然而，由于前面所述的中医诊断程序（CDP）的性质，对于中医治疗效果的评估，通常使用的临床终点通常不适用。CDP 实际上是一种由许多问题组成的工具（或问卷），用于获取有关患者活动、功能、疾病状态和严重程度的信息。正如大多数管理机构所要求的，这种主观仪器在临床试验中用于评估治疗效果之前必须经过验证。然而，没有参考标记的情况下，不仅 CDP 不能被验证，而且我们也不知道在临床试验结束时中药是否达到了临床上显著的效果。在本节中，我们将研究中医诊断程序的校准和验证，以评估其与用于评估西医既定临床终点的一致性。

为了解决上述这些问题，Hsiao 等人（2009）提出了一项研究设计，该设计允许根据公认的西医临床终点（作为参考标记）校准和验证 CDP。将根据西方适应证标准筛选受试者。合格的受试者将由 CDP 进行诊断以建立基线。合格的受试者将被随机分配接受试验中药或活性对照药物（一种公认的西药）。参与的医生包括中医和西医也将被随机分配到中医组或西医组（WM）。因此，本研究设计将分为 3 组：第 1 组接受西医治疗但由 1 名中医和 1 名西医共同评估的受试者；第 2 组接受中医治疗并接受中医 A 评估的受试者；第 3 组接受中医治疗的受试者，由中医 B 评估。第 1 组可用于根据既定的临床终点校准 CDP，而第 2 组和第 3 组可用于根据既定的校准标准曲线验证 CDP。

12.4.3.1　中医诊断程序

如前所述，中医的诊断程序包括四种主要技术，即望诊、闻诊、问诊和切诊。所有这些诊断技术的主要目的是通过收集患者的症状和体征，为辨证提供客观依据。望诊包括观察患者的一般外貌（强壮或虚弱，胖或瘦），精神，面色（肤色），五官（眼，耳，鼻，唇，舌），分泌物和排泄物。听诊包括听声音、表情、呼吸、呕吐和咳嗽。闻诊包括嗅气息和体味。问诊包括询问具体症状和一般情况，包括现病史、既往史、个人生活史和家族史。脉诊和切诊有助于根据脉搏的变化判断疾病的部位和性质。最小的细节都会对治疗方案产生强烈的影响以及对预后的影响。虽然脉诊和舌诊因其经常被提及而备受关注，但诊断的其他方面也不容忽视。

在完成了这四种诊断技术之后，中医必须根据八纲、五行理论、五脏六腑和经络信息来构建描述身体基本物质及其在体内如何发挥作用的证候诊断。八纲包括阴阳（即阴性和阳性）、寒热、外感内伤、虚实（即虚弱和强壮）等。八纲可以帮助中医医生区分证候模式。例如，阴人会以消极、被动和寒凉的方式发展疾病（例如，腹泻和背痛），而阳人会以积极、主动、渐进和温暖的方式发展疾病（例如，眼睛干涩、耳鸣和盗汗）。五行（土、金、水、木和火）对应于人体的特定器官。每个元素都与其他元素协调运作。

五脏（或阴器官）包括心（包括心包）、肺、脾、肝和肾，而六腑（或阳器官）包括胆囊、胃、大肠、小肠、膀胱和三腔（即胸、上腹部和下腹部）。脏腑可以制造和储存基本物质。这些物质随后被腑所转化和运输。中医治疗包括对脏腑失调的临床表现的全面了解，以及对适当的针灸穴位和草药疗法的了解，以使脏腑得到平衡。经络是人体器官的代表。它们负责整个身体的能量和血液流动。

除了提供诊断信息之外，中医的这些要素还可以帮助描述疾病的病因，包括六个外感因素（即风、寒、夏、湿、燥、火），七个情绪因素（即怒、喜、忧、悲、忧、惧、惊）和其他致病因素。一旦所有这些信息被收集并处理成一个合理可行的诊断，中医就可以决定治疗方法。

12.4.3.2　校准

令 N 表示在组 1 中收集的患者数量。对于来自第 1 组的数据，让 x_j 是代表第 j 个患者的成熟临床重点的测量值。为简单起见，我们假设已建立的临床终点的测量是连续的。假设中医诊断程序包括 K 个项目。让 z_{ij} 表示第 j 个患者在第 i 项的得分，$i = 1, \cdots, k, j = 1, \cdots, N$。让 y_j 代表从 k 个中医诊断项目总结出的第 j 个患者的量表（或得分）。为简单起见，我们假设：

$$y_i = \sum_{i=1}^{K} \sum_{j}^{N} z_{i_j}$$

类似于分析方法的校准（参见 Chow 和 liu，1995），我们将考虑以下 5 个候选模型：

$$\text{Model } 1: y_j = \alpha + \beta x_j + e_j$$

$$\text{Model } 2: y_j = \beta x_j + e_j$$

$$\text{Model } 3: y_j = \alpha + \beta_1 x_j + \beta_2 x_j^2 + e_j$$

$$\text{Model } 4: y_j = \alpha x_j^{\beta} e_j$$

$$\text{Model } 5: y_j = \alpha e^{\beta x_j} e_j$$

其中 α, β, β_1 以及 β_2 是未知的参数，es 是独立随机误差 $E(e_j) = 0$ 和有限的 $\text{Var}(e_j)$ 在模型 1 ~ 3 中 $E(\log e_j) = 0$，模型 4 ~ 5 中 $\text{Var}(\log e_j)$ 是有限的。

模型 1 是一个简单的线性回归模型，它可能是建立校准标准曲线最常用的统计模型。当标准曲线通过原点时，模型 1 会简化为模型 2。模型 3 表明以下关系 y 和 x 是二次的。当 y 和 x 之间存在非线性关系时，模型 4 和模型 5 是很有用的。请注意，模型 4 和模型 5 都等价于在对数变换后简单线性回归模型。如果上述所有模型都不能拟合数据，可以使用广义线性模型。

通过在这些标准（既定的临床终点）和它们相应的响应（中医评分）之间拟合适当的统计模型，可以获得估计的校准曲线。估计的校准曲线也称为标准曲线。对于给定的患者，可根据标准曲线通过用其中医得分替换因变量来确定他 / 她对既定临床终点的未知测量值。

12.4.3.3　有效期

有效性本身是中医评估测量偏倚程度的一种度量。由于中医评估测量通常包含 4 个类别或领域，而这 4 个类别或领域又由中医界共同认可的许多问题组成，因此令人担忧的是这些问题可能不是捕捉关于患者活动 / 功能、疾病状态和疾病严重程度的信息的正确问题。我们将使用第 2 组的数据，根据之前建立的校准标准曲线来验证 CDP。令 X 表示不可观察的既定临床终点的测量值 z_i，$i = 1, \cdots, K$，可以基于上一节中估计的标准曲线来量化。按照惯例，我们假设：

$$X = (Y - \alpha) / \beta$$

其中 $Y = \sum_{i=1}^{K} Z_i$，模型 1 用于校准。假设 X 服从正态分布的平均值为 θ 和方差 τ^2。令 $Z = (z_1, \cdots, z_k)$。再次假设 Z 服从一个分布均值 $\mu = (\mu_1, \cdots, \mu_k)'$ 和方差 Σ。为了评估有效性，希望看到均值 z_i，$i = 1, \cdots, K$ 是否接近于 $(\bar{\alpha} + \beta \theta) / K$。令 $\overline{u\mu} = \frac{1}{k} \sum_{i=1}^{k} \mu_i$。进而 $\theta = (\bar{\mu} - \alpha) / \beta$。因此如果满足以下条件，我们可以说该工具在其有效性方面是有效的：

$$|\mu_i - \bar{\mu}| < \delta, \forall i = 1, \cdots, K \tag{12.24}$$

对于一些小的预先指定的 δ。为了验证（12.24），我们可以考虑构造关于 $\mu_i - \bar{\mu}$ 的联立置信区间。假设该中药评估是在第 2 人群中的 N 个患者中进行，令 $\hat{\mu} = \dfrac{1}{N}\sum\limits_{J=1}^{N} Z_J = \bar{Z}$ 进而关于 $\mu_i - \bar{\mu}$ 的（$1-\alpha$）100% 联立置信区间估计为：

$$\boldsymbol{a}_j'\hat{\mu} - \sqrt{\frac{1}{N}(\boldsymbol{a})_i' S \boldsymbol{a}_i} T(\alpha, K, N-K) \leqslant \mu_j - \hat{\mu} \leqslant \boldsymbol{a}_j'\hat{\mu} + \sqrt{\frac{1}{N}\boldsymbol{a}_i' S \boldsymbol{a}_i} T(\alpha, K, N-K) \quad i = 1, \cdots, K$$

其中

$$\boldsymbol{a}_i' = \begin{pmatrix} -\dfrac{1}{K}\mathbf{1}_{i-1} \\[2mm] 1 - \dfrac{1}{K} \\[2mm] -\dfrac{1}{K}\mathbf{1}_{k-1} \end{pmatrix}$$

$$S = \frac{1}{N-1}\sum_{j=1}^{N}(\boldsymbol{Z}_j - \bar{\boldsymbol{Z}})(\boldsymbol{Z}_j - \boldsymbol{Z})'$$

$$T^2(\alpha, K, N-K) = \frac{(N-1)K}{N-K} F(\alpha, K, N-K)$$

以及

$$P\big(T^2(K, N-K) \leqslant T^2(\alpha, K, N-K)\big) = 1-\alpha$$

进而使用 Bonferroni 法调整显著性水平 α 的值：

$$\boldsymbol{a}_j'\hat{\mu} - \sqrt{\frac{1}{N}\boldsymbol{a}_i' S \boldsymbol{a}_i}\, T\!\left(\frac{\alpha}{2K}, N-1\right) \leqslant \mu_j - \bar{\mu} \leqslant \boldsymbol{a}_j'\hat{\mu} + \sqrt{\frac{1}{N}\boldsymbol{a}_i' S \boldsymbol{a}_i}\, T\!\left(\frac{\alpha}{2K}, N-1\right)$$

当任何置信区间估计不落在 $(-\delta, \delta)$ 之间时，拒绝原假设，即：

$$H_0: |\mu_i - \bar{\mu}| \geqslant \delta, \forall i = 1, \cdots, K \tag{12.25}$$

12.4.3.4 可靠性

如果变量 X 的方差很小，则从估计的标准曲线得出的已校准的既定临床终点被认为是可靠的。我们可以检验假设：

$$H_0: T^2 \leqslant \Delta, \text{固定 } \Delta \tag{12.26}$$

为了验证由 X 估算的 θ 可靠性。我们将使用第 2 组来验证基于先前建立的校准标准曲线的可靠性。根据估计的标准曲线，我们可以得出：

$$\tau^2 = \frac{1}{\beta^2} Var\left(\sum_{i=1}^{K} Z_i\right)$$

$$= \frac{1}{\beta^2} 1' \sum 1$$

请注意，样本来自如下分布：

$$\sum_{j=1}^{N} \left(X_j - \bar{X}\right)^2 / \tau^2$$

该样本服从自由度为 $N-1$ 的卡方分布。根据 Lehmann（1952；1986），我们可以为 τ^2 构造一个（$1-\alpha$）100% 单侧置信区间如下：

$$\tau^2 \geq \frac{\sum_{j=1}^{N} \left(X_j - \bar{X}\right)^2}{\chi^2\left(\alpha, N-1\right)} = \xi$$

如果 $\xi > \Delta$，我们可以拒绝原假设（12.26），并且得出估算的 θ 不可信的结论。

12.4.3.5 稳健性

除了有效性和可靠性之外，一个可接受的中药诊断工具应该对不同的被评分者产生相似的结果。换言之，希望量化评价人引起的变化以及评价人与人之间的变化占总变化的比例。我们将使用单向嵌套随机模型来评估仪器的耐用性（Chow 和 Liu，1995）。单向嵌套随机模型可以表示为：

$$x_{jj} = \mu + A_i + e_{j(i)}, i = 1(\text{Group 2}), 2(\text{Group 3}); j = 1, \cdots, N$$

当 x_{ij} 是第 j 名患者在第 i 个诊断者下的校准量表，μ 是整体平均值，A_i 代表第 i 名诊断者的随机效应，以及 $e_{j(i)}$ 是第 i 名诊断者在第 j 名患者下的随机误差。对于单向嵌套随机模型，我们需要以下假设：A_i 是独立同分布的正态分布，均值为 0，方差为 σ_A^2；$e_{j(i)}$ 是独立同分布的正态分布，均值为 0，方差为 σ^2；对于所有的 i 和 j，A_i 和 $e_{j(i)}$ 之间相互独立 [searle et al. (1992)]。

令 $\bar{X}_{i.} = \frac{1}{j} \sum_{j=1}^{N} X_{x_{ij}}$ 以及 $\bar{X}_{..} = \frac{1}{2N} \sum_{j=1}^{2} \sum_{j=1}^{N} X_{x_{ij}} = \frac{1}{2} \sum_{I=1}^{2} \bar{X}_{i.}$，令 SSA 以及 SSE 分别代表因素 A 的平方和以及误差平方和。

$$SSA = N \sum_{i=1}^{2} \left(\bar{X}_{i.} - \bar{X}_{..}\right)^2$$

以及

$$SSE = \sum_{i=1}^{2} \sum_{j=1}^{N} \left(X_{ij} - \bar{X}_{i.}\right)^2$$

令 *MSA* 和 *MSE* 表示因子 A 的均方和均方误差。那么 $MSE = SSA$ 和 $MSE = SSE/[2(N-1)]$。因此，方差估计量的分析 σ_A^2 和 σ^2 可以通过以下方式获得：

$$\hat{\sigma}^2 = MSE$$

和

$$\hat{\sigma}_A^2 = \frac{MSA - MSE}{N}$$

注意 $\hat{\sigma}_A^2$ 是从 *MSA* 和 *MSE* 之间的差获得的，因此有可能获得负值估计。

3 个标准可用于评估仪器的耐用性。第一个标准是计算获得 σ_A^2 负估计值的概率：

$$p\left(\hat{\sigma}_A^2 < 0\right) = P\left(F\left[1, 2(N-1)\right] < \left(F^{-1}\right)\right)$$

其中 *F*[] 是自由度为 1 和 2(*N*–1) 的 F 分布。

$$F = \frac{\sigma^2 + N\sigma_A^2}{\sigma^2}$$

如果 $P(\hat{\sigma}_A^2 < 0)$ 足够大，意味着 σ_A^2 趋于 0，第二条标准是检验因素 *A* 的方差是否足够大于 0：

$$H_0 : \sigma_A^2 = 0 \text{ vs. } H_1 : \sigma_A^2 > 0 \tag{12.27}$$

当时在显著水平 α 下拒绝原假设（12.27），如果：

$$F_A > F_C = F\left[1, 2(N-1)\right]$$

其中 $F_A = MSA/MSE$，第三个准则是评估总变异中由 *A* 引起的变异所占的比例，为定义为：

$$\rho_A = \frac{\sigma_A^2}{\sigma^2 + \sigma_A^2}$$

基于 Searle et al.（1992），关于 σ_A^2 的（1–α）100% 置信区间为：

$$\hat{\rho}^A = \frac{MSA - MSE}{MSA + (N-1)MSE}$$

$$L_\rho = \frac{F_A / F_U - 1}{N + (F_A / F_U - 1)}$$

$$U_\rho = \frac{F_A / F_L - 1}{N + (F_A / F_L - 1)}$$

其中 $F_L = F[1-0.5\alpha, 1, 2(N-1)]$ 以及 $F_U = F[0.5\alpha, 1, 2(N-1)]$。

还希望测试评估者之间的差异是否在可控制的范围 ω 内，在这种情况下：

$$H_0: \sigma_A^2 \geq \omega \quad \text{vs.} \quad H_1: \sigma_A^2 < \omega \qquad (12.28)$$

Hsiao et al.（2007）考虑检验如下假设：

由于没有关于 σ_A^2 的准确的（$1-\alpha$）100% 置信区间，我们可以得到置信水平（$1-2\alpha$）100% 以及（$1-\alpha$）100% 之间的 Williams-Tukey 置信区间，用 (L_A, U_A) 表示：

$$L_A = \frac{SSA(1 - F_U / F_A)}{N \chi_{UA}^2}$$

$$U_A = \frac{SSA(1 - F_L / F_A)}{N \chi_{LA}^2}$$

其中 $F_L = F[1-0.5\alpha, 1, 2(N-1)]$ 和 $F_U = F[0.5\alpha, 1, 2(N-1)]$ 代表服从自由度为 1 和 2（$N-1$）的 F 分布的（$1-0.5\alpha$）th 和（0.5α）th 的上分位数，同理 $\chi_{LA}^2 = \chi^2(1-0.5\alpha, 1)$ 以及 $\chi_{UA}^2 = \chi^2(0.5\alpha, 1)$ 代表服从自由度为 1 的中心卡方分布的（$1-0.5\alpha$）th 和（0.5α）th 的上分位数以及 $F_A = MSA/MSE$。如果 $U_{\mu A} < \omega$. 在显著水平 α 下拒绝原假设（19.28）。

12.5 挑战性问题

虽然中药在人类中的应用有着悠久的历史，但目前尚缺乏科学有效的文献。正如美国食品和药品监督管理局所指出的，只有通过进行充分的、严格控制的临床试验才能获得关于试验治疗的安全性和有效性的实质性证据。然而，在研究中的试验治疗可用于人体之前，需要提供关于化学、生产和质量控制（CMC）、临床药理学和毒理学的足够信息（Chow 和 Liu，1995）。由于大多数中药由多种未知药理活性的成分组成，很难获得关于 CMC、临床药理学和毒理学的有效信息。在下文中，将简要描述这些困难。

12.5.1 监管要求

尽管中药在人类中的使用历史悠久，但是直到最近才出台有关评估中药安全性和有效性的监管要求。例如，中国大陆和台湾地区的监管机构已经发表了中药临床开发的指导方针 / 指南（参见，例如，MOPH，2002；卫生部，2004 年 a，2004 年 b）。此外，FDA 还发布了植物药物产品指南（FDA，2004）。这些中药研发的监管要求，尤其是临床研发的监管要求，与针对西药药物研发的既定准则 / 指南非常相似。基于在医疗实践、药物管理和诊断过程中存在如此多的根本差异，这些监管要求和相应的统计方法对于中药的研发是否可行是一个问题。因此，建议修改当前的监管要求和相应的统计方法，以反映这些基本差异。

强烈建议参考 Premarin（复方雌激素片，USP）的开发、审查和批准流程的监管要求，因为 Premarin 是一种由多个成分组成的西药，类似于中药（FDA，1991；刘和周，1996）。Premarin 包含多种成分，如雌酮、酮状平衡素、17α- 二氢马烯雌酮、17α- 雌二醇和 17β- 二氢马烯雌酮等多种成分，用于治疗与年期相关的中度至重度潮热症状。在制定适当的中药药品指导方针 / 指导文件方面，Premarin 的经验是有帮助的，因为它包含多个成分。

12.5.2　一致性检验

如上所述，与大多数西药不同，中药通常由多个成分组成。这些成分的药理活性、相互作用和相对比例通常是未知的。实际上，中药通常是由经验丰富的中国医生主观开出的。因此，每个人接受的实际剂量因中医认为的体征和症状而异。虽然这种医疗实践的目的是减少受试者内（或受试者内）的变异性，但它也可能引入不可忽略的变异性，如成分间的变异和中医之间的变异。因此，临床结果的可重复性或一致性值得怀疑。因此，如何确保观察到的临床结果的再现性或一致性已经成为监管机构在审查和批准过程中非常关注的问题。这也是制造过程的发起人非常关心的问题。为了解决再现性或一致性问题，建议对原材料和最终产品进行有效的统计质量控制。

Tse 等人（2006 年）提出了一种统计质量控制方法，用于评估来自不同资源和（或）不同生产地点的原材料或最终产品的一致性指标。一致性指标被定义为两个不同地点（位置）的中药的多种成分中最有效成分的特征（例如提取物）的比例在一致性限度内的概率。一致性指标接近 1，表示来自两个地点或位置的成分几乎相同。检验一致性的思路是在一个采样计划下为建议的一致性指数构建一个 95% 的置信区间。如果构建的 95% 置信下限大于预先指定的 QC 下限，则我们认为原材料或最终产品已通过 QC，因此可以释放进行进一步处理或使用。否则，原材料和（或）最终产品将被拒收。关于 Tse 等人（2006）提出的统计方法的更多细节将在下一节中给出。

12.5.3　动物研究

动物研究的目的不仅是研究动物可能的毒性，而且是建议用于人类的适当剂量，假设已建立的动物模型可以预测人体模型。对于一个新开发的药品，动物研究是必要的。然而，对于一些众所周知的中药，它们已经在人类中使用了多年，并且具有非常轻微的毒性，是否有必要进行动物研究是值得怀疑的。建议根据中华人民共和国药典（CP）中所描述的中药的所有成分，根据它们的潜在毒性和（或）安全剖面将其分类为几个类别，作为动物研究监管要求的基础。换言之，对于一些众所周知的中药成分，如人参，根据人类使用的以往经验，可以豁免毒性测试的动物研究，尽管在人类使用中没有记录到正确施用指定治疗剂量后的健康风险或不良反应。请注意，德国监管机构的草药监管机构，通常称为 E 委员会，已经对大约 300 种常见植物的同行评议文献进行了全面评估，评估内容涉及临床证据的质量以及草药被合理认为有效的用途（PDR，1998）。

12.5.4　保质期的估计

大多数监管机构要求在直接容器标签上标明药品的有效期（或保质期）才能释放供使用。为了满足这一要求，通常进行稳定性研究，以表征药品的降解情况。对于含有单一活性成分的药物产品，已经建立了确定药品保质期的统计方法（例如，FDA，1987aICH，1996c）。然而，对于含有多成分的药品的保质期估计的监管要求还不可用。

在追踪单一活性成分的药品的保质期的概念的基础上，有 2 种方法值得考虑。首先，我们可以（保守地）考虑药品每种成分的最短保质期。这种方法是保守的，但可能由于以下原因不可行：①不能准确和可靠地定量所有中药的所有成分，②由此产生的保质期可能太短而无法使用（参见，例如，Pong 和 Raghavarao，2002）。

或者，我们可以考虑一个两阶段的方法来确定药物的保质期。在第一阶段，应尽可能确定最活跃的成分。然后可以根据 FDA 和 ICH 指南中建议的方法获得保质期。在第二阶段，基于最有效成分和其他成分的关系和（或）相互作用来调整获得的保质期。作为一种替代方案，Chow 和 Shao（2005）提出了一种用于确定中药保质期的统计方法，该方法遵循了美国食品和药物管理局提出的类似想法，假设成分是一些因素的线性组合。

12.5.5　指示和标签

如前所述，一旦中药获得监管机构的批准，澄清其使用目的（仅由中医使用、仅由西方临床医生使用或由中医和西方临床医生共同使用）是非常重要的。如果中药仅供中医使用，用于获得充分证据的临床试验应反映中医医学理论和中国医生的医疗实践。标签应该提供足够的信息，以指导按照中国方式开具中药处方。另外，如果研究中的中药是供西方临床医生单独使用的，则应根据临床研究终点，以西方方式对研究中的患者进行安全性和有效性评估。因此，标签应该提供足够的信息，以便按照西方的方式开具中药处方。如果中医既适用于西方临床医生，也适用于中国医生，则必须通过西方临床研究终点和中国诊断程序（例如，一些标准化的定量仪器）对患者进行评估，前提是中国的诊断程序已经校准和验证，并与已建立的西方临床终点相匹配。在这种情况下，清楚地了解通过中国的诊断程序观察到的差异如何转化为西方临床医生熟悉的临床效果，反之亦然。

12.6　近期发展

12.6.1　介绍

近年来，随着越来越多的创新药物产品专利保护期到期，寻找治疗心血管疾病和癌症等重大和（或）威胁生命的疾病的新药已成为许多制药公司和研究机构（如美国国立卫生研究院）的关注中心。这了对有前途的传统中药（TCM）潜在用途的研究，特别是对于重大和（或）威胁生命的疾病的研究。Bensoussan 等人（1998）采用随机临床试验（RCT）评估中药治疗肠易激综合征的效果。然而，在中药研究中，RCT 并不常用。西医和中医在诊断程序、治疗指标、医学机制、医学理论和实践方面存在根本差异（Chow 等，2006；Zhou 等，2012）。此外，中药通常由多种成分组成，剂量灵活。

中医认为，一个健康的受试者体内的所有器官都应该达到所谓的全局动态平衡和器官之间的和谐。一旦全局平衡在某些部位如心脏、肝脏或肾脏被打破，一些迹象和症状就会反映出这些部位的不平衡。一位经验丰富的中医通常会评估失衡的原因，然后开出剂量灵活的中药来解决问题。这种方法有时被称为个性化（或个体化）医学方法。在实践中，中医把望诊、闻诊、问诊、切诊作为主要的诊断方法。由于缺乏参考标准以及评估者之间（即中医与中医之间）预期的较大差异，这些主观的和基于经验的诊断程序的科学有效性受到了批评。有关中医统计问题的系统讨论，请参见 Chow（2015）。

在本章中，我们试图提出一种统一的方法来开发基于从给定对象收集的多个指标的综合疾病指数，这些指标基于器官间的全局动态平衡的概念。器官之间的动态平衡可以定义如下。遵循生物等效性或生物相似性测试的概念，如果 95% 置信上限小于某个等效极限，则我们得出结论，认为治疗在受试者器官间实现了动态平衡，因此被认为是有效的。如果我们不能拒绝无效的原假设，我们就可以得出结论，认为这种疗法是无效的，因为仍然存在疾病信号。在实践中，可以基于特定疾病的疾病状态的一些预先指定的参考标准对这些疾病信号进行分组以诊断特定疾病，这些参考标准是基于与特定器官（或疾病）相关的指数开发的。

12.6.2　健康指数和疗效测量

令 $X_T = (X_{T1}, \cdots, X_{Tk})$ 和 $X_H = (X_{H1}, \cdots, X_{Hk})$ 代表 k 维分别接受中药治疗的受试者和作为健康对照的受试者的健康概况。健康概况的变量 X_{Ti} 分布可以是连续的，也可以是有序的，即使是连续的，其分布也可能不是正态分布。健康概况的维度 k 可能很高。

根据这一公式，如果接受治疗的受试者的健康概况与健康受试者的健康概况没有显著差异，如果需要，年龄和性别可能匹配，则认为中医治疗是有效的。为此，我们将疾病指数 θ 定义为一种被治疗对象的健康概况和健康受试者的概况的假想距离。具体来说，让 μ_T 和 μ_H 分别是治疗受试者和健康受试者的平均健康概况，并让 $\sum_T$ 还有 $\sum_H$ 分别是被治疗受试者和健康受试者的协方差矩阵。让 $\lambda_1(\sum)$ 是对称矩阵的最大特征值。将疾病指数定义为：

$$\theta = \frac{\left(\mu_T - \mu_H\right)^T \left(\mu_T - \mu_H\right) + \lambda_1\left(\Sigma_T\right) - \lambda_1\left(\Sigma_H\right)}{\max\left\{\sigma_0^2, \lambda_1\left(\Sigma_H\right)\right\}} \tag{12.29}$$

其中 σ_0^2 是已知的常数。

疾病指数的上述定义与主成分分析有着有趣的联系。为了理解这点，设想 X_T 和 X_H 是多元正态分布的，然后，$(\mu_T - \mu_H)^T(\mu_T - \mu_H)$ 是 $X_T - X_H$ 的第一主成分的均值平方。$\lambda_1(\Sigma_T)$ 是的第一个主成分 X_T 的方差，同理 $\lambda_1(\sum)$。一个小的 θ 意味着两件事。第一，它意味着平均健康概况之间的差异 μ_T 和 μ_H 相对于 X_H 的最大变化很小。第二，它意味着疾病谱的最大方差 X_T 至少不比 X_H 最大变化大多少。所以可以查看一个小的病情指数作为治疗效果的证据。治疗的功效可以被表述为与健康对照的健康概况等效的测试。让 X_T 表示（12.29）中治疗结束时患病受试者的健康概况。如果测试拒绝以下假设 H_0，则声称治疗有效：

$$H_0 : \theta \geq \varepsilon \quad \text{vs.} \quad H_1 : \theta < \varepsilon \tag{12.30}$$

其中 ε 是已知的正阈值。

12.6.3 疗效评估

令：

$$\gamma = \left(\mu_T - \mu_H\right)^T \left(\mu_T - \mu_H\right) + \lambda_1\left(\Sigma_T\right) - \lambda_1\left(\Sigma_H\right) - \varepsilon \max\left\{\sigma_0^2, \lambda_1, \left(\Sigma_H\right)\right\} \tag{12.31}$$

然后，测试（12.30）相当于测试：

$$H_0 : \gamma \leq 0 \quad \text{vs.} \quad H_1 : \gamma < 0 \tag{12.32}$$

我们通过假设检验和置信区间之间的对偶性来构造一个渐近检验。具体而言，我们基于两个独立的随机样本构造了 γ 的 95% 近似置信上限：

$$X_{Ti} = \left(X_{Ti1}, \cdots, X_{Tki}\right)^T, i = 1, \cdots, n_1 \text{和} X_{Hi} = \left(X_{Hi1}, \cdots, X_{Hki}\right)^T, i = 1, \cdots, n_2$$

然后如果 95% 置信上限小于 0，我们拒绝原假设 H_0。

$$B^T \left(q\Sigma_T + \Sigma_H\right) B = diag\left\{\eta_1, \cdots, \eta_k\right\}$$

令 B 为一个 $k \times k$ 正交矩阵使得：

令其中 $q = n_2/n_1$。

$$v = \left(v_1, \cdots, v_k\right)^T = B\left(\mu_T - \mu_H\right)$$

以及

$$\hat{v} = \left(\hat{v}_1, \cdots, \hat{v}_k\right)^T = B\left(\hat{\mu}_T - \hat{\mu}_H\right)$$

参数 γ 可以重写成为：

$$\gamma = \sum_{i=1}^{k} \upsilon_i^2 + \lambda_1\left(\Sigma_T\right) - \lambda_1\left(\Sigma_H\right) - \varepsilon \max\left\{\sigma_0^2, \lambda_1\left(\Sigma_H\right)\right\}$$

容易看出 υ_i^2, $i = 1, \cdots, k$ 是相互独立的，并且服从正态分布 $N(\upsilon_i, \eta_i)$，记 $\hat{\eta}_i$ 为矩阵 $B^T(q\hat{\Sigma}_T + \hat{\Sigma}_H)$ 的第 i 个对角元素。则 υ_i^2 的 95% 置信区间上限为：

$$\sum_{i=1}^{k} \upsilon_i^2 + 2z_{0.05}\sqrt{\frac{\sum_{i=1}^{k}\hat{v}_i^2\hat{\eta}_i}{n_2}}$$

其中，$z_{0.05}$ 是标准正态分布的第 95 个百分位数。

令 $l_{1,T}$ 为 $\hat{\Sigma}_T$ 的最大特征值。然后，由 Anderson and Hauck（1990）提出，渐近 95% 置信上限 $\lambda_1(\hat{\Sigma}_T)$ 为：

$$\frac{l_{1,T}}{1 - z_{0.05}\sqrt{2/n_1}}$$

类似地，渐近 95% 置信下限为 $\lambda_1(\hat{\Sigma}_H)$ 是：

$$\frac{l_{1,T}}{1 - z_{0.05}\sqrt{2/n_2}}$$

如果 $\lambda_1(\hat{\Sigma}_H) > \sigma_0^2$，则（12.31）简化为：

$$\gamma = \sum_{i=1}^{k} v_i^2 + \lambda_1\left(\Sigma_T\right) - \left(1 + \varepsilon\right)\lambda_1\left(\Sigma_H\right) \tag{12.33}$$

由于 $\hat{\upsilon}_i's$，$l_{1,T}$ 以及 $l_{1,H}$ 之间是相互独立的，根据 Howe（1974）以及 Graybill 和 Wang（1980），得到关于 γ 的 95% 置信区间上限为：

$$\hat{\gamma}_{U,1} = \sum_{i=1}^{k} \hat{v}_i^2 + l_{1,T} - \left(1 + \varepsilon\right)l_{1,H} + \sqrt{\Delta} \tag{12.34}$$

其中：

$$\Delta_1 = \frac{4z_{0.05}^2 \sum_{i=1}^{k} \hat{v}_i^2 \hat{\eta}_i}{n_2} + \left(\frac{l_{1,T}}{1 - z_{0.05}\sqrt{\frac{2}{n_1}}} - l_{1,T} \right)^2 + (1+\varepsilon)^2 \left(\frac{l_{1,H}}{1 - z_{0.05}\sqrt{\frac{2}{n_2}}} - l_{1,H} \right)^2$$

如果 $\lambda_1(\sum_H) < \sigma_0^2$，则 γ 在（12.31）简化为：

$$\gamma = \delta + \lambda_1(\Sigma_T) - \lambda_1(\Sigma_H) - \varepsilon\sigma_0^2 \qquad (12.35)$$

得到关于 γ 的 95% 置信区间上限为：

$$\hat{\gamma}_{U,2} = \sum_{i=1}^{k} \hat{v}_i^2 + l_{1,T} - l_{1,H} - \varepsilon\sigma_0^2 + \sqrt{\Delta_2} \qquad (12.36)$$

其中

$$\Delta_2 = \frac{4z_{0.05}^2 \sum_{i=1}^{k} \hat{v}_i^2 \hat{\eta}_i}{n_2} + \left(\frac{l_{1,T}}{1 - z_{0.05}\sqrt{\frac{2}{n_1}}} - l_{1,T} \right)^2 + \left(\frac{l_{1,H}}{1 - z_{0.05}\sqrt{\frac{2}{n_2}}} - l_{1,H} \right)^2$$

检验（12.30）相当于检验（12.32）Chen 等人（2019）提出如下的检验原则：如果 $l_{1,H} \geqslant \sigma_0^2$ 以及 $\hat{Y}_{U,1} < 0$ 或者 $l_{1,H} \leqslant \sigma_0^2$ 以及 $\hat{Y}_{U,2} < 0$，则拒绝原假设。特别地，可以提出以下的检验规则并以 0.05 的显著性水平检验 H_0：

$$\phi = I\left(l_{1,H} \geqslant \sigma_0^2 \text{和} \hat{\gamma}_{U,1} < 0\right) + I\left(l_{1,H} < \sigma_0^2 \text{和} \hat{\gamma}_{U,2} < 0\right) \qquad (12.37)$$

当样本量较小时，上述检验 ϕ 倾向于积极拒绝原假设。Zheng 等人（2019 年）建议在实际操作中使用 $z_{0.025}$ 替换 $z_{0.05}$，除非样本量非常大。

12.6.4　小结

Zheng 等人（2019）提出了一种基于病情指数、生物等效性和生物相似性概念的中药疗效评估方法。我们采用的方法是群体生物等效方法。使用个体生物等效性方法开发方法将是令人感兴趣的。

在本章中，我们假设健康概况服从多元正态分布。当健康概况的部分或全部成分不是正态分布时，当最小 $\{n_1, n_2\}$ 趋于无穷大。在本章中，我们考虑以下情况 k 是适度的大。当 k 非常大的时候，也就是说，当 $k \gg \max\{n_1, n_2\}$，建议使用稀疏主成分分析方法，并通过 bootstrap 方法构造相应的 95% 置信上限。

本章中定义的疾病指数使用均值和方差信息来衡量治疗受试者的档案和健康对照的档案之间的接近程度。然而，我们并没有对 k 个组成部分 X_1，X_k 这些因素之间的因果关系进行建模。根据中医理论，可以考虑包含因果信息的替代模型。因此，未来的研究是有保证的。

12.7　结束语

如前所述，中药被定义为一种针对按照传统中医药理论诊断出的疾病进行治疗的中草药。这种诊断基于望诊、闻诊、问诊和切诊，基于对人体所有器官的功能／活动之间的整体平衡的传统中医医学理论。在进行中药临床试验时，建议仔细评估第 2 章所述的西医和中医之间的根本差异，以进行有效和公正的中药安全性和疗效评估。

中医药研究和发展的关键问题之一是澄清中医药西化和现代化之间的区别。对于中医药的西方化，我们遵循药物开发过程中关键阶段的监管要求，包括药物发现、配方、实验室开发、动物研究、临床开发、制造工艺验证和质量控制、监管提交、审查和过程，尽管西药和中药之间存在根本差异。对于中医药的现代化，建议修改监管要求，以考虑西药和中药之间的根本差异。换言之，我们仍然应该根据修改后的监管要求来确定中医药是否真正起作用，将西医临床试验用作比较的标准。

在实践中，公认的是，对于重大和（或）危及生命的疾病，西药往往比中药更快地达到治疗效果。中医药发现对于慢性病或非危及生命的疾病的患者很有用。在许多情况下，重大中药在减少毒性或改善危重疾病和危及生命的疾病患者的安全性方面是有效的。作为中医药研究和发展的策略，建议：①在可能的情况下，将中医药与成熟的西药联合使用作为补充，以改善其安全性和（或）增强治疗效果；②对于对现有治疗无效的患者，应考虑将中药作为二线或三线治疗。然而，由于以下原因，一些申办方对在中药作为膳食补充剂的研究开发更感兴趣：①监管要求缺乏或模糊不清；②对中药的医学理论／机制缺乏了解；③多个成分的保密性；④对中药多种成分的药理活性缺乏了解。由于中药由多种成分组成，这些成分可能在不同的地点或位置生产，因此在最终产品的质量的后续一致性，既是对申办者面临的挑战，也是监管机构所关注的问题。因此，在批准的中药可以投入使用之前，必须进行一些质量保证的测试，例如含量均一性、重量变异和（或）溶出度以及（制造）过程验证。

第 13 章　适应性试验设计

13.1　简介

在过去的几十年中，人们已经认识到，生物医学研究支出的增加并不反映药物/临床研究和开发成功率的增加。药物/临床开发的低成功率可能是由于以下因素：①改进的余地越来越小，这增加了证明药物益处的难度；②基因组学和其他新科学尚未充分发挥潜力；③合并和其他商业安排减少了候选药物；④药物/临床开发聚焦于容易的目标，因为慢性病更难研究；⑤失败率没有改善；⑥迅速上升的费用和复杂性降低了将许多候选药物推进到临床的意愿/能力（Woodcock，2005）。

在 2000 年年初，FDA 建立了关键路径倡议来帮助主办方确定失败的可能原因，提供解决方案，以及提高药物研究和开发的效率和成功率。FDA 在 2004 年的《关键路径报告》中提出了其对医疗产品管线问题背后的科学挑战的诊断。两年后，FDA发布了一份《关键路径机会清单》，呼吁利用先前的经验或累积的信息来推动创新的试验设计。许多研究人员将这些行动解释为鼓励在临床试验中使用创新的适应性设计方法，而一些研究人员则认为这相当于建议在药物/临床开发中使用贝叶斯方法来评估治疗效果。临床试验中适应性设计方法的目的是为研究者提供灵活性，以便及时有效地识别试验治疗的最佳（最优）临床效益，而不会损害预期研究的有效性和完整性。

适应性设计的概念可以追溯到 20 世纪 70 年代，当时适应性随机化（赢家通吃设计）被引入作为序贯临床试验的一类设计（Wei，1978）。临床研究和开发中的大多数适应性设计方法都属于适应性随机化的范畴（Efron，1971；Lachin，1988；Atkinson 和 Doney，1992；Rosenberger 等，2001；Hardwick 和 Stout，2002）；具有提前停止试验［以应对安全性、无效性和（或）疗效］灵活性的成组序贯设计（Lan和 DeMets，1987；Wang 和 Tsiatis，1987；Lehmacher 和 Wassmer，1999；Posch 和Bauer，1999；Liu 等，2002）；以及在中期通过将总体 I 型错误率控制在预先指定的显著性水平，进行灵活的样本量重新估计以达到期望的统计功效。（Cui 等，1999；Chung-Stein 等，2006；Chow 等，2008）。

多年来，在药物/临床研究和开发中，基于累积数据对正在进行的临床试验的试

266

验程序和（或）统计方法进行修改的适应性设计方法已经得到了实践。临床研究中的适应性设计方法对药物 / 临床科学家非常有吸引力，原因如下：第一，它反映了现实世界中的医疗实践。第二，就正在研究的试验治疗的有效性和安全性（毒性）而言，这是符合伦理的。第三，在临床开发的早期阶段，它不仅灵活而且有效。但是，一个担忧是 p 值或置信区间方法用于评估修改试验后估计的治疗效果是否正确或可靠。另一个担忧是，在临床试验中使用适应性设计方法可能会导致完全不同的试验，而新的试验无法解决原本想要回答的科学 / 医学问题。

近年来，适应性设计方法在临床试验中的潜在应用引起了广泛关注。例如，美国药物研究和制造商协会（PhRMA）和生物技术工业组织（BIO）已经建立了适应性设计工作组，并提出 / 发布了关于策略、方法和实施的白皮书，以供监管考虑（Gallo 等，2006；Chang，2007）。然而，适应性设计的定义、方法、应用和实现还没有普遍的一致意见。此外，许多期刊也出版了适应性设计特刊，以评估适应性试验设计方法在临床研究和开发中的潜在应用。这些科学期刊包括但不限于：《生物统计学》（第 62 卷，第 3 期）；《医学统计》（第 25 卷，第 19 期）；《生物制药统计学期刊》（第 15 卷，第 4 期和第 17 卷，第 6 期）；《生物测量学期刊》（第 48 卷，第 4 期）；以及《药物统计学》（第 5 卷，第 2 期）。此外，在过去的几年中，许多专业研讨会 / 会议专门讨论了创新适应性设计方法在临床试验中潜在应用的可行性、适用性、效率、有效性和完整性。例如，FDA/ 行业统计研讨会在 2006 年至 2008 年连续举办了适应性会议和研讨会，涵盖了工业、学术和监管等多个领域的观点。关于在临床试验中使用适应性设计方法的更多细节可以在 Chow 和 Chang（2006）和 Chang（2007）的书中找到。

本章的目的不仅是全面总结在临床研究中应用 / 实施适应性设计方法时经常遇到的问题，也涵盖了最近的发展，如在临床试验中实施更复杂的适应性设计时，独立数据安全监察委员会和样本量估计 / 分配、合理性论证和调整的作用。第 13.2 节对通常采用的适应性调整和由此产生的适应性设计进行了简要说明。第 13.2 节还涵盖了关于临床试验中使用适应性设计方法的法规和统计观点。在临床试验中应用适应性设计方法时，方案修订的影响、通过设计适应性调整的挑战和回顾性适应性调整的障碍在第 13.4 节中做了描述。第 13.5 节和 13.6 节分别讨论了一些临床开发的试验示例和策略。简短的小结见第 13.7 节。

13.2　什么是适应性设计

在临床试验中，通过审查中期累积数据，在临床试验的过程中修改试验程序和（或）统计方法并不罕见。其目的不仅在于有效地确定所研究的试验治疗的临床益处，还在于增加预期临床试验的成功概率。影响试验程序的因素包括资格标准、研究剂量、治疗持续时间、研究终点、实验室测试程序、诊断程序、可评价性的标准，和临床反应的评估。统计方法的考虑包括随机化方案、研究设计选择、研究目标 / 假设、样本量计算、数据监测和中期分析，以及统计分析计划和（或）数据分析方法。在这一章中，我们将把对试验和（或）统计程序的调整（变化或修改）称为适应性设计方法。因此，适应性设计被定义为允许在试验开始后对试验和（或）试验的统计程序进行调整而不破坏试验的有效性和完整性的设计（Chow 等，2005）。PhRMA 适应性设计工作组在他们的一份出版物中强调了适应性设计仅通过设计适应性调整（而不是临时适应性调整）的特征，将其定义为一种使用累积数据来决定如何在不破坏试验的有效性和完整性的情况下，随着研究的继续，修改研究的各个方面的临床试验设计（Gallo等，2006）。另外，FDA 将适应性设计临床研究定义为一种事先计划机会，来根据研究中受试者的数据（通常是中期数据）分析，修改研究设计和假设的一个或多个指定方面的研究。（FDA，2010b，2018）。然而，FDA 的定义受到了批评，因为：①它不灵活，因为只允许预期适应性调整；②它不能反映真实的实践（如方案修订）；③最重要的是，它没有提到利用适应性试验设计的临床研究的有效性和完整性。注意，在许多情况下，适应性设计也被称为灵活设计（EMEA，2002，2006）。

13.2.1 适应性调整

适应性调整是指在临床试验过程中对试验程序和（或）统计方法的修改或改变。临床试验中通常采用的适应性调整可分为预期适应性调整、同时性（或临时性）适应性调整和回顾性适应性调整。预期适应性调整包括但不限于适应性随机化；在中期分析中，由于安全性、无效性或有效性而提前停止试验；淘汰劣势组（或劣效治疗组）；样本量的重新估计；诸如此类。因此，预期适应性调整通常指 PhRMA 白皮书（Gallo 等，2006）中描述的通过设计适应性调整。同时性适应性调整通常指的是在试验过程中进行的任何临时的修改或变更。同时性适应性调整包括但不限于入选 / 排除标准的修改；可评价性标准；剂量 / 方案和治疗持续时间；假设和（或）研究终点的变化；诸如此类。回顾性适应性调整通常是在数据库锁定或治疗代码揭盲之前对统计分析计划进行的修改和（或）变更。在实践中，预期、临时性和回顾性适应性调整分别由研究方案、方案修订和统计分析计划在监管审查者的一致同意下实施。

13.2.2 适应性设计的类型

基于所采用的适应性调整，临床试验中通常考虑的适应性设计包括但不限于：①适应性随机化设计；②成组序贯设计；③N- 可调整（或灵活的样本量重新估计）设计；④淘汰劣势组设计；⑤适应性剂量发现设计；⑥生物标记适应性设计；⑦适应性治疗转换设计；⑧适应性假设设计；⑨适应性无缝（例如，Ⅰ/Ⅱ期或Ⅱ/Ⅲ期）试验设计；

⑩多重适应性设计。这些适应性设计简述如下。

13.2.2.1　适应性随机化设计

适应性随机化设计是一种允许根据不同和（或）不等的治疗分配概率来修改随机化方案以增加成功概率的设计。因此，适应性随机化设计有时被称为赢家通吃设计，因为它会增加成功的概率。通常应用的适应性随机化程序包括治疗适应性随机化（Efron，1971；Lachin，1988），协变量适应性随机化，和因变量适应性随机化（Rosenberger 等，2001；Hardwick 和 Stout，2002）。

尽管适应性随机化设计可以增加成功的可能性，但它对于大型试验或治疗持续时间相对较长的试验来说可能不可行，因为每个受试者的随机分组取决于前一受试者的反应。采用适应性随机化设计的大型试验或治疗持续时间较长的试验将需要更长的时间来完成。此外，在研究开始前可能无法获得随机化计划。而且，由于随机化方案的复杂性，通常难以获得对治疗效果的统计推断。在实践中，由于适应性随机化导致的复杂的概率结构，统计检验通常很难，甚至不可能获得，这也限制了适应性随机化设计在实践中的使用。

13.2.2.2　成组序贯设计

成组序贯设计是一种允许因安全性、无效性 / 有效性或两者同时存在而提前终止试验的设计，同时可以根据中期分析的结果进行额外的调整。许多研究人员将成组序贯设计称为典型的适应性设计，因为在对研究的中期结果进行审查后，可能会应用一些适应性调整，例如由于安全性、有效性和（或）无效性而提前终止试验。实际上，文献中存在着基于不同边界函数的各种停止的边界，用于控制总的 I 类错误率（Lan 和 DeMets，1987；Wang 和 Tsiatis，1987；Jennison 和 Turnbull，2000，2005；Rosenberger 等，2001；Chow 和 Chang，2006）。近年来，两阶段适应性设计的概念促进了适应性成组序贯设计的发展（Cui 等，1999；Lehmacher 和 Wassmer，1999；Posch 和 Bauer，1999；Liu 等，2002）。

应当注意的是，当额外的适应性调整，例如适应性随机分组、淘汰劣势组、和（或）增加额外的治疗组（除了通常考虑的适应性调整，例如由于安全性、有效性和（或）无效性以及样本量重新估计等原因而提前停止试验）被应用于审查中期结果后的典型的成组序贯设计时，所得的成组序贯设计通常被称为适应性成组序贯设计。在这种情况下，典型的成组序贯设计的标准方法可能不合适。此外，如果：①存在额外的调整［例如，假设和（或）研究终点的变化］；②由于额外的调整或方案修订，目标患者群体发生变化，则可能无法将总体 I 类错误率控制在 5% 的期望水平。

13.2.2.3　灵活的样本量重新估计（SSRE）设计

灵活的样本量重新估计（或 N 可调节）设计允许基于中期观察到的数据对样本量进行调整或重新估计。在临床研究中，可以验证所选样本量是 I 类错误率、II 类错误率或功效、治疗效果（或临床上有意义的差异）以及与因变量相关的变异度的函数。一种典型的方法功效是通过固定其他参数（如 I 类错误率、有临床意义的差异和与因变量相关的变异度）来选择能实现所需功效的样本量。实际上，选择样本量时不可能控制所有参数。对于灵活的 SSRE 设计，样本量的调整或重新估计可以以盲法或非盲法的方式进行，其标准是维持预期的治疗效果大小，将变异度控制在可接受的限度内，实现所需的条件功效，和（或）达到一定程度的可重现性概率（Cui 等，1999；Woodcock，2005；Chung-Stein 等，2006；Chow 等，2007）。因此，在灵活的 SSRE 试验设计中，样本量是一个随机变量。样本量重新估计与在进行研究之前进行样本量计算的原始功效分析具有相同的缺点，因为它是通过将基于中期观察到的数据获得的研究参数的估计值作为真实值来进行的。注意，维持治疗效果大小、控制变异度和实现条件功效的标准被认为是单参数问题，而达到可重现性的标准是双参数问题。

根据与 FDA 医学／统计审查人员的非正式交流，从少量样本开始，然后在中间阶段进行样本量重新估计（调整），且忽略预期临床试验中希望检测的有临床意义的差异，这不是一种良好的临床／统计实践。应该注意的是，基于少数受试者的中期观察差异可能不具有统计学意义（即可能只是偶然观察到的）。此外，观察到的差异，即对真实差异的估计存在变异性。因此，基于在有限数量受试者中观察到的差异进行样本量重新估计的标准方法可能会有偏差和误导。为了克服这些问题，在实践中，建议对样本量重新估计设计进行敏感性分析（与中期观察结果相关的变异性）。

13.2.2.4　淘汰劣势组设计

淘汰劣势组设计是一种允许淘汰劣效治疗组（treatment groups）以及增加额外的（有前景的）治疗组的设计。淘汰劣势组设计在临床开发的早期阶段非常有用，尤其是当剂量水平不确定时（Bauer 和 Kieser，1999；Brannath 等，2003；Posch 等，2005；Sampson 和 Sill，2005）。选择标准（包括初始剂量、剂量增量和剂量范围的选择）和决策规则对淘汰劣势组设计起着重要作用。被淘汰的剂量组可能包含关于所研究的治疗的剂量反应的有价值的信息。通常，淘汰劣势组设计是两阶段设计。在第一阶段结束时，将基于一些预先指定的标准来淘汰劣势组。获胜组将进入下一阶段。在实践中，研究通常会为实现第二阶段结束时（或研究结束时）的预期功效而进行设计和调整。换言之，在第一阶段结束时，淘汰劣势组（或劣效治疗组）的分析可能没有任何统计功效。

在实践中，根据所谓的精度分析（Chow 等，2017），淘汰劣势组或挑选优势组的情况并不少见。精度方法是一种基于置信水平的方法，用于实现统计显著性。换言之，如果用于观察统计显著（即观察到的差异不是偶然的或者它是用预先指定的置信水平可再现的）的置信水平超过预先指定的置信水平，则将做出决定（即淘汰劣势组）。此外，还通常考虑其他标准来淘汰劣势组，如成功的预测概率和成为最佳剂量（或治疗组）的概率（Lee 和 Lin，2016）。Zheng 和 Chow（2019）比较了这些标准在两阶段适应性试验设计下正确识别最有前景剂量（治疗组）的概率方面的相对表现。

在淘汰劣势组设计中，一般原则是淘汰劣效治疗组或增加有希望的治疗组，但同时建议保留对照组，以便在研究结束时进行公平可靠的比较。应当注意，被淘汰的剂量组可能包含关于所研究的治疗的剂量反应的有价值的信息。在实践中，出于伦理方面的考虑，还建议被分配到劣势剂量组的受试者应被切换到较好剂量组。在淘汰劣势组设计中的治疗转换可能会使剂量选择过程中的统计评估复杂化。请注意，一些临床科学家更喜欢"挑选优势组"这个术语，而不是"淘汰劣势组"。

13.2.2.5　适应性剂量发现设计

适应性剂量发现（如逐步增加）设计的目的是多方面的，包括：①确定是否存在剂量反应；②确定最小有效剂量（MED）和（或）最大耐受剂量（MTD）；③描述剂量反应曲线；④研究剂量范围。从适应性剂量发现实验中获得的信息通常用于确定临床发展的下一阶段的剂量水平（Bauer 和 Rohmel，1995；Whitehead，1997；Zhang 等，2006）。对于适应性剂量发现设计，通常考虑连续再评估方法（CRM）与贝叶斯方法相结合的方法（O'Quigley 等，1990；O'Quigley 和 Shen，1996；Chang 和 Chow，2005）。Mugno 等（2004）介绍了一种用于估计剂量反应曲线的非参数自适应 urn 设计方法。关于 PhRMA 提议的统计方法的更多细节，读者应查阅《生物制药统计学期刊》最近出版的特刊，第 17 卷，第 6 号。注意，适应性剂量发现设计的典型方法重点关注剂量反应［严重毒性和（或）耐受性］曲线。在实践中，建议同时考虑安全性（包括轻度至中度毒性）和有效性。

根据 ICH E4 指南关于支持药物注册的剂量 – 反应信息，有几种类型的剂量发现（反应）设计：①随机平行剂量反应设计；②交叉剂量反应设计；③强制滴定设计（剂量递增设计）；④最佳滴定设计（安慰剂对照滴定至终点）。适应性剂量发现设计的一些常见问题包括但不限于：①如何选择初始剂量；②如何选择研究中的剂量范围；③如何用最少的受试者以期望的功效实现统计显著性；④如果想要基于安全性、耐受性、功效和（或）药代动力学信息做出决定，选择标准和决定规则应该是什么；⑤达到最佳剂量的概率是多少。在实践中，临床试验模拟和（或）敏感性分析通常被推荐用于评估 / 解决上述问题。

13.2.2.6　生物标记适应性设计

生物标记适应性设计是允许基于生物标记（例如基因组标记）的响应进行适应性调整的设计。适应性生物标记设计包括生物标记资格和标准、最佳筛选设计以及模型选择和验证。应该注意的是，在临床开发中，在识别与临床结果相关的生物标记和建立相关生物标记和临床结果之间的预测模型之间存在差距。例如，生物标记和真实临床终点之间的相关性形成了预后标记。然而，生物标记和真实临床终点之间的相关性并不构成预测性生物标记。预后生物标记告知临床结果，独立于治疗。他们提供了关于接受或未接受所研究的治疗的个体中疾病自然病程的信息。预后标记可用于在诊断时区分预后良好和不良的患者。一个预测性的生物标记可以反映治疗对临床终点的影响（Chang，2007）。

生物标记适应性设计可以用于：①选择正确的患者群体（比如通过筛选更好的目标患者群体来进行富集过程）；②识别疾病的自然病程；③更早地检测疾病。在临床研究和开发中，生物标记适应性设计引领了靶向临床试验的研究，这不仅是精准医疗成功的关键，也有助于开发个性化医疗（Charkravarty 等，2005；Chang，2007；Wang 等，2007）。

13.2.2.7　适应性治疗转换设计

适应性治疗转换设计是这样一种设计，如果有证据表明初始治疗缺乏疗效或安全性，允许研究者将患者的治疗从初始分配转换为替代治疗（Branson 和 Whitehead，2002；Shao 等，2005）。在癌症临床试验中，当一些患者发生治疗转换时，就很难估计生存率。如果因为疾病进展而转换的受试者比例很高，那么要测试的假设就可能发生变化。在这种情况下，有必要调整样本量以获得所需的功效。

13.2.2.8　适应性假设设计

适应性假设设计是指允许根据中期分析结果修改或改变假设的设计（Hommel，2001）。通常在数据库锁定和（或）数据揭盲之前考虑适应性假设设计，这通过制订统计分析计划（SAP）来实现。典型的例子包括从优效假设到非劣效假设的转换，以及主要研究终点和次要研究终点之间的转换。从优效假设转换到非劣效假设的目的是增加临床试验成功的可能性。一个典型的做法是先建立非劣效性，再测试优效性。这样，我们就不必为封闭测试程序的原则而付出统计上的代价。切换主要研究终点和次要研究终点的想法也是为了增加临床开发的成功概率。在实践中，观察到次要终点的阳性结果，而未能证明主要终点的临床获益，这种情况并不少见。在这种情况下，只要在科学、临床和法规上合理，就有强烈的愿望转换主要终点和次要终点。

应该注意的是，对于从优效假设到非劣效假设的转换，非劣效界值的选择是至关重要的，并且对实现期望功效的样本量调整有影响。根据 ICH 指南，所选的非劣效性界值应在临床和统计学上合理（ICH，2000；Chow 和 Shao，2006）。关于主要终点和次要终点之间的转换，关于如何将总体 I 型错误率控制在 5% 的显著性水平，一直存在巨大的争议。因此，作为一种替代方案，许多研究人员建议考虑从主要终点切换到联合主要终点或复合终点。然而，alpha 支出函数的最优分配引发了另一个统计学 / 临床 / 监管方面的担忧。

13.2.2.9　无缝适应性试验设计

适应性无缝试验设计指的是一个同时解决几个单一试验目标的方案，这些目标通常通过临床开发的单独试验来实现。适应性无缝设计通常会在最终分析中使用来自适应性调整前后招募的患者的数据（Kelly 等，2005b；Maca 等，2006；Chow 和 Tu，2009；Chow 和 Lin，2015）。临床开发中通常考虑的适应性无缝试验包括早期临床开发中的适应性无缝Ⅰ/Ⅱ期设计和晚期临床开发中的适应性无缝Ⅱ/Ⅲ期试验设计。

适应性无缝Ⅱ/Ⅲ期设计是一个两阶段设计，由学习或探索阶段（Ⅱb 期）和确证阶段（Ⅲ期）组成。典型的方法是为Ⅲ期确证阶段的研究计算功效，并在Ⅱ期学习阶段使用置信区间方法获得有一定把握的有价值信息。然而，其有效性和效率一直受到质疑（Tsiatis 和 Mehta，2003；Chow 等，2007；Chow 和 Tu，2009；Chow 和 Lin，2015）。文献中研究了在不同阶段研究目标［和（或）终点］相似但不同的情况下进行联合分析的统计方法（Chow 和 Lin，2015；Filozof 等，2017）。一个关键的假设是，在不同阶段的研究终点之间有一个确定的关系。换言之，早期阶段的研究终点（例如，生物标记、替代终点或持续时间较短的相同临床终点）可以预测后期阶段的研究终点（例如，临床终点）。需要对不同数据类型（例如，连续数据、二元数据和事件发生时间）的不同研究对象和（或）研究终点的无缝适应性设计进行更多的样本量估计 / 分配和统计分析研究。

13.2.2.2.10　多重适应性设计

最后，多重适应性设计是上述适应性设计的任意组合。通常认为的多重适应性设计包括①适应性成组序贯设计、淘汰劣势组设计和适应性无缝试验设计的组合，以及②具有适应性随机化的适应性剂量递增设计（Chow 和 Chang，2006；FDA，2010b，2018）。在实践中，因为多重适应性设计的统计推断通常是困难的，所以建议在计划阶段进行临床试验模拟以评估所得多重适应性设计的性能。

当应用多重适应性设计时，一些常见的问题包括①如何避免 / 控制潜在的操作偏差，这种偏差可能由于应用于试验的各种适应性调整而引入；②如何将总体Ⅰ类错误率控制在 5%；③如何确定以期望的（统计）功效（power）实现研究目标所需的样本量；④如何保持试验的质量、有效性和完整性。在临床试验中实施多重适应性设计之前，需要仔细评估灵活性 / 效率和科学有效性 / 完整性之间的权衡。

13.3　监管 / 统计视角

从监管的角度来看，在临床试验中使用基于累积数据的适应性设计方法可能会引入操作偏差，如选择偏差、评估方法、早期退出和修改治疗。因此，它可能无法将总体Ⅰ类错误率控制在预先指定的显著性水平。此外，P 值可能不正确，治疗效果的相应置信区间可能不可靠。而且，它可能导致一个完全不同的试验，无法解决最初研究试图回答的医学问题。Li（2006）还指出，对Ⅰ类错误率有影响的常见适应性调整包括但不限于：①中期样本量的调整；②治疗组的样本量分配；③治疗组的删除、添加或变更；④目标患者群体的变化，例如纳入/排除标准的变化；⑤统计测试策略的变化；⑥研究终点的变化；⑦研究目标的改变，例如从优效试验转换到非劣效试验。因此，很难解释所研究治疗的临床有意义的效果大小（Quinlan 等，2006）。从统计学的角度来看，对试验和（或）统计程序的重大（或显著）调整可能①给数据收集带来偏差/变化；②导致目标患者人群的位置和规模发生变化；③导致待检验的假设和相应的统计检验之间的不一致。这些问题不仅会对治疗效果的统计推断的准确性和可靠性产生影响，还会对生物统计学家提出挑战，要求他们开发适当的统计方法，以实现无偏、公平的治疗效果评估。

尽管修改研究参数的灵活性对临床科学家非常有吸引力，但却会出现一些监管问题/顾虑。第一，监管当局可以接受对试验程序和（或）统计程序进行何种程度的修改？第二，对正在进行的临床试验的试验程序和（或）统计程序进行不同程度的修改，从适应性临床试验中获得的临床数据的审查和批准过程的监管要求和标准是什么？第三，对试验程序和（或）统计程序进行修改后，在解决最初计划的临床试验的研究目标方面，这个临床试验是否变成了完全不同的临床试验？在适应性设计方法在临床研究和开发中被广泛接受之前，这些问题必须由监管当局解决。

13.4　影响、挑战和障碍

13.4.1　方案修订的影响

在实践中，对于一个给定的临床试验，在临床试验开始后进行三到五次方案修订并不罕见。许多方案修订的主要影响之一是，目标患者人群可能在过程中发生了变化，以至于试验结束时目标患者人群完全不同。一个典型的例子是对研究方案的纳入/排除标准进行重大修改。因此，在对试验程序进行某些修改后，最终的实际患者群体是不断变化的，而不是固定的。正如 Chow 和 Chang（2006）所指出的，由于目标患者群体（变化的目标患者群体）的变化，方案修订对统计推断的影响可以通过一个模型进行研究，该模型将变化的群体均值与一些协变量联系起来（Chow 和 Shao，2005）。Chow 和 Shao（2005）对简单例子的原始目标患者人群进行了统计推断。

13.4.2　设计调整带来的挑战

在临床试验中，通常采用的前瞻性（通过设计）适应性调整包括由于安全性、无效性和（或）疗效而提前停止试验、样本量重新估计（适应性成组序贯设计）、淘汰劣势组（适应性剂量发现设计）以及将两个独立的试验合并为一个试验（适应性无缝设计）。这些设计是具有不同适应性调整的典型多重设计。在本节中，描述了分析和设计中的主要挑战。尽可能提供了解决方案的建议和未来发展方向。

经典多阶段设计和适应性多阶段设计的主要区别在于，适应性设计允许在中期分析结果审查后进行调整。这些通过设计适应性调整可能包括样本量调整（重新评估或重新估计）；由于安全性或有效性／无效性而停止试验；和淘汰劣势组（挑选优势组）。注意，通常认为的适应性成组序贯设计、适应性剂量发现设计和适应性无缝试验设计是具有不同适应性调整的多阶段设计的特例。在本节中，我们将讨论适应性多阶段设计（包括 $K-1$ 次中期分析）在设计（如样本量计算）和分析（在不断变化的目标患者人群下控制 I 类错误率）方面的主要挑战。

多阶段适应性成组序贯设计在临床开发中对主办方非常有吸引力。然而，随着试验的继续，主要的（或显著的）调整，如剂量的修改和（或）研究终点的改变，可能会给数据收集带来偏差／变异性。考虑到这些［预期的和（或）意外的］偏差／变异性，有必要调整统计检验以维持整体的 I 类错误率，并且必须修改相关的样本量计算公式以实现期望的功效。此外，如果重大调整和（或）方案修订导致目标患者群体发生变化，这对统计检验的影响也不可忽略。在临床研究中，当应用多阶段适应性设计时，这对生物统计学家提出了挑战。因此，在实践中，以下具体方向是值得追求的：①为适应性成组序贯设计假设模型导出有效的统计检验程序，它将来自不同中期分析的数据联系起来；②在假设随机偏差模型的情况下，为适应性成组序贯设计导出有效的统计检验程序；③为适应性成组序贯设计导出有效的贝叶斯方法；④推导各种情况下的样本量计算公式。Tsiatis 和 Mehta（2003）证明，对于任何一类具有特定误差支出函数的序贯设计，都存在一个最优（即一致更有效）设计。应当注意，适应性设计通常不需要固定的误差支出函数。适应性成组序贯设计的主要挑战之一是，当目标患者群体发生变化时，总体 I 类错误率可能会增加（Feng 等，2007）。

对于适应性剂量发现设计，Chang 和 Chow 的方法可以通过以下具体方向进行改进：①研究他们的方法在各种适应性方法下的相对优点和缺点；②通过首先为响应水平分配不同权重形成效用，然后对效用进行建模来检验替代方法的性能；③推导各种情况下的样本量计算公式。回顾一下，适应性无缝 II／III 期设计是一个两阶段设计，由两个阶段组成，即学习（或探索）阶段和确认阶段。这类设计的主要挑战之一是，在不同的阶段通常考虑不同的研究终点，以实现不同的研究目标。在这种情况下，评估治疗效果和计算样本量的标准统计方法不适用。

对于两阶段适应性设计，可以应用 Chang（2007）的上述方法。然而，Chang 的方法与其他分阶段组合方法一样，只在不同阶段的目标患者群体、研究目标和研究终点保持不变的假设下是有效的。

13.4.3　回顾性适应性调整的障碍

在实践中，在数据库锁定（或揭盲）之前，可能会遇到诸如适应性假设之类的回顾性适应性调整，并通过指定统计分析计划来实现。为了说明回顾性适应性调整的影响，我们首先考虑在优效假设和非劣效假设之间转换假设的情况。对于一种有前景的试验药物，主办方更倾向于采取一种积极的方法来计划一项优效性研究。这项研究通常具备足够的功效，以便将有前景的试验药物与阳性对照（active control）药物进行比较。

但是，收集的数据可能不支持优效性。主办方可以不宣布优效性试验失败，而是从测试优效性转向测试非劣效性假设。仔细选择非劣效性界值，以确保试验药物的治疗效果大于安慰剂效果，因此，宣布非劣于阳性对照药物意味着试验药物优于安慰剂效果。从优效假设到非劣效假设的转换肯定会增加试验成功的可能性，因为研究目标已经修改为建立非劣效而不是显示优效。如果统计问题和推断（如适当的统计方法）的转换对治疗效果评估的影响是合理的，则推荐这种假设转换。

13.5　一些例子

在本节中，我们将介绍一些适应性试验设计的例子，这些例子已经在实践中实施（Chow 和 Chang，2008）。这些试验实例包括①用于早期癌症试验的适应性剂量递增设计；②非霍奇金淋巴瘤（NHL）试验的多阶段适应性设计；③多发性骨髓瘤试验的Ⅳ期淘汰劣势组适应性设计；④用于丙型肝炎病毒（HCV）试验的两阶段无缝Ⅰ/Ⅱ期适应性试验设计，如下所述。

例 13.1：早期癌症试验的适应性剂量递增设计

在Ⅰ期剂量递增癌症试验中，假设主要目的是确定在治疗某种癌症的复发或难治患者时放射疗法的最大耐受剂量（MTD）。已确定的最大耐受剂量将被视为后续临床试验的最佳剂量，以便进行后期临床开发。根据动物研究的毒性数据，初始剂量选定为 0.5 mCi/kg。研究中的剂量范围从 0.5 ~ 4.5 mCi/kg。

一种典型的方法是考虑基于算法的设计，即所谓的 3+3 传统爬升规则（TER）。传统的 TER 是以新的剂量水平引入 3 名患者，然后在观察到 DLT 时引入另外 3 名患者。然后对 6 名患者进行评估，以确定是否应在该剂量水平停止试验或爬升到下一剂量水平。传统的 3+3 TER 设计简单且易于实施，然而它具有以下缺点：①没有剂量降低的空间；②没有样本量的正当理由；③没有必要进一步分析数据；④没有具有统计保证的最大耐受剂量的客观估计；⑤没有采样误差和置信区间（即统计推断是未知的）。此外，使用预先指定的斐波那契数列进行剂量递增的 3+3 TER 被发现效率低，并且经常低估 MTD，尤其是当起始剂量太低时。或者，可以考虑适应性方法，即将连续重新评估方法（CRM）与贝叶斯方法结合使用。对于 CRM 方法，基于从试验中收集的累积数据，不断重新评估剂量 – 反应关系。下一个进入试验的患者被分配到潜在的 MTD 水平。

对于剂量递增试验，主要研究人员提供了一份愿望清单，以便从传统的 3+3 TER 和结合贝叶斯方法的 CRM 中选择研究设计。研究者的愿望清单包括：①低剂量水平的小规模队列；②尽量减少低剂量组的患者人数；③大多数患者接近 MTD；④理想情况下，研究中的最后两个剂量组；⑤降低剂量的灵活性；⑥如果使用 CRM，剂量跳跃有限；⑦达到 MTD 的概率更高；⑧用药过量的可能性较小。然而，FDA 提出了基于以下标准的设计选择：①预期的患者数量；②预期的 DLT 数目；③在 MTD 之前观测到 DLT 的概率；④正确实现 MTD 的概率；⑤用药过量的可能性；⑥其他考虑因素，例如剂量降低的灵活性。

为了选择一个有效的剂量递增试验设计，进行了广泛的模拟研究，包含 5000 次运行。选择逻辑毒性模型进行模拟。初始剂量选择为 0.5 mCi/kg，考虑的剂量水平（或队列）数为 6。考虑的六个剂量水平是 0.5、1、1.6、2.5、3.5 和 4.7。对于降级选项，还考虑了严格的 TER（STER）。MTD 的 DLT 率假定为 1/3 = 33%。对于 CRM 设计，假设均匀先验，不允许剂量跳跃。

在这个例子中，可以从表 13.1 看出如果真实的最大耐受量为 3.5 mCi/kg，则 TER 低估了最大耐受量（1.94 mCi/kg），而贝叶斯 CRM 适应性方法也略微低估了最大耐受量（2.33 mCi/kg）。对于 TER 方法和贝叶斯 CRM 适应性方法，所需的平均患者数分别为 15.2 和 13.8。从安全角度来看，对于 TER 方法和贝叶斯 CRM，每次试验的 DLT 平均数量分别为 2.8 和 3.2。对于 TER 和贝叶斯 CRM，正确选择 MTD 的概率分别为 39.2% 和 69.6%。因此，贝叶斯 CRM 适应性方法是更可取的。关于贝叶斯 CRM 适应性方法和适应性剂量发现的更多细节可以在 Chang 和 Chow（2005）中找到。

表 13.1　模拟结果总结

设计	预期患者人数（N）	预期 DLT 数	平均 MTD（SD）	选择正确的 MTD 的概率
"3+3" TER	15.23	2.8	1.94（0.507）	0.392
"3+3" STER[a]	17.59	3.2	1.70（0.499）	0.208
CRM[b]	13.82	3.2	2.33（0.451）	0.696

注意：基于 5000 次模拟运行；[a] 允许剂量递减；[b] 使用了均匀先验

例 13.2：NHL 试验的多阶段适应性设计
一个分为 2 个平行组的Ⅲ期非霍奇金淋巴瘤试验设计有 3 个分析。主要终点是无进展生存期（PFS），次要终点是：①总缓解率（ORR），包括完全和部分缓解；②完全缓解率（CRR）。对照组和试验组的估计中位 PFS 分别为 7.8 个月和 10 个月。假设统一的招募，招募期为 9 个月，总研究持续时间为 23 个月。对照组和试验组的估计 ORR 分别为 16% 和 45%。固定样本量的经典设计，每组 375 名受试者，将允许在单侧显著性水平为 $\alpha = 0.025$ 的情况下，以 82% 的功效检测中位 PFS 的 3 个月差异。第一次中期分析将基于 ORR，对每组的前 125 名患者进行。第一次中期分析的目的是修改随机分组。具体来说，如果 ORR（试验组 – 对照组）的差值，ΔORR > 0，则继续招募。如果 ΔORR $\leqslant 0$，那么招募将停止。如果招募提前终止，将根据 PFS 和次要终点声称的可能疗效进行一次最终疗效分析。如果继续招募，将进行第二次基于 PFS 的中期分析。第二次中期分析可能导致声称有效或无效，或者继续到下一阶段，并可能需要重新估计样本量。对于 PFS 的最终分析，当主要终点（PFS）显著时，将对次要终点进行分析以支持潜在的基于次要终点的声明。在中期分析期间，患者招募不会停止。

例 13.3：多发性骨髓瘤试验的淘汰劣势组适应性设计

对于Ⅳ期研究，适应性设计也可以很好地工作。例如，一种肿瘤药物上市 1 年后，医生正在使用这种药物的不同组合来治疗多发性骨髓瘤（MM）患者。然而，人们强烈希望知道哪种组合最适合患者群体。许多医生都有自己的经验，但没有人有令人信服的数据。因此，主办方计划进行一项试验来研究该药物的最佳组合。在这种情况下，我们可以使用比Ⅲ期试验小得多的样本量，因为问题集中在Ⅰ类错误控制上，因为该药物已经获得批准。问题是：给定一个最小的有临床意义的差异（例如，存活 2 周），试验能够确定最佳组合的概率是多少？这可以通过模拟来实现，策略是从大约五个组合开始，淘汰劣效组，并在中期和最终阶段计算在不同样本量组合下选择最佳组的概率。在这种适应性设计中，我们将根据观察到的响应率去掉 2 个组，也就是说，观察到的响应率最低的两个组将在中期分析时去掉，其余 3 个组将转入第二阶段。

给定 5 个组的响应率为 0.4、0.45、0.45、0.5 和 0.6 以及 91% 功效，如果使用传统设计，将有 9 个多重比较（使用 Bonferroni 方法调整后的 $\alpha = 0.0055$）。传统设计所需的样本量为每组 209 人，即总共 1045 名受试者，相比之下，适应性试验总共只需 500 名受试者（第一阶段 250 名，第二阶段 150 名）。在零假设（null hypothesis）为真的情况下（所有组的响应率相同），选择哪一个组为最佳并不重要。

例 13.4：HCV 试验的两阶段无缝Ⅱ/Ⅲ期适应性设计

一家制药公司有兴趣进行一项临床试验，该试验采用两阶段无缝适应性设计，与治疗丙型肝炎病毒（HCV）基因型 1 的感染受试者的标准治疗相比，评估试验治疗的安全性、耐受性和疗效。提出的适应性试验设计包括剂量选择和疗效确认两个阶段。主要疗效终点是持续病毒学应答（SVR）的发生率，定义为治疗完成后 24 周（研究第 72 周）检测不到 HCV RNA 水平（< 10 IU/mL）。该评估将在第 2 阶段的最后一名受试者完成第 72 周研究评估后进行。在第 1 和第 2 阶段，考虑以下主要疗效变量的发生率：①快速病毒学应答（RVR），即在研究第 4 周检测不到 HCV RNA 水平；②早期病毒学应答（EVR），即与基线水平相比，研究第 12 周 HCV RNA 水平降低 ≥ 2-log 10；③治疗结束反应（EOT），即在研究第 48 周检测不到 HCV RNA 水平；④ SVR，即在研究第 72 周（治疗完成后 24 周）检测不到 HCV RNA 水平。

第 1 阶段是与每周皮下（SC）注射一次聚乙二醇（标准治疗）相比，试验治疗的 3 个剂量水平的连续皮下给药的 4 组随机评估。所有受试者将接受基于体重的口服利巴韦林。所有 1 阶段受试者完成第 12 周研究后，将进行中期分析。中期分析将提供信息，以便根据安全性 / 耐受性、结果和疗效的早期指征选择试验治疗的有效剂量，进而进行与 2 阶段标准治疗相比的非劣效性试验。根据安全性和有效性的个体反应数据，1 阶段受试者将在整个计划的 48 周治疗中继续接受随机分配，并在第 72 周进行最终随访评估。第 2 阶段将是选定剂量与第 1 阶段中使用的相同聚乙二醇阳性对照（active control）方案的非劣效性比较，两组都再次口服利巴韦林，治疗长达 48 周，在研究第 72 周进行最终随访评估。当所有 2 阶段受试者完成第 12 周研究后，将对 1 阶段和 2 阶段的所有可用安全性 / 耐受性、结果和有效性数据进行第二次中期分析。根据安全性和有效性的个体反应数据，2 阶段受试者将接受完整的 48 周计划治疗，并在研究第 72 周进行最终随访。两阶段无缝适应性试验设计的示意图如图 13.1 所示（另见 Chow 和 Lin，2015）。

考虑到可能的 15% 的退出率以及使用 O'Brien-Fleming 方法的 2 次计划中期分析，对于样本量估计的功效分析，将需要招募总共 388 名受试者（第 1 阶段 120 名受试者或每组 30 名受试者，第 2 阶段 268 名受试者或每组 134 名受试者）。第一阶段将招募总共 120 名受试者，平均分配到 4 个治疗组以便收集足够的数据来选择试验治疗的有效剂量，以进行第 2 阶段的试验。第 2 阶段将招募 268 名受试者的额外队列，在 2 个治疗组之间平均分配，以提供足够数量的受试者来评估连续干扰素输送对标准干扰素治疗的非劣效性，总共有 306 名受试者参与第 1 阶段和第 2 阶段。因此，考虑到每个阶段 15% 的流失，我们预计需要为所选剂量组招募 164 名受试者（30 名来自第 1 阶段，134 名额外受试者参加第 2 阶段）和来自 PegIntron 阳性对照组的 164 名受试者（30 名来自第 1 阶段，134 名额外受试者参加第 2 阶段），以达到在总体 I 类错误率为 5% 时建立非劣效性（非劣效性界值为 15%）的 80% 功效的研究目标。

上述两阶段无缝试验设计是成组序贯设计、淘汰劣势组设计和利用精度分析（即置信区间方法）在第一阶段进行剂量选择决策的无缝适应性 II/III 期设计的组合。如果我们在第二阶段应用适应性随机化，研究设计将会更加复杂。从监管的角度来看，重要的是确保①在试验过程中不引入操作偏差，以及②总体 I 型错误率控制在 5% 的

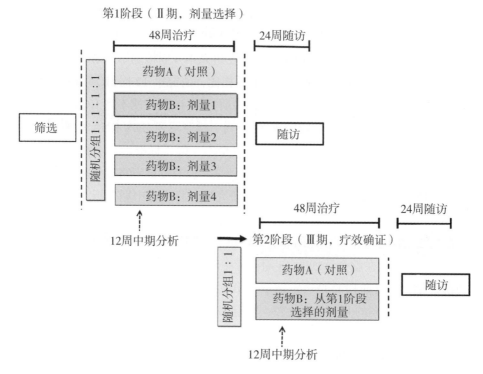

第1阶段（Ⅱ期，剂量选择）

48周治疗   24周随访

筛选

随机分组1：1：1：1：1

药物A（对照）

药物B：剂量1

药物B：剂量2   随访

药物B：剂量3

药物B：剂量4

12周中期分析   第2阶段（Ⅲ期，疗效确证）

48周治疗   24周随访

随机分组1：1

药物A（对照）

药物B：从第1阶段
选择的剂量   随访

12周中期分析

图 13.1　两阶段无缝适应性试验设计图

水平。

最近，2016 年 8 月 9 日，FDA 允许主办方对 NASH（非酒精脂肪性肝炎）研究进行Ⅱ/Ⅲ/Ⅳ期无缝适应性临床试验。这对主办方来说是非常令人鼓舞的。然而，这种多阶段无缝适应性试验设计的统计方法还没有完全开发出来（参见图 13.2）。关于这一主题的更多研究是必要的（Filozof 等，2017）。

例 13.5：靶向临床试验 / 生物标记适应性试验设计

生物标记适应性试验设计通常被认为是通过一些生物标志物（如基因组标志物）的验证的诊断试验来识别最有可能对研究中的试验治疗产生反应的那些患者。该过程被称为临床试验中的富集过程，这导致了靶向临床试验的概念（Liu 和 Chow，2008）。正如许多研究人员所指出的（Simon 和 Maitournam，2004；Maitournam 和 Simon，2005；Casciano 和 Woodcock，2006；Dalton 和 Friend，2006；Varmus，2006），在分子水平上的疾病目标可以通过人类基因组计划（HGP）完成时提供的数据来识别。因此，随着更多针对患者个体化治疗（个体化药物）的靶向临床试验地进行，用于识别分子靶标的诊断试验的重要性将会增加。例如，根据 21 基因 Oncotype DXf0d2 乳腺癌检测确定的较晚期复发风险，在美国国家癌症研究所（NCI）发起的 TAILORx（个体化治疗方案分配试验）试验中，复发得分为 11 ~ 25 的患者被随机

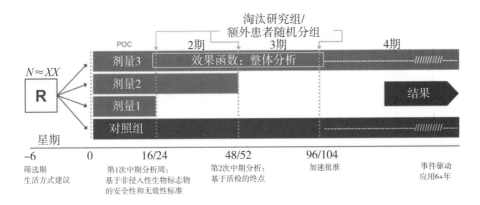

图 13.2　NASH 研究的 2/3/4 期适应性设计

图注：单一的无缝 2/3/4 适应性试验设计允许适应性调整、连续暴露和长期随访。中期分析的终点是 NAS 减少至少 2 个点，通过组织学解决 NASH 而不加重纤维化，和（或）纤维化改善但不加重 NASH。一种（最有希望的剂量）或两种剂量可能会进入下一阶段。证明临床结果改善的上市后 4 期试验将导致最终的上市授权。因为只有一次试验会获得批准，所以建议采用非常小的总体 alpha 值（即 < 0.001），以确保正确控制 I 型错误。缩写：IA，中期分析；N，每个研究组的受试者人数；R，随机分组的患者。

分配接受辅助化疗加激素治疗或仅接受辅助激素治疗。

尽管在试验中使用的分子靶标诊断设备中采用了不同的技术平台，但该分析属于体外诊断多变量指数分析（IVDMIA）的范畴，其基于用于检测具有分子靶标的患者的所选差异表达基因（FDA，2006a）。此外，为了减少变异性，IVDMIAs 在开发阶段通常不使用所有的基因。因此，识别不同组患者之间差异表达的基因是分子靶标诊断装置的准确性和可靠性的关键。一旦鉴别出差异表达的基因，下一步的任务就是寻找一种最佳的表达方式或算法，提供最佳的区分具有分子靶标的患者和没有分子靶标的患者的能力。当前诊断设备的验证程序是基于一种分析物的检测。然而，IVDMIAs 实际上是基于多种分析物强度的平行分析。因此，目前一种分析物的测定验证方法可能不合适，也不足以验证 IVDMIAs。

关于靶向临床试验的富集设计，分子靶标的阳性诊断患者被随机分配接受试验药物或对照。然而，因为没有 IVDMIA 可以提供完全正确的诊断，所以一些阳性诊断的患者可能实际上没有分子靶标。因此，试验药物对具有分子靶标的患者的治疗效果被低估。另一方面，基于来自靶向临床试验的数据的治疗效果估计需要考虑与 IVDMIA 的准确性估计相关的变异度（variability），例如从 IVDMIA 的临床有效性试验获得的阳性预测值和假阳性率。

一般来说，有三类靶向临床试验。第一类是评估具有分子靶点的患者接受靶向治疗的疗效和安全性；赫赛汀临床试验就属于这一类。第二类是根据一些临床预后试验的结果为患者选择最佳的治疗方案。第三类是研究治疗效果与分子靶标变化的相关性。因为不同的靶向临床试验的目标不同，因此FDA的《药物诊断共同开发概念文件》提出了三种不同的设计，以满足不同目标的靶向临床试验（FDA，2005）。这三种设计见图 13.3 ~ 图 13.5。

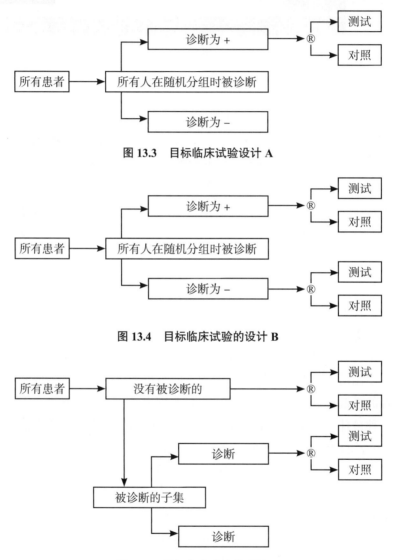

图 13.3　目标临床试验设计 A

图 13.4　目标临床试验的设计 B

图 13.5　目标临床试验的设计 C

设计 A 是富集设计，在该设计中，仅将分子靶标鉴定试验阳性的患者随机分配到接受试验药物或现行对照治疗（Chow 和 Liu，2003）。当高度确定药物反应仅发生在分子靶标检测呈阳性的患者中，并且病理途径的机制被清楚地理解时，通常采用富集设计。大部分的赫赛汀Ⅲ期临床试验采用富集设计。然而，正如在 FDA《概念文件》中指出的在分子靶标检测呈阴性的患者中，如果没有药物和安慰剂数据，使用这种类型的设计将不可能描述检测的敏感性和特异性。设计 B 是分层随机设计，分层因子是分子靶标的测试结果。换言之，这些患者根据诊断测试是阳性还是阴性被分为 2 组。然后在每组中独立进行单独的随机分组，来决定接受试验药物或对照药物。设计 C 中分子靶标的测试结果信息主要用作协变量，不涉及随机化。有时，只有一部分患者接受了分子靶标测试。当需要进一步探索药物的治疗效果与诊断测试结果之间的联系时，设计 C 是有用的。

13.6 临床开发战略

新药产品的临床开发是一个漫长而昂贵的过程，包括 I 至Ⅲ期临床开发（在监管审查和批准之前）和Ⅳ期临床开发（批准后）。对于危及生命的疾病或医疗需求未得到满足的疾病（罕见疾病），这种漫长的临床开发过程是不可接受的。这种情况要求在临床试验中使用适应性设计方法，以便通过最大化功效，利用有限数量的受试者来识别受试药物的最佳临床效益（效率），从而缩短开发过程（速度），而不损害受试药物的安全性和有效性。因此，许多适应性设计方法被开发出来，以实现临床开发中有效性、效率和速度的最终目标。然而，在实践中，统计成分之外的许多其他重要因素也可能对开发进程产生影响。这些因素包括但不限于患者招募、治疗持续时间和监管审查 / 批准所需的时间。

在临床开发中使用适应性设计方法的通常考虑的策略包括，但不限于，适应性剂量发现、早期临床开发中的适应性无缝 I / Ⅱ期和晚期临床开发中的适应性无缝Ⅱ/Ⅲ期。这些策略不仅有助于以更有效的方式缩短开发时间，而且有助于增加临床开发的成功概率。作为一个例子，让我们考虑一种新的药物产品的开发，这种药物是针对一种罕见的、医疗需求未得到满足的疾病——多发性骨髓瘤（MM）。传统的方法是进行典型的 I 期研究，以确定最大耐受剂量（MTD），这通常被认为是临床开发后期的最佳剂量。在实践中，有几种选择，我们可以用几种剂量或剂量方案进行这项研究。例如，该试验可以并行进行不同剂量组的试验，或者以测试药物作为单一或附加药物进行顺序试验。传统的方法不能提供试验药物剂量反应的全部范围。另外，如果我们考虑一种适应性方法，它允许我们在开始时使用更多的选项，并淘汰一些组（选项），如果它们毒性太强或无效（活性太低或需要非常高的剂量，使治疗非常昂贵——生物制品可能非常昂贵）。此外，由于治疗组通常是相互关联的，来自不同治疗组的剂量限制毒性（DLT）等信息可以使用例如贝叶斯分级模型等方法进行同步（Chang 和 Chow，2005）。

类似的方法可用于二期试验、一期 / 二期或二期 / 三期无缝设计。在这种方法中，中期终点可以是诸如反应率或疾病进展时间的标记。一些劣势组可以在中期被淘汰。如果一些组很有潜力，我们可以应用不同的随机化方案将更多的患者分配到优势组（赢家通吃）。在这种情况下，不仅总成本不会增加，而且我们还会增加成功的机会，因为优势治疗组样本量的增加是最有潜力的。此外，试验的时间表是相似的，因为患者总数保持不变。这种适应性设计策略可以应用于Ⅲ期试验，但使用的组要少得多。对于第四阶段的研究，适应性设计也可以应用。然而，情况有所不同，因为该药物已在Ⅳ期临床开发期间获得批准。Ⅳ期临床开发的重点将是安全性而非有效性。

13.7 小结

如前所述，尽管在临床试验中使用适应性设计方法的动机是其灵活性和效率，但许多研究人员并不信服，仍然质疑其有效性和完整性（Tsiatis 和 Mehta，2003）。因此，许多讨论关注这些方法的灵活性、效率、有效性和完整性。Li（2006）提出了在临床试验中实施适应性设计时应遵循的几个原则：①适应性调整不应改变试验的进行；②应控制Ⅰ型错误。除了这些原则之外，还应仔细评估一些基本的考虑因素，如剂量/剂量方案、研究终点、治疗持续时间和物流等的可行性（Quinlan 等，2006）。为了保持具有复杂适应性调整的适应性设计的有效性和完整性，强烈建议建立一个独立的数据监察委员会（IDMC）。在实践中，IDMCs 已广泛应用于成组序贯设计中，这种设计包括提前停止试验和重新估计样本量的调整。应明确定义采用适应性设计的临床试验中 IDMC 的角色和职责。IDMC 通常向研究者或主办方传达非常有限的关于治疗效果，程序惯例和带有建议的统计方法的信息，以保持研究的有效性和完整性。

在临床试验中应用适应性设计方法时，应仔细评估某些适应性调整的可行性，如研究终点/假设的变化，以防止适应性设计方法的任何可能的误用和滥用。对于复杂的多重适应性设计，应建立一个独立的数据监察委员会，以确保研究的完整性。临床试验模拟为复杂的多重适应性设计提供了一种解决方案，而不是唯一的解决方案。在实践中，决定如何验证临床试验模拟的假设预测模型对研究者和生物统计学家来说都是一个重大挑战。

2010 年 2 月，FDA 发布了一份指南草案，《药物和生物制品的适应性设计临床试验》。FDA 已经表达了减缓适应性临床试验设计背后日益增长的势头的意图，以留出时间来制定新模型的更好的实用定义，并在向前推进之前建立一个更好的基础。FDA 的努力主要针对当时的问题，如方案修订的影响，设计调整的挑战，以及前面章节描述的回顾性适应性调整的障碍。自 2010 年以来，遵循指南草案，已有几个利用适应性试验设计的成功监管提交（Lee 和 Lin，2016）。因此，该指南草案已于 2018 年年底修订并分发以征求公众意见（FDA，2018）。

　　总之，从临床的角度来看，适应性设计方法在临床开发中反映了真实的临床实践。适应性设计方法因其灵活性而极具吸引力，尤其在早期临床开发中非常有用。从统计学的角度来看，临床试验中适应性方法的使用使得当前良好的统计学实践更加复杂。适应性设计方法使用的有效性还没有被很好地建立和充分理解。由于方案修订，统计推断对治疗效果的影响应在不断变化的目标患者人群的框架下仔细评估。在实践中，管理机构可能没有意识到，用于审查和批准管理提交的适应性设计方法已经在没有任何科学基础的情况下使用了多年。必须制定关于使用适应性设计方法和良好适应性设计实践（Good Aaptive Design Practice，GADP）的指南，以便能够相应地开发适当的统计方法和统计软件包。

第 14 章　剂量选择标准

14.1　简介

在药物／临床开发中，常常考虑使用将两项单独研究合并为一项研究的两阶段无缝适应性试验设计（FDA，2010b，2018；Chow 和 Chang，2011；Bhatt 和 Mehta，2016）。此类设计包括两阶段 II／III 期（或 I／II 期）适应性试验，该试验将一项针对剂量发现或治疗选择的 IIb 期研究和一项针对疗效确认的 III 期研究合并为一项研究（Barnes 等，2010；Lawrence 等，2014；Chen 等，2015；Chow 和 Lin，2015）。因此，两阶段无缝适应性试验设计包括两个阶段：剂量发现或治疗选择（阶段 1）和疗效确认（阶段 2）。第一阶段的研究目标是剂量发现或治疗选择，而第二阶段的研究目标是通过与对照组相比较来确认从第一阶段选择的剂量或治疗的疗效。如果不同阶段的研究终点和目标相同，两阶段无缝适应性试验设计就成了典型的成组序贯设计。

对于两阶段无缝适应性试验设计，在第一阶段，合格的受试者通常被 1∶1 随机分配至一种剂量或治疗。在第一阶段结束时，将根据预先指定的选择标准选择有潜力的剂量。在实践中，由于在中期可用的受试者有限，因此几乎没有功效，所以通常关键决策的选择标准包括：①精度分析；②成功的预测概率；③最佳剂量或治疗的概率（Chow 和 Lin，2015；Lee 和 Lin，2016）。然后，选定的有效剂量将进入下一阶段进行疗效确认。根据中期观察到的结果，通常采用适应性随机化或样本量重新估计等方法来实现研究目标和（或）提高成功概率。

实际上，对于采用两阶段无缝适应性试验设计的临床研究，监管机构（如FDA）通常会提出以下问题。首先，总体 I 型错误率是否被很好地控制在预先指定的显著性水平。其次，由于中期的受试者数量有限，第 1 阶段的选择标准可能会错误地选择劣效剂量组。最后，中期数据可能与预期（即研究开始时的假设）相差甚远。在本章中，我们试图解决两阶段无缝适应性临床试验的这些问题（另见 Zheng 和 Zhou，2019）。

第 14.2 节简要描述了第一阶段剂量选择通常采用的标准。第 14.3 节说明了基于单个主要研究终点和联合主要研究终点的选择标准的应用。在第 14.4 节中，通过进行广泛的临床试验模拟，评估了这些选择标准在正确选择有潜力剂量的覆盖概率方面的性能。小结见第 14.5 节。

14.2 剂量选择标准

在两阶段无缝适应性临床试验中的剂量发现阶段，假设有 k 个试验剂量和一个对照剂量在此阶段。将 k 个剂量的测量均值表示为为 $D_1, D_2, \cdots, D_k$，将对照剂量的测量均值表示为 D_0。我们感兴趣的是差异 $d_i = D_i - D_0$, $i = 1, \cdots, k$。不失一般性，假设该差异越大，相应剂量的疗效越好。将接受第 i 种剂量的第 j 个受试者测量结果表示为 X_{ij}，$i = 0, 1, \cdots, k$, $j = 1, \cdots, N_i$，其中 N_i 是第 i 种剂量的样本量。对于每个剂量，即每个 i，假设 $X_{ij}, j = 1, \cdots, N_i$ 是独立同分布的，并且服从具有未知均值 D_i 和未知方差 σ_i^2 的正态分布。用 $\overline{X}_i$ 表示剂量 i 的样本平均值，S_i^2 表示样本方差。基于总样本量 $N = \sum_{i=1}^{k} N_i$，我们可以构造平均值 d_i 的 $1-\alpha$ 置信区间如下所示：

$$\left(L_i, U_i\right) = \left(\overline{X}_i - \overline{X}_0 - q_{\alpha/2}\widetilde{S}_i, \overline{X}_i - \overline{X}_0 + q_{\alpha/2}\widetilde{S}_i\right)$$

其中 $q_{\alpha/2}$ 是标准正态分布的 $\alpha/2$ 上分位数，汇总样本标准差（standard deviation）是：

$$\widetilde{S}_i = \sqrt{\frac{(N_i-1)S_i^2/N_i + (N_0-1)S_0^2/N_0}{N_i + N_0 - 2}}$$

假设在中期，有来自 $n = \sum_{i=1}^{k} n_i$ 个受试者的数据，其中每个剂量可用的受试者为 n_i 个。用 $\overline{X'_i}$ 表示剂量 i 在中期的样本平均值，S'^2_i 表示样本方差。类似地，我们有平均值 d_i 的 $1-\alpha$ 置信区间：

$$\left(L'_i, U'_i\right) = \left(\overline{X'_i} - \overline{X'_0} - q_{\alpha/2}\widetilde{S'_i}, \overline{X'_i} - \overline{X'_0} + q_{\alpha/2}\widetilde{S'_i}\right)$$

其中 $q_{\alpha/2}$ 是标准正态分布的 $\alpha/2$ 上分位数，汇总样本标准差是：

$$\widetilde{S'_i} = \sqrt{\frac{(n_i-1)S'^2_i/n_i + (n_0-1)S'^2_0/n_0}{n_i + n_0 - 2}}$$

在实践中，通常考虑的剂量选择标准包括条件功效、成功的预测概率、成为最佳的概率，下面简要描述。

14.2.1 条件功效

在中期（剂量发现阶段），通过以下方式表示观察到的效应大小，对于剂量 i：

$$\widehat{\delta_i'} = \frac{\overline{X_i'} - \overline{X_0'}}{\sqrt{S_i'^2 + S_0'^2}}$$

以 $\widehat{\delta_i'}$ 或者（$\overline{X_i'}, \overline{X_0'}, S_i'^2, S_0'^2$）作为效应大小的真实值（或剂量 i 和对照剂量的平均值以及剂量 i 和对照剂量的方差）并使用预先指定的样本量计算功效，将其表示为 p_i^{power}，它可以被表示为：

$$pr\left\{ \frac{\overline{X_i} - \overline{X_0}}{\sqrt{\dfrac{\dfrac{(N_i - 1)S_i^2}{N_i} + \dfrac{(N_0 - 1)S_0^2}{N_0}}{N_i + N_0 - 2}}} > q_a \,\Big|\, \left(D_i, D_0, \sigma_i^2, \sigma_0^2\right) = \left(\overline{X_i'}, \overline{X_0'}, S_i'^2, S_0'^2\right) \right\}$$

其中 q_a 是标准正态分布的 α 上分位数。非中心的 t- 分布可以用来计算这个概率。选择 p_i^{power} 最大的剂量。如果 N_i，$i = 0, 1, \cdots, k$ 是相等的，那么这个方法相当于选择具有最大观测效应的一个 $\widehat{\delta_i'}$。

14.2.2 基于置信区间的精度分析

用 (L_i^+, U_i^+) 表示 (L_i', U_i') 正的部分。规定 $p_i^+ = pr\{d_i \in (L_i^+, U_i^+)\}'$ 为达到统计显著性的置信水平。如果 $L_i' \geq 0$，$p_i^+ = 1 - \alpha$。如果 $U_i' < 0$，$p_i^+ = 0$。如果 (L_i', U_i') 包含 0，$p_i^+ = pr\{d_i \in (0, U_i')\}$，在这种情况下，我们会推导出 p_i^+ 的精确表达式。定义 $w_i = \Phi\left(\dfrac{\overline{X_i'} - \overline{X_0'}}{\widetilde{S_i'}}\right)$，$p_i^+ = w_i - \alpha / 2$。根据 $p_i^+, i = 1, \cdots, k$，的数值选择使 p_i^+ 最大的剂量。

14.2.3 成功的预测概率

假设中期观察到的差异值，$\overline{X_i'}, i = 1, \cdots, k$，直到研究结束不发生变化。我们在中期时计算成功的预测概率 $pr\{d_i > d\}$，其中 d 是预先指定的值。定义 $p_i^s = p(d_i > d)$。基于中期取得的数据，平均差异为 $\overline{X_i'} - \overline{X_0'}$，汇总样本标准差（standard deviation）是：

$$\widetilde{S_i^p} = \sqrt{\frac{(N_i - 1)S_i'^2 / N_i + (N_0 - 1)S_0'^2 / N_0}{N_i + N_0 - 2}}$$

那么：

$$p_i^s = \Phi\left(\frac{\overline{X_i'} - \overline{X_0'} - d}{\widetilde{S_i^p}}\right)$$

其中，Φ 是标准正态分布的累积分布函数。我们可以选择使 p_i^s 最高的剂量。

14.2.4　成为最佳剂量的概率

基于中期数据计算的成为最佳剂量的概率为 $p_i^b = Pr\left(\max_i(d_i) = d_i\right)$。假定 $X_{0j}, j = 1, \cdots, N_0$ 是固定值，那么我们可以假设对于任意 $i_1 > i_2$，$\left(\overline{\overline{X_{i1}}}, S_{i1}^2\right)$ 统计独立于 $\left(\overline{\overline{X_{i2}}}, S_{i2}^2\right)$。它也适用于：

$$\left(\overline{X_i'}, S_i'^2\right), i = 1, \cdots, k$$

我们有：

$$p_i^b = \int \frac{1}{\widetilde{S}_i'}\phi\left(\frac{z - \left(\overline{X_i'} - \overline{X_0'}\right)}{\widetilde{S}_i'}\right)\prod_{g=1, i \neq g}^{k}\Phi\left(\frac{z - \left(\overline{X_g'} - \overline{X_0'}\right)}{\widetilde{S}_g'}\right)\mathrm{d}z$$

其中 ϕ 和 Φ 分别是标准正态分布的概率密度函数和累积分布函数。同样，作为成功的预测概率，$\widetilde{S}_i'$ 和 $\widetilde{S}_g'$ 在上面 p_i^b 的表达式中能被替换为 $\widetilde{S}_i^p$ 和 $\widetilde{S}_g^p$。

因此，我们可以选择使 p_i^b 最大的剂量。

14.3　实施和示例

在本节中，我们将描述单个主要终点和联合主要终点情况下的实际应用。本节使用了一个数值例子来说明这些方法。

14.3.1　单个主要终点

如前一节所述，我们将单个主要终点情况下的剂量选择标准总结如下。

条件功效——选择使 p_i^{power} 最大的剂量，也就是

$$p_i^{\mathrm{power}}\left\{\frac{\overline{X_i} - \overline{X_0}}{\sqrt{\dfrac{\dfrac{(N_i - 1)S_i^2}{N_i} + \dfrac{(N_0 - 1)S_0^2}{N_0}}{N_i + N_0 - 2}}} > q_a \,\middle|\, \left(D_i, D_0, \sigma_i^2, \sigma_0^2\right) = \left(\overline{X_i'}, \overline{X_0'}, S_i'^2, S_0'^2\right)\right\}$$

基于 CI 的精度分析——选择使 p_i^+ 最高的剂量。

$$\text{如果 } L_i' \geq 0, p_i^+ = 1 - \alpha;$$

$$如果\ U_i' < 0, p_i^+ = 0;$$

$$如果\left(L_i', U_i'\right)包含\ 0, \quad p_i^+ = \Phi\left(\frac{\overline{X_i'} - \overline{X_0'}}{\widetilde{S_i'}}\right) - \alpha/2$$

其中

$$\widetilde{S_i'} = \sqrt{\frac{(n_i-1)S_i'^2/n_i + (n_0-1)S_0'^2/n_0}{n_i + n_0 - 2}}$$

成功的预测概率——选择使 p_i^s 最高的剂量。

也就是说，

$$p_i^s = \Phi\left(\frac{\overline{X_i'} - \overline{X_0'} - d}{\widetilde{S_i^p}}\right)$$

其中

$$\widetilde{S_i^p} = \sqrt{\frac{(N_i-1)S_i'^2/N_i + (N_0-1)S_0'^2/N_0}{N_i + N_0 - 2}}$$

d 是预先指定的值。

成为最佳剂量的概率——选择使 p_i^b 最大的剂量。也就是说，

$$p_i^b = \int \frac{1}{\widetilde{S_i'}}\phi\left(\frac{z - \left(\overline{X_i'} - \overline{X_0'}\right)}{\widetilde{S_i'}}\right)\prod_{g=1,i\neq g}^{k}\Phi\left(\frac{z - \left(\overline{X_g'} - \overline{X_0'}\right)}{\widetilde{S_g'}}\right)dz$$

14.3.2 联合主要终点

假设在使用联合主要终点的情况下，分配给每个终点的 I 类错误是相等的（即，$\alpha/2$）。用 $D_1, D_2 \supset D_k$，表示 k 个剂量对应的第一个终点的测量平均值，用 D_0 表示对照剂量的测量平均值。同样，第二个终点用 $E_1, E_2 \supset E_k$ 和 E_0 表示。我们感兴趣的是差异，$d_i = D_i - D_0$ 和 $g_i = E_i - E_0$, $i = 1, \cdots, N_i$。不失一般性，假设该差异越大，相应剂量的疗效越好。定义 $X_{ij}, i = 0,1,\cdots,k, j = 1,\cdots,N_i$，作为第 i 种剂量第 j 位受试者在第一个终点的测量值，其中 N_i 是第 i 种剂量的样本量。类似地，定义 Y_{ij} 作为第 i 种剂量第 j 位受试者在第二个终点的测量值。对于每个剂量，假设 $X_{ij}, j = 1,\cdots,N_i$ 独立同分布，并且服从具有未知均值 D_i 和未知方差 σ_{1i}^2 的正态分布。同样，假设 $Y_{ij} = 1,\cdots,N_i$ 独立同分布，并且服从具有未知均值 E_i 和未知方差 σ_{2i}^2 的正态分布。规定 $\overline{X_i}$ 和 $\overline{Y_i}$ 为剂量的样本均值，S_i^2 和 Q_i^2 为样本方差。基于总样本量 $N = \sum_{i=1}^{k} N_i$，我们可以构造均值 d_i 和 g_i 的 $1-\alpha$ 置

信区间如下所示：

$$\left(L_{1i}, U_{1i}\right) = \left(\bar{X}_i - \bar{X}_0 - q_{\alpha/2}\tilde{S}_i, \bar{X}_i - \bar{X}_0 + q_{\alpha/2}\tilde{S}_i\right)$$

$$\left(L_{2i}, U_{2i}\right) = \left(\bar{Y}_i - \bar{Y}_0 - q_{\alpha/2}\tilde{Q}_i, \bar{Y}_i - \bar{Y}_0 + q_{\alpha/2}\tilde{Q}_i\right)$$

其中 $q_{\alpha/2}$ 是标准正态分布的 $\alpha/2$ 上分位数，汇总样本标准差（standard deviation）是：

$$\tilde{S}_i = \sqrt{\frac{(N_i-1)S_i^2 / N_i + (N_0-1)S_0^2 / N_0}{N_i + N_0 - 2}}$$

和

$$\tilde{Q}_i = \sqrt{\frac{(N_i-1)Q_i^2 / N_i + (N_0-1)Q_0^2 / N_0}{N_i + N_0 - 2}}$$

假设在中期，有来自 $N = \sum_{i=1}^{k} n_i$ 个受试者的数据，其中每个剂量可用的受试者为 n_i 个。用 $\bar{X}_i$ 和 $\bar{Y}_i$ 表示剂量 i 在中期的样本均值，S_i^2 和 Q_i^2 表示样本方差。类似地，我们有均值 d_i 和 g_i 的 $1-\alpha$ 置信区间：

$$\left(L_{1i}', U_{1i}'\right) = \left(\bar{X_i'} - \bar{X_0'} - q_{\alpha/2}\tilde{S_i'}, \bar{X_i'} - \bar{X_0'} + q_{\alpha/2}\tilde{S_i'}\right)$$

$$\left(L_{2i}', U_{2i}'\right) = \left(\bar{Y_i'} - \bar{Y_0'} - q_{\alpha/2}\tilde{Q_i'}, \bar{Y_i'} - \bar{Y_0'} + q_{\alpha/2}\tilde{Q_i'}\right)$$

其中 $q_{\alpha/2}$ 是标准正态分布的 $\alpha/2$ 上分位数，汇总样本标准差是：

$$\tilde{S_i'} = \sqrt{\frac{(n_i-1)S_i'^2 / n_i + (n_0-1)S_0'^2 / n_0}{n_i + n_0 - 2}}$$

和

$$\tilde{Q_i'} = \sqrt{\frac{(n_i-1)Q_i'^2 / n_i + (n_0-1)Q_0'^2 / n_0}{n_i + n_0 - 2}}$$

使用联合主要终点时的剂量选择标准如下。

条件把握度—选择使 p_i^{power} 最大的剂量。即：

$$p_i^{\text{power}} = Pr\left\{ \frac{\dfrac{\overline{X}_i - \overline{X}_0}{\dfrac{(N_i-1)S_i^2}{N_i} + \dfrac{(N_0-1)S_0^2}{N_0}}}{N_i + N_0 - 2} > q_{\frac{\alpha}{2}} \right.$$

$$\left. \frac{\dfrac{\overline{Y}_i - \overline{Y}_0}{\dfrac{(N_i-1)Q_i^2}{N_i} + \dfrac{(N_0-1)Q_0^2}{N_0}}}{N_i + N_0 - 2} > q_{\frac{\alpha}{2}} \mid \left(D_i, D_0, \sigma_{1i}^2, \sigma_{10}^2\right) \right.$$

$$= \left(\overline{X_i'}, \overline{X_0'}, S_i'^2, S_0'^2\right), \left(E_i, E_0, \sigma_{2i}^2, \sigma_{20}^2\right) = \left(\overline{Y_i'}, \overline{Y_0'}, Q_i'^2, Q_0'^2\right) \right\}$$

基于 CI 的精度分析——选择使 p_i^+ 最高的剂量。也就是说，

$$p_i^+ = Pr\left\{ d_i \in \left(L_{1i}^+, U_{1i}^+\right), g_i \in \left(L_{2i}^+, U_{2i}^+\right) \right\}$$

$$= Pr\left\{ d_i \in \left(\max\left(0, L_{1i}^+\right), \max\left(0, U_{1i}^+\right)\right), g_i \in \left(\max\left(0, L_{2i}^+\right), \max\left(0, U_{2i}^+\right)\right) \right\}$$

其中 $\left(L_{1i}^+, U_{1i}^+\right)$ 和 $\left(L_{2i}^+, U_{2i}^+\right)$ 分别表示 $\left(L_{1i}', U_{1i}'\right)$ 和 $\left(L_{2i}', U_{2i}'\right)$ 正的部分，在 X_{ij} 和 Y_{ij} 统计独立的假设下，p_i^+ 具体如下：

如果 $L_{2i}' \geqslant 0$，且 $L_{1i}' \geqslant 0, p_i^+ = (1-\alpha)^2$

如果 $L_{2i}' \geqslant 0$，且 $\left(L_{1i}', U_{1i}'\right)$ 包含 0，$p_i^+ = (1-\alpha) * \left(\Phi \dfrac{\overline{X_i'} - \overline{X_0'}}{\widetilde{S_i'}} - \dfrac{\alpha}{2}\right)$

其中：

$$\widetilde{S_i'} = \sqrt{\frac{(n_i-1)S_i'^2 / n_i + (n_0-1)S_0'^2 / n_0}{n_i + n_0 - 2}}$$

如果 $L_{1i}' \geqslant 0$，且 $\left(L_{2i}', U_{2i}'\right)$ 包含 0，$p_i^+ = (1-\alpha) * \left(\Phi \dfrac{\overline{Y_i'} - \overline{Y_0'}}{\widetilde{Q_i'}} - \dfrac{\alpha}{2}\right)$

其中：

$$\widetilde{Q_i'} = \sqrt{\frac{(n_i-1)Q_i'^2 / n_i + (n_0-1)Q_0'^2 / n_0}{n_i + n_0 - 2}}$$

如果 $\left(L_{1i}', U_{1i}'\right)$ 和 $\left(L_{2i}', U_{2i}'\right)$ 都包含 0：

$$p_i^+ = \left(\Phi\left(\frac{\overline{X_i'} - \overline{X_0'}}{\widetilde{S_i'}} \right) - \frac{\alpha}{2} \right) * \left(\Phi\left(\frac{\overline{X_i'} - \overline{X_0'}}{\widetilde{Q_i'}} \right) - \frac{\alpha}{2} \right)$$

否则，$p_i^+ = 0$。

成功的预测概率——选择使 p_i^s 最大的剂量。也就是说，

$$p_i^s = Pr\{d_i > d, g_i > g\}$$

在 X_{ij} 和 Y_{ij} 统计独立的假设下，我们有：

$$p_i^s = \Phi\left(\frac{\overline{X_i'} - \overline{X_0'} - d}{\widetilde{S}_i^p} \right) \Phi\left(\frac{\overline{Y_i'} - \overline{Y_0'} - g}{\widetilde{Q}_i^p} \right)$$

其中：

$$\widetilde{S}_i^p = \sqrt{\frac{(N_i - 1)S_i'^2 / N_i + (N_0 - 1)S_0'^2 / N_0}{N_i + N_0 - 2}}$$

$$\widetilde{Q}_i^p = \sqrt{\frac{(N_i - 1)Q_i'^2 / N_i + (N_0 - 1)Q_0'^2 / N_0}{N_i + N_0 - 2}}$$

d, g 是预先指定的值。

成为最佳剂量的概率——选择使 p_i^b 最大的剂量。在 X_{ij} 和 Y_{ij} 统计独立的假设下，我们有：

$$p_i^b = Pr\left\{ \max_i(d_i) = d_i, \max_i(g_i) = g_i \right\}$$

$$\int \frac{1}{\widetilde{S_i'}} \phi\left(\frac{z - \left(\overline{X_i'} - \overline{X_0'} \right)}{\widetilde{S_i'}} \right) \prod_{g=1, i \neq g}^k \Phi\left(\frac{z - \left(\overline{X_g'} - \overline{X_0'} \right)}{\widetilde{S_g'}} \right) dz$$

$$\int \frac{1}{\widetilde{Q_i'}} \phi\left(\frac{w - \left(\overline{Y_i'} - \overline{Y_0'} \right)}{\widetilde{Q_i'}} \right) \prod_{h=1, i \neq h}^k \Phi\left(\frac{w - \left(\overline{Y_g'} - \overline{Y_0'} \right)}{\widetilde{Q_h'}} \right) dw$$

14.3.3　一个数值例子

一项两阶段Ⅱ/Ⅲ期无缝、适应性、随机、双盲、平行组、安慰剂对照、多中心研究评估了一种化合物在治疗绝经后妇女和有血管舒缩症状（VMS）的辅助乳腺癌患者时的疗效、安全性和剂量反应。血管舒缩症状主要有潮热、潮红和盗汗，有时伴有颤抖和寒冷感。该研究的联合主要研究终点是在第 4 周和第 12 周时评估的血管舒缩症状的频率和严重性。由于这项研究的真实数据不可获得，我们仅提供了数值模拟

数据以说明剂量选择方法的使用。

在两阶段适应性试验设计下，第一阶段是剂量选择的 II 期试验。第二阶段是 III 期试验，用来验证该化合物的有效性和安全性。当大约 50% 的第一阶段受试者完成双盲治疗期的第 4 周时，将进行中期分析以评估剂量效应以及疗效和安全性。此时将选择一个或两个最佳剂量，并重新估计样本量。研究的第二阶段在中期分析之后开始。新招募的受试者将随机接受选定的最佳剂量或安慰剂，为期 12 周。第二阶段将作为一个关键的研究。

为了确定 VMS 的测量频率，在第 4 周，每个研究受试者报告每天的 VMS 数量，然后对每个受试者的 VMS 数量进行平均。对于严重性，每个受试者都被要求在第 4 周结束时使用 1 到 10 的分数来评定他们受到 VMS 干扰的程度，数值越高表示严重性越高。该研究比较了三种剂量和一种安慰剂。该研究招募了 800 名受试者，每组 200 人。在中期，每组有 100 名受试者完成了治疗期的第 4 周。频率的对数转换和严重性的原始标度被视为遵循正态分布，并用于中期分析。使用成为最佳剂量的概率的方法（其在模拟研究中显示为最佳方法），我们选择具有成为最佳剂量的总概率最大的剂量 3。结果显示在表 14.1 中，其中包含两个联合主要终点的平均值和标准误差。

表 14.1　例子的结果

	项目	安慰剂	剂量 1	剂量 2	剂量 3
终点 1	样本均值	3.37	3.42	3.07	2.56
	样本标准误差	1.61	2.10	1.62	1.53
	成为最佳的概率		0.0%	1.1%	98.9%
终点 2	样本均值	6.74	6.17	5.94	5.93
	样本标准误差	1.74	1.76	1.89	1.87
	成为最佳的概率		7.0%	45.0%	47.9%
成为最佳的总体概率			0.0%	0.5%	47.4%

14.4　临床试验模拟

在本节中，我们进行了模拟研究，以评估第 14.2 节中描述的 4 种方法的性能。

14.4.1　单个主要终点

假设要比较 4 个剂量（剂量 1 为安慰剂）的平均效应，且所有效应都遵循正态分布。为了研究这些方法的性能，给出了不同的参数设置。在比较的四个剂量中，剂量 4 总是被设定为最有效的剂量。我们考虑以下总样本量：100、150 和 200。中期样本量的比例设置为 20%，因此中期样本量分别为 20、30 和 40。对于每种情况，执行 5000 次重复。我们根据样本量的不同，将模拟结果总结为被选为最有效剂量的频率，见表 14.2 ~ 表 14.4。从模拟结果中，我们观察到最后一种方法（成为最佳剂量的概率）在所有情况下都比其他方法的性能更好，选择正确最佳剂量的概率更高，而选择错误剂量的概率更低。

表 14.2　总样本量为 100 时单个主要终点的模拟结果

	剂量 1	剂量 2	剂量 3	剂量 4	剂量 1	剂量 2	剂量 3	剂量 4	剂量 1	剂量 2	剂量 3	剂量 4
均值	**0.5**	**0.51**	**0.52**	**0.53**	**0.5**	**0.51**	**0.525**	**0.53**	**0.5**	**0.505**	**0.51**	**0.53**
剂量选择标准	标准差	被选中的概率（%）			标准差	被选中的概率（%）			标准差	被选中的概率（%）		
C1	0.005	33.3	33.3	33.3	0.005	33.3	33.4	33.4	0.005	18.5	40.7	40.8
C2		33.3	33.3	33.3		33.3	33.3	33.3		32.5	33.8	33.8
C3		33.3	33.3	33.3		33.3	33.3	33.3		23.3	38.4	38.4
C4		0.0	0.0	100.0		0.0	0.7	99.3		0.0	0.0	100.0
C1	0.01	18.5	40.7	40.8	0.01	18.8	40.6	40.6	0.01	3.0	26.7	70.3
C2		32.6	33.7	33.7		32.5	33.8	33.8		22.4	37.7	39.9
C3		23.7	38.1	38.1		23.5	38.2	38.2		5.7	32.6	61.7
C4		0.0	0.1	99.9		0.0	6.1	93.9		0.0	0.0	100.0
C1	0.02	2.9	27.7	69.4	0.02	2.9	41.6	55.6	0.02	0.8	4.4	94.8
C2		22.3	38.0	39.7		22.3	38.7	39.0		13.1	28.2	58.7
C3		5.5	33.7	60.9		5.5	43.3	51.2		1.7	8.0	90.3
C4		0.1	5.5	94.4		0.0	20.8	79.2		0.0	0.2	99.8
C1	0.03	2.1	18.2	79.7	0.03	1.7	34.3	64.0	0.03	0.9	3.1	95.9
C2		16.1	34.6	49.3		15.5	40.2	44.3		10.1	20.7	69.2
C3		3.2	21.7	75.1		2.9	36.0	61.1		1.4	4.6	94.0
C4		1.0	13.6	85.4		0.3	30.3	69.0		0.4	1.8	97.8
C1	0.05	6.9	25.6	67.6	0.05	5.7	36.5	57.8	0.05	4.7	9.7	85.6
C2		13.3	30.6	56.1		12.8	39.0	48.3		10.6	16.9	72.4
C3		7.3	25.9	66.8		6.0	36.9	57.1		4.9	10.1	85.0
C4		6.4	24.5	69.1		5.4	36.3	58.3		4.4	9.6	86.0
C1	0.1	16.9	30.0	53.1	0.1	14.6	37.6	47.9	0.1	15.0	22.5	62.5
C2		19.1	31.1	49.8		16.9	37.6	45.6		16.8	24.4	58.8
C3		17.0	30.1	53.0		14.6	37.7	47.7		15.0	22.5	62.4
C4		16.8	29.9	53.3		14.3	37.6	48.2		14.9	22.5	62.6
C1	0.2	23.9	33.0	43.1	0.2	22.5	36.2	41.3	0.2	24.2	28.4	47.4
C2		24.6	33.4	42.0		23.3	35.9	40.8		25.1	28.8	46.1

续表

剂量选择标准	剂量1	剂量2	剂量3	剂量4	剂量1	剂量2	剂量3	剂量4	剂量1	剂量2	剂量3	剂量4
均值	0.5	0.51	0.52	0.53	0.5	0.51	0.525	0.53	0.5	0.505	0.51	0.53
	标准差	被选中的概率（%）			标准差	被选中的概率（%）			标准差	被选中的概率（%）		
C3		23.9	33.0	43.1		22.5	36.2	41.3		24.2	28.4	47.4
C4		23.9	33.0	43.2		22.4	36.6	41.0		24.1	28.2	47.7

注：数值越暗，概率越高；C1：条件功效；C2：基于置信区间的精度分析；C3：成功的预测概率；C4：成为最佳剂量的概率

表 14.3 总样本量为 150 时单个主要终点的模拟结果

剂量选择标准	剂量1	剂量2	剂量3	剂量4	剂量1	剂量2	剂量3	剂量4	剂量1	剂量2	剂量3	剂量4
均值	0.5	0.51	0.52	0.53	0.5	0.51	0.525	0.53	0.5	0.505	0.51	0.53
	标准差	被选中的概率（%）			标准差	被选中的概率（%）			标准差	被选中的概率（%）		
C1	0.005	33.3	33.3	33.3	0.005	33.3	33.3	33.3	0.005	26.5	36.8	36.8
C2		33.3	33.3	33.3		33.3	33.3	33.3		33.2	33.4	33.4
C3		33.2	33.4	33.4		33.3	33.3	33.3		29.7	35.2	35.2
C4		0.0	0.0	100.0		0.0	0.1	99.9		0.0	0.0	100.0
C1	0.01	26.4	36.8	36.8	0.01	26.2	36.9	36.9	0.01	4.9	37.2	57.9
C2		33.2	33.4	33.4		33.2	33.4	33.4		26.0	36.8	37.2
C3		29.6	35.2	35.2		29.5	35.2	35.2		8.5	40.5	50.9
C4		0.0	0.0	100.0		0.0	2.8	97.2		0.0	0.0	100.0
C1	0.02	4.9	37.1	58.1	0.02	4.8	45.9	49.3	0.02	1.0	7.7	91.3
C2		26.1	36.8	37.1		25.8	37.1	37.1		15.4	32.7	51.9
C3		8.6	40.0	51.4		8.3	45.2	46.5		2.2	12.6	85.2
C4		0.0	3.1	96.9		0.0	16.3	83.7		0.0	0.0	100.0
C1	0.03	1.9	20.4	77.7	0.03	1.6	36.1	62.4	0.03	0.4	2.7	96.9
C2		18.6	37.4	44.0		18.3	40.1	41.6		10.9	22.8	66.3
C3		3.7	25.4	70.9		3.5	39.3	57.2		1.2	5.1	93.8
C4		0.4	9.6	90.0		0.2	26.3	73.5		0.0	0.6	99.4
C1	0.05	4.4	22.3	73.3	0.05	2.9	34.5	62.6	0.05	2.2	6.9	90.9
C2		13.6	31.9	54.5		13.1	38.5	48.4		9.7	17.5	72.8
C3		4.8	23.3	71.9		3.4	34.9	61.7		2.5	7.6	89.9
C4		3.8	21.2	75.0		2.3	33.9	63.7		2.1	6.6	91.3
C1	0.1	15.0	29.1	55.9	0.1	12.3	37.8	49.9	0.1	11.9	18.8	69.3
C2		17.5	30.7	51.9		15.3	37.7	47.0		14.6	21.3	64.1
C3		15.0	29.1	55.9		12.4	37.8	49.8		12.0	18.9	69.0
C4		14.7	28.9	56.4		12.2	37.3	50.5		11.5	18.8	69.7
C1	0.2	23.0	31.0	45.9	0.2	20.4	37.9	41.8	0.2	22.4	26.1	51.5

续表

剂量选择标准	标准差(剂量1)	剂量2	剂量3	剂量4	标准差(剂量1)	剂量2	剂量3	剂量4	标准差(剂量1)	剂量2	剂量3	剂量4
均值	0.5	0.51	0.52	0.53	0.5	0.51	0.525	0.53	0.5	0.505	0.51	0.53
		被选中的概率（%）				被选中的概率（%）				被选中的概率（%）		
C2		24.0	31.4	44.6		21.8	37.2	41.0		23.5	26.9	49.6
C3		23.0	31.1	45.9		20.4	37.9	41.7		22.5	26.1	51.4
C4		23.0	31.1	45.9		20.4	37.8	41.8		22.4	26.0	51.6

注：数值越暗，概率越高；C1：条件功效；C2：基于置信区间的精度分析；C3：成功的预测概率；C4：成为最佳剂量的概率

表 14.4　总样本量为 200 时单个主要终点的模拟结果

剂量选择标准	标准差(剂量1)	剂量2	剂量3	剂量4	标准差(剂量1)	剂量2	剂量3	剂量4	标准差(剂量1)	剂量2	剂量3	剂量4
均值	0.5	0.51	0.52	0.53	0.5	0.51	0.525	0.53	0.5	0.505	0.51	0.53
		被选中的概率（%）				被选中的概率（%）				被选中的概率（%）		
C1	0.005	33.3	33.3	33.3	0.005	33.3	33.3	33.3	0.005	30.8	34.6	34.6
C2		33.3	33.3	33.3		33.3	33.3	33.3		33.3	33.3	33.3
C3		33.3	33.3	33.3		33.3	33.3	33.3		32.3	33.9	33.9
C4		0.0	0.0	100.0		0.0	0.0	100.0		0.0	0.0	100.0
C1	0.01	30.8	34.6	34.6	0.01	30.7	34.7	34.7	0.01	7.4	42.5	50.1
C2		33.3	33.3	33.3		33.3	33.3	33.3		28.2	35.9	35.9
C3		32.3	33.8	33.8		32.2	33.9	33.9		11.6	42.5	45.9
C4		0.0	0.0	100.0		0.0	1.5	98.5		0.0	0.0	100.0
C1	0.02	7.5	42.3	50.3	0.02	7.6	45.9	46.5	0.02	1.4	10.1	88.5
C2		28.4	35.8	35.8		28.5	35.8	35.8		16.6	35.0	48.4
C3		12.0	42.2	45.8		11.9	44.0	44.1		2.9	16.3	80.8
C4		0.0	1.2	98.8		0.0	12.6	87.4		0.0	0.0	100.0
C1	0.03	2.5	25.1	72.5	0.03	2.1	39.9	58.0	0.03	0.7	3.4	96.0
C2		21.3	37.7	41.1		20.7	39.4	39.9		12.3	26.5	61.2
C3		4.7	31.2	64.1		4.2	42.2	53.6		1.5	6.6	91.9
C4		0.1	6.7	93.2		0.0	23.0	76.9		0.0	0.2	99.7
C1	0.05	2.5	20.2	77.3	0.05	1.8	33.8	64.4	0.05	1.3	4.2	94.4
C2		14.5	32.8	52.7		13.6	39.5	46.9		9.2	17.5	73.3
C3		3.1	21.9	75.0		2.7	35.2	62.1		1.7	5.2	93.1
C4		2.0	18.1	79.9		1.2	32.1	66.6		1.1	3.5	95.4
C1	0.1	12.2	27.9	59.9	0.1	9.8	38.5	51.8	0.1	10.0	15.4	74.6

续表

剂量选择标准	剂量1 / 标准差 0.5	剂量2 0.51	剂量3 0.52	剂量4 0.53	剂量1 / 标准差 0.5	剂量2 0.51	剂量3 0.525	剂量4 0.53	剂量1 / 标准差 0.5	剂量2 0.505	剂量3 0.51	剂量4 0.53
	标准差	被选中的概率（%）			标准差	被选中的概率（%）			标准差	被选中的概率（%）		
C2		16.5	30.3	53.2		14.1	38.5	47.4		13.8	19.2	67.0
C3		12.4	27.8	59.8		9.9	38.5	51.6		10.1	15.5	74.4
C4		12.1	27.6	60.2		9.7	38.5	51.9		9.9	15.2	74.9
C1	0.2	21.3	32.0	46.8	0.2	19.0	36.2	44.9	0.2	20.4	24.5	55.1
C2		22.6	31.8	45.6		20.0	36.3	43.7		21.5	25.2	53.2
C3		21.3	32.0	46.7		18.9	36.2	44.8		20.4	24.5	55.1
C4		21.4	31.8	46.9		18.7	36.7	44.6		20.0	24.7	55.3

注：数值越暗，概率越高；C1：条件功效；C2：基于置信区间的精度分析；C3：成功的预测概率；C4：成为最佳剂量的概率

14.4.2 联合主要终点

假设要比较 4 个剂量（剂量 1 为安慰剂）的联合主要终点的平均效应，且所有效应遵循正态分布。为了研究这些方法的性能，给出了不同的参数设置。在第一种情况下，剂量 4 被设定为 4 个比较剂量中最有效的剂量，对 2 个联合主要终点都是最有效的。在第二种情况下，剂量 4 对第一个终点最有效，而剂量 3 对第二个终点最有效。我们考虑以下总样本量：100 和 200。中期样本量的比例被设置为 20%，因此中期样本量分别为 20 和 40。对于每种情况，重复进行 5000 次。根据不同的样本量，我们将模拟结果总结为被选为最有效剂量的频率，见表 14.5 和表 14.6。

表 14.5 联合主要终点的模拟结果：场景 1

均值1	剂量1 0.5	剂量2 0.51	剂量3 0.52	剂量4 0.53	均值2	剂量1 0.5	剂量2 0.51	剂量3 0.52	剂量4 0.53
	N = 100					N = 200			
标准差1 / 标准差2		被选中的概率（%）			标准差1 / 标准差2		被选中的概率（%）		
0.03 / 0.03		0.5	12.9	86.6	0.03 / 0.03		0.2	12.1	87.8
		5.2	29.4	65.4			9.9	39.9	50.2
		0.7	14.8	84.6			0.7	21.4	78.0
		0.2	6.7	93.1			0.0	1.9	98.1
0.03 / 0.05		3.0	20.2	76.7	0.03 / 0.05		0.9	14.8	84.3
		5.4	26.2	68.4			6.6	31.5	61.9
		3.1	20.5	76.4			1.1	17.0	81.9
		0.7	11.2	88.2			0.0	4.7	95.3

均值1	剂量1	剂量2	剂量3	剂量4	均值2	剂量1	剂量2	剂量3	剂量4
	0.5	0.51	0.52	0.53		0.5	0.51	0.52	0.53
		N = 100					*N* = 200		
标准差1	标准差2	被选中的概率（%）			标准差1	标准差2	被选中的概率（%）		
0.03	0.1		9.9	30.1	60.0	0.03	0.1		7.4	28.4	64.2
			10.4	31.4	58.2				9.1	31.4	59.5
			10.3	30.3	59.4				7.5	28.6	63.8
			1.6	15.5	82.8				0.2	9.8	90.0
0.05	0.05		4.4	22.1	73.4	0.05	0.05		1.3	14.9	83.8
			5.4	24.1	70.6				4.4	25.5	70.1
			4.5	22.3	73.2				1.4	15.5	83.1
			2.4	18.7	79.0				0.4	9.7	89.9
0.05	0.1		9.8	27.8	62.5	0.05	0.1		5.9	26.3	67.8
			10.0	28.1	61.9				7.2	27.7	65.1
			10.3	27.8	61.9				6.1	26.4	67.5
			5.5	23.3	71.2				1.7	18.1	80.2
0.1	0.1		14.4	29.2	56.4	0.1	0.1		8.2	27.3	64.5
			14.3	29.4	56.3				8.4	27.7	63.9
			14.5	29.6	55.9				8.4	27.6	64.0
			12.0	29.2	58.9				6.3	24.2	69.6

注：数值越暗，概率越高；均值1：第一个终点的平均值；均值2：第二个终点的平均值；标准差1：第一个终点的标准差（standard deviation）；标准差2：第二个终点的（standard deviation）

从模拟结果中，我们观察到最后一种方法（成为最佳剂量的概率）在所有场景下都比其他方法的性能更好，选择正确最佳剂量的概率更高，而选择错误剂量的概率更低。

表 14.6　联合主要终点的模拟结果：场景 2

均值1	剂量1	剂量2	剂量3	剂量4	均值2	剂量1	剂量2	剂量3	剂量4
	0.5	0.51	0.52	0.53		0.5	0.51	0.52	0.53
		N = 100					*N* = 200		
标准差1	标准差2	被选中的概率（%）			标准差1	标准差2	被选中的概率（%）		
0.03	0.03		1.1	49.8	49.2	0.03	0.03		0.2	50.1	49.6
			5.6	47.4	47.0				9.9	45.1	45.0
			1.2	49.5	49.3				0.8	49.9	49.4
			0.3	50.0	49.7				0.0	50.7	49.3
0.03	0.05		3.0	56.8	40.2	0.03	0.05		1.4	67.6	31.1
			5.2	55.0	39.9				7.1	57.8	35.1
			3.0	57.0	40.0				1.6	67.4	31.0
			0.8	39.3	59.8				0.1	34.7	65.1
0.03	0.1		11.1	50.8	38.2	0.03	0.1		7.6	60.0	32.4

续表

均值 1	剂量 1	剂量 2	剂量 3	剂量 4	均值 2	剂量 1	剂量 2	剂量 3	剂量 4
	0.5	0.51	0.52	0.53		0.5	0.51	0.52	0.53
			$N=100$					$N=200$	
标准差 1	标准差 2		被选中的概率（%）		标准差 1	标准差 2		被选中的概率（%）	
			11.6	50.5	37.9			9.9	57.5	32.7
			11.5	50.7	37.8			7.8	60.0	32.2
			1.9	30.3	67.7			0.4	24.5	75.1
0.05	0.05	5.3	46.6	48.1	0.05	0.05	1.8	49.5	48.8
		6.4	46.0	47.6			4.6	48.2	47.2
		5.5	46.6	47.9			1.9	49.5	48.6
		2.9	48.1	49.0			0.5	49.8	49.8
0.05	0.1	10.3	45.0	44.7	0.05	0.1	6.7	51.2	42.0
		10.4	44.8	44.8			7.8	50.5	41.8
		10.6	45.1	44.3			7.1	51.2	41.7
		6.2	38.7	55.1			2.3	37.4	60.4
0.1	0.1	14.4	42.5	43.2	0.1	0.1	9.9	45.2	44.9
		14.2	42.8	43.1			10.0	45.0	45.1
		14.7	42.3	43.0			10.3	45.3	44.4
		11.8	44.0	44.2			7.4	45.3	47.3

注: 数值越暗, 概率越高; 均值 1: 第一个终点的平均值; 均值 2: 第二个终点的平均值; 标准差 1: 第一个终点的标准差（standard deviation）; 标准差 2: 第二个终点的（standard deviation）

14.5 小结

在本章中, 我们讨论了两阶段适应性临床试验中的剂量选择问题, 目的是为下一阶段的进一步研究选择最有效的剂量。通过充分的模拟研究, 介绍并比较了剂量选择的四个标准。从模拟结果来看, 成为最佳剂量的概率方法的性能优于其他三种方法。因此, 我们建议在实际应用中酌情采用这种方法。此外, 给出了一个关于药品在治疗绝经后妇女和有血管舒缩症状的辅助乳腺癌患者中的剂量–反应的数值例子来说明该方法的使用。

第 15 章　仿制药和生物类似药

15.1　简介

在美国，当一个创新（品牌）的传统化学（小分子）药品专利到期时，制药和（或）仿制药公司可以提交一份简化新药申请（abbreviated new drug application, ANDA），以获得品牌药品仿制药的批准。1984 年，FDA 被授权根据《药品价格竞争和专利期限恢复法案（drug price competition and patent term restoration Act）》批准仿制药品，该法案也被称为《哈奇—瓦克斯曼法案（Hatch-Waxman Act）》。对于小分子仿制药品的批准，FDA 要求提供平均生物利用度证据，包括药物吸收的速率和程度。生物等效性（bioequivalence）是定量评价药物安全性和有效性的替代终点。生物等效性的评估基于基本生物等效性假设：如果两种药物在平均生物利用度方面表现出生物等效性，则可以假定它们将达到相同的治疗效果或者可以假定它们在治疗上是等效的，因此可以互换使用。在基本生物等效性假设下，用于评估生物等效性的法规要求、研究设计、标准和统计方法已经被完善地建立（Schuirmann，1987；EMEA，2001；FDA 2001，2003a，2003b；WHO，2005 年；Chow 和 Liu，2008）。

与小分子药物不同的是，仿制药版本的生物制剂被视为是类似的生物药品（similar biological drug products，SBDP）。SBDP 不是仿制药，是与创新药拥有一样活性成分的药。因此由活细胞制成的 SBDP 的开发概念与小分子的仿制药非常不同。SBDP 通常被欧盟的欧洲药品管理局（european medicines agency，EMA）称为生物类似药（biosimilars），被 FDA 称为后续生物制剂（follow-on biologics，FOB），被加拿大公共卫生局（Public Health Agency，PHA）称为后续进入生物制剂（subsequent entered biologics，SEB）。因为生物仿制药制造商们一直努力于占领体量大、增速快的市场，所以当许多生物制剂专利将在未来几年内到期时，后续生物制剂的生产就会引起制药 / 生物技术行业的兴趣。与原研生物制剂相比，降低价格的潜在机会仍有待确定。因为这些生物类似药不是其原生物制剂的精确复制，价格稍低的优势可能会被生物类似药潜在的更高的副作用所抵消。

在这一章中，重点不仅会放在小分子药物和生物制剂之间的基本差异上，而且会放在生物等效性（针对小分子药物）和生物相似性（biosimilarity，针对生物类似药或后续生物制剂）的定量评价问题上。第 15.2 节简要描述了小分子药物和生物制剂之间的基本差异。第 15.3 和 15.4 节分别提供了当前生物等效性和生物相似性定量评估过程的简要描述。在第 15.5 节中提出并讨论了使用生物相似性指数评估生物等效性和生物相似性的一般方法，该方法是基于可重现性（reproducibility）概率的概念提出的。第 15.6 节总结了关于生物相似性评估的一些当前科学因素和实际问题。小结见第 15.7 节。

15.2 基本差异

生物类似药或后续生物制剂与传统的化学仿制药有着本质的区别。与传统化学仿制药不同：传统化学仿制药含有与原创产品相同的活性成分，而生物制剂的仿制品由活细胞制成。生物类似药与它们的原研药是不一样的，因此不应该使用仅适用于仿制药的上市程序。其中一部分原因来源于生物类似药相较于小分子仿制药在生产、安全和疗效控制上的复杂性（Chirino 和 Mire-Sluis，2004；Schellekens，2004；Crommelin 等，2005；Roger 和 Mikhail，2007）。

表 15.1 总结了生物类似药和仿制化学药品之间的一些基本区别。例如，生物类似药是可变的，并且对环境条件非常敏感，如光和温度等。一个微小的变化可能会导致临床结局（如安全性和有效性）的巨大变化。除了活性物质的大小和复杂性不同之外，制造过程也会产生巨大的差异。由于生物制剂通常是在活细胞中制造的重组蛋白分子，其制造过程非常复杂，需要数百个特定的分离和纯化步骤。在实践中，因为分子结构会随着制造过程而变化，所以不可能产生完全一致的生物制剂复制品。由于蛋白质可以在加工过程中被改变（例如，侧链添加、由于蛋白质错误折叠导致结构改变等），不同的制造过程可能导致最终产品的结构化差异，这会导致有效性和安全性的差异，并且可能对患者的免疫反应造成负面影响。值得注意的是，这些问题也会发生在创新生物制剂的上市后变更中。

表 15.1　基本差异

化学药品	生物制剂
通过化学合成	通过活细胞制成
确定结构	异质结构
	相关分子的混合物
容易描述	难以描述
相对稳定	有变异度
	对环境条件敏感例，如光和温度等

续表

化学药品	生物制剂
没有免疫抗原性问题	有免疫抗原性问题
通常口服	通常注射
通常由普通医师开具处方	通常由专科医生开具处方

因此，SBDP 不是仿制品。由于生物／生物技术衍生产品的复杂性，标准通用方法是不适用和不可接受的。相反，应采用基于前沿的分析过程的类似生物学方法。

15.3　仿制药的定量评价

对于小分子仿制药的批准，FDA 要求通过生物等效性研究来提供药物吸收在某些药代动力学（PK）参数方面的平均生物等效性证据，如血液和（或）血浆浓度 – 时间曲线下面积（AUC）和峰浓度（Cmax）。在实践中，如果试验药物与创新药物（参比药物）的主要 PK 参数的几何平均值比率的 90% 置信区间完全在生物等效性限度（80%，125%）内，我们则声称受试药物与参比药物是生物等效的。其中主要 PK 参数的几何平均值比率的置信区间是基于对数转换数据获得的。下文将简要描述生物等效性研究中常见的研究设计和统计方法。

15.3.1　研究设计

如联邦公报（Federal Register）[第 42 卷，第 5 号，第二节。320.26（b）和第二节。320.27（b），1977] 中所示，生物利用度研究（单剂量或多剂量）应该是交叉设计，除非出于有效的科学原因认为平行设计或其他设计更合理。因此在实践中，生物利用度或生物等效性研究通常采用标准的双序列、双周期（或 2×2）交叉设计，分别用 T 和 R 表示试验制剂（test product）和参比制剂（reference product），2×2 交叉设计可以表示为（TR，RT），其中 TR 是第一个治疗序列，RT 表示第二个治疗序列。在（TR，RT）设计下，被随机分配到序列 1（TR）的合格受试者将首先接受试验制剂 T，然后在足够长的清洗期后交叉接受参比制剂 R。同样，被随机分配到序列 2（RT）的受试者将首先接受参比制剂（R），然后在足够长的清洗期后接受试验制剂（T）。

标准 2×2 交叉设计的局限性之一是，它不能提供受试者内的变异度（variability）的独立估计，因为每个受试者只接受一次相同的治疗。为了评估受试者内的变异度，经常使用以下用于比较两种药物的高阶交叉设计做为替代：① Balaam 设计，即（TT，RR，RT，TR）；②双序列、三周期的双重设计，例如（TRR、RTT）；③四序列、四周期设计，例如（TTRR、RRTT、TRTR、RTTR）。

为了比较两种以上的药品，通常会考虑 Williams 设计（Williams'design）。例如，为了比较 3 种药物，通常考虑六序列、三周期（6×3）的 Williams 设计，而 4×4 Williams 设计则用于比较 4 种药物。Williams 设计是一个方差稳定设计。关于 Williams 设计的构造和优良设计特征的更多信息可参考 Chow 和 Liu（2008）。

除平均生物等效性评估（average bioequivalence，ABE）外，还有其他类型的生物等效性评估，如旨在解决药物可处方性的群体生物等效性（population bioequivalence，PBE）和旨在解决药物可切换性的个体生物等效性（individual bioequivalence，IBE）。对于 IBE/PBE 的评估，FDA 建议考虑使用复制设计以获得受试者内的变异度、受试者间的变异度，以及由受试者与药物之间的相互作用而产生的变异度的独立估计。通常的重复交叉设计是通过（RTRT，TRTR）的方式进行的 2×2 交叉设计的重复。在某些情况下，根据生物利用度 / 生物等效性研究的研究目标，可能会考虑不完全区组设计或额外参比设计，如（TRR，RTR）（Chow 等，2002b）。

15.3.2 统计方法

如第 3 章所示，FDA 推荐使用双单侧检验（two one-sided tests，TOST）过程来检验仿制药平均生物等效性（ABE）评估的区间假设。然而，ABE 是基于置信区间方法进行评估的。也就是说，如果试验制剂和参比制剂之间的平均生物利用度比率（基于对数转换数据）有 90% 的把握在生物等效性限值（80%，125%）范围内，则可以声称 ABE。在许多情况下，每侧 5% 显著性水平的 TOST 在操作上等同于 90% 置信区间方法，尽管它们在概念上非常不同。

按照这种思路，评估仿制药生物等效性的常用统计方法是用于区间假设的 TOST 和置信区间方法。对于置信区间方法，主要药代动力学响应（如 AUC 或 C_{max}）的均值比率的 90% 置信区间是通过方差分析模型得到的。如果得到的 90% 置信区间完全在生物等效性界限（80%，125%）之内，我们声称生物等效。对于区间假设检验方法，区间假设为

$$H_0: \text{生物不等效} \quad vs. \quad H_a: \text{生物等效} \tag{15.1}$$

注意，上述假设通常被分解为 2 组单边假设。第一组假设是验证试验制剂的平均生物利用度不太低，而第 2 组假设是验证试验制剂的平均生物利用度不太高。在两个单侧假设下，Schuirmann 双单侧检验过程通常用于检验 ABE（Schuirmann，1987）。需要注意的是，Schuirmann 双单侧检验过程是一个统计检验大小（size）为 α 的检验（Chow 和 Shao，2002b）。

在实践中，有时会考虑其他统计方法，如 Westlake 对称置信区间法、基于 Fieller 定理的置信区间方法、Chow 和 Shao 的联合置信域法、贝叶斯方法和非参数方法：

如 Wilcoxon-Mann-Whitney 双单侧检验过程、基于 Hodges-Lehmann 估计量的分布无关置信区间以及自助法（bootstrap）置信区间（Chow 和 Liu，2008）。

然而需要注意的是，用于生物等效性评估的区间假设检验的概念和置信区间方法的概念是非常不同的，尽管它们在某些条件下在操作上是等价的。在响应变量是二元的情况下，TOST 在操作上并不等同于置信区间方法。因此，使用官方方法 TOST 以外的统计方法进行生物等效性评价时，应需谨慎的是，以避免可能的假阳性和（或）假阴性率。

15.3.3　生物等效性评估的其他标准

尽管用于仿制药批准的 ABE 评估已经实施多年，但它具有以下局限性：①它只关注群体平均水平；②它忽略了度量的分布；③它没有提供对受试者内的变异度的独立估计，并且忽略了受试者 – 药物交互作用。此外，使用"一刀切"的标准来评估 ABE 在过去十年中一直受到批评。建议尽可能地通过调整参比产品和治疗窗带来的受试者内的变异度来灵活应用"一刀切"标准。许多作者批评：① ABE 的评估没有解决药物可互换性（interchangeability）的问题，②它可能对变异度较低的药物带来更多不利。

15.3.3.1　群体生物等效性和个体生物等效性（PBE/IBE）

为了解决药物可互换性的问题，从 20 世纪 90 年代初到 21 世纪初，随着越来越多的仿制药品上市，当它们可互换使用时，仿制药是否安全及有效成了关注点。为了解决这一问题，一个综合标准被提出：考虑试验制剂和参比制剂的受试者间和受试者内的变异度，以及受试者 – 药物相互作用引起的变异度。该标准通过对可处方性的人群生物等效性（PBE）和对可切换性的个体生物等效性（IBE）的评估，来解决可互换性（就可处方性和可切换性而言）的问题。但由于复杂的综合标准可能会产生掩盖和抵消效应，所以 PBE/IBE 标准存在一些不良特性（Chow，1999）。因此，根据 2003 年 FDA 指南，对于仿制药的批准，不需要进行 PBE/IBE 评估。

15.3.3.2　标度平均生物等效性（SABE）

为了解决目前的 ABE 可能会对变异度较低的药物带来更多不利的问题，Haidar 等（2008）提出了一个用于评估变异度较高药物的生物等效性的标度平均生物等效性（SABE）标准。SABE 标准不仅适用于评估可变度高的药物，也适用于窄治疗指数（narrow therapeutic index，NTI）的药物。这里需要注意，SABE 标准实际上是一个针对参比制剂的标准差进行调整的 ABE 标准。因此，对 IBE 而言它是下列标准的一个特例：

$$\frac{(\mu_T - \mu_R)^2 + \sigma_D^2 + (\sigma_{WT}^2 - \sigma_{WR}^2)}{\max(\sigma_{WR}^2, \sigma_{W0}^2)} \leq \theta_I \tag{15.2}$$

这里 σ_{WT}^2 和 σ_{WR}^2 分别是试验制剂和参比制剂的受试者内方差，σ_D^2 是由于受试者 – 药物相互作用引起的方差分量，σ_{W0}^2 是一个常数，可以调整以控制通过 IBE 的概率，θ_I 是 IBE 的生等效性界值。

15.3.3.3 药物互换性的校正标准（SCDI）

Chow 等（2015）基于（15.2）中 IBE 标准的前两个分量提出了一个标准，包括①根据参比制剂的受试者内变异度（即 SABE）调整的 ABE 标准，以及②根据受试者 – 药物变异度（即 σ_D^2）的校正。该评估互换性的标准简要推导如下。

步骤 1：未校正的 ABE 标准

设 BEL 为 BE 的边界且等于 1.25。那么，生物等效性要求：

$$\frac{1}{\text{BEL}} \leq \text{GMR} \leq \text{BEL}$$

这意味着

$$-\log(\text{BEL}) \leq \log(\text{GMR}) \leq \log(\text{BEL})$$

或者

$$-\log(\text{BEL}) \leq \mu_T - \mu_R \leq \log(\text{BEL})$$

这里 μ_T 和 μ_R 是对数平均值。

步骤 2：校正的 ABE（SABE）标准

对数平均值差异根据受试者内的变异度进行如下调整：

$$-\log(BELS) \leq \frac{\mu_T - \mu_R}{\sigma_W} \leq \log(BELS)$$

或者

$$-\log(\text{BELS})\sigma_W \leq \mu_T - \mu_R \leq \log(\text{BELS})\sigma_W$$

这里是 σ_W^2 是受试者内的方差。实际中通常考虑使用参比制剂的受试者内方差 σ_{WT}^2。

步骤 3：SCDI 的开发

考虑式（15.2）中 IBE 的前 2 个分量，有如下关系：

$$\frac{(\mu_T - \mu_R)^2 + \sigma_D^2}{\sigma_W^2} = \frac{(\delta + \sigma_D)^2 - 2\delta\sigma_D}{\sigma_W^2}$$

其中 $\delta = \mu_T - \mu_R$。当 $\delta = 0$ 且 σ_D 接近 0 时，我们有：

306

$$\frac{(\delta + \sigma_D)^2}{\sigma_W^2} \approx \frac{2\delta\sigma_D}{\sigma_W^2}$$

因此，Chow 等（2015）提出 SCDI 可总结如下：

$$-\log(\text{BELS}) \leqslant \left(\frac{\mu_T - \mu_R}{\sigma_W}\right)\left(\frac{2\sigma_D}{\sigma_W}\right) \leqslant \log(\text{BELS})$$

现在我们令药物互换性校正系数 $f = \sigma_W / (2\sigma_D)$，那么，Chow 等（2015）提出的 SCDI 标准如下：

$$-\log(\text{BELS})f\sigma_W \leqslant \mu_T - \mu_R \leqslant \log(\text{BELS})f\sigma_W$$

请注意，这里的统计性质和有限样本性能需要进一步研究。

15.3.3.4　评论

根据 IBE 标准的概念和 SABE 的想法，Chow 等（2015）提出的 SCDI 标准是通用准则。该标准针对参比制剂的受试者内变异度和受试者 – 药物交互效应产生的变异度进行了调整。SCDI 考虑了度量 σ_{WR} 和 σ_D 之间相对大小的修正系数 f，所以与 SABE 相比，SCDI 可能导致更宽或更窄的界值。

Chow 等（2015）提出的 SCDI 药物互换性标准取决于调节常数 σ_{WR} 和 σ_D 的选择。在实践中，观测到的变异度可能偏离监管建议的常数很远。因此，建议在使用 SCDI 标准之前进行以下假设检验：

$$H_{01}:\sigma_{WR} \leqslant \sigma_{W0} \quad \text{vs.} \quad H_{a1}:\sigma_{WR} \leqslant \sigma_{W0}$$

和

$$H_{02}:\sigma_D \leqslant \sigma_{D0} \quad \text{vs.} \quad H_{a2}:\sigma_D \leqslant \sigma_{D0}$$

如果我们不能拒绝原假设 H_{01} 或者 H_{02}，那么我们继续使用监管建议的常数。否则，应当在 SCDI 标准中使用估计的 σ_{WR} 和 σ_D。然而需要注意的是，使用 σ_{WR} 和 σ_D 估计值的 SCDI 标准的统计性质和（或）有限样本性能尚未建立完善，需要进一步后续的研究。

15.4　生物类似药的定量评价

如前所述，在基本生物等效性假设下，生物等效性的评估是可能的。由于小分子药物和生物制剂之间的根本差异，基本的生物等效性假设和公认的标准方法可能不适于直接应用于生物相似性的评估。

15.4.1　法规要求

2010 年 3 月 23 日，《生物制剂价格竞争和创新法案》（《Biologics Price

Competition and Innovation，BPCI 法案》）被写入法律。这一举动使 FDA 有权批准生物类似药。《BPCI 法案》通过后，为了获得实施《BPCI 法案》相关的具体问题和挑战的意见，FDA 于 2010 年 11 月 2 日至 3 日在马里兰州银泉市举行了为期两天的关于生物类似药与可互换性以及生物制剂审批途径的公开听证会。这次公开听证会提出并讨论了几个科学因素，包括评估生物相似性的标准、评估生物相似性的研究设计和分析方法，以及生产过程和（或）免疫抗原性的质量属性的可比性测试（例如，参见 Chow 等，2010）。这些问题主要集中在生物相似性的评估上。听证会还提及和讨论了交替与切换概念上的互换性问题。这些讨论促进了监管指南的发展。2012 年 2 月 9 日，FDA 发布了 3 份生物相似性论证的指南草案以征求意见。这 3 份指南草案分别是：①证明与参比制剂生物相似性的科学考量；②证明与参考蛋白质产品生物相似性的质量考虑；③生物类似药：关于 2009 年《BPCI 法案》实施的问答（FDA，2012a，2012b，2012c）。2012 年 5 月 11 日，FDA 召开了另一场听证会以专门讨论这些指南草案。这三份指南于 2015 年定稿。

正如指南中的科学考量所指出的，FDA 建议采用逐步的方法（stepwise）来获得证据的总体性，以证明拟议的生物类似药（试验制剂）和创新生物制剂（参比制剂）之间的生物相似性。该逐步方法首先从对关键质量属性的结构和功能表征的分析研究开始，然后是进行药物动力学 / 药效学（PK/PD）的相似性评估以及进行临床相似性的证明，包括免疫抗原性和安全性 / 疗效评估。

根据《BPCI 法案》（平价医疗法案部分），生物相似性的定量评价包括生物相似性和药物可互换性。这将在下一部分进行简述。

15.4.2 生物相似性

在《BPCI 法案》中，生物类似药在满足以下条件时，可被定义成是与参比制剂高度相似的产品：即使在临床上无活性的成分有微小的差异，但在安全性、纯度和效价强度方面没有临床上有意义的差异。根据这一定义，如果一种生物制剂在安全性、纯度（质量）和疗效方面与参比生物制剂高度相似，则该生物制剂可被视为参比生物制剂的生物类似药。然而，关于"多么相似才算高度相似？"这一问题在 BPCI 法案中几乎没有讨论。

15.4.2.1 基本原则

《BPCI 法案》似乎建议，生物类似药应在所有的良好药品特性方面与参比制剂高度相似，如同一性、强度、质量、纯度、安全性和稳定性。然而在实践中，靠单独的一项研究是几乎不可能证明生物类似药与参比制剂在以上所有的良好药物特性方面的高度相似的。因此，为了确保生物类似药在这些方面与参比制剂的高度相似，可能需要进行不同的生物类似药研究。例如，如果安全性和有效性是主要考量，那么必须进行临床试验来证明在安全性和有效性方面没有临床意义上的差异。另外，为了确保质量高度相似，必须建立参比制剂的含量测定开发 / 验证、过程控制 / 验证和产品质量标准。此外，进行生物类似药和参比制剂的生产工艺的可比性测试也是必要的。在某些情况下，如果药代动力学（PK）、药效学（PD）或基因组标记等替代终点可以预测主要疗效 / 安全性临床终点，则可以使用 PK/PD 或基因组研究来评估生物类似药和参比制剂之间的生物相似性。

需要注意的是，当前的监管要求是在个案基础上指导的，遵循以下监管要求反映的基本原则：①产品的物理化学和生物学特性深度；②由于制造工艺的变化（或与预期外结果）造成的生物制品的质量和结构的自然或潜在变化；③有关特定类别产品的临床 / 监管经验；④生物可比性相关的考量因素。

15.4.2.2　生物相似性标准

对于药品之间的比较，一些用于评估生物等效性、相似性（如溶出度曲线的比较）和一致性（如生产工艺之间的比较）的标准可在监管指导 / 指南或文献中找到。这些标准可以分为：①绝对变化与相对变化；②汇总与分解；③基于矩（moment）的与基于概率的。

在实践中，我们可以考虑通过分别或同时比较平均值和变异度来评估生物等效性或生物相似性。这带来了所谓的分解标准和综合标准。分解标准将提供不同水平的生物相似性。例如，与仅通过平均生物相似性标准的研究相比，同时通过平均和可变性生物相似性标准的研究提供了更强的生物相似性证据。另外，我们并不清楚综合标准是否会提供更强的生物相似性证据，因为综合标准的平均值和可变性之间存在潜在的抵消（或掩盖）效应。这可能需要进一步研究，以建立基于综合标准的合适的统计检验过程，并比较其与分解标准的表现。

Chow 等（2010）比较了基于矩的标准和基于概率的标准，以评估平行分组设计下的生物等效性或生物相似性。结果表明，基于概率的标准不仅是一个更严格的标准，而且对变异度的任何微小变化都很敏感。这证明了如果需要一定水平的生物相似性的精确度和可靠性，可以使用基于概率的标准来评估后续生物制剂之间的生物相似性。

15.4.2.3　研究设计

如前所述，交叉设计常用于生物等效性评估。在交叉研究中，每个受试者服用一种药物。因此，估计的（近似的）受试者内方差可用于解决可切换性和可互换性问题。在平行分组研究中，每种药物都用于不同组的受试者。因此，我们只能估计总方差（受试者间和受试者内的方差），而不能估计单个方差分量。对于半衰期长的后续生物制剂，交叉研究是无效和不道德的。在这种情况下，我们需要进行平行分组的研究。然而，平行分组研究不能提供受试者内变异的估计值（因为无参比制剂对有参比制剂的比较）。

15.4.2.4　统计方法

类似于平均生物等效性的评估，FDA 推荐使用 Schuirmann 的双单侧检验（two one-sided tests，TOST）过程来评估生物相似性，尽管这种方法已经与置信区间方法混合使用。另外，如果考虑评估人群 / 个体生物等效性的标准，则基于人群 / 个体生物等效性的线性化标准，95% 置信上限可用于评估生物相似性。

请注意有关何时使用 90% 置信区间和何时使用 95% 置信区间之间混淆的澄清，请参见第 3 章。

15.4.3　互换性

如《公共卫生法案》在第 351（k）（3）小节修订中的第（b）（3）小节所示，术语可互换的或者互换性［就符合（k）（4）小节所述标准的生物制剂而言］，是指该生物制剂可以代替参考制剂，而无须医疗卫生保健人士（具有参考制剂处方权）的干预。就这个思路，下文给出了可互换性的定义和基本概念（就切换和交替而言）。

15.4.3.1　定义和基本概念

如《公共卫生法案》对第 351（k）（3）小节的修订第（a）（2）小节所指出的，如果：生物制剂与参比制剂具有生物相似性和预期它们对任何给定的患者都能产生相同的临床结果，则该生物制剂被视为可与参考制剂互换。此外，对于给药不止一次的生物制剂，使用生物制剂和参比制剂之间交替或切换带来的安全性或疗效降低风险不大于仅使用参比制剂。

因此，生物相似性和可互换性之间有明显的区别。换言之，生物相似性并不意味着更严格的互换性。直观地，如果判断试验制剂与参比制剂是可互换的，那么它可以被替换甚至被交替使用，而不需要医疗卫生健康人士的干预或被通知。然而，互换性意味着试验制剂预期对任何给定的患者产生相同的临床结果，这可以解释为对每一个患者可以预期相同的临床结果。可以想象，如果患者在从一种制剂切换到另一种可互换的制剂后出现不良反应，可能会提起诉讼。

应该注意的是，当 FDA 宣布两种药物的生物相似性时，不能假定它们是可互换的。因此，说明书应该说明后续生物制剂对于参比制剂，互换性已经建立或尚未建立。然而，在某些情况下，支付方和医生可能会切换产品，即使互换性尚未建立。

15.4.3.2　切换和交替

与药物互换性不同［就可处方性和可切换性而言（Chow 和 Liu，2008）］，FDA 对生物类似药互换性的理解略有不同。从 FDA 的角度来看，互换性包括创新生物制剂（R）和后续生物制剂（T）之间的切换和交替。切换的概念是指单次切换，不仅包括从"R 到 T"或"T 到 R"的切换（狭义的可切换性），还包括"T 到 T"和"R 到 R"（广义的可切换性）。因此，为了评估切换，"R 到 T""T 到 R""T

到 T""R 到 R"的生物相似性需要根据有效切换设计下的一些生物相似性标准进行评估。

另外，交替的概念指的是多次切换，包括从 T 到 R 然后回到 T 的切换（即"T 到 R 到 T"），或者从 R 到 T 然后回到 R（即"R 到 T 到 R"）。因此，需要评估"从 T 到 R 的切换"或"从 R 到 T 的切换"与"从 R 到 T 的切换"或"从 T 到 R 的切换"之间的差异，以解决交替的概念。

15.4.3.3　研究设计

对于化学药品的生物等效性评估，通常（半衰期相对较长的药品除外）考虑标准的双序列、双周期（2×2）交叉设计。由于大多数生物类似药的半衰期相对较长，因此建议考虑平行分组设计。然而，平行分组设计并不提供受试者间和受试者内的方差分量的独立估计以及受试者 – 药物相互作用引起的变异度。因此，在平行分组设计下评估生物类似药是一个重大挑战。

为了评估"R 到 T""T 到 R""T 到 T""R 到 R"的生物相似性，可以使用 Balaam 的 4×2 交叉设计，即（TT，RR，TR，RT）。为了解决交替的概念，可以使用双序列、三周期的双重设计，即（TRT，RTR）。为了解决生物类似药药物互换性的切换和交替概念，建议采用修正的 Balaam 交叉设计，即（TT，RR，TRT，RTR）。

对于切换设计，FDA 建议使用（RT，RR）（单切换）和（RTR，RRR）和（RTRT，RRRR）（多切换）设计。然而，因为 FDA 推荐的切换设计是完整的单病例随机对照（n-of-1）试验设计的一部分，Chow 和 Lee（2009）建议考虑完整的 n-of-1 设计。

15.4.4　评论

对于小分子药物，生物等效性通常反映治疗等效性。药物的处方可选择性、切换和交替通常被认为是合理的。然而对于生物制剂，差异往往更大（除药物代谢动力学因素以外，其他因素可能对条件的微小变化敏感）。因此，通常只能利用平行分组设计而不是交叉动力学研究。应该注意的是，在后续生物制剂中，生物相似性经常会反映不出疗效可比性。因此，应该非常谨慎地进行切换和交替。

15.5　生物等效性 / 生物相似性评估的一般方法

如前所述，后续生物制剂的生物相似性和互换性概念与小分子药物很不一样。如第 2 节所述，生物等效性和药物互换性的标准评估方法是否可用于评估后续生物制剂的生物相似性和互换性还存在争议。监管机构、制药行业及学术界仍在讨论用于评估生物相似性和互换性的合适标准，与此同时我们希望提出一种评估生物相似性和互换性的通用方法，基于在未来研究中可重现性（reproducibility）当前研究已证实的试验制剂与参比制剂之间的生物相似性的可能性，通过比较"试验制剂与参比制剂"以及"参比制剂与参比制剂"之间的相对差异来评估生物相似性和互换性。

15.5.1 生物等效性/生物相似性指数的开发

Shao 和 Chow（2002）提出了以可重现性概率作为指数来决定当第一次临床试验的结果非常显著时是否有必要进行第二次试验。假设零假设（null hypothesis）H_0 当且仅当 $|T| > c$ 时会被拒绝，这里 c 是正的已知常数，T 是一个检验统计量。因此，当 H_a 证实为真时，观察到显著临床结果的可重现性概率是：

$$p = P\left(|T| > c \middle| H_a\right) = P\left(|T| > c \middle| \hat{\theta}\right) \tag{15.3}$$

这里 $\hat{\theta}$ 是对 θ 的估计，这是一个未知的参数或参数向量。根据类似的想法，可重现性概率也可用于根据任何预先指定的生物相似性和互换性标准来评估试验制剂和参比制剂之间的生物相似性和互换性。例如，Chow 等（2011）提出的生物相似性指数是基于公认的生物等效性标准通过以下步骤制定的：

第一步：根据给定的生物等效性/生物相似性标准，评估试验制剂和参比制剂之间的平均生物等效性/生物相似性。以说明性为目的，可以考虑生物等效性标准。也就是说，基于对数转换数据，如果给定研究终点均值比率的 90% 置信区间落在生物等效性/生物相似性界限（80%，125%）以内（包含边界），则声称生物等效性/生物相似性成立。

第二步：一旦药物通过第一步中的生物等效性/生物相似性检验，根据观察到的比率（或观察到的均值差异）和变异度计算可重现性概率。我们会将计算的可重现性概率作为生物等效性/生物相似性指数。

第三步：假如以下零假设被拒绝，则声称生物等效性/生物相似性成立：

$$H_0 : P \leqslant p_0 \quad \text{vs.} \quad H_a : P > p_0 \tag{15.4}$$

我们也可以类似地使用置信区间法。换言之，如果可重现性概率的 95% 置信下限大于一个预先指定的数 p_0，则声称生物等效性/生物相似性成立。在实践中，p_0 可以是基于比较参比制剂与其自身（参比制剂）的研究的可重现性概率估计值。我们将这种研究称为 R-R 研究。

在一个 R-R 研究中，定义：

$$P_{TR} = P\,(\text{在基于 ABE 标准的平均生物相似性已经} \atop \text{在第一个试验中成立的条件下，得出未来试验中} \atop \text{该试验制剂和参比制剂具有平均生物相似性}) \tag{15.5}$$

或者说，基于 ABE 标准评估 2 个相同参比制剂的生物等效性/生物相似性的可重现性概率定义为：

$$P_{RR} = P（\text{在基于 ABE 标准的平均生物相似性已经}$$
$$\text{在第一个试验中成立的前提下，得出未来试验中} \quad（15.6）$$
$$\text{两个相同参比制剂具有平均生物相似性）}$$

因为生物等效性／生物相似性指数是为了表明仿制药／生物类似药与创新药（参比制剂）比较研究中的可重现性概率高于参比制剂与参比制剂比较的可重现性概率。一个可以接受的评估生物等效性／生物相似性的可重现性概率的标准（p_0）可以基于 R-R 研究得到。例如，如果 R-R 研究表明可重现性概率为 90%，即，$P_{RR} = 90\%$，生物等效性／生物相似性研究的可重现性概率标准可选择为 90% 的 80%，即：$p_0 = 80\% \times P_{RR} = 72\%$。

以上描述的生物等效性／生物相似性指数具有以下优点：①在选定研究终点、生物等效性／生物相似性标准和研究设计方面是稳健的；②考虑了变异度（在平均生物等效性评估中的主要批判之一）；③允许对相似程度定义和评估（换言之，它部分回答了"什么程度才算相似"这一问题）；④生物等效性／生物相似性指数的使用将反映方差异质性的敏感性。

最重要的是，Chow 等（2011）提出的生物等效性／生物相似性指数可以应用于生物制剂的整体相似性评估：不同功能领域（domain），如良好的药物特性、安全性（如免疫原性）、纯度和效价强度（如 BPCI 法案所述）、药代动力学（pharmacokinetics，PK）和药效学（pharmacodynamics，PD）、生物活性、生物标志物（例如，基因组标志物）和制造过程等。跨域的整体生物相似性指数可通过以下步骤获得：

第一步：获得第 i 个领域的可重现性概率 p_i，$i = 1, \cdots, K$。

第二步：定义整体生物相似性指数 $P = \sum\limits_{i=1}^{K} w_i P_i$，这里 w_i 是第 i 个领域的权重。

第三步：如果可重现性概率（P）的 95% 置信区间下限大于预先指定的数 p_0（这里 p_0 是预先指定的可接受的可重现性概率），则声称整体生物相似性成立。

15.5.2　评论

基于当前平均生物等效性标准，Hsieh 等人（2010 年）在 R-R 研究中研究了生物相似性指数表现以建立生物相似性评估基线。结果表明，生物相似性指数对与参比制剂相关的变异度很敏感。生物相似性指数随着变异度的增加而降低。例如，图 15.1 给出了在样本量 $n_1 = n_2 = 10$、20、30、40、50 和 60 的 2×2 交叉设计下，显著性水准为 0.05，$(\theta_L, \theta_U) = (80\%, 125\%)$ 且 $\sigma_d = 0.2$ 和 0.3 时的可重现性概率曲线，这里 σ_d 是每个受试者阶段差异的标准差。

在实践中，也有其他方法可以评估被提出的生物相似性指数（例如，见 Hsieh 等，

2010，Yang 等，2010）。这些方法包括最大似然法和贝叶斯法。对于贝叶斯法，设 $p(\theta)$ 为功效函数（power function），其中 θ 是一个未知参数或参数向量。在这种贝叶斯法中，θ 是（已知先验分布）随机的。可重现性概率可以看作是未来试验的功效函数的后验均值：

$$\int p(\theta)\pi(\theta|x)d \qquad (15.7)$$

这里 $\pi(\theta|x)$ 是已知先前试验中观察到的数据集 x 时 θ 的后验密度。然而，对于生物相似性指数的估计可能不存在明确形式。因此，得出的生物相似性指数的统计学属性可能不得而知。

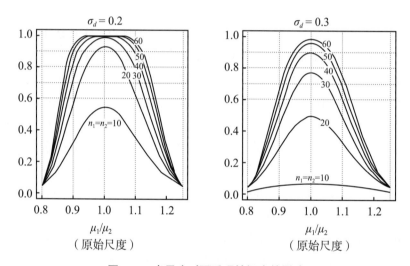

图 15.1　变异度对可重现性概率的影响

可重现性在 μ_1/μ_2（原始尺度）远离 1 及 σ_d（对数尺度）增大时降低

在这种情况下，在有限样本量下，生物相似性指数的表现只能通过临床试验模拟来评估。

作为评估跨域的整体生物相似性的替代方法，我们可以考虑 $rd = \sum_{i=1}^{K} w_i rd_i$，这里 $rd_i = P_{TR_i} / P_{RR_i}$，同时也是 T 和 R 之间的生物相似性相较于 R 和 R 之间的生物相似性的相对值。基于 $rd_i, i = 1,\cdots, K$，我们可以进行如 2003 年 FDA 指南中的局部作用的鼻气雾剂和鼻喷雾剂的生物利用度和生物等效性研究（FDA，2003b）所描述的概况分析。然而，基于 $rd_i, i = 1,\cdots, K$ 的概况分析的统计学特性还没有被充分研究。因此仍需进一步研究。

15.6　生物类似药的科学因素和实际问题

《BPCI 法案》通过后，为了获取关于其在实施中面临的具体问题和挑战的相关
意见，FDA 就生物类似药和可互换生物制剂的审批途径的问题于 2010 年 11 月 2 日
至 3 日在美国马里兰州银泉市 FDA 举行了为期两天的听证会。下面简要描述一些科
学因素和实际问题。

15.6.1　基本生物相似性假设

与生物等效性评估的基本生物等效性假设相似，Chow 等（2010）对于后续生物
制剂提出了以下基本生物相似性假设：当一个生物类似药在一些明确定义的产品特征
上与创新药相似，并且在这些明确定义的产品特征被验证为安全性和疗效的可靠预测
因子的情况下，该生物类似药与创新药在治疗方面是等效的。

对于化学仿制药，明确定义的产品特性是指早期、峰值和整体的浓度 - 时间曲
线暴露量。基本生物等效性假设允许我们假设暴露量等效意味着治疗等效。然而，由
于生物类似药产品的复杂性，人们必须验证一些证实有效的产品特性确实是安全性和
有效性的可靠预测因子。因此，生物类似药和创新药之间的等效性评价的设计和分析
与化学仿制药有很大区别。

15.6.2　终点选择

对于后续生物制剂的生物相似性评估通常存在以下问题。第一，什么样的终点应
该用于生物相似性的评估？第二，是否总是应该进行临床试验？

为了解决这 2 个问题，我们可以回顾一下 BPCI 法案中对生物相似性的定义：通
过现有的关于参比制剂的安全性、纯度（质量）和效价强度（疗效）的科学知识，被
证实与 FDA 许可的生物制剂高度相似的生物制剂。因此，如果想要证明生物类似药
的安全性和疗效与参比制剂高度相似，则可能需要进行临床试验。在某些情况下，如
果有大量证据表明替代终点或生物标志物能够预测临床结局，则可以放弃评估生物相
似性的临床试验。另一方面，需要进行临床试验来评估药物的互换性以证明生物类似
药和参比制剂对于所研究的患者群体中的任何给定患者的安全性和疗效是相似的。

15.6.3　什么程度才算相似？

目前的生物等效性 / 生物相似性评估标准有助于确定生物类似药是否与参比制剂
相似。但是，它无法提供更多关于相似程度的信息。正如 BPCI 法案所指出的，生物
类似药被定义为与参比制剂高度相似。然而，高度相似所指的相似程度几乎没有被讨

论过。此外，申办方还会考量"如果生物类似药被证明优于参比制剂怎么办？"对这种考量的一个简单回答是，优效性并不是生物相似性。

15.6.4 分析相似性评估指南

2017 年 9 月 27 日，FDA 发布了分析相似性评估指南草案来收集意见（FDA，2017b）。在指南草案中，对于生物类似药（试验制剂）和创新药（参比制剂）的相似性评估，FDA 建议将等效性检验用于分析与临床结局相关的高风险关键质量属性（critical quality attributes，CQAs）。对于与临床结局相关的轻度至中度风险 CQA，FDA 建议考虑质量范围（quality range，QR）方法。分析相似性评价的等效性检验因其选择固定值 $1.5\sigma_R$ 作为相似性界限，不够灵活而受到许多作者的批判，这里 σ_R 是参比制剂的标准差（Chow 等，2016 年），同时 QR 方法因为依赖于生物类似药和参比制剂具有相似的均值和标准差的主要假设（此假设在实际操作中是难以成立的）而被认为是不合适的。

该指南草案随后于 2018 年 6 月被撤销，尽管等效性检验（对于与临床结局相关的高风险 CQA）和 QR 方法（对于与临床结局相关的轻度至中度风险 CQA）仍在一些生物类似药监管申报材料中用于分析相似性评估。

最近，FDA 发布了一份新的比较分析评估的指南草案（FDA，2019 年）。在指南草案中，FDA 建议使用 QR 方法进行比较分析评估。如指南草案所述，QR 方法是为了验证生物类似药和参比制剂具有相似的均值和标准差的假设。该指南还指出，当足够百分比的生物类似药批次值（如 90%）落在为质量属性定义的质量范围内时，该质量属性的分析相似性通常会得到支持。然而，这种说法可能被非统计审查人员误解为比较分析评估的概念最终等同于分析相似性评估的概念。

正如 Chow 等人（2016 年）所指出的，QR 方法是为质量控制 / 保证目的而设计的，从这个意义上说，我们预计大约 95%（99%）的检验批次的检验结果将落在基于上下 2（3）个标准差制定的质量范围内。QR 方法仅在假设试验制剂和参比制剂具有相似的总体均值和总体标准差的情况下有效（即它们高度相似且可以被视为来自相同的总体）。

15.6.5 实际问题

正如上节所述，由于后续生物制剂在患者的潜在响应中有许多关键（质量）属性，对于给定的关键属性，需要在有效的研究设计和给定的相似性标准下开发有效的统计方法。评估后续生物制剂的生物相似性的统计方法可以确定在几个领域中。这些领域包括但不限于：

15.6.5.1　生物相似性的标准（就平均值、变异度或分布而言）

我们建议根据平均值、变异度，和（或）分布建立生物相似性的分解标准来回答
"什么程度才叫相似？"的问题。我们建议根据平均值、变异度和（或）分布建立生
物相似性的分解标准。换言之，我们可以首先通过证明均值的相似性来确定大体相似。
随后，我们可以根据变异度或分布的相似性来确定高度相似。

15.6.5.2　互换性标准

在实践中公认的是，药物的互换性与受试者与药物相互作用引起的变异度有关。
然而，尚不清楚互换性的标准应基于受试者与药物相互作用引起的变异度还是基于根
据参比制剂的受试者内变异度调整后的受试者与药物相互作用引起变异度。

15.6.5.3　参比制剂变更

在实践中，观察到参比制剂的平均响应随时间变化并不罕见。参比制剂随时间的
变化可能是由于：①制造过程的细微变化，②新技术和（或）先进技术的使用；和
（或）③一些未知因素。在生物类似药监管申报的审查过程中，参比制剂发生变更需
要非常注意，因为变更前后的产品可能并不相似。在这种情况下，审查者面临的的主
要挑战是哪些批次（例如，变更前的批次、变更后的批次或所有批次的组合）应该用
于生物相似性评估。第二个思路是，显著的参比制剂变更是否应被视为重大违规（如
评论 483）并采取适当的措施以达到质量控制 / 保证的目的？因为随着时间的推移，
可能的参比制剂变更将对生物相似性评估产生影响，"如何检测潜在的参比制剂变
更？"已成为生物类似药监管申报的审查和批准过程中的一个重要问题。类似于关于
仿制药 SUPAC 指南（scale-up and post-approval change：扩大规模和上市后变更），
FDA 目前正在撰写参比制剂变更指南。

15.6.5.4　外推

对于一个特定适应证和 CQA，外推有效性取决于 CQA 和 PK/ 临床结局之间有
一个确定的（线性或非线性）关系。如果没有这种确定的关系，给定 CQA 的显著差
异（例如，被认为与 PK/ 临床结局最相关的一级 CQA）未必会转化为有临床意义的
临床结局差异。在实践中，即使具有相似的药代动力学特征或作用机制（mechanism
of action，MOA）的不同适应证的一级 CQA 有显著差异，差异值也可能不同。因此，
在不收集任何临床数据的情况下，跨适应证外推的有效性是一个很大的问题。在这种
情况下，Lu 等（2017）提出的敏感性指数评价（sensitivity index）的统计方法可能会
有所帮助。

15.6.5.5　非医疗切换

非医疗切换是指基于与临床 / 医疗考虑无关的因素，从参比制剂（较贵）切换到
批准的生物类似制剂（较便宜）。评估非医疗切换的典型方法包括：①观察性研究；
和②有限的临床研究。然而，人们担心①收集的数据的有效性、质量和完整性，以

及②为评估非医疗切换的安全性和有效性而进行的研究设计和分析的科学性（另见Chow，2018）。

近年来，几项观察性研究和一项国家临床研究（NOR-SWITCH）评估了从参比制剂到批准的生物类似制剂的非医疗切换的风险（Lovik Goll，2016）。然而，这些研究的结论是有偏倚的，可能会由于在设计和分析收集的数据时存在一些科学和（或）统计学缺陷而产生误导。Chow（2018）介绍了一些有效的研究设计和适当的统计方法，以便更准确可靠地评估生物类似药和参比制剂之间医疗/非医疗切换的潜在风险。这些结果可以很容易地拓展到多种生物类似药和一种参比制剂之间医疗/非医疗切换的潜在风险评估上。

15.6.5.6 评估生物相似性的桥接研究

由于大多数生物类似药研究采用了平行设计而非重复交叉设计，因此不可能对方差成分如个体内方差以及受试者与药物相互作用引起的变异度进行独立估计。在这种情况下可以考虑桥接研究。其他实际问题包括：①使用百分位数法评估变异度；②生物活性的可比性；③评估免疫原性；④制造过程的一致性（参见例如ICH，1996年b、1999年、2005年b）；⑤多批次和（或）多实验室的稳定性测试（参见例如ICH，1996c）；⑥顺序检验程序和多重检验程序的潜在使用；和⑦使用替代终点或生物标志物如基因组数据评估生物相似性（参见例如Chow等，2004）。

要解决上述FDA公开听证会、FDA公开会议和FDA生物类似药审查程序上公认的科学因素和实践问题，还需要进一步的研究。

15.7 小结

如前所述，如果主要PK参数均值比率的90%置信区间完全在生物等效性范围（80%，125%）内，我们认为试验药物与参比制剂（创新药）具有生物等效性。

这种"一刀切"的标准只关注平均生物利用度，而忽略了变异度的异质性。因此，对后续生物制剂的生物相似性进行评估在科学/统计学上是不合理的。在实践中，因为已知生物类似药是可变的且对环境条件的微小变化敏感（Chow和Liu，2010；Chow等，2010；Hsieh等，2010），所以建议制定适当的考虑变异度的异质性的标准。

在FDA的公开听证会上，经常被问到的问题是"什么程度才算相似？"还有"如何衡量相似程度并将其转化为临床结果（如安全性和疗效）？"这些问题与生物类似药或已被证明与创新药具有生物相似性的后续生物制剂的药物互换性密切相关（Roger，2006；Roger and Mikhail，2007）。

对于化学药品的生物等效性评估，除了半衰期相对较长的那些外，通常考虑交叉设计。由于大多数生物类似药有着相对较长的半衰期，建议考虑平行分组设计。然而，平行分组设计并不提供方差分量的独立估计，如受试者间和受试者内的变异度以及受试者和药物间的相互作用引起的变异度。因此，在平行分组设计下评估生物类似药是一个重大挑战。

尽管 EMA 已经基于概念论文发布了几个针对产品的指南（例如，EMEA 2003a、2003b、2005a、2005b、2005c、2005d、2005e、2005f、2005g），但有人批评它取决于产品的特质而缺少客观标准。针对产品的标准似乎表明应考虑灵活的生物相似性标准，并根据创新（或参比）制剂的变异度和（或）治疗指数来灵活调整标准。

如上所述，生物类似药的生物相似性和互换性的评估仍存在许多不确定性。因此，对于临床科学家和生物统计学家来说，开发有效和稳健的临床 / 统计方法来评估不确定性下的生物相似性和互换性是一个重大挑战。此外，如何解决制造过程中的质量和可比性问题是制药科学家和生物统计学家面临的另一挑战。前面提出的使用生物等效性 / 生物相似性指数（根据可重现性概率的概念得出）的通用方法可能是有用的。然而，还需要对生物等效性 / 生物相似性指数的统计特性进行进一步的研究。

第 16 章　精准医疗

16.1　引言

在临床试验中，对所研究的试验疗法的安全性和有效性进行评估的经典方法是，首先根据从充分和控制良好的临床研究中收集临床数据，检验试验组与对照组无差异的零假设。如果差异具有显著性，则拒绝零假设，认为试验组与对照组存在疗效差异。如果确实存在有临床意义的疗效差异，同时检验具有足够的统计效能，能正确检测出这种差异，我们就会声称试验治疗是有效的。在此前提下，如果患者对于该治疗措施的耐受性良好，而且没有明显的安全性问题，药品监管机构，如美国食品及药物管理局（food and drug administration，FDA）等将对此进行审查与批准。我们将根据这种典型方法开发的药物称为传统药物（traditional medicine）。

在 2015 年 1 月 20 日的国情咨文演讲中，美国总统巴拉克·奥巴马宣布启动精准医学计划（Precision Medicine Initiative）——一项革命性的研究计划，旨在颠覆现有健康改善与疾病治疗的方式。正如奥巴马总统所指出，精准医学（precision medicine）是一种考虑到人类基因、环境和生活方式中个体差异的创新方法。在传统方法（传统药物）的支持下，大多数医疗方法都是为一般患者设计的。这种"一刀切"的治疗方法或许对某些患者非常有效，对另一些患者则不尽然。而精准医学则为医疗专业人员匹配了所需的资源，使其能针对性地治疗疾病（News Release，2015）。为响应奥巴马总统的精准医学计划，美国国立卫生研究院（National Institute of Health，NIH）启动了针对精准医学的队列基金，以根据患者的遗传学及其他特征开发个性化（personalized）的治疗方法（McCarthy，2015）。自此，药物开发临床研究开始聚焦到精准医学方向。

本章旨在全面总结精准医学在药物研发中的概念、设计与分析。本章将在下一节介绍精准医学的概念；在第 16.3 节回顾并讨论精准医学的设计与分析；在第 16.4 节介绍精准医学中其他的富集设计；并在第 16.5 节作出总结。

16.2 精准医学的概念

16.2.1 精准医学的定义

与传统医学不同,精准医学是一种提出定制化医疗保健的医疗模式,其医疗决策、实践与产品都是为患者量身定制的(NRC,2011)。在精准医学的框架下,医生通常会根据患者的基因、分子或细胞分析的结果制订治疗方案。精准医学中使用的工具可以包括分子诊断、成像、统计分析与计算机软件。精准医学的提出,也促使基因组学研究开始以临床试验为目标开发生物标志物。经过验证的生物标志物(诊断工具)可用于人群富集,将患者匹配到最有可能产生治疗响应的临床试验(FDA,2005;FDA,2007a,2007b;Liu et al.,2009),从而惠及生物标志物阳性的亚组患者。然而,在人群富集的实际过程中,可能没有完美的诊断工具来确定特定患者是否具有分子靶点,从而有可能导致分类错误,在治疗效果评估中引入重大偏倚。这可能也是精准医学中最具挑战性的问题。

16.2.2 生物标志物驱动的临床试验

随着前沿技术,尤其是组学(如基因组学、蛋白质组学等)技术,的高速发展,人们近来开始关注将生物标志物信息纳入中期决策的临床试验设计。生物标志物通常是一种短期终点,对主要终点的评估具有启示性,或可为中期研究人群选择(如生物标志物富集设计)与中期治疗选择(如以生物标志物为依据的适应性设计)提供巨大的附加价值。例如,在使用生物标志物富集设计的临床试验中,医生尤其希望能确定最有可能产生治疗响应的患者群体。而实践中,则通常会采用富集过程来确定这样的患者群体。这种采用富集设计的临床试验被称为靶向临床试验。人类基因组计划完成后,我们可以确定一定分子水平下的疾病靶点,并将其用于疾病治疗(Maitournam and Simon,2005;Casciano and Woodcock,2006)。此后,基于微阵列(microarray,即基因芯片)、聚合酶链式反应(polymerase chain reaction,PCR)、mRNA 转录本分析(mRNA transcript profiling)等生物技术的疾病检测与诊断设备得到发展(FDA,2005,2007),人类得以针对最有可能获益的患者人群,开发针对特定分子靶点的治疗方法,而个性化医疗也有望成为现实。一个典型案例便是赫赛汀(曲妥珠单抗)的临床开发。赫赛汀是一款针对人表皮生长因子受体 2(human epidermal growth factor receptor 2,HER2)过度表达的、转移性乳腺癌患者的靶向治疗药物(见表 16.1)。

表 16.1　治疗效果与 HER2 过度表达或扩增的关系

HER2 检测结果	患者人数	死亡率相对风险（95%）
CTA2+ 或 3+	469	0.80（0.64，1.00）
FISH（+）	325	0.70（0.53，0.91）
FISH（−）	126	1.06（0.70，1.63）
CTA2+	120	1.26（0.82，1.94）
FISH（+）	32	1.31（0.53，3.27）
FISH（−）	83	1.11（0.68，1.82）
CTA3+	349	0.70（0.51，0.89）
FISH（+）	293	0.67（0.51，0.89）
FISH（−）	43	0.88（0.39，1.98）

资料来源：赫赛汀标签说明书（FDA 修正草案），2006 年于马里兰州洛克维尔

从表 16.1 中可以看出，对于临床试验检测（clinical trials assay，CTA）评分为 3+ 的患者，赫赛汀联合化疗比单纯化疗在总生存率方面存在统计学显著的额外临床获益，而对于荧光原位杂交（fluorescence in situ hybridization，FISH）阴性或 CTA 评分为 2+ 的患者，赫赛汀联合化疗不能为其带来额外的生存获益。其中，CTA 是一种研究性免疫组织化学（immunohistochemistry，IHC）检测方法，根据染色强度从低到高评分，依次为 0、1+、2+、3+。但是需要注意，在 HercepTest（一种检测 HER2 蛋白过度表达的商业 IHC 检测方法）的决策摘要中提及，约有 10% 的样本在 2+ 和 3+ 染色强度之间存在差异，即一些检测结果为 3+ 的患者实-际评分可能为 2+，反之亦然。

我们将这些治疗措施称为靶向治疗或靶向药物。靶向治疗的开发涉及多个方面，从分子靶点诊断设备的准确性（accuracy）和精准性（precision），到治疗措施对所针对患者群体的有效性和安全性的转化。因此，靶向治疗的评估远比传统药物复杂。为解决靶向药物开发中的困难，2005 年 4 月，FDA 发布了《药物 – 诊断联合开发概念文件》。在临床试验中，有疾病靶点和没有疾病靶点的受试者对治疗的响应可能不同，效应值（effect size）也不同；有疾病靶点的患者表现出的效应值可能更高，反之亦然。效应值越大，检出效应需要受试者就越少。然而，即使靶向治疗对于疾病靶点呈阳性的受试者有效，传统临床试验也可能会根据综合效应量的大小得出治疗措施无效的结论。因此，如果我们能识别这些疾病靶点呈阳性的受试者，就有可能实现个性化治疗。

16.2.3　精准医学与个性化医学的对比

精准医疗常与个性化医疗相互混淆。为区分精准医疗与个体化医疗（individualized medicine，或个性化医疗，personalized medicine），美国国家研究委员会（National Research Council，NRC）指出，精准医疗是指根据患者的个体特征定制医疗方案。

精准医疗并不是为单个患者定制独一无二的药物或医疗器械,而是将患者群体划分为不同的亚群,这些亚群存在对特定疾病的易感性特征、生物学特征、预后特征以及对特定治疗措施的响应特征。精准医疗造福于所研究疾病的患者亚群,而个性化医疗造福于特定疾病的患者个体。

统计学中的精准性(precision)一词通常指观测值之间的接近程度。观测值之间越接近,观测越精准。即,精准性实际上是观测数据的离散度(variability)的描述。在临床试验中,观测数据之间的差异性(variability)包括:①受试者本身的差异(intra-subject variability);②受试者之间差异(inter-subject variability);③受试者与治疗交互作用的差异(subject-by-treatment interaction)。因此,精准医疗可以认为是在将平均治疗响应的离散度固定的前提下,富集效应值较大(即差异性较小)的亚组人群,旨在将受试者之间的差异降至最低。而个性化医疗则力求将受试者本身的差异性降至最低。表 16.2 中总结了传统医疗、精准医疗与个性化医疗之间的对比。

表 16.2 精准医疗与个性化医疗对比

特征	传统医疗	精准医疗	个性化医疗*
活性成分	单一	单一	多种
目标人群	人群	人群	个体
主要目标	均值	受试者间差异	受试者本身差异
剂量或方案	固定	固定	灵活
受益者	一般患者	患者亚群	患者个体
统计方法	假设检验、置信区间	假设检验、置信区间	假设检验、置信区间
是否使用生物标志物	否	是	是
盲化	是	是	困难
目标	准确度	准确度	准确度
		精确度	精确度
			可重复性
研究设计	平行设计、交叉设计	平行设计、交叉设计、适应性设计	平行设计、交叉设计、适应性设计
成功率	低	中	高

注:*个性化医疗 = 个体化医疗

16.3 精准医学的设计与分析

16.3.1 研究设计

FDA《药物 – 诊断联合开发概念文件》(Drug-Diagnostic Co-development Concept Paper)指出,富集设计(enrichment design)是一种评估靶向治疗的实用设计(另见

Chow and Liu，2003）。采用富集设计的靶向临床试验包括两个阶段。第一阶段，检测每个患者是否有预设的分子靶点，筛选检测结果阳性的患者（即人群富集）。第二阶段，将富集的患者随机分配到治疗组与对照组。实际上，由于检测手段总是不完美的，无法达到100%的阳性预测值（positive predictive value，PPV），部分患者的检测结果可能呈假阳性（即富集后的患者并没有预设的分子靶点），药物疗效可能会由于分类错误（misclassification）而被低估（Liu and Chow，2008）。因此，Liu等人（2009年）提出，结合EM算法（Dempster et al.，1977；McLachlan and Krishnan，1997）与bootstrap技术（Efron and Tibshirani，1993）来估计治疗效果。然而，这一方法依赖于诊断设备的准确性和可靠性。如果设备的准确性和可靠性较低，可能会导致较高比例的分类错误，进而影响对真实疗效的评估。为了克服诊断设备不准确的问题，我们建议结合贝叶斯方法，EM算法和bootstrap技术，在FDA推荐的各种研究设计中获得更准确可靠的疗效估计值。

靶向临床试验采用富集设计的一大目标，便是评估治疗措施在分子靶点呈阳性的患者人群中的疗效。图16.1（A设计）和图16.2（B设计）基于FDA概念文件（FDA，2005）中关于富集设计的流程图绘制。

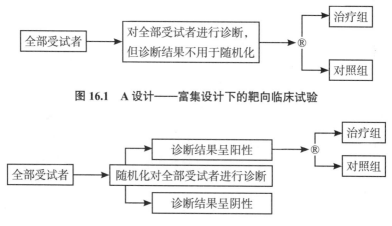

图 16.1　A 设计——富集设计下的靶向临床试验

图 16.2　B 设计——用于诊断呈阳性患者的富集设计

将第 i 组第 j 个受试者的治疗响应记作 Y_{ij}，其中 $j = 1,\cdots, n$; $i = T, C$。假设 Y_{ij} 近似服从正态分布，试验组与对照组方差相等。同时，将试验组和对照组有（无）分子靶点的受试者人数均值分别记作 μ_{T+}, μ_{C+}, (μ_{T-}, μ_{C-})。我们将受试者根据治疗措施与分子靶点的诊断结果划分成人群，并将各人群均值总结于表 16.3 中。

在富集设计（A设计）的框架下，Liu等人（2009）提出了一种2组平行设计，仅纳入诊断结果呈阳性的患者，将其按1∶1的比例随机化，分配到治疗组与对照组（图16.2）。为简单起见，Liu等人（2009）假设主要疗效终点为连续变量。这一结果可以方便地拓展到其他类型的数据，如二元响应（binary response）与时间－事件数据（time-to-event）。

表 16.3　不同治疗措施与分子靶点诊断结果的受试者人数均值

分子靶点诊断结果	分子靶点真实状态	诊断	试验组	对照组	差别
+	+	γ_1	μ_{T+}	μ_{C+}	$\mu_{T+}-\mu_{C+}$
	−	$1-\gamma_1$	μ_{T-}	μ_{C-}	$\mu_{T-}-\mu_{C-}$

注：γ_1 即阳性预测值（PPV）

16.3.2　统计方法

在靶向临床试验中的 B 设计（图 16.2）中，我们会关注真正具有分子靶点的患者疗效，即 $\theta = \mu_{T+}-\mu_{C+}$。然而，对于受试者的错误分类（即受试者的诊断结果呈现假阳性或假阴性）会混淆疗效的评估结果。我们通过下列假设来检验，真正具有分子靶点的患者人群之间，是否存在有临床意义的疗效差异：

$$H_0: \mu_{T+} - \mu_{C+} = 0 \text{ vs. } H_a: \mu_{T+} - \mu_{C+} \neq 0 \tag{16.1}$$

将试验组与对照组的样本均值分别记作 $\bar{y}_T$ 和 $\bar{y}_C$。由于对分子靶点的检测方法不是完美的，部分结果呈阳性的受试者实际上并没有该分子靶点，即：

$$E(\bar{y}_T - \bar{y}_C) = \gamma(\mu_{T+} - \mu_{C+}) + (1-\gamma)(\mu_{T-} - \mu_{C-}) \tag{16.2}$$

其中 γ 表示阳性预测值（PPV），往往是未知的。因此，靶向临床试验或精准治疗成功的关键，在于对 γ 进行准确可靠的估计（Liu at al.，2009）。

Liu 与 Chow（2008）指出，样本均值差异的期望值由两部分组成，即分子靶点检测结果呈真阳性患者的疗效，以及呈假阳性患者的疗效。靶向治疗的开发基于这样一个假设：即靶向治疗对于分子靶点检测结果呈真阳性患者的疗效大于呈假阳性患者的疗效；此外，在真正具有分子靶点的患者群体中，靶向治疗比非靶向治疗更有效，即 $\mu_{T+}-\mu_{C+} > \mu_{T-}-\mu_{C-}$。因此，在靶向临床试验的富集设计下获得的样本均值差异，实际上低估了靶向治疗在真正具有相关分子靶点的患者群体中的真实疗效。从公式（16.2）可以看出，样本均值差异的偏倚随着 PPV 的增加而减小。而随着疾病流行率的增加，诊断测试的 PPV 也会增加（Fleiss 等人，2003 年）。对于流行率很高的疾病，例如大于 10%，即使诊断设备的灵敏度和特异性高达 95%，其 PPV 也只有约 67.86%。由此可见，在估计靶向治疗对于真正具有分子靶点的患者的疗效时，使用经典的样本均值差异会导致显著的负偏倚。

经典的非配对双样本 t 检验方法是统计量满足如下条件时，在 α 显著性水平上拒绝公式（16.1）中的零假设

$$t = (\bar{y}_T - \bar{y}_C) / \sqrt{S_p^2(1/n_T + 1/n_C)} \Big| \geq t_{\alpha/2, n_T+n_C-2}$$

其中 S_p^2 是合并样本方差，$t_{\alpha/2,\,n_T+n_C-2}$ 是自由度为 n_T+n_C-2 的中心 t 分布的第 α 个百分位数。在检验靶向治疗对于分子靶点呈真阳性患者的疗效时，由于 $\bar{y}_T - \bar{y}_C$ 低估了 $\mu_{T+}-\mu_{C+}$，使用预计的样本量可能无法达到足够的统计效能（power）。根据上式中的 t 统计量，可以得到对应的 $(1-\alpha)\times100\%$ 置信区间如下：

$$\left(\bar{y}_T - \bar{y}_C\right) \pm t_{\alpha/2,n_T+n_C-2}\sqrt{S_p^2\left(\frac{1}{n_T}+\frac{1}{n_C}\right)}$$

在富集设计中，虽然所有经过随机化的患者，其分子靶点检测都呈阳性，但真实情况是未知的。基于方差齐性假设，治疗响应 Y_{ij} 服从独立分布，这一分布由两个正态分布混合而成，其均值分别为 μ_{i+} 与 μ_{i-}，方差同为 σ^2（McLachlan and Peel，2000）。如公式（16.3）所示：

$$\varphi\left(y_{ij}\big|\mu_{i+}\sigma^2\right)^\gamma \varphi\left(y_{ij}\big|\mu_{i-}\sigma^2\right)^{1-\gamma}\quad i=T,C;j=1,\cdots,n_i \tag{16.3}$$

其中 $\varphi(\cdot|\cdot)$ 为正态分布的密度函数。

但是，由于 γ（即 PPV）是未知的，往往需要基于数据进行估算得到，因此，从靶向临床试验中获得的数据是不完整的，缺少患者分子靶点的真实状况。EM 算法是在数据不完整或有缺失值的情况下，从给定数据集中获取基本分布参数极大似然估计值的方法之一。而另一方面，分子靶点诊断设备的 PPV 可以通过既往的诊断效果试验进行估计。因此，我们可以将诊断设备 PPV 的估计值作为初始值，通过 EM 算法来估计真正具有分子靶点的患者的疗效。

对于每个患者，我们考虑一对变量 (Y_{ij}, X_{ij})，其中 y_{ij} 是治疗响应，即患者 j 在治疗 i 中观察到的主要疗效终点；X_{ij} 是隐变量（latent variable），指示患者 j 在治疗 i 中分子靶点真实状态；其中 $j=1,\cdots,n$，$i=T,C$。换言之，X_{ij} 是一个指示变量（indicator variable），对于真正具有分子靶点的患者，其值为 1，对于真正没有分子靶点的患者，其值为 0。同时，我们假设 X_{ij} 独立同分布，服从期望为 γ 的伯努利分布，其中 γ 为患者具有分子靶点的概率。令向量 $\Psi=(\gamma,\mu_{T+},\mu_{T-},\mu_{C+},\mu_{C-},\sigma^2)$ 包含所有未知参数，向量 $y_{obs}=(y_{T1},\cdots,y_{Tn_T},y_{C1},y_{Cn_C})$ 包含靶向临床试验中所有观察到的主要疗效终点。那么完整数据的对数似然函数（complete-data log-likelihood）可以写作：

$$\log L_c\left(\Psi\right) = \sum_{j=1}^{nT} X_{Tj}\left[\log\gamma + \log\varphi\left(y_{Tj}\big|\mu_{T+},0^2\right)\right]$$
$$+ \sum_{j=1}^{nT}\left(1-x_{Tj}\right)\left[\log\left(1-\gamma\right) + \log\varphi\left(y_{Tj}\big|\mu_{T-},0^2\right)\right]$$
$$+ \sum_{j=1}^{nC} X_{Cj}\left[\log\gamma + \log\varphi\left(y_{Cj}\big|\mu_{C+},0^2\right)\right] \quad (16.4)$$
$$+ \sum_{j=1}^{nC}\left(1-x_{Cj}\right)\left[\log\left(1-\gamma\right) + \log\varphi\left(y_{Cj}\big|\mu_{C-},0^2\right)\right]$$

此外，基于既往的诊断效果试验，可以估计诊断设备的 PPV。因此，在使用 EM 算法估计患者靶向治疗的疗效时，我们首先会在期望为 γ（$\gamma > 0$）的伯努利分布中自主抽样（bootstrapping），对观测到的隐变量 X_{ij} 赋予初始值。下文会简要介绍，如果通过结合自主抽样的 EM 算法，在分子靶标呈真阳性的患者群体中推断 θ，即真正具有分子靶点的患者疗效。

在第 k+1 次迭代的 E 步骤中，需要基于观察值 y_{obs} 与所有未知参数当前的估计值 $\widehat{\Psi^{(k)}}$ 计算完整数据的对数似然函数 $\log L_c(\Psi)$：

$$Q\left(\Psi;\widehat{\Psi}^{(k)}\right) = E_{\Psi(k)}\left\{\log L_C\left(\Psi\right)\big|y_{obs}\right\}$$

因为 $\log L_c(\Psi)$ 是隐变量 x_{ij} 的线性函数，因此我们将 x_{ij} 替换为给定 y_{ij} 时 x_{ij} 的条件期望，并将 Ψ 替换为 $\widehat{\Psi^{(k)}}$ 来计算 E 步骤。即，将 x_{ij} 替换为，进行 k 次迭代后，观察值 y_{ij} 真正具有分子靶标的后验概率的估计值。如下所示：

$$\widehat{X}_{ij}^{(k)} = E_{\Psi(k)}\left\{x_{ij}\big|y_{ij}\right\} = \frac{\gamma_i^{(k)}\varphi\left(y_{ij}\big|\widehat{\mu}_{i+}^{(k)},\left(\widehat{\sigma}_i^2\right)^{(k)}\right)}{\gamma_i^{(k)}\varphi\left(y_{ij}\big|\widehat{\mu}_{i+}^{(k)},\left(\widehat{\sigma}_i^2\right)^{(k)}\right)+\left(1-\gamma_i^{(k)}\right)\varphi\left(y_{ij}\big|\widehat{\mu}_{i-}^{(k)},\left(\widehat{\sigma}_i^2\right)^{(k)}\right)},i=T,C$$

而在第 k+1 次迭代的 M 步骤中，我们通过计算 $\log L_c(\Psi)$ 的极大值，求得以下参数：

$$\gamma_i^{(k+1)},\widehat{\mu}_{i+}^{(k+1)},\widehat{\mu}_{i-}^{(k+1)},\left(\widehat{\sigma}_i^2\right)^{(k+1)},i=T,C$$

相当于样本比例、均值和方差。在第 k+1 次迭代的 M 步骤中，试验组与对照组 PPV 的估计值可以表示如下，

$$\gamma_i^{(k+1)} = \frac{\sum_{j=1}^{ni} X_{ij}^{(k)}}{n_i},i=T,C$$

假设 $n_T = n_C$，总体 PPV 可以表示为：

$$\gamma^{(k+1)} = \left(\gamma_T^{(k+1)} + \gamma_C^{(k+1)}\right)\Big/2$$

因此试验组与对照组中，分子靶点呈真阳性的受试者人数均值的估计可以表示为：

$$\hat{\mu}_{T+}^{(k+1)} = \sum_{j=1}^{n_T} \hat{X}_{C_j}^{(k)} y_{Tj} \Big/ \sum_{j=1}^{n_T} \hat{X}_{T_j}^{(k)}, \quad \hat{\mu}_{T-}^{(k+1)} = \sum_{j=1}^{n_T} \left(1 - \hat{X}_{T_j}^{(k)}\right) y_{Tj} \Big/ \sum_{j=1}^{n_T} \left(1 - \hat{X}_{T_j}^{(k)}\right)$$

$$\hat{\mu}_{C+}^{(k+1)} = \sum_{j=1}^{n_C} \hat{X}_{C_j}^{(k)} y_{Cj} \Big/ \sum_{j=1}^{n_C} \hat{X}_{C_j}^{(k)}, \quad \hat{\mu}_{C-}^{(k+1)} = \sum_{j=1}^{n_C} \left(1 - \hat{X}_{C_j}^{(k)}\right) y_{Tj} \Big/ \sum_{j=1}^{n_C} \left(1 - \hat{X}_{C_j}^{(k)}\right)$$

而对应方差的无偏估计则可分别表示为：

$$\left(\hat{\sigma}_T^2\right)^{(k+1)} = \left(\sum_{j=1}^{n} \hat{X}_{T_j}^{(k)} \left(y_{Tj} - \hat{\mu}_{T+}^{(k)}\right)^2 + \sum_{j=1}^{n} \left(1 - \hat{X}_{T_j}^{(k)}\right)\right) \left(y_{Tj} - \hat{\mu}_{T-}^{(k)}\right)^2 \Big/ (n_T - 2)$$

和

$$\left(\hat{\sigma}_C^2\right)^{(k+1)} = \left(\sum_{j=1}^{n} \hat{X}_{C_j}^{(k)} \left(y_{Cj} - \hat{\mu}_{C+}^{(k)}\right)^2 + \sum_{j=1}^{n} \left(1 - \hat{X}_{C_j}^{(k)}\right)\right) \left(y_{Cj} - \hat{\mu}_{C-}^{(k)}\right)^2 \Big/ (n_C - 2)$$

而集合方差的无偏估计则可表示为：

$$\left(\hat{\sigma}^2\right)^{(k+1)} = \frac{\left[(n_T - 2) \times \left(\hat{\sigma}_T^2\right)^{(k+1)} + (n_c - 2) \times \left(\hat{\sigma}_C^2\right)^{(k+1)}\right]}{(n_T + n_c - 4)}$$

因此，通过 EM 算法，对于分子靶标呈真阳性的患者，其疗效 θ 的估计值为 $\hat{\theta} = \widehat{\mu_{T+}} - \widehat{\mu_{C+}}$。Liu 等人（2009）提出，用参数化的自助抽样法来估计 $\hat{\theta}$ 的标准差，具体分为以下三步：

第一步：对于靶向临床试验中主要疗效终点的全部观察值 y_{obs}，通过 EM 算法估计全部未知参数 Ψ，用于替换公式（16.3）中概率分布的参数。选择一个较大的自助抽样样本量，如 $B = 1000$。对于 $1 \leqslant b \leqslant B$，根据上述概率分布生成自助抽样样本 y_{obs}^b。

第二步：对于每一个自助抽样样本 y_{obs}^b，通过 EM 算法估计疗效 $\theta_b^*, b = 1, \cdots, B$。

第三步：通过以下公式计算得到 $\hat{\theta}$ 的方差估计值 S_B^2：

$$S_B^2 = \sum_{b=1}^{B} \left(\hat{\theta}_b^* - \overline{\hat{\theta}^*}\right)^2 \Big/ (B-1), \text{ 其中 } \overline{\hat{\theta}^*} = \sum_{b=1}^{B} \hat{\theta}_b^* \Big/ B$$

其中 $\hat{\theta}$ 是对于分子靶标呈真阳性的患者，通过 EM 算法得到的疗效的估计值。Nityasuddhi 和 Böhning（2003）研究表明，根据 EM 算法得到的估计值是渐近无偏的。

基于自助抽样法，在 α 显著水平下，如果统计量 t 满足公式（16.5）的不等式，我们会拒绝零假设，并认为，在分子靶点呈真阳性的患者人群中，靶向治疗措施在试验组和对照组中的疗效具有显著差异。

$$t = \left| \hat{\theta} \middle/ \sqrt{S_B^2} \right| \geq z_{\alpha/2} \qquad (16.5)$$

其中 $Z_{\alpha/2}$ 是标准正态分布的 $\alpha/2$ 上百分位。因此，疗效 $\theta = \mu_{T+} - \mu_{C+}$ 对应的 $(1-\alpha) \times 100\%$ 渐进置信区间可以表示为如下（Basford et al., 1997）：

$$\hat{\theta} \pm z_{1-\alpha/2} \sqrt{S_B^2}$$

需要注意，尽管下列假设：

$$\mu_{T+} - \mu_{C+} > \mu_{T-} - \mu_{C-}$$

是开发靶向治疗的原因之一，我们在用 EM 算法估计 θ 时却没有用到这一假设。因此，上述推断 θ 的方法并没有利好靶向治疗的偏倚。

16.3.3　模拟结果

Liu 等（2009）进行了一项模拟研究，用于评估其提出基于 EM 算法的方法在有限样本上的性能。模拟中假设 $\mu_{T-} = \mu_{C+} = \mu_{C-} = 100$。为了研究 PPV、样本量、均值差异和变异性的影响，Liu 等人（2009）考虑了以下参数设置：①将 PPV 设为 0.5、0.7、0.8 或 0.9，分别对应 PPV 低、中、高的情况；②将标准差 σ 设为 20、40 或 60。为了研究有限样本的特性，又将每组样本量分别设为 50、100 和 200。均值差异则根据标准差乘以一个系数来设定，这一系数的值设为 10%、20%、30%、40%、50%、60%、75% 和 100%。此外，Liu 等还探究了 $\mu_{T+} = 100$ 的情况下，其统计检验方法的显著性水平。对于上述参数共计 288 种组合中的每一种，生成 5000 个随机样本，并将自助抽样的样本量设为 1000。模拟结果表明，现行方法对于 θ 的估计值，相对于真实值的偏倚至少有 ±10%，甚至可超过 ±50%，并且相对偏倚的绝对值随着 PPV 的降低而升高。而通过 EM 算法得到估计值的相对偏倚大多小于 ±0.05%，仅当均值差异为 2 时，少数参数组合可使相对偏倚达到 ±10%。变异性对于两种方法的偏倚几乎没有影响。但是，基于 EM 算法的方法随着样本量的增加，其相对偏倚会逐渐减小。当 PPV 较低时，现行方法在考虑分子靶点真实状态的情况下，相对偏倚可高达 ±50%。对于现行方法，当 PPV 为 0.5、均值差异为 20、标准差为 20、样本量为 200 时，其 95% 置信区间的覆盖率仅有 0.28%，并且是 PPV 的递增函数。另一方面，在 288 种参数组合的模拟中，现行方法给出的 95% 置信区间的覆盖率，仅有 36 个（12.5%）超过 0.9449，而其中 24 个还是在 PPV 高达 0.9 的情况下。而基于 EM 算法的方法所给出的 95% 置信区间的覆盖率，高于 0.9449 的有 246 个（85.4%），高于 0.94 的有

277 个（96.2%），并且全部高于 0.91。因此，通过 EM 算法对分子靶点呈真阳性患者群体的疗效进行估计，不仅是无偏的，还有足够高的覆盖率。

16.4 其他富集设计

16.4.1 包含与不包含分子靶点的其他设计

我们提到，Liu 等（2009）提出了一种统计方法（如图 16.2 所示），用于评估富集设计下分子靶点呈阳性患者的疗效。这一方法的缺点在于，会受到患者群体中真正具有分子靶点的受试者比例，以及分子靶点诊断方法的 PPV 缺失的显著影响。因此，该方法得出的结论可能存在偏倚和误导性。除了图 16.1 和图 16.2 中给出的研究设计外，2005 年 FDA 概念文件还针对不同的研究目标推荐了以下两种研究设计（见图 16.3 中的设计 C 和图 16.4 中的设计 D）。这 2 种研究设计可以评估亚群（结果为阳性或阴性的患者亚群）中的治疗效果。与图 16.1 中研究设计的表 16.2 相似，表 16.3 和第 16.4 总结了根据治疗措施和分子靶点诊断结果划分的 Y_{ij} 的期望值。

我们可能会希望估计以下几种疗效：

$$\theta_1 = \gamma_1\left(\mu_{T++} - \mu_{C++}\right) + \left(1-\gamma_1\right)\left(\mu_{T+-} - \mu_{C+-}\right)$$

$$\theta_2 = \gamma_2\left(\mu_{T-+} - \mu_{C-+}\right) + \left(1-\gamma_2\right)\left(\mu_{T-} - \mu_{C}\right)$$

$$\theta_3 = \delta\gamma_1\left(\mu_{T++} - \mu_{C++}\right) + \left(1-\delta\right)\gamma_2\left(\mu_{T-+} - \mu_{C-+}\right)$$

$$\theta_4 = \delta\gamma_1\left(\mu_{T+-} - \mu_{C+-}\right) + \left(1-\delta\right)\gamma_1\left(\mu_{T-} - \mu_{C--}\right)$$

$$\theta_5 = \delta\left[\gamma_1\left(\mu_{T+-} - \mu_{C+-}\right) + \left(1-\gamma_1\right)\left(\mu_{T+-} - \mu_{C+-}\right)\right] + \left(1-\delta\right)\left[\gamma_2\left(\mu_{T-+} - \mu_{C-+}\right) + \left(1-\gamma_2\right)\left(\mu_{T-} - \mu_{C--}\right)\right]$$

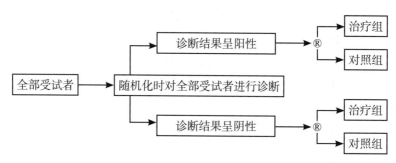

图 16.3 C 设计——针对是否具有分子靶点的患者的富集设计

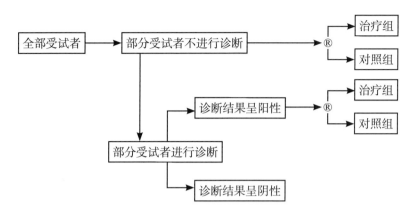

图 16.4　D 设计——另一用于靶向临床试验的富集设计

表 16.4　按治疗措施和诊断结果分组的患者人数均值

分子靶点诊断结果	分子靶点真实状态	诊断	试验组	对照组	差别
+	+	γ_1	μ_{T++}	μ_{C++}	$\mu_{T++}-\mu_{C++}$
	−	$1-\gamma_1$	μ_{T+-}	μ_{C+-}	$\mu_{T+-}-\mu_{C+-}$
−	+	γ_2	μ_{T-+}	μ_{C-+}	$\mu_{T-+}-\mu_{C-+}$
	−	$1-\gamma_2$	μ_{T--}	μ_{C--}	$\mu_{T--}-\mu_{C--}$

注：γ_i 指 PPV，其中 $i=1$（诊断结果阳性）或 $i=2$（诊断结果阴性）。μ_{ijk} 是分子靶点真实情况为 k、诊断结果为 j 的第 i 组受试者的人数均值

其中，δ 是分子靶标呈阳性的受试者比例。根据所述，可以得到 θ_1 到 θ_5 的估计值。即，可以根据从真正具有相关分子靶点的阳性诊断和非阳性诊断受试者亚群中收集的数据，来计算 θ_1 和 θ_2 的估计值。同样，我们也可以估算综合治疗效果 θ_5。这些估计值取决于 $y_i(i=1, 2)$ 和 δ。为了获得 $y_i(i=1, 2)$ 和 δ 的信息，FDA 建议用其他富集设计替代（见下文），其中包括一组没有任何分子靶点诊断结果的受试者和一组将在筛查阶段得到诊断结果的受试者。

16.4.2　统计方法

如前文所述，当分子靶标诊断设备准确度的不确定性未知时，Liu 等（2009）提出的方法将难以给出准确的结果。因此，我们建议考虑采用贝叶斯方法，将诊断设备准确性和可靠性的不确定性纳入靶向药物治疗效果的推断中。对于每个患者，我们考虑一对变量（y_{ij}, x_{ij}），其中 y_{ij} 是患者 j 接受治疗措施 i 后观察到的主要疗效重点，x_{ij} 是隐变量（latent variable），指示患者 j 在治疗 i 中分子靶点真实状态；其中 $j=1,\cdots,$ n_i, $i=T, C$。换言之，x_{ij} 是一个指示变量（indicator variable），对于真正具有分子靶点的患者，其值为 1，对于真正没有分子靶点的患者，其值为 0。同时，我们假设 x_{ij} 独立同分布，服从期望为 γ 的伯努利分布，其中 γ 为患者具有分子靶点的概率，因此：

$$x_{ij} = 1 \quad \text{if} \quad y_{ij} \sim N\left(\mu_{i+}, \sigma^2\right)$$

和

$$x_{ij} = 0 \quad \text{if} \quad y_{if} \sim N\left(\mu_{i-}, \sigma^2\right), i = T, C; j = 1, \cdots, n_i$$

似然函数可以表示为：

$$L\left(\Psi \middle| \Upsilon_{obs}, x_{ij}\right) = \prod_{j, x_{Tj}=1} \gamma\varphi\left(y_{Tj} \middle| \mu_{T+}, \sigma^2\right) \times \prod_{j, x_{Tj}=0} \left(1 - \gamma\right)\varphi\left(y_{Tj} \middle| \mu_{T-}, \sigma^2\right) \times$$

$$\prod_{j, x_{Cj}=1} \gamma\varphi\left(y_{Cj} \middle| \mu_{C+}, \sigma^2\right) \times \prod_{j, x_{Cj}=0} \left(1 - \gamma\right)\varphi\left(y_{Cj} \middle| \mu_{c-}, \sigma^2\right)$$

其中 $j = 1, \cdots, n_i$，$i = T, C$，$\varphi(\cdot|\cdot)$ 是正态变量的概率密度。使用贝叶斯方法时，可以假设 γ 的先验服从贝塔分布（beta distribution），σ^{-2} 的先验服从伽马分布，从而推导出 $\gamma, \mu_{i+}, \mu_{i-}, \sigma^{-2}$ 的后验分布。换言之，假设：

$$f(\gamma) \sim \beta\left(\alpha_r, \beta_r\right), f(\mu_{i+}) \sim N\left(\lambda_{i+}, \sigma_0^2\right), f(\mu_{i-}) \sim N\left(\lambda_{i-}, \sigma_0^2\right)$$

和

$$f\left(\sigma^{-2}\right) \sim \gamma\left(\alpha_g, \beta_g\right)$$

其中，我们假设 μ_{i+}, μ_{i-} 和 γ 相互独立，同时假设 $\alpha_\gamma, \beta_\gamma, \alpha_g, \beta_g, \lambda_{i+}, \lambda_{i-}$ 和 σ_0^2 是已知的。由此我们可以得到 x_{ij} 的条件后验分布：

$$f\left(x_{ij} \middle| \gamma, \mu_{i+}, \mu_{i-}, \Upsilon_{obs}\right) \sim \text{Bernoulli}\left(\frac{\gamma\varphi\left(y_{ij} \middle| \mu_{i+}, \sigma_0^2\right)}{\gamma\varphi\left(y_{ij} \middle| \mu_{i+}, \sigma_0^2\right) + \left(1 - \gamma\right)\varphi\left(y_{ij} \middle| \mu_{i-}, \sigma_0^2\right)}\right)$$

其中

$$E_\Psi\left[x_{ij} \middle| \gamma, \mu_{i+}, \mu_{i-}, \Upsilon_{obs}\right] = \frac{\gamma\varphi\left(y_{ij} \middle| \mu_{i+}, \sigma^2\right)}{\gamma\varphi\left(y_{ij} \middle| \mu_{i+}, \sigma^2\right) + \left(1 - \gamma\right)\varphi\left(y_{ij} \middle| \mu_{i-}, \sigma^2\right)}, i = T, C; j = 1, \cdots, n_i$$

在 EM 算法中，$\gamma, \mu_{i+}, \mu_{i-}$ 和 σ^2 的联合分布可以写作：

$$f\left(\gamma, \mu_{i+}, \mu_{i-}, \sigma^2 \middle| \Upsilon_{obs}, x_{ij}\right)$$

$$= \prod_{j, x_{Tj}=1} \varphi\left(y_{Tj} \middle| \mu_{T+}, \sigma^2\right) \times \prod_{j, x_{Tj}=0} \varphi\left(y_{Tj} \middle| \mu_{T-}, \sigma^2\right)$$

$$\times \prod_{j, x_{Cj}=1} \varphi\left(y_{Cj} \middle| \mu_{C+}, \sigma^2\right) \times \prod_{j, x_{Cj}=0} \varphi\left(y_{Cj} \middle| \mu_{C-}, \sigma^2\right)$$

$$\times \varphi\left(\mu_{T+} \middle| \lambda_{7+}, \sigma_0^2\right) \times \varphi\left(\mu_{T-} \middle| \lambda_{7-}, \sigma_0^2\right)$$

$$\times \varphi\left(\mu_{C+}\Big|\lambda_{C+},\sigma_0^2\right)\times\varphi\left(\mu_{C-}\Big|\lambda_{c-},\sigma_0^2\right)$$

$$\times \frac{\Gamma\left(\alpha_r+\beta_r\right)}{\Gamma\left(\alpha_r\right)\Gamma\left(\beta_r\right)}\left(\gamma\right)^{\sum\limits_{j=1}^{nT}xT_j+\sum\limits_{j=1}^{nC}xC_j+\alpha_{\gamma-1}}\left(1-\gamma\right)^{\sum\limits_{j=1}^{nT}\left(1-xT_j\right)+\sum\limits_{j=1}^{nC}\left(1-xC_j\right)+\beta\gamma-1}$$

我们由此可以推导出 $\gamma,\mu_{i+},\mu_{i-},\sigma^{-2}$ 的后验分布：

$$f\left(\gamma\Big|\mu_{i+},\mu_{i-},\sigma^{-2},\Upsilon_{obs},x_{ij}\right)\sim\beta\left(\begin{array}{c}\sum\limits_{j=1}^{nT}x_{Tj}+\sum\limits_{j=1}^{nC}x_{Cj}\\[2mm]+\alpha_{\gamma},\sum\limits_{j=1}^{nT}\left(1-x_{Tj}\right)+\sum\limits_{j=1}^{nC}\left(1-x_{Cj}\right)+\beta_{\gamma}\end{array}\right)$$

$$f\left(\mu_{i+}\Big|\gamma,\mu_{i-},\sigma^{-2},\Upsilon_{obs},x_{ij}\right)\sim N\left(\frac{\sigma^{-2}\sum\limits_{j=1}^{ni}x_{ij}y_{ij}+\sigma_0^{-2}\lambda_{i+}}{\sigma^{-2}\sum\limits_{j=1}^{ni}x_{ij}+\sigma_0^{-2}},\frac{1}{\sigma^{-2}\sum\limits_{j=1}^{ni}x_{ij}+\sigma_0^{-2}}\right)$$

$$f\left(\mu_{i-}\Big|\gamma,\mu_{i+},\sigma^{-2},\Upsilon_{obs},x_{ij}\right)\sim N\left(\begin{array}{c}\dfrac{\sigma^{-2}\sum\limits_{j=1}^{n_i}\left(1-x_{ij}\right)y_{ij}+\sigma_0^{-2}\lambda_{i-}}{\sigma^{-2}\sum\limits_{j=1}^{n_i}\left(1-x_{ij}\right)+\sigma_0^{-2}}\\[5mm]\dfrac{1}{\sigma^{-2}\sum\limits_{j=1}^{n_i}\left(1-x_{ij}\right)+\sigma_0^{-2}}\end{array}\right)$$

$$f\left(\sigma^{-2}\Big|\gamma,\mu_{i+},\mu_{i-},\Upsilon_{obs},x_{ij}\right)$$

$$\sim\gamma\left(\begin{array}{c}\dfrac{n_T+n_c}{2}\\[3mm]+\sigma_g,\dfrac{1}{2}\sum\limits_{i=T,C}\left[\begin{array}{c}\sum\limits_{j=1}^{n_i}x_{ij}\left(y_{ij}-\mu_{i+}\right)^2\\[3mm]+\sum\limits_{j=1}^{n_i}\left(1-x_{ij}\right)\left(y_{ij}-\mu_{i-}\right)^2\end{array}\right]\\[3mm]+\beta_g\end{array}\right)$$

因此，可以求得 $\theta=\mu_{T+}-\mu_{C+}$ 的条件后验分布如下：

$$f\left(\hat{\theta}\middle|\gamma,\mu_{i+},\mu_{i-},\sigma^2,\Upsilon_{obs},x_{ij}\right)$$

$$\sim N\left(\begin{array}{c}\dfrac{\sigma^{-2}\displaystyle\sum_{j=1}^{nT}x_{Tj}y_{Tj}+\sigma_0^{-2}\lambda_{T+}}{\sigma^{-2}\displaystyle\sum_{j=1}^{nT}x_{Tj}+\sigma_0^{-2}}\\[2em]+\dfrac{\sigma^{-2}\displaystyle\sum_{j=1}^{nC}x_{Cj}y_{Cj}+\sigma_0^{-2}\lambda_{C+}}{\sigma^{-2}\displaystyle\sum_{j=1}^{nC}x_{Cj}+\sigma_0^{-2}}\end{array},\dfrac{1}{\sigma^{-2}\displaystyle\sum_{j=1}^{nT}x_{Tj}+\sigma_0^{-2}}+\dfrac{1}{\sigma^{-2}\displaystyle\sum_{j=1}^{nC}x_{Cj}+\sigma_0^{-2}}\right)$$

因此，我们可以对 $\theta=\mu_{T+}-\mu_{C+}$ 以及其他疗效指标进行统计推断。需要注意的是，根据不同治疗方法和疾病靶点，γ，μ_{i+}，μ_{i-}，σ^{-2} 可能会有所不同。而不同的先验分布也会造成疗效估计值不同。

16.4.3 备注

除了 FDA 提出的研究设计方案外，Freidlin 和 Simon（2005）还提出了一种适应性特征设计，用于靶向治疗随机临床试验刚开始，尚无识别敏感患者的检测方法或特征时。这一设计前瞻性地将开发基于基因表达的分类器与适当的总体效应检验相结合来选择对治疗敏感的患者。Jiang 等（2007）提出了一种生物标志物自适应阈值设计，这一设计通过测量事先确定的生物标志物，将测量结果量化为连续变量或对结果进行分级，来识别对治疗措施敏感的患者。该设计对所有随机化患者的总体治疗效果进行统计检验，同时可以确定并验证敏感亚群预设生物标志物的截止点（cut point）。Freidlin 等（2010）提出了自适应特征设计的交叉验证扩展，优化了设计中分类器开发和验证部分的效率。Zhou 等（2008）和 Lee 等（2010）提出了用于靶向药物开发的贝叶斯自适应随机化富集设计。另一方面，Todd 和 Stallard（2005）提出了一种分组序列设计，先基于生物标记的临时治疗选择，而后对比试验组与对照组的主要终点。该设计提出了一种控制 I 类错误率的统计方法。此后，Stallard（2010）提出了一种分组序贯试验方法，利用现有的生物标志物和主要终点信息进行治疗选择，有效地控制了 I 类错误率。Shun 等（2008）研究了一种基于生物标志物、使用常见终点的两阶段获胜者设计（winner design）。Di Scala 和 Glimm（2011）的研究中，事件史生物标志物与主要终点相关（correlated），他们使用贝叶斯预测功效（Bayesian predictive power）结合两个终点的证据用于中期选择，并研究了控制 I 类错误率的精确条件。Friede 等（2011）考虑了一类 II／III 期自适应无缝设计，其中治疗选择基于早期结果数据，即通过生物标志物淘汰疗效较差的治疗措施（biomarker-informed drop-the-losers design）。这一设计通过将自适应设计的组合检验和多重检验的封闭原则相结合，得以有效控制家族性 I 类错误率（familywise type I error rate）。

使用生物标志物策略的针对性（focused）临床试验已被证明具有以下潜力：缩短试验时间、减小样本量、提高试验成功率、改善获益风险关系以及降低开发成本。在规划基于生物标志物的自适应设计时，最好先进行统计模拟，以了解设计的操作特征（operating characteristics），包括达到所需统计功效的样本量。为此有必要指定一个试验数据模拟的模型。Friede 等（2011）提出了一种基于标准化检验统计量的模拟模型，可以针对各种结局生成虚拟试验，直接模拟统计量而非实验数据。另一方面，如果需要模拟单个患者的数据，则需要指定一个模型来描述生物标志物与主要终点之间的关系。Shun 等（2008）使用了双变量正态分布对两个服从正态分布的终点进行建模。而 Wang 等（2014）指出，当我们对两个终点均值之间的关系知之甚少时，只考虑生物标志物与主要终点之间个体水平相关性的双变量正态模型是不合适的。因此他们进一步提出了一个两级相关（two-level correlation）（个体水平相关和均值水平相关）模型来描述生物标志物与主要终点之间的关系。两级相关模型包含一个新变量，用于描述两个终点之间均值水平的相关性。这一变量及其分布反映历史数据样本量较小造成的两个终点之间均值水平相关性的不确定性。结果表明，两级相关模型更适合对双终点进行建模。

16.5　小结

在这一章，我们讨论了传统医疗与精准医疗的区别。传统医疗只能造福于一般的（average）患者，而精准医疗则能使具有特定特征（如特定基因型或分子靶点）的特定群体（亚群）进一步获益。奥巴马总统提出的"精准医学倡议"是摆脱传统医疗、迈向个性化治疗的重要一步，从而使特定群体的患者受益。一个典型的例子是赫赛汀的开发（16.2.2 节）。赫赛汀用于治疗女性乳腺癌。与单纯化疗相比，对于染色评分为 3+ 的患者，赫赛汀联合化疗可以显著提高的总体生存率（表 16.1）。

在有效的设计（如 B、C 和 D 设计）下进行精准医学评估时，对阳性预测值（PPV）的估计是否准确可靠，会直接决定分析结果的准确性和可靠性。EM 算法与贝叶斯方法或许有助于解决这一问题。人们也开发了其他用于估计疗效的方法（16.4.1 节），尤其是 FDA 推荐的 C 设计和 D 设计。

个性化（个体化）医疗的终极目标是尽一切可能为个体患者寻求治愈方法。奥巴马总统提出的"精准医学计划"是迈向个性化医疗的重要一步，其目的是使靶向特定疾病的治疗措施能造福患者。传统中医的个体化治疗通常由多个部分组成，侧重于患者个体特定器官之间的整体动态和谐（或平衡），预计将在下个世纪成为关注的焦点

（Chow，2015）。个性化药物（如传统中药）的开发正朝着下个世纪迈进，针对具有多种成分的药物疗效评估的法规要求和定量 / 统计学方法的开发势在必行。关于传统中药开发细节，请参阅第 12 章。

第 17 章　大数据分析

17.1　引言

在与医疗保健相关的生物医学研究中，大数据分析（big data analytics）是指对包含各种数据集（数据类型相似或各异）的大型数据集进行分析，这些数据集来自各种结构化、半结构化或非结构化的数据来源，如注册登记研究、随机（非随机）临床研究、已发表或未发表的研究以及医疗保健数据库。大数据分析旨在检测试验疗法在安全性和有效性方面可能存在的任何隐藏信号（signals）、模式（patterns）和趋势（trends）。此外，大数据分析还可发现潜在风险因素与临床结果之间可能存在的未知关联性（association）与相关性（correlation），以及其他有价值的生物医学信息，如临床终点或结局的风险获益比。大数据分析的发现可以更有效地评估治疗方法，确认新的干预机会；优化疾病管理；带来其他临床益处；并提高计划未来生物医学研究的运作效率。

美国国立卫生研究院（National Institute of Health，NIH）网站上的一份招标文件（Request for proposals，RFP）指出，由于研究者使用的数据集日益庞大，变得复杂（complex）、多维（multidimensional）和多样（diverse），生物医学研究正迅速成为数据密集型研究。然而，研究者往往会因为缺少工具、访问权限以及训练，而在数据的发布、查找、整合与分析他人生成的数据，以及利用数据时遇到困难。因此，NIH 制订了"从大数据到知识"（Big Data to Knowledge，BD2K）计划。作为 BD2K 计划的一部分，NIH 寻求在数据压缩与还原（compression and reduction）、数据可视化（visualization）、数据溯源（provenance）和数据处理（wrangling）这四个领域的数据分析软件工具和统计方法的开发。

大数据分析前景广阔，可提供以下机会：挖掘隐藏的医学信息，以确定潜在风险因素与临床结局之间可能存在的关联性与相关性；建立预测模型；验证和推广（generalization）；用户生物标志物开发的数据挖掘；以及为未来临床试验的规划提供关键信息（Bollier，2010；Ohlhorst，2012；Raghupathi and Raghupathi，2014）。虽然大数据分析在生物医学研究中前景广阔、潜力巨大，但也存在一些局限性：不同来源的数据集之间可能存在选择偏倚（selection bias）和异质性（heterogeneity），这可能会影响大数据分析的代表性（representativeness）和有效性（validity）。在生物医学研究中，最常见的大数据分析可能是合并几项独立研究进行荟萃分析（meta-analysis）。在荟萃分析中，最常用的方法可能是应用随机效应模型（random effects model）或混合效应模型（mixed effects model）（DerSimonian and Laird，1986；Chow and Liu，1997）。

Chow 和 Kong（2015）指出，大数据中心可能纳入不同来源的数据集，因此大数据分析中普遍存在的选择偏倚，分析结果可能会有偏倚。在实践中，已发表的和结果具有统计学显著性的研究（positive studies，以下简称为阳性研究）更有可能被大数据中心收录。这一类研究往往会夸大疗效，从而高估目标患者群体的真实疗效。当有大量未发表和不具有统计学显著性的研究（negative studies，以下简称为阴性研究）未被纳入大数据分析时，这种发表性偏倚可能会导致非常严重的选择偏倚。为了克服这些问题，在本章中，我们尝试提出一种方法，通过考虑可能的选择偏倚来估计目标患者群体的真实治疗效果。

本章其余部分安排如下。在第 17.2 节中，我们将讨论 Raghupathi 和 Raghupathi（2014）综述的各类挑战，并重点探讨生物医学研究中确保大数据分析的质量、完整性和有效性的基本考量，包括但不限于：大数据的代表性；大数据的质量和完整性；大数据分析的有效性；符合 FDA 第 11 部分（FDA Part 11）要求的电子记录；以及统计方法和软件的开发。第 17.3 节将简要概述临床研究中的大数据分析类型。第 17.4 节将探讨大数据分析的选择偏倚。第 17.5 节讨论估算偏倚的统计方法、偏倚调整、大数据分析中的治疗效果以及大数据分析中常见的偏倚问题。第 17.6 节将介绍一项模拟研究，旨在评估在各种情况下估计偏倚、偏倚调整和处理效果的统计方法的性能。第 17.7 节为本章总结。

17.2 基本考量

17.2.1 大数据的代表性

在生物医学研究中，大数据通常包含各种数据集（多种数据类型），这些数据集来自不同的数据源，包括注册登记研究、随机或非随机临床研究、已发表或未发表的数据以及医疗保健数据库。将单个数据集纳入大数据时可能会出现选择偏倚，因此大数据是否能真正代表所研究疾病的目标患者群体存疑，此外，单个数据集（研究）内部与数据集之间也会存在异质性。下文将简要讨论选择偏倚、异质性以及由此产生的可重复性和可推广性的问题。

17.2.2　选择偏倚

在实践中，大多数结果为阳性的数据集很可能会进入大数据，在这种情况下可能会出现选择偏倚。我们将目标患者群体和大数据的真实均值分别记作 μ 和 μ_b，将结果为阳性和阴性的数据集的真实均值分别记作 μ_P 和 μ_N，并假设 r 是结果为阳性和阴性的数据量的真实比例（一般是未知的），即 $\mu = r\mu_P + (1-r)\mu_N$。因此，纳入单个数据集的选择偏倚可能会对大数据分析的结果产生重大影响。换言之，以大数据分析得到的 $\widehat{\mu_b}$ 估计 μ 可能会存在偏倚。如果大数据只包含结果为正的数据集，即 $\mu_b = \mu_P$，同时 μ_P 与 μ_N 相去甚远，则选择偏倚将非常大。因此，大数据分析的结果可能会有偏倚，从而产生误导。

17.2.3　异质性

除了数据集的代表性和选择偏倚外，不同来源的数据集内部与数据集之间的异质性也非常值得关注。尽管现实中数据集可能来自对相同的患者群体进行的多个临床研究，但其中的研究数据可能来自不同的研究中心和实验室，研究方案（例如剂量和剂量方案）也可能相似但不相同。这些差异将导致数据集内部和数据集之间的异质性。换言之，这些数据集可能服从相似的分布，但具有不同的均值和方差，从而可能降低治疗效果评估的可靠性。

17.2.4　可重复性与可推广性

如上所述，大数据中心中各个数据集（研究）内部和数据集之间的异质性可能会影响治疗效果评估的可靠性。此外，随着大数据的不断增长，另一个问题也值得关注：基于一个大数据中心（或数据库）得到的分析结果，能否推广到包含相同疾病和（或）研究条件的患者人群的另一个大数据中心（或数据库），抑或是在后者上复现？为了评估可重复性和可推广性，我们可以使用 Shao 和 Chow（2002）提出的敏感性指数的概念。我们用 (μ_0, σ_0) 和 (μ_1, σ_1) 分别表示 2 个大数据中心（或数据库）的患者人群。由于 2 个数据库都是基于相似的患者人群，其具有相同疾病和（或）病情。因此我们可以合理地假设 $\mu_1 = \mu_0 + \varepsilon$，以及 $\sigma_1 = C\sigma_0$，其中 ε 和 C 分别表示位置（location）和尺度（scale）的偏移参数（shift parameters）。可以证明：

$$\left| \frac{\mu_1}{\sigma_1} \right| = \left| \frac{\mu_0 + \varepsilon}{C\sigma_0} \right| = |\Delta| \left| \frac{\mu_0}{\sigma_0} \right|$$

其中，$\Delta = (1+\varepsilon/\mu_0)/C$ 表示可推广性的敏感性指数。如果 $|1-\Delta| \leqslant \delta$（$\delta$ 是预设的小量），我们称，基于一个数据库得到的结论可以推广到另一个数据库。实践中，

ε 和 C 是随机的，因此需要开发用于评估 Δ 的统计方法。

17.2.5 数据质量、完整性与有效性

在生物医学研究中，数据管理可确保从试验对象收集到的数据在数据库系统中的质量、完整性和有效性。适当的数据管理可为统计分析提供干净与高质量的数据库，使临床科学家得以评估试验疗法的有效性、安全性和临床获益（或风险）。反之则会得出错误和（或）误导性的结论。因此，临床试验数据管理流程不仅是为了收集预期临床试验需要收集的信息，还要确保所收集数据的质量、完整性和有效性。收集到的数据集通过数据库系统汇总成大数据。由于大数据中心包含各种来源的电子数据记录，因此这些记录必须满足一些监管要求，从而保大数据中心电子数据的数据质量、完整性和有效性。

17.2.6 美国药品监督管理局《联邦注册法规》第 21 条第 11 部分（FDA Part 11）合规性

符合 FDA 注册法规第 11 部分的规定（FDA Part 11 compliance）是指符合美国《联邦注册法规》（The Code of Federal Registration，CFR）第 21 条第 11 部分（21 CFR Part 11）所述的要求或标准。根据该部分，在一般情况下，FDA 将电子记录和签名的法律效力视为与纸质记录和手写签名相同。这一要求适用于 FDA 要求的，或根据机构法规提交给 FDA 的任何记录。为加强第 11 部分的合规性，FDA 发布了合规政策指南《CPG 7153.17》、《执行政策：CFR 第 21 条第 11 部分，电子记录与电子签名》（Enforcement Policy：21 CFR Part 11 Electronic Records，Electronic Signatures）。此外，FDA 还发布了大量指导文件草案，以协助申办者遵守 21 CFR Part 11 的规定。FDA 第 11 部分合规性对于临床数据管理过程产生了重大影响，进而影响了大数据管理。而大数据管理已成为以符合统计管理规范（Good Statistics Practice，GSP）和药物临床试验管理规范（Good Clinical Practice，GCP）对数据质量、完整性和有效性的要求，而执行数据管理规范（Good Data Management Practice，GDMP）的重点。例如，21 CFR Part 11 规定，必须制定有关创建、修改、维护和传输记录的规程，以确保记录的真实性和完整性。此外，采用的系统必须确保电子记录的保存准确可靠。21 CFR Part 11 对稽查痕迹（audit trail）系统有具体要求，以识别无效或被篡改的记录。电子签名必须与各自的电子记录相链接，以确保签名不能被转移，从而伪造电子记录。FDA 要求系统必须能够生成适用于 FDA 检查的文件，以便核实是否满足 21 CFR Part 11 的要求。

在实践中，大数据的管理是满足 21 CFR Part 11 对于数据质量、完整性和有效性要求的重中之重。符合 21 CFR Part 11 要求的典型数据管理流程通常包括：①差距评

估（gap assessment）；②用户需求说明；③验证主计划（validation master plan）；④战术实施计划（tactical implementation plan）。这一流程需要由一个包含信息技术（information technology，IT）、编程和数据管理等多个领域资深专家的团队来实施。

17.2.7　缺失数据

缺失值或不完整数据是生物医学研究中经常遇到的问题，因此也已成为大数据分析的一个主要问题。数据缺失的主要原因之一是患者脱落（dropout）。脱落的原因包括但不限于：患者拒绝继续参与研究（例如撤回知情同意书）；疗效不佳；搬迁；不良事件；临床研究过程中的不愉快；患者疾病恶化；其他不相关的疾病；患者依从性差；研究中需要使用违禁药物；患者死亡。如何处理不完整的数据始终是统计学家在实践中面临的挑战。插补法（imputation）是一类十分常用方法，用于补全缺失数据，在生物医学研究中应用广泛。但是，尽管插补法非常常用，人们对于其理论特性却远未达到理解的程度。临床试验中的对于缺失数据的处理包括缺失数据预防（prevention）和缺失数据分析。缺失数据的预防一般通过在方案制订和临床操作过程中执行 GCP，以及对数据收集人员进行培训来实现，从而减少偏倚、提高效率、减少对模型假设的依赖，并减少对敏感性分析的需求。然而在实践过程中，数据缺失是无法完全避免的，其发生因素也往往是患者、研究人员和临床项目团队所不可控的。

17.3　大数据分析类型

17.3.1　病例对照研究

在临床研究中，利用大数据的研究一般包括但不限于：纳入回顾性队列和（或）病例对照研究；通过合并多项独立研究进行荟萃分析；在基因组研究中进行数据挖掘以开发生物标志物。为便于说明，本章仅探讨病例对照研究，探讨的观点同样适用于荟萃分析和数据挖掘。

临床研究中，病例对照研究不仅是为了研究可能的风险因素并建立医学预测模型，而且还要检查预测模型的可推广性（例如，从一个患者人群，例如成人，推广到另一个相似但不同的患者人群，例如儿科；或从一个医疗中心推广到另一个医疗中心）。最常用的方法可能是通过多元（逻辑）回归分析，确认潜在风险因素（或预测因子）以建立预测模型（Hosmer and Lemeshow，2000）。在病例对照研究中，预测模型的构建通常分为以下几步：①病例组和对照组之间的倾向得分匹配；②描述性分析，从而更深刻地理解数据；③单变量分析，以检验变量与结果之间的关联；④共线性（collinearity）分析，检验描述变量之间的关联性或相关性；⑤多变量分析，用于在对其他变量或混杂因素（confounder）进行调整后，检验变量之间的相关性；⑥模型诊断（模型验证），评估最终模型是否符合其所依据的假设。步骤②到④可通过单变量逻辑回归来实现，⑤和⑥可通过多元逻辑回归分析来实现，这两种方法都将在下文中介绍。

17.3.1.1 倾向得分匹配

在临床研究中，病例对照研究的主要问题之一是选择偏倚。选择偏倚往往由病例组（case group）和对照组（control group）之间的显著差异或不平衡造成，在大型观察性研究中尤其显著（Rosenbaum and Rubin，1983，1984；Austin，2011）。此时，病例组与对照组所研究的目标患者人群可能不具有可比性，选择偏移造成的混杂效应（confounding effect）可能会改变对疗效的评估结果，从而产生误导。为了克服这一问题，Rosenbaum 和 Rubin（1983）提出了倾向得分（propensity score）的概念，用于减小观察研究中的选择偏倚。倾向得分是在指定某些特征后，受试者进入某个组的条件概率（或得分）。将病例组视为接受了某种治疗（$T=1$），对照组视为未接受该治疗（$T=0$）；用向量 X 表示基线人口统计学特征和（或）患者特征，这些特征对选取对于匹配病例组和对照组以减少选择偏倚非常重要（如潜在的混杂因素），则倾向得分的计算公式可以写作：

$$p(X) = \Pr\left[T=1\middle|X\right] = E\left(T\middle|X\right)$$

其中 $0 < p(X) < 1$。倾向得分匹配是一种强力的工具，可以减少潜在的混杂效应所造成的偏倚。倾向得分匹配有时也被视为"研究后"（post-study）随机化，其与随机临床试验（相当于"研究前"随机化）都可减小偏倚。需要注意的是，在进行倾向得分匹配时，随着匹配因素（潜在混杂因素）数量的增加，可用于匹配的数据也会减少。

17.3.1.2 模型构建

我们用 Y 表示结果变量。Y 可以是一个离散的响应变量（response variable），例如二元响应变量，成功时 $Y=1$，失败时 $Y=0$；也可以是一个分类变量（categorical variable），病情好转时 $Y=1$，无变化时 $Y=0$，病情恶化时 $Y=-1$。用 X 表示任何类型的协变量（例如连续变量或二分变量）。对于肝硬化患者 6 个月存活率的研究，X 可以是 T 细胞受体（T cell receptor，TCR）功能状态、经过 TCR 筛选确认的肌肉萎缩和血清肌酐，也可以是人口统计学中潜在风险因素（预测因子）特征，如性别、年龄或体重。我们考虑单变量逻辑回归，一般地，包含一个协变量的模型可以表示为：

$$\text{logit}\left(\pi\right) = \log\left(\frac{\pi}{1-\pi}\right) = \alpha + \beta x$$

其中，π 是在协变量水平 x 的成功概率（probability of success）。逻辑回归模型可改写为：

$$\frac{\pi}{1-\pi} = e^{\alpha+\beta x} = e^{\alpha}\left\{e^{\beta}\right\}^{x}$$

其中，e^{β} 表示 x 增加一个单位后发生比（odds）的变化，即 x 每增加一个单位，发生比就会乘以一个系数 e^{β}。如果 $\beta = 0$（即 $e^{\beta} = 1$），则 x 在任何水平时成功概率都相同。当 $\beta > 0$（即 $e^{\beta} > 1$）时，成功概率随着 x 的增加而增加。同样，当 $\beta < 0$（即 $e^{\beta} < 1$），成功概率随着 x 的增加而降低。类似地，具有多个协变量的一般逻辑回归模型可写成以下形式：

$$\log\left(\frac{\pi}{1-\pi}\right) = \alpha + \beta_1 x_1 + \beta_2 x_2 + \cdots + \beta_K x_K$$

其中，发生比的对数是协变量的线性函数。如果两个解释变量之间高度相关（correlated），则应检查二者之间的关联性或相关性，并在进行多变量分析前排除其中一个。检验变量之间的相关性可以采用以下方法：对于定量变量（quantitative variable），可用皮尔逊相关系数（Pearson correlation coefficient）；对于顺序变量（ordinal variable），可用斯皮尔曼秩相关系数（Spearman rank correlation）；对于名义变量（nominal variable，二项或多项），可用卡方检验（x^2 和 P 值）；对于分类变量（categorical variable）和连续变量（continuous variable）之间的关联，如果分类变量只有 2 个类别，可用 t 检验，如果有 2 个以上类别，可用方差分析（analysis of variance，ANOVA）。

在构建模型时，多重逻辑分析（multiple logistic analysis）的终极目标是找到一个包含一个或多个解释变量或预测变量的子集，这个子集能最大程度上解释结果的可变性（variability）。逻辑选择过程（logistic selection process）一般可以总结为 3 种：①向前（forward）选择过程：先建立一个零模型（null model），即不含任何变量的模型，而后每次向模型中添加一个变量。如果这个变量统计学意义显著（significant），则将其保留。②向后（backward）选择过程：先建立一个完整模型，即包含所有变量的模型，而后每次去掉一个变量。如果一个变量统计学意义不显著，则将其从模型中排除。③逐步（stepwise）选择过程：在变量选择的每一步，同时进行向前和向后选择。我们通常使用两类选择标准来进行变量的选择，一类基于似然度（likelihood）和沃尔德检验（Wald test），另一类基于信息准则（information criteria），如赤池信息准则（Akaike information criterion，AIC）和贝叶斯信息准则（Bayesian information criterion，BIC，又称施瓦茨信息准则，Schwartz information criterion，SC）。

17.3.1.3　模型诊断与验证

模型构建完毕后，我们可以通过检验其拟合优度（goodness-of-fit）来辅助模型选择。常用的拟合优度检验（Hosmer and Lemeshow，2000）包括 Pearson 拟合优度检验、偏倚（deviation）拟合优度检验、Hosmer-Lemeshow 拟合优度检验（仅适用于二项的结果变量）、伪 R 方（pseudo R-square）、伪调整 R 方（pseudo adjusted R-square）、比例优势假设得分检验（score test for assumption of proportional odds，仅适用于顺序的结果变量）。

最终（final）模型的验证（validation）通常包括内部（internal）验证与外部（external）验证，用于评估模型的可推广性。实践过程中一般将数据集随机分成两个子集，例如，一个子集包含 90% 的数据，称为训练（training）数据集，用于根据所确认的潜在风险因素或预测因子建立模型，并根据某些标准（如 AIC 或 BIC 等）进行模型选择；另一个包含剩下的 10%，称为验证（validation）数据集，用于验证最终模型。如果模型的预测值和实际观察值的差异在一定范围内，我们称模型得到了验证。

17.3.1.4 模型的可推广性

在临床研究中，研究者往往希望将某个医疗中心特定目标患者人群的临床结果推广到另一个医疗中心类似的群体。我们将原目标患者人群记作 (μ_0, σ_0)，相似但不同的目标患者人群记作 (μ_1, σ_1)。由于 2 个人群相似但不同，我们可以合理地假设 $\mu_1 = \mu_0 + \varepsilon$，以及 $\sigma_1 = C\sigma_0$。其中 ε 是位置参数（location parameter，即总体均值）的偏移参数，C 是尺度参数（scale parameter，即总体标准差）的膨胀因子（inflation factor）。因此，调整后的（治疗）效应值（effect size）可以表示如下：

$$E_1 = \left| \frac{\mu_1}{\sigma_1} \right| = \left| \frac{\mu_0 + \varepsilon}{C\sigma_0} \right| = |\Delta| \left| \frac{\mu_0}{\sigma_0} \right| = |\Delta| E_0$$

其中，$\Delta = (1 + \varepsilon/\mu_0)/C$，$E_0$ 和 E_1 分别是原始患者人群和相似但不同的患者人群中的效应值。Chow 等人（2002）以及 Chow 和 Chang（2006）将 Δ 称为敏感性指数，用于衡量不同患者群体之间效应值的变化。若 $\varepsilon = 0$，$C = 1$（2 个患者人群完全相同），即 $E_1 = E_0$（两个群体的效应值完全相同），我们称，在原目标患者人群（如成人）观察到的结果可以直接推广到相似但是不同的患者人群。相应地，如果我们能证明 Δ 在可接受的范围内，如 80% 到 120%，我们就可以称，在原来的医疗中心观察到的结果可以推广到另一个包含相似但不同患者群体的医疗中心。

Chow 等（2005 年）指出，如果效应值与人口统计学的基线特征和（或）患者基线特征（表示为由协变量组成的向量）之间存在关联，那么两个人群的效应值就可以通过人口统计学的基线特征或患者基线特征联系起来。实际上这种协变量可能并不存在，或者在实践中无法观察到。在这种情况下，Chow 等（2005）建议，在计算敏感性指数时，只需将 ε 和 C 替换为相应的估计值即可：

$$\hat{\varepsilon} = \hat{\mu}_1 - \hat{\mu}_0 \text{ 和 } C = \hat{\sigma}_1 / \hat{\sigma}_0$$

其中（$\widehat{\mu_0}$,$\widehat{\sigma_0}$）和（$\widehat{\mu_1}$,$\widehat{\sigma_1}$）分别是（μ_0,σ_0）和（μ_1,σ_1）的估计值。因此，敏感性指数的估计值即为：

$$\widehat{\Delta} = \frac{1 + \widehat{\varepsilon}/\widehat{\mu_0}}{\widehat{C}}$$

如果 ε 和 C 都是固定值，我们可以通过两个患者人群的样本均值和方差来估计敏感性指数。需要注意的是，实际情况中的 ε 和 C 可能是随机的，具体有 3 种情况：①ε 是随机的，C 是固定的；②ε 是固定的，C 是随机的；③ε 和 C 都是随机的。对于这些情况的探讨可以参照 Lu 等（2017）的研究。

17.3.2　荟萃分析

L'Abbe 等（1987）将荟萃分析定义为解决研究问题的一种系统性回顾策略，尤其适用于解决研究中遇到的以下几类问题：①实际研究中效应的方向不一致；②单个样本量太小，效应无法检测；或③进行大型试验成本太高且耗时太长。荟萃分析可以减小偏倚（例如，缩小真实疗效的置信区间），还可以提高统计功效（例如，在疗效真实存在的情况下，提高正确检出治疗效应的概率），为治疗措施的真实疗效提供更准确可靠的统计推断。

17.3.2.1　荟萃分析中的问题

在荟萃分析中，有几个关键问题可能会影响其有效性，包括代表性、选择偏倚、异质性（相似性和不相似性）和可汇集性（poolability）。这些问题是不可避免的，因为荟萃分析通常会合并多项研究，这些研究的方案、目标患者人群、剂量或剂量方案、样本量、研究终点、实验地点（当地实验室或中央实验室）、设备、分析师、时间等相似但不尽相同。

如果荟萃分析中只纳入结果为阳性的临床研究，则会造成选择偏倚，不利于我们进行公平的比较。为避免可能出现的选择偏倚，需要在荟萃分析的研究方案中明确纳入研究的选择标准。此外，还应明确时间段（如过去 5 年或最近 10 项研究）。如果存在潜在的时间趋势，还需要说明纳入所选研究的科学依据。

在合并研究并进行荟萃分析之前，需要对研究之间的相似性和（或）不相似性进行评估，以减少变异度（variability），从而对所研究的治疗措施进行更准确、更可靠的评估。这一点至关重要，因为不同的研究可能采用相似但不同的研究方案、剂量、患者群体、样本量以及可评估性（evaluability）标准。

因此，FDA 建议在合并不同研究的数据集之前检验其可汇集性，以确定治疗措施和研究之间否存在显著的相互作用（treatment-by-study interaction）。如果存在显著的定性相互作用，则应当合并数据集；如果存在显著的定量相互作用，则可以合并数据集用于荟萃分析。

荟萃分析通常的方法包括但不限于：①简单拼凑（lumping）或集合（collapsing）（可能具有误导性）；②图表展示（直观展示研究间的一致性，但不能提供任何统计推断和疗效估计）；③求 P 值的均值（不能体现不同方向的效果，也不能反映每个研究的样本量）；④求检验统计量的均值（可根据样本量进行调整，但不能检验相互作用和异质性）；⑤数据分块（可检验相互作用和异质性，并提供研究间和研究内差异的估计值）；⑥对连续变量建立随机效应模型，对分类变量建立对数线性模型（例如，见 DerSimonian and Laird，1986）。近来，也有人建议采用混合效应模型（mixed effects model），将研究本身作为一个随机效应。混合效应模型可以利用所有数据来：①检验可汇集性；②将试验组与给定的对照组进行比较；③结合 GEE 方法处理缺失数据。

17.4　大数据分析的偏倚

大数据通常包括随机和（或）非随机（已发表或未发表）研究的数据集。因此试验组和对照组之间很可能出现不平衡。同时，阳性研究更有可能发表并被纳入大数据。在这种情况下，尽管可以通过倾向得分匹配减小选择偏倚，但由于大部分数据集可能都来自阳性研究，选择偏倚无法忽略，因此，无论是病例对照研究、荟萃分析还是基因组学研究中的数据挖掘，大数据分析都存在偏倚。在本节中，我们将评估荟萃分析中，纳入阳性数据集时产生的选择偏倚所导致的偏倚。

对于所研究的疾病，我们将目标患者人群的真实均值记为 μ，将大数据的真实均值记为 μ_B。两者的差异记作 $\varepsilon = \mu_B - \mu$，这一差异取决于患者人群中阳性研究的占比 r，r 通常是未知的。我们用 μ_P 和 μ_N 分别表示结果呈阳性和阴性的数据集的真实均值。另外，设为在目标患者群体中进行的阳性研究的比例，而这一比例通常是未知的。简单起见，我们假设这些多中心研究不存在治疗 – 中心（treatment-by-center）相互作用与治疗 – 研究相互作用之间的交互作用。此时，我们有：

$$\mu_B = r\mu_P + (1-r)\mu_N \tag{17.1}$$

其中 $\mu_P > \delta > \mu_N$，δ 是临床意义的效应值，疗效估计值大于 δ 的研究即为阳性研究。从公式（17.1）可以看出，如果大数据只包含阳性研究，即 $r = 1$，则公式（17.1）退化为：

$$\mu_B = \mu_P$$

在此极端情况下，大数据不包含任何具有非阳性结果的研究，在真实场景中我们认为 $\frac{1}{2} < r \leqslant 1$。

我们可以根据大数据中阳性研究的数量来估计 r，估计值记为 $\hat{r}$。因为大数据倾

向于接受已发表或阳性研究的数据集，$\hat{r}$ 一般会高估真实值 r。因此，我们有

$$E\left(\hat{r}\right)+\Delta=r$$

简单起见，我们假设所有阳性研究的规模（样本数）均为 n_P，非阳性研究的规模均为 n_P。设 x_{ij} 为第 j 项阳性研究中第 i 个受试者的反应，$i=1,\cdots,n_P, j=1,\cdots,rn$，其中 n 为大数据中研究的总数。同时，设 y_{ij} 为第 i 个受试者在第 j 项非阳性研究中的治疗响应，其中 $i=1,\cdots,n_N, j=1,\cdots,(1-r)n$。我们可以得到 $\widehat{\mu_B}$ 的偏倚如下：

$$
\begin{aligned}
\mathrm{Bias}\left(\widehat{\mu}_B\right)&=E\left(\widehat{\mu}_B\right)-\mu=E\left[\hat{r}\widehat{\mu}_P+\left(1-\hat{r}\right)\widehat{\mu}_N\right]-\mu\\
&\approx\left(r-\Delta\right)\mu_P+\left(1-r+\Delta\right)\mu_N-\mu\\
&=\varepsilon-\Delta\left(\mu_P-\mu_N\right)
\end{aligned}
\tag{17.2}
$$

其中：

$$\widehat{\mu}_P=\bar{x}=\frac{1}{rnnP}\sum_{j=1}^{rn}\sum_{i=1}^{nP}x_{ij}\text{ 和 }\widehat{\mu}_N=\bar{y}=\frac{1}{rnnN}\sum_{j=1}^{(1-r)n}\sum_{i=1}^{nN}y_{ij}$$

因此，我们有：

$$\varepsilon=\Delta\left(\mu_P-\mu_N\right)$$

其中 $\mu_P > \delta > \mu_N$。

举例而言，假设对于目标患者人群有 50% 的阳性研究和 50% 的非阳性研究（即 $r=0.5$），但大数据中却纳入了 90% 的阳性研究（即 $\hat{r}=0.9$）。此时，$\Delta=0.9-0.5=0.4$。如果我们进一步假设 $\mu_P=0.45$，$\mu_N=0.2$，那么大数据分析的偏倚 $\widehat{\mu_B}$ 可能高达 $\varepsilon=\Delta\left(\mu_P-\mu_N\right)=(0.4)(0.25)=0.1$，即 10%。

为了便于理解，我们将这一类选择偏倚对于真实疗效评估中潜在偏倚的影响总结在表 17.1 中。

表 17.1　大数据分析中的潜在偏倚

Δ（%）	$\mu_P-\mu_N$（%）	Bias（ε）
10	20	2
	30	3
	40	4
20	20	4
	30	6
	40	8
30	20	6
	30	9
	40	12

Δ（%）	$\mu_P-\mu_N$（%）	Bias（ε）
40	20	8
	30	12
	40	16
50	20	10
	30	15
	40	20

为了评估患者人群中阳性研究的占比 r 对大数据分析统计功效的影响，我们先考虑大数据中患者人群总体均值估计 $\widehat{\mu}_B$ 的方差：

$$\mathrm{Var}\left(\widehat{\mu}_B\right)=\frac{1}{n}\sigma_B^2=r^2\left(\frac{\sigma_P^2}{nn_P}\right)+\left(1-r\right)^2\left(\frac{\sigma_N^2}{nn_N}\right)$$

$$=\frac{1}{n}\left[r\sigma_P^2/n_P+\left(1-r\right)\sigma_N^2/n_N\right]\geqslant 0$$

其中 μ_P 和 μ_N 分别是阳性和非阳性研究的规模（样本量），n 是大数据中纳入的研究总数。如果我们对上述公式求导，可以得到：

$$\frac{\partial}{\partial r}\left[\mathrm{Var}\left(\widehat{\mu}_B\right)\right]=\frac{1}{n}\left(\sigma_P^2/n_P-\sigma_N^2/n_N\right)$$

因此，如果 $\sigma_P^2/n_P>\sigma_N^2/n_N$，同时是 r 的增函数，那么随着 r 增大，大数据分析的统计功效会减小。

通过上文的讨论，我们认为可以基于大数据的情况，计算以下概率来研究大数据分析的功效：

$$P\left\{\widehat{\sigma}_P^2/n_P>\widehat{\sigma}_N^2/n_N\mid \mu_P,\mu_N,\sigma_P^2,\sigma_N^2 \text{ 和 } r\right\}$$

17.5　Δ 和 μ_P-μ_N 的估计方法

17.5.1　Δ 的估计

如上一节所述，$\hat{r}$（大数据中阳性研究数量的比例）总是会高估真实值（对目标患者人群进行的阳性研究数量的比例），而真实值往往是未知的。然而，根据经验功效或重现（reproducibility）概率（Shao and Chow，2002），我们可以根据观察到的平均响应 $\widehat{\mu}_B$ 和相应的样本标准差 $\widehat{\sigma}_B$，估算出在未来的研究中观察到阳性结果的重现概率，如下所示：

$$p = P\left\{\text{将来的试验呈阳性} \,\middle|\, \mu \equiv \widehat{\mu}_B \text{ 和 } \sigma \equiv \widehat{\sigma}_B\right\} \tag{17.3}$$

公式（17.3）可以理解为，对于给定平均响应 $\widehat{\mu}_B$ 和相应的样本标准差 $\widehat{\sigma}_B$，如果我们在相似的条件下进行 100 次临床试验，则可以预期能观察到 $p \times 100$ 个阳性试验。因此，从直觉可以判断，p 是对 r 合理的估计。

简单起见，我们假设研究者希望检出具有临床意义的差异（或具有临床意义的效应值）。典型方法是检验以下假设：

$$H_0 : \mu_1 = \mu_0 \text{ vs. } H_a : \mu_1 \neq \mu_0$$

在零假设下，统计量计算如下：

$$T = \sqrt{\frac{n_1 n_0}{n_1 + n_0}} \frac{\left(\widehat{\mu}_1 - \widehat{\mu}_0\right)}{\widehat{\sigma}}$$

如果 $|T| > t_{\alpha/2,\, n_1+n_0-2}$，我们拒绝零假设，其中 $t_{\alpha/2,\, n_1+n_0-2}$ 是 t 分布（自由度为 n_1+n_0-2）的第 $\alpha/2$ 个上百分位，α 是预设的显著性水平（如 5%）。我们继而计算替代假设下，$\mu_1 - \mu_0 = \delta$（即存在具有临床意义的差异）的功效。功效不小于 80% 的情况下，如果我们拒绝了零假设，则称结果是阳性的。在大数据分析中，我们有：

$$\widehat{\mu}_B = \widehat{\mu}_1 - \widehat{\mu}_0 \text{ 和 } \widehat{\sigma}_B = \sqrt{\frac{n_1 \widehat{\sigma}_1^2 + n_2 \widehat{\sigma}_0^2}{n_1 + n_0}}$$

因此，公式（17.3）化为：

$$p = P\left\{T > t_{\alpha/2, n_1+n_0-2} \,\middle|\, \mu \equiv \widehat{\mu}_B \text{ 和 } \sigma \equiv \widehat{\sigma}_B\right\}$$

我们建议用 p 来估计 r，即 $\widehat{r} = p$。

17.5.2　μ_P-μ_N 的估计

我们用（L_P, U_P）和（L_N, U_N）分别表示 μ_P 和 μ_N 的 $(1-\alpha) \times 100\%$ 置信区间，在正态假设和 $\sigma_P = \sigma_N = \sigma_B$ 的假设下，我们有：

$$\left(L_P, U_P\right) = \widehat{\mu}_P \pm z_{1-\alpha/2} \frac{\widehat{\sigma}_P}{\sqrt{n_P}} \text{ 和 } \left(L_N, U_N\right) = \widehat{\mu}_N \pm z_{1-\alpha/2} \frac{\widehat{\sigma}_N}{\sqrt{n_N}}$$

其中，$n_P = rn$, $n_N = (1-r)n$，n 为样本总量，用于估计 μ_B。

因为 $\mu_P > \delta > \mu_N$，所以 μ_P 和 μ_N 的置信区间（L_P, U_P）和（L_N, U_N）不会重叠。在极端情况下，U_N 接近 L_P。因此，我们有：

$$\hat{\mu}_P - z_{1-\frac{\alpha}{2}}\frac{\hat{\sigma}_P}{\sqrt{n_P}} \approx \hat{\mu}_N + z_{1-\frac{\alpha}{2}}\frac{\hat{\sigma}_N}{\sqrt{n_N}}$$

从而有：

$$\begin{aligned}\hat{\mu}_P - \hat{\mu}_N &\approx z_{1-\frac{\alpha}{2}}\frac{\hat{\sigma}_P}{\sqrt{n_P}} + z_{1-\frac{\alpha}{2}}\frac{\hat{\sigma}_N}{\sqrt{n_N}}\\ &= z_{1-\frac{\alpha}{2}}\left(\frac{\hat{\sigma}_P}{\sqrt{n_P}} + \frac{\hat{\sigma}_N}{\sqrt{n_N}}\right)\end{aligned}$$

（17.4）

在一些极端情况下，大数据中仅有阳性研究的数据。此时我们用效应值最小的研究来估计 L_N 和 U_N。

17.5.3　假设与应用

Δ 和 $\mu_P\text{-}\mu_N$ 分别对应于 2 个假设：①阳性研究更有可能发表；②阳性研究和阴性研究具有不同的数据分布。这些都是大数据分析中选择偏倚的合理考量。基于以上假设，我们建议使用一个两步的程序，来确定实际情况中是否能使用上文中的方法。

步骤 1：计算大数据中心中阳性研究的比例 $\hat{r}$，将其与历史数据集中每项研究的统计功效进行比较。如果阳性研究的比例大于大多数研究的功效（实际上往往会大于所有研究的功效），则进行步骤 2。

步骤 2：计算阳性研究与非阳性研究的均值差异 $\mu_P\text{-}\mu_N$，并与公式（17.4）中给出的理论差异进行比较。如果满足以下条件，则可通过上文中的方法估计选择偏倚，从而对荟萃分析进行校正，减小偏倚：

$$\hat{\mu}_P - \hat{\mu}_N < z_{1-\frac{\alpha}{2}}\left(\frac{\hat{\sigma}_P}{\sqrt{n_P}} + \frac{\hat{\sigma}_N}{\sqrt{n_N}}\right)$$

上述的估计功效（estimated power，EP）方法是一种保守的偏倚校正策略。而当偏倚非常极端，即 $\hat{r}$ 远远大于大数据中绝大部分研究的功效时，置信区间（confidence bound，CB）方法则更为合适。

17.6　模拟研究

这一节中，我们通过一项模拟研究，对比了目标患者群体中校正后的治疗效果与真实效应值的区别，从而检验上文中我们提出的偏倚校正程序的性能。我们总共进行了 1000 次模拟试验。

在模拟研究中，我们假设每个试验包含两组患者（试验组和对照组），2 组患者的治疗响应分别服从正态分布 $N(2, 5)$ 和 $N(0, 5)$。从而实现，当每组都有 100 名受试者时，检测到具有临床意义差异（差异不小于 2）的统计功效达到 80%。我们模拟了每组样本量为 49、63、79、100 和 133 的情况，分别对应 50%、60%、70%、80% 和 90% 的统计功效。我们通过检验来区分阳性研究和非阳性研究。

我们将偏倚定义为基于汇集数据估算的效应值 μ_B 与真实效应值之间的相对差异（relative difference），在本研究中，该差异为 2：

$$\text{Bias} = \left(\hat{\mu}_B - \mu\right) / \mu$$

我们将校正后的偏倚定义为 $(\hat{\mu}_B - \mu - \varepsilon)/\mu$，其中是上文中提到的偏倚校正系数。

为了评估偏倚校正程序的性能，我们考虑了三类场景：①通过 EP 或 CB 方法进行偏倚校正；②在大数据不包含阴性研究时进行偏倚校正；③对于少量历史研究进行偏倚校正。我们对这些场景中每种参数组合都进行了 100 次重复模拟。模拟研究和数据分析通过 SAS 9.4 进行。

在场景①中，模拟研究的目的是评估偏倚校正方法的性能，并对比 EP 方法和 CB 方法。偏倚和校正的数值总结于表 17.2 和图 17.1 中。可以看到，选择偏倚随着大数据中心观测到的阳性研究比例的增加而增加，与我们的预期一致。当 r 比预设的统计功效大 15% 时，EP 方法可以略微减小偏倚；如果 r 与功效接近（±10%），EP 方法可能反而会增加偏倚，因而不再适用。CB 方法的性能类似，其校正幅度比 EP 方法更大。当阳性研究的占比 r 超过预设的统计功效约 15% 时，可以看到校正后的偏倚非常接近 0。EP 和 CB 两种方法都可以通过校正偏倚来保守地估计 M_1，并且 EP 方法与 CB 方法相比更为温和。

表 17.3 总结了当大数据仅包含阳性研究时，EP 方法和 CB 方法的性能。在这种情况下，$\hat{r} = 100\%$，偏倚随着预设功效增大而减小。通过将效应值最小的研究视为阴性研究，可以将 EP 方法的偏倚略微降低。与表 17.2 相比，EP 方法的性能基本相同，偏倚稍微降低（1.6% 到 6.4%），且降低幅度随着偏倚的增加而增加。CB 方法的结果也与表 17.2 类似，预设功效 80% 时，校正后偏倚接近 0。模拟结果表明，当历史数据仅包含阳性研究时，对于全部已测试的预设统计功效，这两种方法仍是可靠的。

表 17.4 展示了当历史数据仅由少量阳性研究构成时的结果，这也是实践过程中常见的情况。在这种场景下，我们假设历史数据集包括 2 到 10 项阳性研究。每项研究预设的功效设定为 80%。两种方法都能减少偏倚，但从图 17.2 可以看到，由少量研究构成的历史数据的偏倚具有更大的不确定性，即，较少的历史数据更有可能产生极端结果。在这种情况下，CB 方法可能增加了偏倚的变异度。当历史数据中包含的研究数量增加时，由于包含了更多的阳性研究，偏倚更大，因此 EP 方法的性能也更优。

表 17.2 不同统计功效下偏倚校正方法的性能

功效	r	偏倚	校正偏倚	
			EP 方法	CB 方法
0.5080	0.70	0.2597	0.2571	0.0473
	0.75	0.3340	0.3304	0.1012
	0.80	0.3945	0.3872	0.1388
	0.85	0.4617	0.4481	0.1739
	0.90	0.5082	0.4812	0.1664
	0.95	0.5888	0.5449	0.1483
0.6122	0.70	0.1324	0.1355	−0.0529
	0.75	0.1904	0.1910	−0.0109
	0.80	0.2573	0.2560	0.0359
	0.85	0.3128	0.3053	0.0639
	0.90	0.3726	0.3565	0.0803
	0.95	0.4256	0.3918	0.0464
0.7102	0.70	0.0386	0.0477	−0.1230
	0.75	0.0934	0.1002	−0.0825
	0.80	0.1543	0.1589	−0.0383
	0.85	0.2111	0.2129	−0.0013
	0.90	0.2625	0.2553	0.0139
	0.95	0.2975	0.2725	−0.0349
0.8074	0.70	−0.0351	−0.0190	−0.1740
	0.75	0.0149	0.0290	−0.1343
	0.80	0.0640	0.0758	−0.0978
	0.85	0.1156	0.1229	−0.0651
	0.90	0.1510	0.1498	−0.0620
	0.95	0.2112	0.1995	−0.0620
0.9035	0.70	−0.1024	−0.0770	−0.2128
	0.75	−0.0680	−0.0465	−0.1881
	0.80	−0.0256	−0.0076	−0.1542
	0.85	0.0129	0.0261	−0.1314
	0.90	0.0715	0.0806	−0.0896
	0.95	0.1121	0.1111	−0.0974

缩略语：EP：估计功效；CB：置信界限（置信区间）

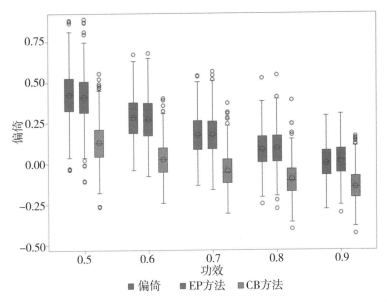

图 17.1　不同统计功效下偏倚校正方法的性能

表 17.3　不包含阴性研究时偏倚校正方法的性能

功效	偏倚	校正偏倚	
		EP 方法	CB 方法
0.5080	0.6384	0.5747	0.1704
0.6122	0.5047	0.4597	0.1184
0.7102	0.3602	0.3228	0.0242
0.8074	0.2751	0.2519	0.0064
0.9035	0.1444	0.1283	−0.0702

表 17.4　不同研究数目下偏倚校正方法的性能

研究数目	偏倚	校正偏倚	
		EP 方法	CB 方法
2	0.2660	0.1988	−0.1577
3	0.2751	0.2310	−0.0957
4	0.2663	0.2255	−0.0850
5	0.2500	0.2109	−0.0898
6	0.2636	0.2290	−0.0553
7	0.2625	0.2297	−0.0503
8	0.2283	0.1911	−0.0942
9	0.2544	0.2228	−0.0529
10	0.2483	0.2158	−0.0594

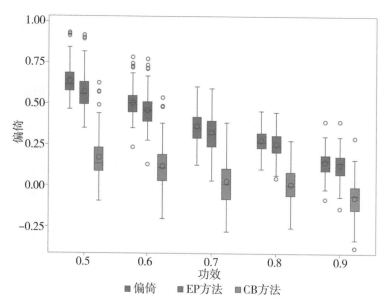

图 17.2　不包含阴性研究时偏倚校正方法的性能

总而言之，当偏倚切实存在时，EP 方法和 CB 方法都能减少偏倚。EP 方法更为保守，在偏倚不极端的情况下适用。而当历史数据中每个研究的估计功效比阳性研究的占比明显要低时，CB 方法能显著减小偏倚。当研究数目很少，或者阳性研究占比与预设的统计功效接近时，这两种方法都不再适用。

17.7　小结

大数据包含各种来源的数据集，包括登记注册研究、随机或非随机临床研究、已发表或未发表的数据、阳性或阴性临床结果（数据）以及医疗保健数据库。这些数据集内部和数据集之间的异质性将对疗效评估产生影响。大数据分析为发现隐藏的重要医学信息、确定潜在风险因素与临床结局之间可能存在的关联性或相关性、预测模型建立、验证和推广提供了机会，也为未来研究的规划提供了关键信息。为了实现这些目标，统计方法和软件的开发是必要的。尽管大数据分析有许多优势，但只有解决了本章提及的数据代表性、质量、完整性和有效性的统计学问题，才能确保大数据分析的成功。

在大数据分析中，有许多变异因素（sources of variation）可以影响我们对于某个新位点或新的干预措施的疗效评估。如果不进行识别与控制，部分变异因素将与疗效相混淆。在生物医学研究中，有许多混杂因素十分微妙而难以识别。而这些看似无害的混杂因素可能会导致大数据分析的结果毫无意义。Moses 举过一个例子（Moses，1985），患者个人选择这一混杂因素最终造成数据分析失败：这是一项针对全球 200 万名儿童脊髓灰质炎疫苗试验，其目的是研究索尔克脊髓灰质炎疫苗（Salk poliomyelitis vaccine）的疗效。这一试验指出，拒绝让孩子接受疫苗注射的父母，相比于允许孩子接受安慰剂注射的父母，他们的孩子脊髓灰质炎的发病率更低（Meier, 1972）。但对数据进行详尽研究后发现，允许和不允许孩子接受注射的家庭，孩子对脊髓灰质炎的易感性本身就存在差异。

有时，大数据中个别研究的设计本身就存在混杂因素。例如，在高血压药物的 Ⅱ 期临床试验中，通常使用剂量递增滴定试验（dose titration studies in escalating levels）来研究药物的剂量反应关系（dose-response relationship）。

在典型的剂量滴定试验中，N 名受试者先经过一个洗脱期（washout period），期间停用先前的药物，并服用安慰剂。患者经过洗脱后，根据预先规定的时间间隔（time interval），开始服用最低剂量的药物。在每个时间间隔结束时，根据方案中预设的一些标准，评估每位患者的治疗响应。如果受试者在当前剂量水平未能达到某些客观的生理标准，如舒张压降低预先指定的量，且未出现任何不可接受的不良反应，则将继续接受下一个更高的剂量。剂量滴定试验在临床医生中颇受欢迎，因为它模仿了患者护理的真实临床实践过程（Ohlhorst, 2012）。但这种典型的研究设计存在一个主要问题，即剂量反应关系往往与时间进程和前一剂量水平的延滞效应（carryover effect）相关，而后者是不可避免的，而且是无法估计也无法消除的。因此，在大数据分析中，必须开发适当的统计方法，以解决潜在混杂因素带来的问题，从而对疗效进行有效的评估。

此前我们提到，NIH 启动了 BD2K 计划，重点关注以下领域：数据压缩与还原、数据可视化、数据溯源和数据处理。这些领域需要创新的分析方法和软件工具，以满足生物医学界当前和未来的关键需求，即，使用、管理和分析生物医学大数据固有的更大更复杂的数据。数据压缩是指通过算法将大型数据集转换为所需存储空间更小的其他表示形式；数据缩减（data reduction）是指通过系统的方法去除不必要的大容量数据以减少数据量；数据可视化是指以人为本（human-centric）的数据表示方法，便于信息展示、探索和操作；数据溯源是指数据传输、使用和更改的记录，用于记录从一个数据集回到源数据集最初创建的逆向路径；数据整理指，不改变数据含义的前提下，通过改变数据的形式来提高数据可用性的活动，其中可能涉及数据格式转换（reformatting）、将数据从一种数据模型映射（mapping）到另一种数据模型，和（或）将数据转换为更易用的形式。

大数据分析中最具争议的问题之一是，（大规模的）大数据分析的结果与在类似目标患者人群中进行的相对较小规模、充分控制的随机临床试验结果不一致。在这种情况下，大数据的代表性是存在疑问的，这可能是因为大数据在纳入数据集时存在选择偏倚。而这种不一致性也表明，大数据中各个数据集（研究）之间可能存在重大差异。

因此，建议仔细评估数据集之间的相似性或不相似性、可能的相互作用以及可汇集性，从而确定不一致的可能原因。第二个存在争议的问题在于，通过类似但略有不同的统计方法，从大数据分析中复制的预测模型，具有多少可重复性。例如，在利用倾向得分匹配对某些变量进行匹配的病例对照研究中，使用正向、反向或逐步法进行逻辑回归分析，往往会得出具有不同风险因素（预测因子）的预测模型，这些模型可能相似但不同。大数据分析中另一个有争议的问题则与潜在的时间效应有关。

实际上，不同时期进行的大数据分析，其结果很可能不同。这可能是由于前沿技术是否落地、患者人群的遗传学特征以及医疗卫生条件发生了变化。因此，在进行疗效评估时，建议考虑这些因素，从而使结果更准确可靠。

在荟萃分析中，由于大数据会忽略非阳性结果的数据集（研究），因而不可避免地会出现偏倚。我们提出了一种方法，将观察到的疗效与其的变异性视为真实值，基于经验统计功效来校正偏倚。这一方法虽然性能优良，但其主要假设也较强：阳性研究与非阳性研究的变异性和规模相同，即 $\sigma_P^2 = \sigma_N^2$，且 $n_P = n_N$。而实际上，$\sigma_{Pi}^2 \neq \sigma_{Ni}^2 (i \neq j; i, j = 1, \cdots, rn)$，同时 $\sigma_{Ni}^2 \neq \sigma_{Ni}^2 (i \neq j; i, j = 1, \cdots, (1-r)n)$。因此，我们建议在进行大数据分析之前，先对大数据的两个方面进行检验：①各项研究中不同医学中心之间的相互作用；以及②可汇集性（即各研究之间的相互作用）。

第 18 章 罕见病药物研发

18.1 简介

美国《1983 年孤儿药法案》（Orphan Drug Act of 1983）将罕见疾病（rare disease）定义为，受影响少于 200 000 人的障碍或病症。FDA 指南草案指出，大多数罕见病都是遗传性的，因此即使其症状没有立即出现，也会伴随人的一生（FDA，2019）。许多罕见疾病在早期就会出现症状，患有罕见病的儿童中约 30% 会在 5 岁前死亡。为了推动针对罕见病的药物、生物制剂与器械的开发，FDA 会评估申办方提供的科学与临床数据，鉴别并认定有助于治疗罕见疾病的药物，从而进一步推动相关科学的发展。根据孤儿药法案，FDA 还为申办方提供激励计划以推动罕见病药物研发。自 1983 年以来，该计划已助力超过 600 种罕见病药物与生物制剂的研发和上市。

FDA 的针对罕见病药物审批的激励计划包括：①快速通道认定（fast track designation）；②突破性疗法认定（breakthrough therapy designation）；③优先审查认定（priority review designation）；④加速批准（accelerated approval）。而在近期的指导意见中，FDA 强调，不会为孤儿药审批设立与典型药物审批不同的法定标准（FDA，2019）。FDA 要求申办方在药物审批中提供药物有效性与安全性的实质性证据，其中实质性证据须基于充分并严格控制的研究（adequate and well-controlled investigations）结果得到（21 CFR 314.126（a））。

由于罕见病可能影响更少的人，所以罕见病临床试验的主要问题之一是，通常只有少量的潜在受试者可用。由于可用的受试者数量有限，人们担心可能没有足够的把握度来检测有临床意义的差异（治疗效果）。在罕见病药物开发中，罕见病临床试验所需样本量的把握度计算（power calculation）可能不可行。在这种情况下，申办方可以考虑使用替代方法，如精度分析（precision analysis）、重现性分析（reproducibility analysis）或概率监测方法（probability monitoring approach），以提供具有一定统计把握的实质性证据。然而，在实践中，要在罕见病临床试验里获得所研究药物的安全性和有效性的实质性证据，小患者群体是一个挑战。

在罕见病药物的研发中，数据的收集对于获得支持药物批准的实质性证据至关重要。合适的数据收集是试验成功的关键。因此，利用创新的试验设计和统计方法对于罕见病药物开发的成功是必要的。在第 18.2 节里，我们概述了罕见病临床试验的一些基本考虑。第 18.3 节介绍了几种创新的试验设计，如完整的 n-of-1 试验设计（complete n-of-1 trial design）、适应性设计（adaptive design）、主方案（master protocols）（例如，平台试验设计（platform trial design）和贝叶斯设计（Bayesian design）。在这些创新的试验设计下，数据分析的统计方法在第 18.4 节讨论。18.5 节提出了几种评估罕见病临床试验的标准。18.6 节是小结 .

18.2　基本考虑

FDA 要求提供被开发药品有效性和安全性的实质性证据以支持药品审评审批。然而，这是罕见病药物研发的主要挑战，因为只有有限数量的受试者可用。因此，必须考虑一些基本原则。这些基本考虑如下所述。

18.2.1　历史数据

在指南草案中，FDA 鼓励申办方在制定药物开发计划的过程中评估现有的疾病自然史。自然史研究有助于定义疾患者群、选择临床终点（敏感和特异性指标）以及在早期罕见病药物开发中开发新的或者优化的生物标志物。最重要的是，自然史研究为临床试验提供了一个外部对照组。这一点对于患者数量较少的罕见病临床试验尤为重要。

在实践中，自然史研究可以是前瞻性或回顾性（例如，基于现有的医疗记录，如病历）。

数据可以通过横断面研究或纵向患者队列研究收集。正如 FDA 指出的，相对前瞻性设计，横断面研究可能比纵向队列研究更快。然而，横断面研究无法提供进展性或复发性疾病病程的全面描述（FDA，2019）。

18.2.2　伦理考虑

正如 Grady（2017）所指出的，与利益相关者的合作伙伴关系、社会价值、科学有效性、公平的受试者评估、风险和收益的平衡、知情同意、尊重参与者和独立审查（Coors 等，2017）都是有助于伦理研究的原则。独立审查通常由机构审查委员会（institutional review board，IRB）执行。IRB 能确保符合伦理要求，包括消除偏见，平衡研究者和参与者之间的伦理问题，并且确保研究不利用个人或团体。在实践中，一些关键的和新出现的伦理问题对罕见病临床研究提出了挑战。这些挑战包括参与者相对较少；多地点研究的需要；创新设计；以及在封闭的研究环境中保护隐私的需要。

比如，像大多数临床试验的情况一样，当存在有效的治疗方法时，对罕见病患者进行安慰剂对照试验可能是不道德的。然而，当风险最小化时，并且对安慰剂组的人没有增加严重伤害的风险时，安慰剂对照试验通常被认为是可接受的。在安慰剂对照试验中，可以考虑不平等的治疗分配，例如 2（试验治疗）：1（安慰剂），以最小化可能的伦理问题。再举一个例子，由于潜在受试者数量相对较少，所以创新的试验设计 n-of-1 交叉设计和适应性试验设计可能有助于获得被研究的试验治疗的有效性和安全性的实质性证据。

18.2.3　生物标志物的使用

在临床试验中，生物标志物通常被用于选择正确患者群体（即最有可能对试验治疗产生反应的患者群体）。假设生物标志物是临床结果的预测，这个过程通常被称为富集过程。生物标志物也经常被用于疾病早期检测诊断方法的开发。它还可以帮助实现个性化医疗（个性化医疗或精准医疗）。

与硬（或金标准）终点相比，比如生存，生物标志物通常具有以下特征：①它可以更早、更容易和更频繁地被测量；②受竞争性风险的影响较小；③受其他治疗方式的影响较小；④它可以检测更大的效应（即需要较小的样本量）；⑤它是临床终点的预测。生物标志物的使用具有以下优点：①它可以找到更好的靶人群；②它可以用更小的样本量检测更大的效应量（临床益处）；③它能够支持更早和更快的决策。

因此，在生物标志物和临床结果之间存在建立良好关系的假设下，在罕见病临床试验中使用生物标志物不仅允许在富集阶段筛选可能的应答者，而且提供了早期检测潜在安全性问题信号的机会，并提供了少量可用患者的疗效支持证据。

18.2.4　可推广性（generalizability）

如 FDA 指南草案中指出的，大约一半受罕见病影响的人是儿童。因此，对儿科患者进行临床试验在罕见病药物开发中至关重要，这有助于该药物可以被正确标记为儿科使用。值得注意的是，儿科人群是指年龄从出生到 17 岁之间的受试者。FDA 鼓励申办方为儿科人群开发药物。

在临床开发中，当药品被证明对目标患者群有效且安全后，人们通常感兴趣的是这些临床结果在多大程度上可重现给不同但相似患有相同疾病的患者人群。例如，如果已批准药品用于患有某种罕见病的成年，通常需要研究该药品对不同但相似的患者人群的作用，比如患有相同罕见病的儿童或老年。此外，这些临床结果是否可以从一个患者人群推广到具有 / 不具有种族差异的其他患者人群也是大家感兴趣的。Shao 和 Chow（2002）提出了泛化概率（Probability of generalizability），泛化概率是对在与当前试验的目标患者人群略有差别的人群中进行未来试验时，重现性概率的测量。

泛化概率的评估可用于确定临床结果是否可从目标患者人群推广到患有相同罕见病的不同但相似的患者人群。

18.2.5 样本量

对于罕见病药物研发，《孤儿药法案》里描述了与孤儿药认定相关的激励措施，以使涉及少数患者的罕见病药物研发在经济上是可行的（FDA，2019）。然而，美国食品和药物管理局并不打算为孤儿药审批设立与典型药物审批不同的的法定标准。因此，样本量要求已成为罕见病临床试验中最具挑战性的问题之一。

在罕见病临床试验中，所需样本量的功效计算可能与临床试验本身无关，因为可用的受试者数量有限，尤其是当预期治疗效果相对较小时。在这种情况下，可考虑使用精度分析（precision analysis）（或置信区间法）、重现性分析（reproducibility analysis）或概率监测法（probability monitoring Approach）以及贝叶斯法（Bayesian approach）等替代方法，以提供具有一定统计把握的实质性证据（Chow 等人，2017）。然而，应该注意的是，不同分析的最终样本量可能会因达到的统计把握水平不同而有很大差异。因此，对于罕见病临床试验，建议在有效的试验设计下，选择合适的样本量以获得一定的统计把握。

在实践中，为了保证预期临床试验的科学有效性，建议用于数据分析的统计方法应与样本量估计的统计方法一致。功效分析、精度分析、重现性分析、概率监测方法和贝叶斯方法的概念不应混淆，而且数据分析的统计方法应反应试验设计预期的统计把握。

18.3 创新的试验设计

如前所述，小患者群体对罕见病临床试验是一个挑战。因此，需要创新的试验设计，以便用少量受试者获得大量证据，从而达到监管机构批准的标准。在这一部分，我们讨论几个创新的试验设计包括 n-of-1 试验设计（n-of-1 trial design）、适应性试验设计（adaptive trial design）、主方案（master protocols）和贝叶斯设计（Bayesian design）。

18.3.1 n-of-1 试验设计

罕见病临床试验的一个主要难题是研究中罕见病患者的缺乏。此外，在预期的临床试验中考虑安慰剂对照是不伦理的。因此，可以考虑使用 n-of-1 交叉设计。n-of-1 试验设计指的是在不同的给药周期对个体进行 n 个治疗（包括安慰剂），并且在不同给药周期之间进行充分的清洗。一个完整的 n-of-1 试验设计是一种交叉设计，由所有不同给药周期的所有可能治疗分配的组合组成。

18.3.1.1　完整的 n-of-1 试验设计

假设有 p 个给药周期和 2 个测试治疗,比如比较一个测试(T)治疗和参考(R)治疗。一个完整的比较 2 种治疗方法的 n-of-1 试验设计包括 $\Pi_{i=1}^{p}2$,这里 $p \geq 2$, p 个治疗的顺序(每个给药周期给 T 或者 R)。在这种情况下, $n = p$。如果 $p = 2$,则 n-of-1 试验设计是一个 4×2 的交叉设计,即(RR,RT,TT,TR),这是典型的 Balaam 设计。当 $p = 3$ 时,n-of-1 的试验设计变成 8×3 的交叉设计,当 $p = 4$ 时,完整的 n-of-1 个试验设计中变成 16×4 的交叉设计,如表 18.1 所示。

表 18.1　完整的 n-of-1 设计示例 $p = 4$

Group	Period 1	Period 2	Period 3	Period 4
1	R	R	R	R
2	R	T	R	R
3	T	T	R	R
4	T	R	R	R
5	R	R	T	R
6	R	T	T	T
7	T	R	T	R
8	T	T	T	T
9	R	R	R	T
10	R	R	T	T
11	R	T	R	T
12	R	T	R	T
13	T	R	R	T
14	T	R	T	T
15	T	T	R	T
16	T	T	T	R

注:第一个模块(4×2 交叉设计)是完整的 n-of-1 2 个周期的设计,而第二个模块是完整的 n-of-1 3 个周期的设计

正如最近的 FDA 指南草案所指出的,双序列双重设计,即(RTR,TRT)和 4×2 交叉设计,即(RTRT,RRRR),通常被认为是评估生物仿制药开发互换性的转换设计(FDA,2017a)。然而,这两种转换设计在充分描述相对风险(即疗效降低或不良事件发生率增加)方面存在局限性。另一方面,这两个试验设计是完整 n-of-1 试验设计的特例,分别采用 3 或 4 个给药周期。有 4 个给药期的完整 n-of-1 交叉设计,是可评估所有可能的转换和替代,可在同一组患者内和不同组患者之间比较结果。

18.3.1.2　优点和局限性

一个完整的 n-of-1 试验设计具有以下优点:①每个受试者是他 / 她自己的自身对

照；②如果预期的试验是安慰剂对照研究，则允许在测试产品和安慰剂之间进行比较（这已经提出了在危急情况下对患者使用安慰剂的伦理问题）；③允许对受试者内的变异性进行估计；④在存在可能的残留效应的情况下，它能提供处理效应的估计，并且最重要的是；⑤实现预期试验设计的研究目标需要较少的受试者。然而 n-of-1 试验设计存在以下缺点：①可能失访或缺失数据；②每个给药周期给药前，患者的疾病状态可能会发生变化。

18.3.2　适应性试验设计

对罕见病临床试验来说，适应性试验设计是另一个有用的创新设计。在适应性临床试验设计指南草案中，FDA 将适应性设计定义为，在研究中包括根据研究中受试者（通常是中期）数据的分析，预先计划修改研究设计和假设的一个或多个特定方面的机会（FDA，2010b，2018）。自 2010 年发布以来，FDA 指南草案一直作为描述适应性设计在临床试验中潜在用途的官方文件。然而，应该注意的是，为了反应目前的制药实践和 FDA 目前的想法，FDA 目前正在修订适应性临床试验设计的指南草案。

在实践中，两阶段无缝适应性试验设计可能是临床试验中最常考虑的适应性试验设计。无缝试验设计是指在单个试验中回答通常来讲，需要通过单独分开的临床开发试验来回答的研究问题。适应性无缝设计是一种无缝试验设计，在最终分析时使用来自适应前后入组患者的数据。因此，两阶段无缝自适应设计包括两个阶段，即学习（或探索）阶段（阶段 1）和验证阶段（阶段 2）。学习阶段提供了适应的机会，例如基于学习阶段结束时累积的数据，由于安全性和（或）无效性/有效性而提前停止试验。两阶段无缝适应性试验设计缩短了学习（即传统方法的第一次研究）和验证（即传统方法的第二次研究）阶段之间的前置时间。学习阶段收集的数据与验证阶段获得的数据相结合，用于最终分析。两阶段无缝适应性试验设计的特定特征可以克服罕见疾病临床试验的限制和困境。

因此，两阶段无缝适应性试验设计不仅可行，而且对于罕见疾病临床试验（表 18.2）有用。

表 18.2　两阶段无缝自适应设计的类型

试验目标	试验终点	
	相同（S）	不同（D）
相同（S）	Ⅰ = SS	Ⅱ = SD
不同（D）	Ⅲ = DS	Ⅳ = DD

在实践中，根据研究目的和不同阶段使用的研究终点，两阶段无缝适应性试验设计可分为以下四类。也就是说，我们有第一类（SS）——相同的研究目的和相同的

研究终点，第二类（SD）——相同的研究目的但不同的研究终点，第三类（DS）——不同的研究目的但相同的研究终点，第四类（DD）——不同的研究目的和不同的研究终点。值得注意的是，不同的研究目的通常是指第一阶段的剂量发现（选择）和第二阶段的疗效确认，而不同的研究终点是指生物标志物与临床终点或不同治疗持续时间的相同临床终点。

尽管成组序贯设计和两阶段无缝设计之间存在差异，但第一类试验设计通常被视为与有一个中期分析的成组序贯设计相似。在本文中，我们的重点将放在第二类设计上。所得到的结果可以类似地应用于第三类和第四类设计，但要做一些修改，以便将总的第一类错误率控制在预先规定的水平。在实践中，两阶段自适应无缝设计的典型例子包括两阶段自适应无缝 I/II 期设计和两阶段自适应无缝 II/III 期设计。对于两阶段自适应无缝 I/II 期设计，第一阶段的目的是生物标志物开发，第二阶段的研究目的是建立早期疗效。对于两阶段自适应无缝 II/III 期设计，研究目的是治疗选择（或剂量发现），而第二阶段的研究目的是疗效确认。

18.3.3 其他设计

18.3.3.1 主方案

为了更有效和更及时地回答更多的问题（Redman 和 Allegra，2015），Woodcock 和 LaVange（2017）引入了研究多种治疗、多种疾病或都有的主方案的概念。主方案包括以下类型的试验：伞状试验、篮状试验和平台试验。伞状试验旨在单一疾病研究多种靶向治疗，而篮状试验类型旨在研究多种疾病或疾病亚型的单一治疗。平台试验旨在以持续的方式研究单一疾病背景下的多种靶向治疗，允许治疗根据决策算法进入或离开平台。正如 Woodcock 和 LaVange（2017）指出的，如果设计正确，主方案有许多好处，包括流水线操作；提高数据质量、收集和共享；以及可能在研究设计和分析的时候使用创新的统计方法。主方案可以是子研究的集合，也可以是复杂的统计设计或用于快速学习和决策的平台。

在实践中，主方案旨用在添加或剔除药物组，及研究假设。因此，在实践中，主方案可能是也可能不是适应性、伞状或篮状研究。由于主方案有能力结合各种协调、创新及相关元素，它能够从更小的患者群体中学习更多。因此，前一节描述的主方案结合适应性试验设计的概念可能对罕见疾病临床研究有用，尽管它最常被用在肿瘤学研究中。罕见病药物开发通常会考虑采用平台试验结合主方案。平台试验是探索性的多组临床试验，对一个或多个组群（或人群）的一种或多种治疗进行评估，目的是筛选和确定一些有希望的治疗，以供进一步研究（表 18.3）。值得注意的是，平台试验之后通常是进一步对筛选结果所确定的潜在组群进行确证性研究。

表 18.3　罕见病药物开发平台试验的类型

设计类型	描述
	该设计旨在评估一种针对多个队或人群的新疗法。
	该设计旨在评估同一队列或人群的多种新疗法。
	该设计旨在评估一种或多种新的治疗方法与不同的标准治疗（SOCs）在同一队列或人群中的联合应用。
	该设计旨在评估多个队列或人群的多种新疗法

18.3.3.2　贝叶斯方法

假设历史数据（例如，以前的研究或经验）可用，从不同数据源借用信息的贝叶斯方法可能是有用的。数据来源可包括但不限于自然史研究和专家关于终点和临床结局之间关系的先验分布的意见。借用信息对结果的影响可以通过敏感性分析来评估。研究者和监管审查者特别感兴趣的一个关键问题是需要借用多少信息，才能够①获得实质性证据的预期统计保证，以及②保持研究的质量、有效性和完整性。

虽然贝叶斯方法为借用历史信息提供了一个正式的框架，这在罕见疾病临床试验中是有用的，但借用信息只能在假设患者群体之间（例如，从以前的研究到当前的研究）存在良好相关的情况下进行。在实践中，建议尽可能不要从以前的研究中借用任何数据。主要分析应依赖于从当前研究中收集的数据。数据借用时，应仔细评估对最终结论的科学有效性/统计有效性的影响。如果没有以前的经验或研究可用，贝叶斯方法可能不可行。贝叶斯中先验的确定总是有争议的，因为所选择的先验的主要假设经常是难以被验证的，如果不是不可能被验证的话。

18.4　数据分析的统计学方法

用于数据分析的统计学方法应与用于样本量计算的统计方法一致。此外，统计方法应该能够克服小样本问题，并实现一定的统计保证。数据分析的统计方法应该是创新的，以便确定观察到的治疗效果已经提供了实质性证据来支持所研究的试验治疗的安全性和有效性。

18.4.1　完整的 *n*-of-1 试验设计的分析

18.4.1.1　统计模型

从表 18.1 可以看出，完整的 *n*-of-1 有 4 个给药周期的 1：1 试验设计通常可以描述为 *K*- 序列，*J*- 周期（即 *K* × *J*）交叉设计。在本节中，我们考虑以下模型来比较两种治疗，即测试（*T*）药物和参考（*R*）药物：

$$Y_{ijk} = \mu + G_k + S_{ik} + P_j + D_{d_{(j,k)}} + C_{d_{(j-1,k)}} + e_{ijk}$$
$$i = 1, 2, \cdots, n_k; j = 1, 2, \cdots, J; k = 1, 2, \cdots, K; d = T \text{ or } R$$

其中 μ 是总平均值，G_k 是固定 *kth* 序列效应，S_{ik} 是第 *ith* 受试者在 *kth* 顺序的随机效应，具有平均值 0 和方差 σ_S^2，P_j 是 *jth* 时期的固定效应，$D_{d(j,k)}$ 是 *kth* 序列 *jth* 时期的药物效果，$C_{d(j-1,k)}$ 是延续效应，以及 e_{ijk} 是均值为 0 且方差为 σ_e^2 的随机误差。在该模型下，它假设 S_{ik} 和 e_{ijk} 是相互独立的。

令 *P* 为参数向量，即指（μ，G_1，G_2，P_1，P_2，P_3，P_4，D_T，D_R，C_T，C_R）′，它包含模型中所有未知的参数。这里的目的是以观测的方格平均值 $\tilde{\gamma} = \beta'\gamma$ 的线性形式构建矩估计方法，这里 $\tilde{\gamma}$ 是观测均值向量的向量。然后 $E(\tilde{\gamma}) = E(\beta'\gamma) = L'P$，这是大家感兴趣的基于线性对比 *L* 的参数。令 ω_{jk} 是在 *kth* 序和 *jth* 时期的预期值，然后 $\omega = X'P$ 这里 *X* 作为设计矩阵。$E(\beta'\gamma) = L'P$ 意味着 $\beta'\omega = L'P \Rightarrow \beta'X'P = L'P$。因此，为了有 $E(\beta'\gamma) = L'P$，我们应该设：

$\beta'X' = L' \Rightarrow L = X\beta$。因此，当 $\beta = (X'X)^- X'L$，矩估计的方法 $L'P$ 是 $\beta'\gamma$。

18.4.1.2　统计分析

为了在完整 *n*-of-1 设计中评估生物相似性，我们有必要导出用于估计药物效果差异的系数（表 18.4）。基于表 18.4 中给出的系数，预期值 $\tilde{D}$ 由下式给出：

$$E(\tilde{D}) = D_T - D_R, \mathrm{Var}(\tilde{D}) = \frac{\sigma_e^2}{11n}$$

这里 *n* 是每个序列中登记的受试者人数（假设平均分配）。零假设将被拒绝，生物等效性将被证明，当：

$$T_D = \frac{\tilde{D} - \theta}{\sigma_e^2 \sqrt{\dfrac{1}{11n}}} > t\left[\frac{\alpha}{2}, 16n - 5\right]$$

显著性水平的相应置信区间为：

$$\tilde{D} \pm t\left[\frac{\alpha}{2}, 16n - 5\right] \sigma_e^2 \sqrt{\frac{1}{11n}}$$

表 18.4　完整 *n*-of-1 设计的药物估计系数

顺序	132 βs 来估计 $D = D_T - D_R$			
	I	II	III	IV
1	3	−1	−1	−1
2	−3	−7	−7	17
3	−5	−9	15	−1
4	−11	−15	9	17
5	−5	15	−1	−9
6	−11	9	−7	9
7	−13	7	15	−9
8	−19	1	9	9
9	19	−1	−9	−9
10	13	−7	−15	9
11	11	−9	7	−9
12	5	−15	1	9
13	11	15	−9	−17
14	5	9	−15	1
15	3	7	7	−17
16	−3	1	1	1

注：调整延续效应

类似地，残留效应系数的估计值可以被推导出。用于检验生物等效性的相应统计量见表 18.5。基于表 18.5 无偏估计量 $\widetilde{C}$ 可以被建立，我们有：

$$E\left(\widetilde{C}\right) = C_T - C_R, \mathrm{Var}\left(\widetilde{C}\right) = \frac{4\sigma_e^2}{33n}$$

在没有一阶残留效应的模型下，我们可以得到一个不同的无偏估计 $\widetilde{D}$：

$$E\left(\widetilde{D}\right) = D_T - D_R, \mathrm{Var}\left(\widetilde{D}\right) = \frac{4\sigma_e^2}{12n}$$

因此，可以类似地得出 α 显著性水平下的相应置信区间。

表 18.5　完整 *n*-of-1 设计的延续效应的估计系数

顺序	132 βs 来估计 $C = C_T - C_R$			
	I	II	III	IV
1	12	−4	−4	−4
2	10	−6	−6	2
3	2	−14	−6	18
4	0	−16	−8	24
5	2	−6	18	−14
6	0	−8	16	−8

顺序	132 βs 来估计 $C = C_T - C_R$			
	Ⅰ	Ⅱ	Ⅲ	Ⅳ
7	−8	−16	16	8
8	−10	−18	14	14
9	10	18	−14	−14
10	8	16	−16	−8
11	0	8	−16	8
12	−2	6	−18	14
13	0	16	8	−24
14	−2	14	6	−18
15	−10	6	6	−2
16	−12	4	4	4

18.4.1.3　样本量要求

在固定功效和显著性水平下，样本量确定是基于以下假设检验得出的。

$$H_0: \left| D_T - D_R \right| > \theta \quad \text{vs.} \quad H_1: \left| D_T - D_R \right| \leq \theta$$

根据 20% 规则，如果试验药物效应的平均生物利用度在参考药物效应的 ±20% 范围内，且有一定把握，则认为生物等效。因此，通常由 $\nabla \mu_R$ 表示 θ，其中 $\nabla = 20\%$，那么假设检验可以改写如下：

$$H_0: \mu_T - \mu_R < -\nabla \mu_R \text{ or } \mu_T - \mu_R > \nabla \mu_R \quad \text{vs.} \quad H_a: -\nabla \mu_R \leq \mu_T - \mu_R \leq \nabla \mu_R$$

功效函数可以写成

$$P(\theta) = F_\upsilon \left(\left[\frac{\nabla - R}{CV \sqrt{b/n}} \right] - t(\alpha, \upsilon) \right) - F_\upsilon \left(t(\alpha, \upsilon) - \left[\frac{\nabla + R}{CV \sqrt{b/n}} \right] \right)$$

在这里 $R = \dfrac{\mu_T - \mu_R}{\mu_R}$ 是相对变化；$CV = \dfrac{S}{\mu_R}$；μ_T 和 μ_R 是受试制剂和参考制剂的生物利用度平均水平。S 是来自每个交叉设计的方差分析表的均方误差的平方根；$[-\nabla \mu_R, \nabla \mu_R]$ 为生物等效性极限区间；$t(\alpha, \upsilon)$，是有 υ 自由度的 t 分布的上 αth 分位数；F_υ 是 t 分布累积分布函数；及 b 是药效方差的常数值。

因此，当 $R = 0$ 时精确的样本量公式由下式给出：

$$n \geq b \left[t(\alpha, v) + t\left(\frac{\beta}{2}, v \right) \right]^2 \left[CV / \nabla \right]^2$$

当 $R = 0$ 时，近似样本量公式可以通过下式获得：

$$n \geq b\left[t(\alpha,v)+t(\beta,v)\right]^2\left[CV/(\nabla-R)\right]^2$$

另一种确定样本量的方法是基于测试生物相似产品和参考产品之间的药效比率。考虑 $\delta \in (0.8，1.25)$ 是 μ_T/μ_R 的生物等效性范围，假设变为：

$$H_0:\frac{\mu_T}{\mu_R}<0.8 \text{ or } \frac{\mu_T}{\mu_R}>1.25 \text{ vs. } H_a:0.8\leq\frac{\mu_T}{\mu_R}\leq1.25$$

在偏态分布的情况下，假设被转换成对数标度：

$$H_0:\log\mu_T-\log\mu_R<\log(0.8) \text{ or } \log\mu_T-\log\mu_R<\log(1.25)$$

$$\text{vs. } H_a:\log(0.8)\leq\log\mu_T-\log\mu_R\leq\log(1.25)$$

然后，针对不同 δ 的样本量公式如下所示（详见附录）：

$$n\geq b\left[t(\alpha,v)+t\left(\frac{\beta}{2},v\right)\right]^2\left[CV/\ln 1.25\right]^2 \quad \text{if } \delta=1$$

$$n\geq b\left[t(\alpha,v)+t(\beta,v)\right]^2\left[CV/(\ln 1.25-\ln\delta)\right]^2 \quad \text{if } 1<\delta<1.25$$

$$n\geq b\left[t(\alpha,v)+t(\beta,v)\right]^2\left[CV/(\ln 0.8-\ln\delta)\right]^2 \quad \text{if } 0.8<\delta<1$$

18.4.2 适应性试验设计的数据分析

类别 1（SS）两阶段无缝设计的统计分析类似于带有一个期中分析的成组序贯设计的统计分析。因此，可以应用标准的分组序贯设计统计方法。对于其他类型的两阶段无缝试验设计，成组序贯设计的标准统计方法是不合适的，因此不应该被直接应用。在本节中，我们将描述其他类型的两阶段自适应无缝设计的统计方法。在不失一般性的情况下，我们将讨论基于每个阶段个体的 P 值的 n-stage 适应性设计（Chow 和 Chang，2011 年）。

这里我们考虑一个临床试验有 K 次中期分析的情况。最终分析被视为第 K 次中期分析。假设每次中期分析都要进行假设检验，然后根据分析结果采取一些措施。这些行动可能是由于无效性 / 有效性或安全性提前终止、样本量重新估计、随机化修改或其他适应措施。在这种情况下，可以使用全局假设检验来形成试验目的，该检验是期中分析的单个假设检验的交集：

$$H_0:H_{01}\cap\cdots\cap H_{0K}$$

这里 H_{0i}，$i=1,\cdots,K$ 是在第 ith 中期分析要检验的零假设。值得注意的是，H_{0i} 有一些限制，即拒绝任何 H_{0i}，$i=1,\cdots,K$ 将导致相同的临床影响（例如，药物是有效的）；因此所有 H_{0i}，$i=1,\cdots,K$ 是为测试相同的试验终点。否则全局假说无法解释。

实际上，H_{0i} 是基于每个阶段的子样本进行测试，为了不失一般性，假设 H_{0i} 是对正在研究的试验治疗的功效的检验，可以写成：

$$H_{0i} : \eta_{i1} \geq \eta_{i2} \quad \text{vs.} \quad H_{ai} : \eta_{i1} < \eta_{i2}$$

这里 η_{i1} 和 η_{i2} 是第 i 阶段 2 个治疗组的响应。通常情况下，当 $\eta_{i1} = \eta_{i2}$，基于 H_0，子样本在第 i 阶段的 p 值 p_i 是均匀分布的 [0，1]（Bauer 和 Kohne，1994 年）。这一理想特性可用于构建多阶段无缝自适应设计的检验统计。举个例子，BauerKohne（1994 年）使用 Fisher p 值组合。同样，Chang（2007 年）认为线性组合 p 值如下：

$$T_k = \sum_{i=1}^{K} w_{ki} p_i, \quad i = 1, \cdots, K \tag{18.1}$$

这里 $w_{ki} > 0$，K 是试验中计划的分析数量。简单起见，这里考虑 $w_{ki} = 1$，这就导出：

$$T_k = \sum_{i=1}^{K} p_i, \quad i = 1, \cdots, K \tag{18.2}$$

检验统计 T_k 可以被看作是反对 H_0 的累计证据。T_k 越小，证据越充分。同样，我们可以定义：

检验统计量为 $T_k = \sum_{i=1}^{k} p_i / K$，可以被看作是反对 H_0 的平均证据。停止规则由下式给出：

$$\begin{cases} \text{判断有效，提前终止} & \left(T_k \leq \alpha_k \right) \\ \text{判断无效，提前终止} & \left(T_k \geq \beta_k \right) \\ \text{继续} & \text{（其他情况）} \end{cases} \tag{18.3}$$

这里 T_k，α_k，以及 β_k 是 k 的单调递增函数，$\alpha_k > \beta_k$，$k = 1, \cdots, K-1$，及 $\alpha_k = \beta_k$、α_k 和 β_k 分别被称为有效边界和无效边界。为了到达第 k 阶段，试验已经经过 1 到 $(k-1)$ 阶段。因此，一个所谓的进行概率可以被定义为以下无条件概率：

$$\begin{aligned} \psi_k(t) &= P\left(T_k < t, \alpha_1 < T_1 < \beta_1, \cdots, \alpha_{k-1} < T_{k-1} < \beta_{k-1} \right) \\ &= \int_{\alpha_1}^{\beta_1} \cdots \int_{\alpha_{k-1}}^{\beta_{k-1}} \int_{-\infty}^{t} f_{T_1 \cdots T_k} \left(t_1, \cdots, t_k \right) \mathrm{d}t_k \, \mathrm{d}t_{k-1} \cdots \mathrm{d}t_1 \end{aligned} \tag{18.4}$$

这里 $t \geq 0$；t_i，$i = 1, \cdots, k$ 是在第 i 阶段的检验统计量；及 $f_{T_1 \cdots T_k}$ 是联合概率密度函数。在第 kth 阶段的错误率由下式给出：

$$\pi_k = \psi_k \left(\alpha_k \right) \tag{18.5}$$

当在某一阶段显示有效时，试验就停止了。所以不同阶段的 Ⅰ 型错误率是互斥的。因此，实验性 Ⅰ 型错误率可以写为：

$$\alpha = \sum_{k=1}^{K} \pi_k \qquad (18.6)$$

注意式（18.4 ~ 18.6）是确定停止边界的关键，这将在下一小节中用两阶段无缝自适应设计来说明。调整后的 p-值计算与经典分组顺序设计中的计算相同。关键的是，当检验统计在 kth 阶段 $T_k = t = \alpha_k$（即，刚好在有效停止边界上），p 值等于阿尔法支出 $\sum_{i=1}^{k} \pi_i$。无论哪种错误支出函数都是如此，与经典设计中 p 值的定义一致。与在 kth 阶段观察到的检验统计 $T_k = t$ 相对应的的调整 p 值可以被定义为：

$$p(t;k) = \sum_{i=1}^{k-1} \pi_i + \psi_k(t), k = 1, \cdots, K \qquad (18.7)$$

因为在之前的阶段已经消耗了一些 alpha，如果 H_0 在后期被拒绝，这表明调整的 p 值证据不足反对 H_0。另一方面，如果 H_0 在早期被拒绝，这表明强烈反对 H_0，因为还有很大一部分 alpha 值没有消耗。这里注意，p_i 在式（18.1）中是来自第 i 阶段的子样本阶段式天真（未调整）p 值，而 p（t；k）是从检验统计中计算出的进行了调整的 p 值，这些值是基于截至试验停止的第 k 阶段的累计样本量；无论 p_i 如何计算，方程式（18.6）和（18.7）都是有效的。

18.4.2.1 两阶段适应性设计

在这一小节中，我们将把通用框架应用于两阶段设计。Chang（2007）推导出停止边界和 3 种不同类型适应性设计的 p 值公式，这会允许：①早期有效性停止；②早期有效性和无效性停止；以及③早期无效性停止。该公式无论有或没有样本量的调整，都可应用于优效性和非劣性试验。

18.4.2.1.1 早期有效性停止。对于允许早期功效停止（$\beta_1 = 1$）的两阶段设计（$K = 2$），第 1 阶段和第 2 阶段的 I 类错误率为：

$$\pi_1 = \psi_1(\alpha_1) = \int_0^{\alpha_1} dt_1 = \alpha_1 \qquad (18.8)$$

和

$$\pi_2 = \psi_2(\alpha_2) = \int_{\alpha_2}^{\alpha_2} \int_t^{\alpha_1} dt_2 dt_1 = \frac{1}{2}(\alpha_2 - \alpha_1)^2 \qquad (18.9)$$

利用式（18.8）和式（18.9），式（18.6）变成：

$$\alpha = \alpha_1 + \frac{1}{2}(\alpha_2 - \alpha_1)^2 \qquad (18.10)$$

求解 α_2，我们得到：

$$\alpha_2 = \sqrt{2(\alpha - \alpha_1)} + \alpha_1 \qquad (18.11)$$

值得注意的是，当检验统计量 $t_1 = p_1 > a_2$，可以肯定的是 $t_2 = p_1 + p_2 > a_2$。因此，试验应在 $p_1 > a_2$ 时停止于无效性。该方法在这方面的清晰性是独一无二的，而无效性停止边界往往隐藏在其他方法中。此外，a_1 是零假设条件下第一阶段的停止概率（错误消耗），以及 $a - a_1$ 是第二阶段误差消耗。表 18.6 提供了式（18.11）中停止边界的一些例子。

调整后的 p 值由下式给出：

$$p(t;k) = \begin{cases} t & \text{if } k=1 \\ a_1 + \dfrac{1}{2}(t-a_1)^2 & \text{if } k=2 \end{cases} \quad (18.12)$$

这里如果试验在第一阶段停止，则 $t = p_1$，并且如果试验在第二阶段停止，则 $t = p_1 + p_2$。

表 18.6 两阶段有效性设计的停止边界

第一阶段 a		0.005	0.010	0.015	0.020	0.025	0.030
0.025	a_2	0.2050	0.1832	0.1564	0.1200	0.0250	—
0.05	a_2	0.3050	0.2928	0.2796	0.2649	0.2486	0.2300

来源：Chang, M., Stat. Med., 26, 2772–2784

18.4.2.1.2 早期有效性或无效性停止。很明显，如果 $\beta_1 \geq a_2$，停止边界与具有早期有效性停止的设计相同。然而，当 $\beta_1 \geq a_2$ 时，无效性的边界 β_1 预计会影响假设检验的能力。因此：

$$\pi_1 = \int_0^{a_1} dt_1 = a_1 \quad (18.13)$$

和

$$\pi_2 = \begin{cases} \int_{a_1}^{\beta_1} \int_{t_1}^{a_2} dt_2 dt_1 & \text{for } \beta_1 \leq a_2 \\ \int_{a_1}^{a_2} \int_{t_1}^{a_2} dt_2 dt_1 & \text{for } \beta_1 > a_2 \end{cases} \quad (18.14)$$

进行式（18.13）的积分，并把结果代入式式（18.6），有：

$$a = \begin{cases} a_1 + a_2(\beta_1 - a_1) - \dfrac{1}{2}(\beta_1^2 - a_1^2) & \text{for } \beta_1 < a_2 \\ a_1 + \dfrac{1}{2}(a_2 - a_1)^2 & \text{for } \beta_1 \geq a_2 \end{cases} \quad (18.15)$$

各种停止边界可以从式（18.15）中选择。表 18.7 有停止边界的例子。

第一阶段 α		$\beta_1 = 0.15$				
0.025	α_1	0.005	0.010	0.015	0.020	0.025
	α_2	0.2151	0.1871	0.1566	0.1200	0.0250
		$\beta_1 = 0.2$				
0.05	α_1	0.005	0.010	0.015	0.020	0.025
	α_2	0.3333	0.3155	0.2967	0.2767	0.2554

注：源自 Chang, M., Stat. Med., 26, 2772–2784

调整后的 p 值由下式给出：

$$p(t;k) = \begin{cases} t & \text{if } k=1 \\ \alpha_1 + t\beta_1 - \dfrac{1}{2}\beta_1^2 & \text{if } k=2, \beta_1 < \alpha_2 \\ \alpha_1 + \dfrac{1}{2}(t-\alpha_1)^2 & \text{if } k=2, \beta_1 \geq \alpha_2 \end{cases} \quad (18.16)$$

这里如果试验在第一阶段停止，则 $t = p_1$，如果试验在第二阶段停止，则 $t = p_1 + p_2$。

18.4.2.1.3 早期无效性停止。以早期无效性停止为特征的试验是先前设计的特例，其中在式（18.15）中 $\alpha_1 = 0$。因此，我们有：

$$\alpha = \begin{cases} \alpha_2\beta_1 - \dfrac{1}{2}\beta_1^2 & \text{for } \beta_1 < \alpha_2 \\ \dfrac{1}{2}\alpha_2^2 & \text{for } \beta_1 \geq \alpha_2 \end{cases} \quad (18.17)$$

求解 α_2，可以得出：

$$\alpha_2 = \begin{cases} \dfrac{\alpha}{\beta_1} + \dfrac{1}{2}\beta_1 & \text{for } \beta_1 < \sqrt{2\alpha} \\ \sqrt{2\alpha} & \text{for } \beta_1 \geq \alpha_2 \end{cases} \quad (18.18)$$

用式（18.18）生成的停止边界的例子在表 18.8 给出。

第一阶段 α	β_1	0.1	0.2	0.3	≥ 0.4
0.025	α_2	0.3000	0.2250	0.2236	0.2236
0.05	α_2	0.5500	0.3500	0.3167	0.3162

注：源自 Chang, M., Stat. Med., 26, 2772–2784

调整后的 p 值可从（18.16）式中获得，其中 $\alpha_1 = 0$，即：

$$p(t;k) = \begin{cases} t & \text{if } k=1 \\ \alpha_1 + t\beta_1 - \dfrac{1}{2}\beta_1^2 & \text{if } k=2, \beta_1 < \alpha_2 \\ \alpha_1 + \dfrac{1}{2}t^2 & \text{if } k=2, \beta_1 \geqslant \alpha_2 \end{cases}$$

18.4.2.2 小结

在实践中，临床试验中应用两阶段自适应无缝设计时，常见的一个问题是关于样本量的计算 / 分配。对于第一类两阶段无缝设计，可以应用 Chow 和 Chang（2006）中描述的基于个体的 P 值。然而，这些方法不适用于在不同阶段具有不同研究目标和终点的Ⅳ类（DD）试验设计。对于Ⅳ类（DD）试验设计，以下问题对研究者和生物统计学家来说是具有挑战性的。第一，我们如何将总体 I 型错误率控制在预先指定的显著性水平？第二，典型的 O'Brien-Fleming 的边界可行吗？第三，如何结合从不同阶段收集的数据进行有效的最终分析？

18.5 罕见病临床试验的评价

由于罕见病临床试验的样本量较小，得出的结论可能达不到预期的统计推断水平（如功效或置信区间）。在这种情况下，建议可以考虑使用以下方法来评估罕见病临床试验，以确定是否已获得安全性和有效性的实质性证据。让 n_1，n_2，以及 N 分别为中期试验的样本量、从先前研究中借用的数据的样本量以及达到预期功效（比如 80%）所需的样本量。

18.5.1 预测置信区间

让 $\overline{T}_i$ 和 $\overline{R}_i$ 分别作为试验药品和参考药品第 i 样本的样本平均值。还有，让 $\hat{\sigma}_1$，$\hat{\sigma}_2$，以及 $\hat{\sigma}_*$ 作为试验药品和参考药品第一个样本 (n_1)，第二个样本 (n_1+n_2)，第三个样本 (N) 的样本均值差异的合并样本标准差。在平行设计下，通常治疗效果的置信区间可以根据第 i 样本和第 j 样本如下得出：

$$CI_i = \overline{T}_i - \overline{R}_i \pm z_{1-\alpha}\hat{\sigma}_i$$

这里 $i = 1$、2 和 N。在实践中，对于罕见疾病的临床试验，为了得到完整的临床概况，我们可以比较这些置信区间的相对效率。相对效率 CI_i 相对于 CI_j 被定义为：

$$R_{ij} = \hat{\sigma}_i / \hat{\sigma}_j$$

这里 i 和 j 分别代表第 i 样本和第 j 样本。

18.5.2 重现性概率

在罕见病临床试验中，由于样本量较小，并不总是能有足够的功效，但我们也可以考虑基于观察到的治疗效果和与观察到的差异相关变异的经验功效，并根据达到预期功效所需的样本量进行调整。如果在相似的实验条件下进行研究，经验功效也被称为未来研究临床结果的重现性概率。Shao 和 Chow（2002）研究了如何使用这种方法在多个研究设计下比较具有相等和不等方差的均值，以评估重现性概率，当重现性概率用于提供药品有效性的实质性证据时，估计功效法可能会产生乐观的结果。或者，Shao 和 Chow（2002）建议将重现性概率定义为第二次试验功效的置信下限。重现性概率可用于确定先前研究中观察到的临床结果在未来研究中是否可重现，以评估所研究的试验治疗的安全性和有效性。

此外，Shao 和 Chow 还提出了一个更合理的使用贝叶斯方法定义重现性概率。根据贝叶斯方法，未知参数 θ 是一个先验分布的随机向量，比如说，$\pi(\theta)$，这是假定已知的。因此，重现性概率可以定义为在未来的试验中条件概率 $|T| > C$，基于从先前试验观察到的数据集 x，也就是说：

$$P\{|T| > C|x\} = \int P(|T| > C|\theta)\pi(\theta|x)d\theta$$

这里 $T = T(y)$ 是基于未来试验的数据集 y，$\pi(\theta|x)$ 是基于 x，θ 的后验密度。

此外，类似的想法也可以应用于评估从一个患者群体（成人）到另一个（例如，儿科或老年人）的普遍性。

18.6 供监管机构考虑的一些建议

对于罕见病药物研发，《孤儿药法案》提供了与孤儿药指定相关的激励措施，以使开发在少数患者的罕见病药物在经济上可行（FDA，2019）。然而，美国食品和药物管理局并不打算为孤儿药的批准建立一个不同于更典型药物的批准标准的法定标准。因此，罕见病药物批准所需的实质性证据水平和样本量可能是罕见病药物研发中最具挑战性的问题。鉴于这些事实，我们提出以下监管建议。

18.6.1 证明有效性或者证明不是无效

对于一个新的药品的批准，申办者需要提供关于被研究药品的安全性和有效性的实质性证据。在实践中，典型的方法是进行充分的、控制良好的临床研究，并测试以下点假设：

$$H_0: \text{无效性} \quad vs. \quad H_a: \text{有效性} \tag{18.19}$$

　　拒绝无效的零假设有利于有效性的备择假设。大多数研究者解释说，拒绝零假设是有效性的备择假设的证明。然而，应该注意的是，"赞成有效性"并不意味着"有效性的证明"，实际上，假设（18.19）应该是：

$$H_0: \text{无效性 vs. } H_a: \text{不是无效} \qquad (18.20)$$

　　换言之，拒绝 H_0 会得出这样的结论"不是 H_0"，基于式（18.20）就是 H_a。从式（18.19）和式（18.20）中 H_a 可以看出，有效性（18.19）的概念和不是无效（18.20）的概念是不一样。一般来说，无效并不意味着有效。因此，对被研究药物进行临床评估的传统方法只能证明"不是无效"但不是"有效"。证明"有效性"（18.19）和证明"非无效性"（18.20）之间的关系如图 18.1 所示。从图 18.1 可以看出，"非无效性"由两部分组成，即"不确定性"部分和"有效性"部分。对于一个比较试验治疗（T）和安慰剂（P）的安慰剂对照临床试验，让 $\theta = \mu_T - \mu_R$ 作为与安慰剂相比，试验治疗的治疗效果，其中 μ_T 和 μ_R 分别是试验治疗和安慰剂的平均反应。对于给定的样本，例如根据之前的研究或试点研究的测试结果，θ 的 $(1-\alpha) \times 100\%$ 置信区间设为 (θ_L, θ_U)。在这种情况下，假设式（18.19）变成：

$$H_0: \theta \le \theta_L \text{ vs. } H_a: \theta > \theta_U \qquad (18.21)$$

而假设式（18.20）由下式给出：

$$H_0: \theta \le \theta_L \text{ vs. } H_a: \theta > \theta_L \qquad (18.22)$$

　　假设式（18.21）类似于癌症研究的 Simon's 两阶段最优设计中的假设。在第一阶段，Simon 建议测试反应率是否超过了预先指定的不良反应率。如果是，则继续测试反应率是否已经达到预先指定的期望反应率。值得注意的是，Simon 的假设检验实际上是一种区间假设检验。另一方面，假设式（18.22）是一个典型的单侧检验，用于与安慰剂相比试验治疗的非劣效性检验。

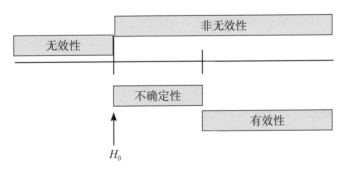

图 18.1　证明"有效性"或者"不是无效"

　　因此，对劣效性的拒绝得出了非劣效的结论，这结论包括等效性（不确定性的领域，即 $\theta_L < \theta < \theta_U$）和优效性（即有效性）。对于给定的样本量，对正在研究的药品进行临床评价的传统方法，当零假设被拒绝时只能证明该药品并非无效。为了证明

药品确实有效，我们需要进行另一项试验来排除不确定性的可能性（即降低不确定性的可能性）。

然而，在实践中，我们通常在 $\alpha = 5\%$ 的显著性水平下检验相同性点假设。对零假设的拒绝得出了存在治疗效果的结论。然后选择足够的样本量，使其具有所需的功效（例如 80%）来确定所观察到的治疗效果是否具有临床意义，从而证明其有效性。对于检验没有治疗效果的点假设，许多研究者更喜欢在 $\alpha = 1\%$ 而不是 $\alpha = 5\%$ 处检验零假设，以考虑可能的不确定性。换言之，如果观察到 p- 值落在 1% 和 5% 之间，我们认为检验结果是不确定的。需要注意的是，无治疗效果的点假设检验的概念与区间假设检验（18.19）和非劣效性的单侧假设检验（18.20）有很大不同。然而，在实践中，点假设检验、区间假设检验和用于检验非劣效性的单侧假设已经被混合并用于药物研究和开发。

18.6.2 罕见病产品研发的两阶段适应性试验设计

如前几节所述，由于罕见病的人群规模较小，临床试验中的患者不可及，以及如何实现监管审查和批准的相同标准，可能是罕见病药品开发中最大的障碍和挑战。在本节中，为了解决这些难题，我们提出了一个两阶段适应性试验设计，在第一阶段证明罕见病药物的"非无效性"，然后在第二阶段证明其"有效性"。建议的两阶段适应性试验设计简述如下（Chow 和 Huang，2019）。

第一阶段：基于先前 / 试点研究或文献综述，构建一个 θ 的 $(1-\alpha) \times 100\%$ 置信区间。然后，基于第 1 阶段可用的受试者 n_1，进行非劣效性假设检验（18.20）（即，检验在预先指定的显著性水平，α_1 水平，的非无效）。如果它未能拒绝无效的零假设，则由于无效而停止试验。否则进入下一阶段。

第二阶段：在第二阶段，入组额外受试者 n_2。在这个阶段，可以对样本量进行重新估计，以达到对研究的测试治疗建立有效性所需的统计保证（比如 80%）。

在第二阶段，我们会运行一个统计检验，以确保在一个预先指定的显著性水平，α_2 水平，不确定性的区域概率在可接受的范围内。

在所提出的两阶段自适应试验设计，可以看出总体 I 型错误率是 α_1 和 α_2 的函数（另见 Chow and Huang，2019 年）。因此，通过适当选择 α_1，我们可能会减少证明"并非无效"所需的样本量。但是，建议在研究方案中详细说明 α_1 和 α_2 的选择。不鼓励研究后的调整。

因此，对于罕见病药品的审评和批准，我们建议首先用预先指定的显著性水平下的有限的信息来论证不是无效，然后收集额外的信息，以在建议的两阶段适应性试验设计下，在预先指定的显著性水平，排除证明有效性的不确定性。

18.6.3　样本量的概率监测程序

在罕见病临床试验中，由于受试者数量有限，特别是当预期治疗效果相对较小时，罕见病临床试验所需样本量的功效计算可能不可行。在这种情况下，可考虑使用精度分析（或置信区间法）、重现性分析或概率监测法以及贝叶斯法等替代方法，以提供具有一定统计保证的实质性证据（Chow 等，2017）。然而，需要注意的是，这些不同分析的样本量可能会因统计保证水平的不同而有很大差异。因此，对于罕见疾病的临床试验，建议在有效的试验设计下选择合适的样本量以实现一定的统计保证。例如，可以基于概率监测方法来选择适当的样本大小，使得跨越安全边界的概率被控制在预先指定的显著性水平。假设研究者计划连续几次监测罕见疾病临床试验的安全性，t_i, $i = 1, \cdots, K$，让 n_i 和 P_i 作为样本量和在 t_i 时间点观察某一事件的概率。因此，可以选择适当的样本大小，使得穿越安全停靠边界的后续概率小于预先指定的显著性水平：

$$p_k = P\{ \text{越过安全停止边界} \mid n_k, P_k \} < \alpha, k = 1, \cdots, K \qquad (18.23)$$

在实践中，为了保证预期临床试验的科学有效性，我们建议用于数据分析的统计方法应与用于样本量估计的统计方法一致。功效分析、精度分析、重现性分析、概率监测方法和贝叶斯方法不应该混为一谈，而且数据分析的统计方法应该反应试验设计中期望的统计保证。

18.7　小结

如前所述，对于罕见病药物开发，由于患者人数较少，样本量计算的功效分析可能不可行。FDA 指南草案强调，尽管患者人数较少，相同的监管批准适用于罕见病药物开发。因此，罕见病药物的临床研究往往没有足够的把握。在这种情况下，建议根据精度分析、重现性分析或概率监测方法进行样本量计算或调整，以获得一定的统计保证。

在实践中，罕见病药物开发面临着标准一致、受试者较少的困境。因此，建议应考虑并实施创新设计和统计方法，以获得关于有效性和安全性的实质性证据，支持罕见病药品的监管审批。在这一章中，我们介绍了几个创新的试验设计，如完整 n-of-1 试验设计、自适应无缝试验设计、利用主方案概念的试验设计和贝叶斯试验设计。然后我们导出了相应研究设计下的统计方法和样本量要求。这些研究设计有助于加速罕见病的发展过程，并识别任何信号、模式或趋势，和（或）所研究的罕见病药品的最佳临床获益。

由于罕见病临床开发中的患者群体较小，泛化概率的概念可用于确定临床结果是否可从目标患者群体（例如，成人）泛化到患有相同罕见病的不同但相似的患者群体（例如，儿科或老年人）。在实践中，可通过评估目标患者人群和其他不同患者人群之间的敏感性指数来评估泛化概率（Lu 等，2017）。然后，泛化概率的水平可用于判断预期的试验是否提供了关于不同患者群体（例如，儿科或老年人）的有效性和安全性的实质性证据。

在实践中，尽管创新而复杂的试验设计可能对罕见病药物开发有用，但它可能会给试验带来操作偏差，从而增加出错的可能性。因此，建议应保持采用创新试验设计的预期试验的质量、有效性和完整性。

原著参考文献

［1］Afonja, B. (1972). The moments of the maximum of correlated normal and t-variates. *Journal of the Royal Statistical Society Series B,* 34, 251-262.

［2］Agin, M.A., Aronstein, W.S., Ferber, G., Geraldes, M.C., Locke, C., and Sager, P. (2008). QT/QTc prolongation in placebo-treated subjects: A PhRMA collaborative data analysis. *Journal of Biopharmaceutical Statistics,* 18, 408-426.

［3］Agresti, A. and Min, Y. (2005). Simple improved confidence intervals for comparing matched proportions. *Statistics in Medicine,* 24(5), 729-740.

［4］Akaike, H. (1974). A new look at statistical model identification. *IEEE Transactions on Automatic Control,* 19, 716-723.

［5］Alosh, M. (2009). The impact of missing data in a generalized integer-valued autoregression model for count data. *Journal of Biopharmaceutical Statistics,* 19, 1039-1054.

［6］Anderson, S. and Hauck, W.W. (1990). Consideration of individual bioequivalence. *Journal of Pharmacokinetics and Biopharmaceutics,* 18, 259-273.

［7］Atkinson, A.C. and Donev, A.N. (1992). *Optimum Experimental Designs,* Oxford University Press, New York.

［8］Austin, P.C. (2011). An Introduction to propensity score methods for reducing the effects of confounding in observational studies. *Multivariate Behavioral Research,* 46, 399-424.

［9］Babb, J., Rogatko, A., and Zacks, S. (1998). Cancer phase I clinical trials: Efficient dose escalation with overdose control. *Statistics in Medicine,* 17, 1103-1120.

［10］Babb, J.S. and Rogatko, A. (2004). Bayesian methods for cancer phase I clinical trials. In *Advances in Clinical Trial Biostatistics*, Geller, N.L. (Ed.), Marcel Dekker, New York.

［11］Bailar, J.C. (1992). Some use of statistical thinking. In *Medical Use of Statistics*, Bailar, J.C. and Mosteller, F. (Eds.), New England Journal of Medicine Books, Boston, MA, pp. 5-26.

［12］ Barnes, P.J., Pocock, S.J., Magnussen, H., Iqbal, A., Kramer, B., Higgins, M., and Lawrence, D. (2010). Integrating indacaterol dose selection in a clinical study in COPD using an adaptive seamless design. *Pulmonary Pharmacology & Therapeutics,* 23(3), 165-171.

［13］ Barrentine, L.B. (1991). *Concepts for R&R Studies*, ASQC Quality Press, Milwaukee, WI.

［14］ Barry, M.J., Fowler, F.J. Jr., O'Leary, M.P., Bruskewitz, R.C., Holtgrewe, H.L., Mebust, W.K., and Cockett, A.T. (1992). The American Urological Association Symptom Index for benign prostatic hyperplasia. *Journal of Urology*, 148, 1549-1557.

［15］ Basford, K.E., Greenway, D.R., McLachlan, G.J., and Peel, D. (1997). Standard errors of fitted component means of normal mixtures, *Computational Statistics,* 12, 1-17.

［16］ Bauer, P. and Kieser, M. (1999). Combining different phases in the development of medical treatments within a single trial. *Statistics in Medicine*, 14, 1595-1607.

［17］ Bauer, P. and Kohne, K. (1994). Evaluation of experiments with adaptive interim analysis. *Biometrics*, 1029-1041.

［18］ Bauer, P. and Rohmel, J. (1995). An adaptive method for establishing a dose-response relationship. *Statistics in Medicine*, 14, 1595-1607.

［19］ Benjamini, Y. and Hochberg, Y. (1995). Controlling the false discovery rate: A practical and powerful approach to multiple testing. *Journal of Royal Statistical Society, Series B,* 57, 289-300.

［20］ Bensoussan, A., Talley, N.J., Hing, M., Menzies, R., Guo, A., and Ngu, M. (1998). Treatment of irritable bowel syndrome with Chinese herbal medicine. *Journal of American Medical Association,* 280, 1585-1589.

［21］ Berger, J.O. (1985). *Statistical Decision Theory and Bayesian Analysis,* 2nd ed., Springer-Verlag, New York.

［22］ Bergner, M., Bobbitt, R.A., Carter, W.B., and Gilson, B.S. (1981). The sickness impact profile: Development and final revision of a health status measure. *Medical Care,* 19, 787-805.

［23］ Berger, R.L. and Hsu, J.C. (1996). Bioequivalence trials, intersection-union tests and equivalence confidence sets (with discussion). *Statistical Science*, 11, 283-319.

［24］ Bergum, J.S. (1988). Constructing acceptance limits for multiple stage USP tests. *Proceedings of the Biopharmaceutical Section of the American Statistical*

Association, pp. 197-201.

[25] BHAT (1983). Beta-Blocker Heart Attack Trial Research Group. A randomized trial of propranolol in patients with acute myocardial infarction: Morbidity. *JAMA*, 250, 2814-2819.

[26] Bhatt, D.L. and Mehta, C. (2016). Adaptive designs for clinical trials. *New England Journal of Medicine*, 375(1), 65-74.

[27] Blackwell, D. and Hodges, J.L. Jr. (1957). Design for the control of selection bias. *The Annals of Mathematical Statistics*, 28, 449-460.

[28] Blair, R.C. and Cole, S.R. (2002). Two-sided equivalence testing of the difference between two means. *Journal of Modern Applied Statistical Methods*, 1, 139-142.

[29] Bofinger, E. (1985). Expanded confidence intervals. *Communications in Statistics, Theory and Methods*, 14, 1849-1864.

[30] Bofinger, E. (1992). Expanded confidence intervals, one-sided tests and equivalence testing. *Journal of Biopharmaceutical Statistics*, 2, 181-188.

[31] Bollier, D. (2010). *The Promise and Peril of Big Data*, The Aspen Institute, Washington, DC.

[32] Brannath, W., Koening, F., and Bauer, P. (2003). Improved repeated confidence bounds in trials with a maximal goal. *Biometrical Journal*, 45, 311-324.

[33] Branson, M. and Whitehead, W. (2002). Estimating a treatment effect in survival studies in which patients switch treatment. *Statistics in Medicine*, 21, 2449-2463.

[34] Breunig, R. (2001). An almost unbiased estimator of the coefficient of variation. *Economics Letters*, 70, 15-19.

[35] Brookmeyer, R. and Crowley, J. (1982). A confidence interval for the median survival time. *Biometrics*, 38, 29-41.

[36] Brown, B.W. (1980). The crossover experiment for clinical trials. *Biometrics*, 36, 69-79.

[37] Brown, L.D., Hwang, J.T.G., and Munk, A. (1997). An unbiased test for the bioequivalence problem. *The Annals of Statistics*, 25, 2345-2367.

[38] Brownell, K.D. and Stunkard, A.J. (1982). The double-blind in danger untoward consequences of informed consent. *The American Journal of Psychiatry*, 139, 1487-1489.

[39] Canales, R.D., Luo, Y., Willey, J.C., Austermiller, B., Barbacioru, C.C., Boysen, C., Hunkapiller, K. et al. (2006). Evaluation of DNA microarray results with quantitative gene expression platforms. *Nature Biotechnology*, 24, 1115-1122.

［40］Caraco, Y. (2004). Genes and the response to drugs. *The New England Journal of Medicine*, 351, 2867-2869.

［41］Cardoso, F., Piccart-Gebhart, Van't Veer L., Rutgers, E. on behalf of the TRANSBIG (2007). The MINDACT trial: the first prospective clinical validtion of a genomic tool. *Molecular Oncology*, 1, 246-251.

［42］Carrasco, J.L. and Jover, L. (2003). Assessing individual bioequivalence using structural equation model. *Statistics in Medicine*, 22, 901-912.

［43］Casciano, D.A. and Woodcock, J. (2006). Empowering microarrays in the regulatory setting. *Nature Biotechnology*, 24, 1103.

［44］Casella, G. and Berger, R.L. (2002). *Statistical Inference*, 2nd ed., Duxbury Advanced Series, Duxbury, Pacific Grove, CA.

［45］CAST (1989). Cardiac Arrhythmia Supression Trial. Preliminary report: Effect of encainide and fle cainide on mortality in a randomized trial of arrhythmia supression after myocardial infarction. *The New England Journal of Medicine*, 321, 406-412.

［46］CBER/FDA. (1999). CBER/FDA Memorandum. Summary of CBER considerations on selected aspects of active controlled trial design and analysis for the evaluation of thrombolytics in acute MI, June 1999.

［47］Chang, M. (2005a). Bayesian adaptive design with biomarkers. Invited presentation at the IBC. *Second Annual Conference: Implementing Adaptive Designs for Drug Development*, November 7-8, 2005, Princeton, NJ.

［48］Chang, M. (2005b). Adaptive clinical trial design. *Presented at International Conference for Stochastic Process and Data Analysis*, Brest, France, May, 2005.

［49］Chang, M. (2007). Adaptive design method based on sum of p-values. *Statistics in Medicine*, 26, 2772-2784.

［50］Chang, M. (2008). *Adaptive Design Theory and Implementation Using SAS and R*, Chapman and Hall/CRC Press, Taylor & Francis Group, New York.

［51］Chang, M. and Chow, S.C. (2005). A Hybrid Bayesian adaptive design for dose response trials. *Journal of Biopharmaceutical Statistics*, 15, 677-691.

［52］Chang, M. and Chow, S.C. (2006). Power and sample size for dose response studies. In *Dose Finding in Drug Development, Ting, N.* (Ed.), Springer, New York.

［53］Charkravarty, A., Burzykowski, M., Molenberghs, G., and Buyse, T. (2005). Regulatory aspects in using surrogate markers in clinical trials. In *The Evaluation of Surrogate Endpoint*, Burzykoski, T., Molenberghs, G., and Buyse, M. (Eds.), Springer, New York.

［54］Chen, J. and Chen, C. (2003). Microarray gene expression. In *Encyclopedia of Biopharmaceutical Statistics,* Chow, S.C. (Ed.), Marcel Dekker, New York, pp. 599-613.

［55］Chen, M.L., Patnaik, R., Hauck, W.W., Schuirmann, D.F., Hyslop, T., and Williams, R. (2000). An individual bioequivalence criterion: Regulatory considerations. *Statistics in Medicine*, 19, 2821-2842.

［56］Chen, X., Luo, X., and Capizzi, T. (2005). The application of enhanced parallel gatekeeping strategies. *Statistics in Medicine*, 24, 1385-1397.

［57］Chen, Y.J., Gesser, R., and Luxembourg, A. (2015). A seamless phase IIB/III adaptive outcome trial: Design rationale and implementation challenges. *Clinical Trials*, 12(1), 84-90.

［58］Cheng, B., Chow, S.C., Burt, D., and Cosmatos, D. (2008). Statistical assessment of QT/ QTc prolongation based on maximum of correlated normal random variables. *Journal of Biopharmaceutical Statistics*, 18, 494-501.

［59］Cheng, B. and Shao, J. (2007). Exact tests for negligible interaction in two-way linear models. *Statistica Sinica*, 17, 1441-1455.

［60］Cheng, B., Zhang, B., and Chow, S.C. (2019). Unified approaches to assessing treatment effect of traditional Chinese medicine based on health profiles. *Journal of Biopharmaceutical Statistics*, To appear.

［61］Chirino, A.J. and Mire-Sluis, A. (2004). Characterizing biological products and assessing comparability following manufacturing changes. *Nature Biotechnology,* 22,1383-1391.

［62］Chung, W.H., Hung, S.I., Hong, H.S., Hsih, M.S., Yang, L.C., Ho, H.C., Wu, J.Y., and Chen, Y.T. (2004). Medical genetics: A marker for Stevens-Johnson syndrome. *Nature*, 428 (6982), 486.

［63］Chow, S.C. (1997). Good statistics practice in the drug development and regulatory approval process. *Drug Information Journal*, 31, 1157-1166.

［64］Chow, S.C. (1999). Individual bioequivalence—a review of FDA draft guidance. *Drug Information Journal*, 33, 435-444.

［65］Chow, S.C. (2007). Statistics in translational medicine. *Presented at Current Advances in Evaluation of Research & Development of Translational Medicine*, National Health Research Institutes, Taipei, Taiwan, October 19, 2007.

［66］Chow, S.C. (2010). Generalizability probability of clinical results. In *Encyclopedia of Biopharmaceutical Statistics*, Chow, S.C. (Ed.), Informa Healthcare, Taylor &

Francis Group, London, UK, pp. 534-536.

[67] Chow, S.C. (2011). *Controversial Issues in Clinical Trials*, Chapman and Hall/CRC Press, Taylor & Francis Group, New York.

[68] Chow, S.C. (2013). *Biosimilars: Design and Analysis of Follow-on Biologics*, Chapman and Hall/CRC Press, Taylor & Francis Group, New York.

[69] Chow, S.C. (2015). *Quantitative Methods for Traditional Chinese Medicine Development*, Chapman and Hall/CRC Press, Taylor & Francis Group, New York.

[70] Chow, S.C. (2018). Non-medical switch in biosimilar product development. *Enliven: Biosimilars Bioavailability*, 2(1): e001.

[71] Chow, S.C. and Chang, M. (2005). Statistical consideration of adaptive methods in clinical development. *Journal of Biopharmaceutical Statistics*, 15, 575-591.

[72] Chow, S.C. and Chang, M. (2006). *Adaptive Design Methods in Clinical Trials,* Chapman and Hall/CRC Press, Taylor & Francis Group, New York.

[73] Chow, S.C. and Chang, M. (2008). Adaptive design methods in clinical trials-areview. *The Orphanet Journal of Rare Diseases*, 3, 1-13.

[74] Chow, S.C. and Chang, M. (2011). *Adaptive Design Methods in Clinical Trials*, 2nd ed., Chapman and Hall/CRC Press, Taylor & Francis Group, New York, NY.

[75] Chow, S.C., Chang, M., and Pong, A. (2005). Statistical consideration of adaptive methods in clinical development. *Journal of Biopharmaceutical Statistics,* 15, 575-591.

[76] Chow, S.C., Cheng, B., and Cosmatos, D. (2008). On power and sample size calculation for QT studies with recording replicates at given time point. *Journal of Biopharmaceutical Statistics*, 18, 483-493.

[77] Chow, S.C. and Corey, R. (2011). Benefits, challenges and obstacles of adaptive designs in clinical trials. *The Orphanet Journal of Rare Diseases,* 6, 79. doi:10.1186/1750-1172-6-79.

[78] Chow, S.C., Corey, R., and Lin, M. (2012). On independence of data monitoring committee in adaptive clinical trial. *Journal of Biopharmaceutical Statistics,* 22, 853-867.

[79] Chow, S.C., Endrenyi, L., Lachenbruch, P.A., Yang, L.Y., and Chi, E. (2011). Scientific factors for assessing biosimilarity and drug Interchangeability of follow-on Biologics. *Biosimilars*, 1, 13-26.

[80] Chow, S.C. and Hsiao, C.F. (2010). Bridging diversity: Extrapolating foreign data to a new region. *Pharmaceutical Medicine*, 24, 349-362.

［81］ Chow, S.C., Hsieh, T.C., Chi, E., and Yang, J. (2010). A comparison of moment-based and probability-based criteria for assessment of follow-on biologics. *Journal of Biopharmaceutical Statistics*, 20, 31-45.

［82］ Chow, S.C. and Huang, Z.P. (2019). Demonstrating effectiveness or demonstrating not ineffectiveness-A potential solution for rare disease drug product development? *Journal of Biopharmaceutical Statistics*, In press.

［83］ Chow, S.C. and Ki, F. (1994). On statistical characteristics of quality of life assessment. *Journal of Biopharmaceutical Statistics*, 4, 1-17.

［84］ Chow, S.C. and Ki, F. (1996). Statistical issues in quality of life assessment. *Journal of Biopharmaceutical Statistics*, 6, 37-48.

［85］ Chow, S.C. and Kong, Y.Y. (2015). On big data analytics in biomedical research. *Journal of Biometrics and Biostatistics,* 6, 236. doi:10.4172/2155-6180.1000236.

［86］ Chow, S.C. and Lin, M. (2015). Analysis of two-stage adaptive seamless trial design. *Pharmaceutica Analytica Acta,* 6, 3. doi:10.4172/2153-2435.1000341.

［87］ Chow, S.C. and Liu, J.P. (1992a). *Design and Analysis of Bioavailability and Bioequivalence Studies*, Marcel Dekker, New York.

［88］ Chow, S.C. and Liu, J.P. (1992b). On assessment of bioequivalence under a higherorder crossover design. *Journal Biopharmaceutical Statistics*, 2, 239-256.

［89］ Chow, S.C. and Liu, J.P. (1995). *Statistical Design and Analysis in Pharmaceutical Science: Validation, Process Control, and Stability*, Marcel Dekker, New York.

［90］ Chow, S.C. and Liu, J.P. (1997). Meta-analysis for bioequivalence review. *Journal of Biopharmaceutical Statistics*, 7, 97-111.

［91］ Chow, S.C. and Liu, J.P. (1998a). *Design and Analysis of Animal Studies in Pharmaceutical Development*, Marcel Dekker, New York.

［92］ Chow, S.C. and Liu, J.P. (1998b). *Design and Analysis of Clinical Trials*, John Wiley & Sons, New York.

［93］ Chow, S.C. and Liu, J.P. (2000). *Design and Analysis of Bioavailability and Bioequivalence Studies, Revised and expanded*, 2nd ed., Marcel Dekker, New York.

［94］ Chow, S.C. and Liu, J.P. (2003). *Design and Analysis of Clinical Trials*, 2nd ed., John Wiley & Sons, New York.

［95］ Chow, S.C. and Liu, J.P. (2008). *Design and Analysis of Bioavailability and Bioequivalence Studies*, 3rd ed., Chapman Hall/CRC Press, Taylor & Francis Group, New York.

［96］ Chow, S.C. and Liu, J.P. (2010). Statistical assessment of biosimilar products.

Journal of Biopharmaceutical Statistics, 20, 10-30.

［97］ Chow, S.C. and Liu, J.P. (2013). *Design and Analysis of Clinical Trials, Revised and Expanded*, 3rd ed., John Wiley & Sons, New York.

［98］ Chow, S.C., Lu, Q., and Tse, S.K. (2007). Statistical analysis for two-stage adaptive design with different study endpoints. *Journal of Biopharmaceutical Statistics*, 17, 1163-1176.

［99］ Chow, S.C., Pong, A., and Chang, Y.W. (2006). On traditional Chinese medicine clinical trials. *Drug Information Journal*, 40, 395-406.

［100］ Chow, S.C. and Shao, J. (1997). Statistical methods for two-sequence dual crossover designs with incomplete data. *Statistics in Medicine*, 16, 1031-1039.

［101］ Chow, S.C. and Shao, J. (2002a). *Statistics in Drug Research*, Marcel Dekker, New York.

［102］ Chow, S.C. and Shao, J. (2002b). A note on statistical methods for assessing therapeutic equivalence. *Controlled Clinical Trials*, 23, 515-520.

［103］ Chow, S.C. and Shao, J. (2004). Analysis of clinical data with breached blindness. *Statistics in Medicine*, 23, 1185-1193.

［104］ Chow, S.C. and Shao, J. (2005). Inference for clinical trials with some protocol amendments. *Journal of Biopharmaceutical Statistics*, 15, 659-666.

［105］ Chow, S.C. and Shao, J. (2006). On non-inferiority margin and statistical tests in active control trials. *Statistics in Medicine*, 25, 1101-1113.

［106］ Chow, S.C. and Shao, J. (2007). Stability analysis for drugs with multiple ingredients. *Statistics in Medicine*, 26, 1512-1517.

［107］ Chow, S.C., Shao, J., and Hu, Y.P. (2002). Assessing sensitivity and similarity in bridging studies. *Journal of Biopharmaceutical Statistics*, 12, 385-400.

［108］ Chow, S.C., Shao, J., and Li, L. (2004). Assessing bioequivalence using genomic data. *Journal of Biopharmaceutical Statistics*, 14, 869-880.

［109］ Chow, S.C., Shao, J., and Wang, H. (2002a). A note on sample size calculation for mean comparisons based on non-central t-statistics. *Journal of Biopharmaceutical Statistics*, 12, 441-456.

［110］ Chow, S.C., Shao, J., and Wang, H. (2002b). Individual bioequivalence testing under 2×3 crossover designs. *Statistics in Medicine*, 21, 629-648.

［111］ Chow, S.C., Shao, J., and Wang, H. (2003). Statistical tests for population bioequivalence. *Statistica Sinica*, 13, 539-554.

［112］ Chow, S.C., Shao, J., and Wang, H. (2008). *Sample Size Calculation in Clinical*

Research, Chapman and Hall/CRC Press, Taylor & Francis Group, New York.

［113］Chow, S.C., Shao, J., Wang, H., and Lokhnygina, Y. (2017). *Sample Size Calculations in Clinical Research*, 3rd ed., Taylor & Francis Group, New York.

［114］Chow, S.C. and Tse, S.K. (1991). On the estimation of total variability in assay validation. *Statistics in Medicine*, 10, 1543-1553.

［115］Chow, S.C. and Tu, Y.H. (2009). On two-stage seamless adaptive design in clinical trials. *Journal of Formosan Medical Association*, 107(12), S51-S59.

［116］Chow, S.C. and Wang, H. (2001). On sample size calculation in bioequivalence trials. *Journal of Pharmacokinetics and Pharmacodynamics*, 28, 155-169.

［117］Chow, S.C., Song, F.Y., and Bai, H. (2016). Analytical similarity assessment in biosimilar studies. AAPS Journal, 18(3), 670-677.

［118］Chow, S.C., Xu, H., Endrenyi, L., and Song, F.Y. (2015). A new scaled criterion for drug interchangeability. *Chinese Journal of Pharmaceutical Analysis*, 35(5), 844-848.

［119］Christensen, R. (1996). Exact tests for variance components. *Biometrics*, 52, 309-314.

［120］Chuang, C. (1987). The analysis of a titration study. *Statistics in Medicine*, 6, 583-590.

［121］Chung-Stein, C. (1996). Summarizing laboratory data with different reference ranges in multi-center clinical trials. *Drug Information Journal*, 26, 77-84.

［122］Chung-Stein, C., Anderson, K., Gallo, P., and Collins, S. (2006). Sample size reestimation: A review and recommendations. *Drug Information Journal*, 40, 475-484.

［123］Church, J.D. and Harris, B. (1970). The estimation of reliability from stress-strength relationships. *Technometrics*, 12, 49-54.

［124］Cochran, W.G. (1977). *Sampling Techniques,* 3rd ed., Wiley, New York.

［125］Cochran, W.G. and Cox, G.M. (1957). *Experimental Designs*, 2nd ed., Wiley, New York. P.18.

［126］Coors, M., Bauer, L., Edwards, K., Erickson, K., Goldenberg, A., Goodale, J., Goodman, K. et al. (2017). Ethical issues related to clinical research and rare diseases. *Translational Science of Rare Diseases*, 2, 175-194.

［127］Cosmatos, D. and Chow, S.C. (2008). *Translational Medicine*, Chapman and Hall/CRC Press, Taylor & Francis Group, New York.

［128］CPMP. (1990). The Committee for Proprietary Medicinal Products Working Party on Efficacy of Medicinal Products. Note for Guidance; Good Clinical Practice for Trials on Medicinal Products in the European Community; Commission of European Communities: Brussels, Belgium 1990—111/396/88-EN Final.

［129］CPMP. (1997). Points to consider: The assessment of the potential for QT interval prolongation by non-cardiovascular products. Available at: www.coresearch. biz/ regulations/cpmp.pdf.

［130］Crommelin, D., Bermejo, T., Bissig, M., Damianns, J., Kramer, I., Rambourg, P.,Scroccaro, G., Strukelj, B., Tredree, R., and Ronco, C. (2005). Biosimilars, generic versions of the first generation of therapeutic proteins: Do they exist? *Cardiovascular Disorders in Hemodialysis*, 149, 287-294.

［131］Crowley, J. (2001). *Handbook of Statistics in Clinical Oncology*, Marcel Dekker, New York.

［132］CTriSoft Intl. (2002). *Clinical Trial Design with ExpDesign Studio*, www.ctrisoft. net., CTriSoft International, Lexington, MA.

［133］Cui, C. and Chow, S.C. (2018). Clinical trial: n-of-1 design analysis. In *Encyclopedia of Biopharmaceutical Statistics*, 4th ed., Chow, S.C. (Ed.), CRC Press, Taylor & Francis Group, New York, pp. 564-571.

［134］Cui, L., Hung, H.M.J., and Wang, S.J. (1999). Modification of sample size in group sequential trials. *Biometrics*, 55, 853-857.

［135］Dalton, W.S. and Friend, S.H. (2006). Cancer biomarkers-an invitation to the table. *Science*, 312, 1165-1168.

［136］D'Agostino, R.B., Massaro, J.M., and Sullivan, L.M. (2003). Non-inferiority trials: Design concepts and issues-the encounters of academic consultants in statistics. *Statistics in Medicine*, 22, 169-186.

［137］Davison, A.C. (2003). *Statistical Models*, Cambridge University Press, New York, pp. 33-35.

［138］DerSimonian, R. and Laird, N. (1986). Meta-analysis in clinical trials. *Controlled Clinical Trials*, 7, 177-188.

［139］DeMets, D.L., Furberg, C.D., and Friedman, L.M. (2006). *Data Monitoring in Clinical Trials: A Case Studies Approach*, Springer, New York.

［140］Dempster, A.P., Laird, N.M., and Rubin, D.B. (1977). Maximum likelihood from incomplete data via the EM algorithm. *Journal of the Royal Statistical Society*, 39, 1-38.

［141］Dent, S.F. and Eisenhauer, E.A. (1996). Phase I trial design: Are new methodologies being put into practice? *Annals of Oncology*, 7, 561-566.

［142］ DerSimonian, R. and Laird, N. (1986). Meta-analysis in clinical trials. *Control Clin Trials*. 7, 177-188.

［143］ DeSouza, C.M., Legedza, T.R., and Sankoh, A.J. (2009). An overview of practical approaches for handling missing data in clinical trials. *Journal of Biopharmaceutical Statistics*, 19, 1055-1073.

［144］ Deuflhard, P. (2004). *Newton Methods for Nonlinear Problems. Affine Invariance and Adaptive Algorithms,* Springer Series in Computational Mathematics, Vol. 35, Springer, Berlin, Germany.

［145］ Di Scala, L. and Glimm, E. (2011). Time-to-event analysis with treatment arm selection at interim. *Statistics in Medicine*, 30, 3067-3081.

［146］ Diggle, P. and Kenward, M.G. (1994). Informative dropout in longitudinal data analysis (with discussion). *Applied Statistics*, 43, 49-94.

［147］ Dixon, D.O., Freedman, R.S., Herson, J., Hughes, M., Kim, K., Silerman, M.H., and Tangen, C.M. (2006). Guidelines for data and safety monitoring for clinical trials not requiring traditional data monitoring committees. *Clinical Trials*, 3, 314-319.

［148］ Dmitrienko, A., Molenberghs, G., Chung-Stein, C., and Offen, W. (2005). *Analysis of Clinical Trials Using SAS: A Practical Guide*, SAS Press, Gary, NC.

［149］ Dmitrienko, A., Offen, W., Wang, O., and Xiao D. (2006). Gatekeeping procedures in dose-response clinical trials based on the Dunnett test. *Pharmaceutical Statistics*, 5, 19-28.

［150］ Dmitrienko, A., Offen, W., and Westfall, P.H. (2003). Gatekeeping strategies for clinical trials that do not require all primary effects to be significant. *Statistics in Medicine*, 22, 2387-2400.

［151］ Dobbin, K.K., Beer, D.G., Meyerson, M., Yeatman, T.J., Gerald, W.L., Jacobson, J.W., Conley, B. et al. (2005). Interlaboratory comparability study of cancer gene expression analysis using oligonucleotide microarrays. *Clinical Cancer Research*, 11, 565-573.

［152］ DOH. (2004a). Draft Guidance for IND of Traditional Chinese Medicine. The Department of Health, Taipei, Taiwan.

［153］ DOH. (2004b). Draft Guidance for NDA of Traditional Chinese Medicine. The Department of Health, Taipei, Taiwan.

［154］ Dubey, S.D. (1991). Some thought on the one-sided and two-sided tests. *Journal of*

Biopharmaceutical Statistics, 1, 139-150.

［155］Dudoit, S., Yang, Y.H., Callow, M.J., and Speed, T.P. (2002). Statistical methods for identifying differentially expressed genes in replicated cDNA microarray experiments. *Statistica Sinica*, 12, 111-139.

［156］Dunnett, C.W. (1955). Multivariate normal probability integrals with product correlation structure, Algorithm AS251. *Journal of American Statistical Association*, 50, 1096-1121.

［157］Eaton, M.L., Muirhead, R.J., Mancuso, J.Y., and Kolluri, S. (2006). A confidence interval for the maximal mean QT interval change caused by drug effect. *Dug Information Journal*, 40, 267-271.

［158］Efron, B. (1971). Forcing a sequential experiment to be balanced. *Biometrika*, 58, 403-417.

［159］Efron, B. (1983). Estimating the error rate of a prediction rule: Improvement on crossvalidation. *Journal of American Statistical Association*, 78, 316-331.

［160］Efron, B. (1986). How biased is the apparent error rate of a prediction rule? *Journal of American Statistical Association*, 81, 461-470.

［161］Efron, B. and Tibshirani, R,J. (1993). *An Introduction to the Bootstrap*, Chapman and Hall, New York.

［162］Eisenhauer, E.A., O'Dwyer, P.J., Christian, M., and Humphrey, J.S. (2000). Phase I clinical trial design in cancer drug development. *Journal of Clinical Oncology*, 18, 684-692.

［163］Ellenberg, J.H. (1990). Biostatistical collaboration in medical research. *Biometrics*, 46, 1-32.

［164］Ellenberg, S.S., Fleming, T.R., and DeMets, D.L. (2002). *Data Monitoring Committees in Clinical Trials: A Practical Perspective*, John Wiley & Sons, New York.

［165］EMEA. (2001). Note for guidance on the investigation of bioavailability and bioequivalence. The European Medicines Agency Evaluation of Medicines for Human Use. EMEA/EWP/QWP/1401/98, London, UK.

［166］EMEA. (2002). Point to consider on methodological issues in confirmatory clinical trials with flexible design and analysis plan. The European Agency for the Evaluation of Medicinal Products Evaluation of Medicines for Human Use. CPMP/EWP/2459/02, London, UK.

［167］EMEA. (2003a). Note for guidance on comparability of medicinal products

390

containing biotechnology-derived proteins as drug substance: Non clinical and clinical issues. The European Medicines Agency Evaluation of Medicines for Human Use. EMEA/CHMP/3097/02, London, UK.

[168] EMEA. (2003b). Rev. 1 Guideline on comparability of medicinal products containing biotechnology-derived proteins as drug substance: Quality issues. The European Medicines Agency Evaluation of Medicines for Human Use. EMEA/CHMP/BWP/3207/00/Rev 1, London, UK.

[169] EMEA. (2005a). Guideline on similar biological medicinal products. The European Medicines Agency Evaluation of Medicines for Human Use. EMEA/CHMP/437/04, London, UK.

[170] EMEA. (2005b). Draft guideline on similar biological medicinal products containing biotechnology-derived proteins as drug substance: Quality issues. The European Medicines Agency Evaluation of Medicines for Human Use. EMEA/CHMP/49348/05, London, UK.

[171] EMEA. (2005c). Draft annex guideline on similar biological medicinal products containing biotechnology-derived proteins as drug substance: Non clinical and clinical issues-Guidance on biosimilar medicinal products containing recombinant erythropoietins. The European Medicines Agency Evaluation of Medicines for Human Use. EMEA/CHMP/94526/05, London, UK.

[172] EMEA. (2005d). Draft annex guideline on similar biological medicinal products containing biotechnology-derived proteins as drug substance: Non clinical and clinical issues-Guidance on biosimilar medicinal products containing Recombinant Granulocyte-Colony Stimulating Factor. The European Medicines Agency Evaluation of Medicines for Human Use. EMEA/CHMP /31329 /05, London, UK.

[173] EMEA. (2005e). Draft annex guideline on similar biological medicinal products containing biotechnology-derived proteins as drug substance: Non-clinical and clinical issues - Guidance on biosimilar medicinal products containing Somatropin. The European Medicines Agency Evaluation of Medicines for Human Use. EMEA/CHMP/94528/05, London, UK.

[174] EMEA. (2005f). Draft annex guideline on similar biological medicinal products containing biotechnology-derived proteins as drug substance: Non clinical and clinical issues-Guidance on biosimilar medicinal products containing recombinant human insulin. The European Medicines Agency Evaluation of Medicines for Human Use. EMEA/CHMP/32775/05, London, UK.

［175］EMEA. (2005g). Guideline on the clinical investigating of the pharmacokinetics of therapeutic proteins. The European Medicines Agency Evaluation of Medicines for Human Use. EMEA/CHMP/89249/04, London, UK.

［176］EMEA. (2006). Reflection paper on methodological issues in confirmatory clinical trials with flexible design and analysis plan. The European Agency for the Evaluation of Medicinal Products Evaluation of Medicines for Human Use. CPMP/EWP/2459/02, London, UK.

［177］EMEA. (2007). Reflection paper on methodological issues in confirmatory clinical trials planned with an adaptive design. EMEA Doc. Ref. CHMP/EWP/2459/02, October 20 Available at http://www.emea.europa.eu/pdfs/human/ewp/245902enadopted.pdf.

［178］Emerson, J.D. (1982). Nonparametric confidence intervals for the median in the presence of right censoring. *Biometrics*, 38, 17-27.

［179］Endrenyi, L., Declerck, P., and Chow, S.C. (2017). *Biosimilar Drug Product Development*, CRC Press, Taylor & Francis Group, New York.

［180］Enis, P. and Geisser, S. (1971). Estimation of the probability that Y<X. *Journal of American Statistical Association*, 66, 162-168.

［181］Fairweather, W.R. (1994). Statisticians, the FDA and a time of transition. *Presented at Pharmaceutical Manufacturers Association Education and Research Institute Training Course in Non-Clinical Statistics*, Georgetown University Conference Center, Washington, DC, February 6-8, 1994.

［182］FDA. (1987a). Guideline for submitting documentation for the stability of human drugs and biologics. Center for Drugs and Biologics, Office of Drug Research and Review, Food and Drug Administration, Rockville, MD.

［183］FDA. (1987b). Guideline on general principles of process validation. Center for Drug and Biologics and Center for Devices and Radiological Health, Food and Drug Administration, Rockville, MD.

［184］FDA. (1988). Guideline for format and content of the clinical and statistical sections of new drug applications. Center for Drug Evaluation and Research, Food and Drug Administration, Rockville, MD.

［185］FDA. (1989). Invited session on Meta Analysis, organized by the FDA at the 148th Annual Meeting of the American Statistical Association, New Orleans, LA.

［186］FDA. (1991). Guidance for in vivo bioequivalence and in vitro drug release. Center for Drug Evaluation and Research, Food and Drug Administration, Rockville, MD.

［187］FDA. (1992). Guidance on statistical procedures for bioequivalence using a standard two treatment crossover design. Division of Bioequivalence, Office of Generic Drugs, Center for Drug Evaluation and Research, U.S. Food and Drug Administration, Rockville, MD.

［188］FDA. (1997). Guidance for industry: Dissolution testing of immediate release solid oral dosage forms. The United States Food and Drug Administration, Rockville, MD.

［189］FDA. (2001). Guidance on statistical approaches to establishing bioequivalence. Center for Drug Evaluation and Research, the US Food and Drug Administration, Rockville, MD.

［190］FDA. (2003a). Draft guidance for industry: Multiplex tests for heritable DNA markers, mutations and expression patterns. The United States Food and Drug Administration, Rockville, MD.

［191］FDA. (2003b). Guidance on bioavailability and bioequivalence studies for orally administrated drug products—General considerations. Center for Drug Evaluation and Research, the US Food and Drug Administration, Rockville, MD.

［192］FDA. (2004). Guidance for industry - Botanical drug products. The United States Food and Drug Administration, Rockville, MD.

［193］FDA. (2005). Draft concept paper on drug-diagnostic co-development. The United States Food and Drug Administration, Rockville, MD.

［194］FDA. (2006a). Draft guidance on in vitro diagnostic multivariate index assays. The United States Food and Drug Administration, Rockville, MD.

［195］FDA. (2006b). Guidance for clinical trial sponsors: Establishment and operation of clinical trial data monitoring committees. CBER/CDER/CDRH, The United States Food and Drug Administration, Rockville, MD. http://www.fda.gov/cber/gdlns/ clintrialdmc.pdf.

［196］FDA. (2007a). Guidance on pharmacogenetic tests and genetic tests for heritable marker. The US Food and Drug Administration, Rockville, MD.

［197］FDA. (2007b). Draft guidance on *In Vitro Diagnostic Multivariate Index Assays*. The US Food and Drug Administration: Rockville, MD.

［198］FDA. (2010a). Guidance for industry-Non-inferiority clinical trials. The United States Food and Drug Administration, Rockville, MD.

［199］FDA. (2010b). Draft guidance for industry-Adaptive design clinical trials for drugs and biologics. The United States Food and Drug Administration, Rockville, MD.

［200］FDA (2012a). Scientific considerations in demonstrating biosimilarity to a reference product. The United States Food and Drug Administration, Silver Spring, MD.

［201］FDA (2012b). Quality considerations in demonstrating biosimilarity to a reference protein product. The United States Food and Drug Administration, Silver Spring, MD.

［202］FDA (2012c). Biosimilars: Questions and Answers Regarding Implementation of the Biologics Price Competition and Innovation Act of 2009.The United States Food and Drug Administration, Silver Spring, MD.

［203］FDA. (2015a). Guidance for industry-Scientific considerations in demonstrating biosimilarity to a reference product. Center for Drug Evaluation and Research (CDER) and Center for Biologics Evaluation and Research (CBER), the United States Food and Drug Administration, Silver Spring, MD.

［204］FDA. (2015b). Guidance for industry-Rare diseases: Common issues in drug development. United States Food and Drug Administration, Silver Spring, MD, August, 2015.

［205］FDA. (2017a). Guidance for industry-Considerations in demonstrating interchangeability with a reference product. United States Food and Drug Administration, Silver Spring, MD.

［206］FDA. (2017b). Guidance for industry-Statistical approaches to evaluate analytical similarity. Center for Drug Evaluation and Research (CDER) and Center for Biologics Evaluation and Research (CBER), the United States Food and Drug Administration, Silver Spring, MD, September 2017.

［207］FDA. (2018). Guidance for industry-Adaptive design clinical trials for drugs and biologics. The United States Food and Drug Administration, Silver Spring, MD. FDA: https://www.fda.gov/downloads/drugs/guidances/ucm201790.pdf.

［208］FDA. (2019a). Development of Therapeutic Protein Biosimilars: Comparative Analytical Assessment and Other Quality-Related Considerations. The United States Food and Drug Administration, Silver Spring, MD.

［209］FDA. (2019b). Guidance for Industry-Rare Diseases: Common Issues in Drug Development. Center for Drug Evaluation and Research, US Food and Drug Administration, Silver Spring, MD.

［210］FDA/TPD. (2003). Preliminary concept paper: The clinical evaluation of QT/QTc interval prolongation and proarrythmic potential for non-arrythmic drug products. Released on November 15, 2002. Revised on February 6, 2003.

[211] Feeny, D.H. and Torrance, G.W. (1989). Incorporating utility-based quality-of-life assessment measures in clinical trials. *Medical Care*, 27, S198-S204.

[212] Feng, H., Shao, J., and Chow, S.C. (2007). Group sequential test for clinical trials with moving patient population. *Journal of Biopharmaceutical Statistics*, 17, 1227-1238.

[213] Filozof, C., Chow, S.C., Dimick-Santos, L. Chen, Y.F., Williams, R.N., Goldstein, B.J., and Sanyal, A. (2017). Clinical endpoints and adaptive clinical trials in precirrhotic nonalcoholic steatohepatitis: Facilitating development approaches for an emerging epidemic. *Hepatology Communications*, 1(7), 577-585.

[214] Finney, D.J. (1979). *Statistical Method in Biological Assay*, 3rd ed., Oxford University Press, New York.

[215] Fisher, L.D. (1991). The use of one-sided tests in during trials: An advisory committee member's perspective. *Journal of Biopharmaceutical Statistics*, 1, 151-156.

[216] Fleiss, J. (1987). Some thoughts on two-tailed tests. (Letter to the Editor). *Controlled Clinical Trials*, 8, 394.

[217] Fleiss, J.L., Levin, B., and Paik, M.C. (2003) Statistical Methods for Rates and Proportions. 3rd Edition, Wiley: New York.

[218] Fontanarosa, P.B., Flanagin, A., and DeAngelis, C.D. (2005). Reporting conflicts of interest, financial aspects of research and role of sponsors in funded studies. *Journal of the American Medical Association*, 294, 110-111.

[219] Freidlin, B. and Simon, R. (2005). Adaptive signature design: An adaptive clinical trial design for generating and prospectively testing a gene expression signature for sensitive patients. *Clinical Cancer Research*, 11, 7872-7878.

[220] Freidlin, B., Jiang, W., and Simon, R. (2010). The cross-validated adaptive signature design. *Clinical Cancer Research*, 16, 692-698.

[221] Friede, T. and Kieser, M. (2004). Sample size recalculation for binary data in internal pilot study designs. *Pharmaceutical Statistics*, 3, 269-279.

[222] Friede, T., Parsons, N., Stallard, N., Todd, S., Marquez, E.V., et al. (2011). Designing a seamless phase II/III clinical trial using early outcomes for treatment selection: An application in multiple sclerosis. *Statistics in Medicine*, 30, 1528-1540.

[223] Fritsch, K. (2012). Multiplicity issues in FDA-reviewed clinical trials. EMA Workshop on Multiplicity Issues, London, UK.

［224］Frueh, F.W. (2006). Impact of microarray data quality on genomic data submissions to the FDA. *Nature Biotechnology*, 24, 1105-1107.

［225］Fukuoka, M., Yano, S., Giaccone, G., Tamura, T., Nakagawa, K., Douillard, J.Y., Nishiwaki, Y. et al. (2003). Multi-institutional randomized phase II trial of gefitinib for previously treated patients with advanced non-small-cell lung cancer. *Journal of Clinical Oncology*, 21(12): 2237-2246.

［226］Gail, M.H. and Simon, R. (1985). Testing for qualitative interactions between treatment effects and patient subsets. *Biometrics*, 41, 361-372.

［227］Gallo, P., Chuang-Stein, C., Dragalin, V., Gaydos, B., Krams, M., and Pinheiro, J. (2006). Adaptive design in clinical drug development—an executive summary of the PhRMA Working Group (with discussions). *Journal of Biopharmaceutical Statistics*, 16(3), 75-283.

［228］Gallo, J. and Khuri, A.I. (1990). Exact tests for the random and mixed effects in an unbalanced mixed two-way cross-classification model. *Biometrics*, 46, 1087-1095.

［229］Gelfand, A.E. and Smith, A.F.M. (1990). Sampling-based approaches to calculating densities. *Journal of the American Statistical Association*, 85, 398-409.

［230］Genevois, E., Lelouer, V., Vercken, J.-B., and Caillon, R. (1996). Study design, methodology and statistical analyses in the clinical development of sparfloxacin. *Journal Antimicrobial Chemotherapy*, 37, 65-72.

［231］Gentle, J.E. (1998). *Random Number Generator and Monte Carlo Methods*, Springer-Verlag, New York.

［232］Genz, A. and Bretz, F. (2002). Methods for the computation of multivariate t-probabilities. *Journal of Computational and Graphical Statistics*, 11, 950-971.

［233］Girman, C.J., Ibia, E., Menjoge, S., Mak, C., Chen, J., Agarwal, A., Binkowitz, B. (2011). Impact of different regulatory requirements for trial endpoints in multiregional clinical trials. *Drug Information Journal*, 45, 587-594.

［234］Global orphan drug market to reach US$ 120 billion by 2018 (press release). New Delhi, India: Kuick Research, February 7, 2014, retrieved March 20, 2014.

［235］Goldberg, J.D. and Kury, K.J. (1990). Design and Analysis of Multicenter Trials. In *Statistical Methodology in the Pharmaceutical Industry, Berry, D.* (Ed.), Marcel Dekker, New York, pp. 201-237.

［236］Goodman, S.N. (1992). A comment on replication, p-values and evidence. *Statistics in Medicine*, 11, 875-879.

［237］Goodman, S.N., Zahurak, M.L., and Piantadosi, S. (1995). Some practical improvements in the continual reassessment method for phase I studies. *Statistics in Medicine*, 14, 1149-1161.

[238] Gormley, G.J., Stoner, E., Bruskewitz, R.C., Imperato-McGinley, J., Walsh, P.C., McConnell, J.D., Andriole, G.L., Geller, J., Bracken, B.R., Tenover, J.S., Vaughan, E.D., Pappas, F., Taylor, A., Binkowitz, B., Ng, J., for the Finasteride Study Group(1992). The effect of finasteride in men with benign prostatic hyperplasia. *New Engl. J. Med.*, 327, 1185-1191.

[239] Grady, C. (2017). Ethics ad IRBs, proposed changes to the common rule, and rare disease research. *Translational Science of Rare Diseases*, 2, 176-178.

[240] Graybill, F.A., and Wang, C.M. (1980) Confidence intervals on nonnegative linear combinations of variances. *Journal of the American Statistical Association*, 75, 869-873.

[241] Greene, J.G. and Hart, D.M. (1987). Evaluation of a psychological treatment programme for cli macteric women. *Maturitas*, 9, 41-48.

[242] Griggs, R.C., Batshaw, M., Dunkle, M., Gopal-Srivastava, R., Kaye, E., Krischer, J., Nguyen, T., Paulus, K., and Merkel, P.A. (2009). Clinical research for rare disease: Opportunities, challenges, and solutions. *Molecular Genetics and Metabolism*, 96(1), 20-26.

[243] Guilford, J.P. (1954). *Psychometric Methods*, 2nd ed., McGraw-Hill, New York. Gunst, G.F. and Mason, R.L. (1980). *Regression Analysis and Its Application*, Marcel Dekker, New York.

[244] Guyatt, G.H., Veldhuyen Van Zanten S.J.O., Feeny, D.H., Patric, D.L. (1989). Measuring quality of life in clinical trials: A taxonomy and review. *Canadian Medical Association Journal*, 140, 1441-1448.

[245] Haidar, S.H., Davit, B., Chen, M.L., Conner, D., Lee, L., Li, Q.H., Lionberger, R. et al. (2008). Bioequivalence approaches for highly variable drugs and drug products. *Pharmaceutical Research*, 25, 237-241.

[246] Hall, P. (1992). *The Bootstrap and Edgeworth Expansion*, Springer-Verlag, New York. Hardwick, J.P. and Stout, Q.F. (2002). Optimal few-stage designs. *Journal of Statistical Planning and Inference*, 104, 121-145.

[247] Hauck, W.W. and Anderson, S. (1984). A new statistical procedure for testing equivalence in two-group comparative bioavailability trials. *Journal of Pharmacokinetics and Biopharmaceutics*, 12, 83-91.

[248] Hemmings, R. and Day, S. (2004). Regulatory perspectives on data safety

monitoring boards: Protecting the integrity of data. *Drug Safety*, 27, 1-6.

[249] Herson, J. (2009). *Data and Safety Monitoring Committees in Clinical Trials*, Chapman and Hall/CRC Press, Taylor & Francis Group, New York.

[250] Heyd, J.M. and Carlin, B.P. (1999). Adaptive design improvements in the continual reassessment method for phase I studies. *Statistics in Medicine*, 18, 1307-1321.

[251] Hochberg, Y. (1988). A sharper Bonferroni procedure for multiple tests of significance. *Biometrika*, 75, 800-803.

[252] Hochberg, Y. and Benjamini, Y. (1990). More powerful procedures for multiple significance testing. *Statistics in Medicine*, 9, 811-818.

[253] Hochberg, Y. and Tamhane, A.C. (1987). *Multiple Comparison Procedures*, Wiley, New York.

[254] Hollenberg, N.K., Testa, M., and Williams, G.H. (1991). Quality of life as a therapeutic end-point: An analysis of therapeutic trials in hypertension. *Drug Safety*, 6, 83-93.

[255] Holm, S. (1979). A simple sequentially rejective multiple test procedure. *Scandinavian Journal of Statistics*, 6, 65-70.

[256] Holmgren, E.B. (1999). Establishing equivalence by showing that a prespecified percentage of the effect of the active control over placebo is maintained. *Journal of Biopharmaceutical Statistics*, 9, 651-659.

[257] Holy, D.C., Rattray, M., Jupp, R., and Brass, A. (2002). Making sense of microarray data distributions. *Bioinformatics*, 18, 576-584.

[258] Hommel, G. (1988). A stagewise rejective multiple test procedure based on a modified Bonferroni test. *Biometrika*, 75, 383-386.

[259] Hommel, G. (2001). Adaptive modifications of hypotheses after an interim analysis. *Biometrical Journal*, 43, 581-589.

[260] Hommel, G., Lindig, V., and Faldum, A. (2005). Two stage adaptive designs with correlated test statistics. *Journal of Biopharmaceutical Statistics*, 15, 613-623.

[261] Hosmane, B. and Locke, C. (2005). A simulation study of power in thorough QT/QTc studies and a normal approximation for planning purposes. *Dug Information Journal*, 39, 447-455.

[262] Hosmer, D.W. and Lemeshow, S.L. (2000). *Applied Logistic Regression*, 2nd ed., Wiley-Interscience, New York.

[263] Howe, W.G. (1974). Approximate confidence limit on mean of X+Y where X and Y are two tabled independent random variables. *Journal of the American Statistical*

Association, 69, 789-794.

［264］ Hsiao, C.F., Hsu, Y.Y., Tsou, H.H., and Liu, J.P. (2007). Use of prior information for Bayesian evaluation of bridging studies. *Journal of Biopharmaceutical Statistics*, 17, 109-121.

［265］ Hsiao, C.F., Tsou, H.H., Pong, A., Liu, J.P., Lin, C.H., Chang, Y.J., and Chow, S.C. (2009). Statistical validation of traditional Chinese diagnostic procedure. *Drug Information Journal*, 43, 83-95.

［266］ Hsieh, T.C., Chow, S.C., Liu, J.P., Hsiao, C.F., and Chi, E. (2010). Statistical test for evaluation of biosimilarity of follow-on biologics. *Journal of Biopharmaceutical Statistics*, 20, 75-89.

［267］ Hsieh, T.C., Chow, S.C., Yang, L.Y., and Chi, E. (2013). The evaluation of biosimilarity index based on reproducibility probability for assessing follow-on biologics. *Statistics in Medicine*, 32, 406-414.

［268］ Hsu, J.C. (1984). Constrained two-sided simultaneous confidence intervals for multiple comparisons with the best. *Annals of Statistics*, 12, 1136-1144.

［269］ Hsu, J.C. (1996). *Multiple Comparisons: Theory and Methods*, Chapman & Hall, London, UK.

［270］ Hung, H.M.J. (2003). Statistical issues with design and analysis of bridging clinical trial. *Presented at the 2003 Symposium on Statistical Methodology for Evaluation of Bridging Evidence*, Taipei, Taiwan.

［271］ Hung, H.M.J. and Wang, S.J. (2009). Some controversial multiple testing problems in regulatory applications. *Journal of Biopharmaceutical Statistics*, 19, 1-11.

［272］ Hung, H.M.J., Wang, S.J., and O'Neil, R. (2007). Issues with statistical risks for testing methods in noninferiority trial without a placebo arm. *Journal of Biopharmaceutical Statistics*, 17, 201-213.

［273］ Hung, H.M., Wang, S.J., and O'Neill, R.T. (2010). Consideration of regional difference in design and analysis of multi-regional trials. *Pharmaceutical Statistics*, 9, 173-178.

［274］ Hung, H.M., Wang, S.J., Tsong, Y., Lawrence, J., and O'Neill, R.T. (2003). Some fundamental issues with non-inferiority testing in active controlled trials. *Statistics in Medicine*, 22, 213-225.

［275］ Huque, M. and Dubey, S.D. (1990). A three arm design and analysis for clinical trials in establishing therapeutic equivalence with clinical endpoints. *Proceedings of the Biopharmaceutical Section of the American Statistical Association*, pp. 91-

98.

[276] Hwang, I.K. and Morikawa, T. (1999). Design issues in noninferiority/equivalence trials. *Drug Information Journal*, 33, 1205-1218.

[277] ICH. (1993). Q1A. Stability Testing of New Drug Substances and Products. Tripartite International Conference on Harmonization Guideline Q1A, Geneva, Switzerland.

[278] ICH. (1995). Guideline for structure and content of clinical study report. International Conference on Harmonization, Yokohama, Japan.

[279] ICH. (1996a). E6 good clinical practice. Tripartite International Conference on Harmonization Guideline, http://www/ich.org/LOB/media/MEDIA482.pdf.

[280] ICH. (1996b). Validation of analytical procedures: Methodology. Tripartite International Conference on Harmonization Guideline.

[281] ICH. (1996c). Q5C guideline on quality of biotechnological products: Stability testing of biotechnological/biological products. Center for Drug Evaluation and Research, Center for Biologics Evaluation and Research, the US Food and Drug Administration, Rockville, MD.

[282] ICH. (1997). E5 guideline on ethnic factors in the acceptability of foreign data. The U.S. Federal Register, 83, 31790-31796.

[283] ICH. (1998). E9 Guideline on Statistical Principles for Clinical Trials. Tripartite International Conference on Harmonization, Geneva, Switzerland.

[284] ICH. (1999). E10 Guideline on Choice of Control Group in Clinical Trials. Tripartite International Conference on Harmonization, Geneva, Switzerland.

[285] ICH. (1999). Q6B guideline on test procedures and acceptance criteria for biotechnological/ biological products. Center for Drug Evaluation and Research, Center for Biologics Evaluation and Research, the US Food and Drug Administration, Rockville, MD.

[286] ICH. (2000). E10 International conference on harmonization guideline: Guidance on choice of control group and related design and conduct issues in clinical trials. Food and Drug Administration, DHHS, July 2000.

[287] ICH. (2005a). E14 The clinical evaluation of QT/QTc interval prolongation and proarrythmic potential for non-antiarrythmic drugs. Tripartite International Conference on Harmonization Guideline, Geneva, Switzerland, May 2005.

[288] ICH. (2005b). Q5E guideline on comparability of biotechnological/biological products subject to changes in their manufacturing process. Center for Drug

Evaluation and Research, Center for Biologics Evaluation and Research, the US Food and Drug Administration, Rockville, MD.

[289] ICH. (2017). ICH E9(R1) Estimands and sensitivity analysis in clinical trials; 2017. Available from: http://www.ich.org/products/ guidelines/efficacy/article/efficacy-guidelines.html. Accessed August 20, 2018.

[290] ICH. (2018). E9 guideline for statistical principles for clinical trials. Tripartite International Conference on Harmonization Guideline, Geneva, Switzerland.

[291] Ideker, T., Thorsson, V., Siegel, A.F., and Hood, L.E. (2000). Testing for differentially expressed genes by maximum-likelihood analysis of microarray data. *Journal of Computational Biology*, 7, 805-817.

[292] IHTT. (2013). Transforming Health Care Through Big Data: Strategies for leveraging big data in the health care industry. *Institute for Health Technology Transformation* (IHTT), New York.

[293] Irizarry, R.A., Warren, D., Spencer, F., Kim, I.F., Biswal, S., Frank, B.C., Gabrielson, E. et al. (2005). Multi-laboratory comparison of microarray platforms. *Nature Methods*, 2, 345-349.

[294] ISIS-2 Group. (1988). Randomized trial of intravenous streptokinase, oral aspirin, both, or neither among 17,187 cases of suspected acute myocardial infarction. *Lancet*, 13, 349-360.

[295] Jachuck, S.J., Brierley, H., and Wilcox, P.M. (1982). The effect of hypotensive drugs on the quality of life. *Journal of the Royal College General Practitioners*, 32, 103-105.

[296] Janerich, D.J., Piper, J.M., and Glebatis, D.M. (1980). Oral contraceptives and birth defects. *American Journal of Epidemiology*, 112, 73-79.

[297] Jennison, C. and Turnbull, B.W. (2000). *Group Sequential Tests with Applications to Clinical Trials*, Chapman & Hall, London/Boca Raton, FL.

[298] Jennison, C. and Turnbull, B.W. (2005). Meta-analysis and adaptive group sequential design in the clinical development process. *Journal of Biopharmaceutical Statistics*, 15, 537-558.

[299] Ji, H. and Davis, R.W. (2006). Data quality in genomics and microarray. *Nature Biotechnology*, 24, 1112-1113.

[300] Jiang, W., Freidlin, B., and Simon, R. (2007). Biomarker-adaptive threshold design: A procedure for evaluating treatment with possible biomarker-defined subset effect. *Journal of National Cancer Institute*, 99, 1036-1043.

[301] JMP. (2012). Quality and Reliability Methods. JMP Version 10.1, A Business Unit of SAS, SAS Campus Drive, Cary, NC 27513.

[302] Johnson, N.L. and Kotz, S. (1970). *Distributions in Statistics: Continuous Univariate Distributions*, John Wiley & Sons, New York.

[303] Johnson, J., Williams, G., and Pazdur, R. (2003). End points and United States Food and Drug Administration approval of oncology drugs. *Journal of Clinical Oncology*, 21, 1404-1411.

[304] Johnson, R.A. and Wichern, D.W. (1992). *Applied Multivariate Statistical Analysis*, 5th edition, Prentice Hall, Upper Saddle River, NJ.

[305] Jones, B., Jarvis, P., Lewis, J.A., and Ebbutt, A.F. (1996). Trials to assess equivalence: The importance of rigorous methods. *British Medical Journal*, 313, 36-39.

[306] Jones, B. and Kenward, M.G. (1989). *Design and Analysis of Crossover Trials*, Chapman-Hall, London, UK.

[307] Julious, S.A., Tan, S.B., and Machin, D. (2009). *An Introduction to Statistics in Early Phase Clinical Trials*, Wiley-Blackwell, Chichester, UK.

[308] Jung, S.H., Chow, S.C., and Chi, E.M. (2007). A note on sample size calculation based on propensity analysis in non-randomized trials. *Journal of Biopharmaceutical Statistics*, 17, 35-41.

[309] Kalton, G. and Kasprzyk, D. (1986). The treatment of missing data. *Survey Methodology*, 12, 1-16.

[310] Kamp, B., Bretz, F., Dmitrienko, A., Enas, G., Gaydos, B., Hsu, C.H., Konig, F. et al. (2007). Innovative approaches for designing and analyzing adaptive dose-ranging trials. *Journal of Biopharmaceutical Statistics*, 17, 965-995.

[311] Kaplan, R.M., Bush, J.W., and Berry, C.C. (1976). Health status: Types of validity and index of well-being. *Health Services Research*, 4, 478-507.

[312] Karlowski, T.R., Chalmers, T.C., Frenkel, L.D., Kapikian, A.Z., Lewis, T.L., and Lynch, J.M. (1975). Ascorbic acid for the common cold: A prophylactic and therapeutic trial. *Journal of American Medical Association*, 231, 1038-1042.

[313] Kawai, N., Stein, C., Komiyama, O., and Li, Y. (2008). An approach to rationalize partitioning sample size into individual regions in a multiregional trial. *Drug Information Journal*, 42, 139-147.

[314] Kelly, P.J., Sooriyarachchi, M.R., Stallard, N., and Todd, S. (2005a). A practical comparison of group-sequential and adaptive designs. *Journal of*

Biopharmaceutical Statistics, 15, 719-738.

[315] Kelly, P.J., Stallard, N., and Todd, S. (2005b). An adaptive group sequential design for phase II/III clinical trials that select a single treatment from several. *Journal of Biopharmaceutical Statistics*, 15, 641-658.

[316] Kessler, D.A. (1989). The regulation of investigational drugs. *New England Journal of Medicine*, 320, 281-288.

[317] Kessler, D.A. and Feiden, K.L. (1995). Faster evaluation of vital drugs. *Scientific American*, 272, 48-54.

[318] Khongphatthanayothin, A., Lane, J., Thomas, D., Yen, L., Chang, D., and Bubolz, B. (1998). Effects of cisapride on QT interval in children. *Journal of Pediatrics*, 133, 51-56.

[319] Khuri, A.I., Mathew, T., and Sinha, B.K. (1998). *Statistical Tests for Mixed Linear Models*, John Wiley & Sons, New York.

[320] Ki, F.Y.C. and Chow, S.C. (1994). Analysis of quality of life with parallel questionnaires. *Drug Information Journal*, 28, 69-80.

[321] Ki, F.Y.C. and Chow, S.C. (1995). Statistical justification for the use of composite score in quality assessment. *Drug Information Journal*, 29, 715-727.

[322] Kimko, H.C. and Duffull, S.B. (Eds.) (2003). *Simulation for Designing Clinical Trials*, Marcel Dekker, New York.

[323] Ko, F.S., Tsou, H.H., Liu, J.P., and Hsiao, C.F. (2010). Sample size determination for a specific region in a multi-regional trial. *Journal of Biopharmaceutical Statistics*, 20, 870-885.

[324] Koch, G.C. (1991). One-sided and two-sided tests and p-values. *Journal of Biopharmaceutical Statistics*, 1, 161-170.

[325] Kong, F., Chen, Y.F., and Jin, K. (2009). A bias correction in testing treatment effect under informative dropout in clinical trials. *Journal of Biopharmaceutical Statistics*, 19, 980-1000.

[326] Korn, E.L., Albert, P.S., and McShane, L.M. (2005). Assessing surrogated as trial endpoints using mixed models. *Statistics in Medicine*, 24, 163-182.

[327] Korteweg, M. (2002). Benchmarking of GRP - quality management system in the framework of PERF. *The Regulatory Affairs Journals Ltd*, 109-113.

[328] Koti, K.M. (2007a). Use of the Fieller-Hinkley distribution of the ratio of random variables in testing for noninferiority. *Journal of Biopharmaceutical Statistics*, 17, 215-228.

[329] Koti, K.M. (2007b). New tests for null hypothesis of non unity ratio of proportions. *Journal of Biopharmaceutical Statistics*, 17, 229-245.

[330] Koyfman, S.A., Agrawal, M., Garrett-Mayer, E., Krohmal, B., Wolf, E., Emanuel, E.J., and Gross, C.P. (2007). Risks and benefits associated with novel phase 1 oncology trial designs. *Cancer*, 110, 1115-1124.

[331] Kozlowski, S. (2007). FDA Policy on follow on biologics. Presented at Biosimilars 2007, George Washington University, Washington, DC.

[332] Krams, M., Burman, C.F., Dragalin, V., Gaydos, B., Grieve, A.P., Pinheiro, J., and Maurer, W. (2007). Adaptive designs in clinical drug development: Opportunities challenges, and dcope reflections following PhRMA's November 2006 Workshop. *Journal of Biopharmaceutical Statistics*, 17, 957-964.

[333] L'Abbe, K.A., Detsky, A.S., and O'Rourke, K. (1987). Meta-analysis in clinical research. *Annals of Internal Medicine*, 107, 224-233.

[334] Lachin, J.M. (1988). Statistical properties of randomization in clinical trials. *Controlled Clinical Trials*, 9, 289-311.

[335] Lachin, J.M. and Foulkes, M.A. (1986). Evaluation of sample size and power for analysis of survival with allowance for nonuniform patient entry, losses to follow-up, noncompliance, and stratification. *Biometrics*, 42, 507-519.

[336] Lakatos, E. (1986). Sample size determination in clinical trials with time dependent rates of losses and noncomplicance. *Controlled Clinical Trials*, 7, 189-199.

[337] Lakshminarayanan, M.Y. (2010). Multiple comparisons. In *Encyclopedia of Biopharmaceutical Statistics*, Chow, S.C. (Ed.), Taylor & Francis Group, New York.

[338] Lan, K.K.G. and DeMets, D.L. (1987). Group sequential procedures: Calendar versus information time. *Statistics in Medicine*, 8, 1191-1198.

[339] Lange, K.L., Little, R.J.A., and Taylor, J.M.G. (1989). Robust statistical modeling using the t distribution. *Journal of the American Statistical Association*, 84, 881-896.

[340] Larkin, J.E., Frank, B.C., Gavras, H., Sultana, R., and Quackenbush, J. (2005). Independence and reproducibility across microarray platforms. *Nature Methods*, 2, 337-343.

[341] Lasser, K.E., Allen, P.D., Woolhandler, S.J., Himmelstein, D.U., Wolfe, S.M., and Bor, D.H. (2002). Timing of new black box warnings and withdrawals for prescription medications. *The Journal of American Medical Association*, 287,

2215-2220.

[342] Laster L.L. and Johnson, M.F. (2003). Non-inferiority trials: The 'at least as good as' criterion. *Statistics in Medicine*, 22, 187-200.

[343] Lawrence, D., Bretz, F., and Pocock, S.J. (2014). INHANCE: An adaptive confirmatory study with dose selection at interim. In *Indacaterol*, Trifilieff, A. (Ed.), Springer, Basel, Switzerland, pp. 77-92.

[344] Le Tourneau, C., Lee, J.J., and Siu, L.L. (2009). Dose escalation methods in phase I cancer clinical trials. *Journal of the National Cancer Institute*, 101, 708-720.

[345] Leber, P.D. (1989). Hazards of inference: the active control interpretation. *Epilepsia*, 30, S57-S63.

[346] Lee, J.J., Gu, X., and Liu, S. (2010). Bayesian adaptive randomization designs for targeted agent development. *Clinical Trials*, 7, 584-596.

[347] Lee, M.S. and Chen, M.C. (2004). Predicting antigenic variants of influenza A/H3N2 viruses. *Emergent Infectious Diseases*, 10, 1385-1390.

[348] Lee, M.S., Chen, M.C., Liao, Y.C., and Hsiung, A.G. (2007). Identifying potential Immunodominant positions and predicting Antigenic variants of influenza A/H3N2 viruses. *Vaccine*, 25, 8133-8139.

[349] Lee, S.J. and Lin, M. (2016). Adaptive trial design-case studies. Presented at the 2016 Duke-Industry Statistics Symposium (DISS), Durham, NC, September 14, 2016.

[350] Lee, Y., Shao, J., Chow, S.C., and Wang, H. (2002a). Test for inter-subject and total variabilities under crossover design. *Journal of Biopharmaceutical Statistics*, 12, 503-534.

[351] Lee, Y., Wang, H., and Chow, S.C. (2002b). Comparing variabilities in clinical research. In *Encyclopedia of Biopharmaceutical Statistics*, Chow, S.C. (Ed.), Marcel Dekker, New York.

[352] Leeson, L.J. (1995). In Vitro/in vivo correlation. *Drug Information Journal*, 29, 903-915.

[353] Lehmacher, W. and Wassmer, G. (1999). Adaptive sample size calculations in group sequential trials. *Biometrics*, 55, 1286-1290.

[354] Lehmann, E.L. (1952). Testing multiparameter hypotheses. *Ann. Math. Stat.*, 23, 541-552.

[355] Lehmann, E.L. (1986). *Testing Statistical Hypotheses*, 2nd ed. Wiley, New York.

[356] Lepor, H., Williford, W.O., Barry, M.J., Brawer, M.K., Dixon, C.M., Gormley, G.,

Haakenson, C., Machi., M., Narayan, P., and Padley, R.J. (1996). The efficacy of terazosin, finasteride, or both in benign prostatic hyperplasia. *New Engl. J. Med.*, 335, 533-539.

[357] Lewis, J.A. (1995). Statistical issues in the regulation of medicine. *Statistics in Medicine*, 14, 127-136.

[358] Li, C.R., Liao, C.T., and Liu, J.P. (2007). On the exact interval estimation for the difference in paired areas under the ROC curves, *Statistics in Medicine*, Published on line on 10/29/2007.

[359] Li, N. (2006). Adaptive trial design - FDA statistical reviewer's view. Presented at the CRT2006 Workshop with the FDA, Arlington, VA, April 4, 2006.

[360] Li, W.J., Shih, W.J., and Wang, Y. (2005). Two-stage adaptive design for clinical trials with survival data. *Journal of Biopharmaceutical Statistics*, 15, 707-718.

[361] Liang, B.A. (2007). Regulating follow-on biologics. *Harvard Journal on Legislation*, 44, 363-373.

[362] Liao, C.T., Lin, C.Y., and Liu, J.P. (2007). Noninferiority tests based on concordance correlation coefficient for assessment of the agreement for gene expression data from microarray experiments. *Journal of Biopharmaceutical Statistics*, 17, 309-327.

[363] Liao, Y.C., Lee, M.S., Ko, C.Y., and Hsiung, C.A. (2008). Bioinformatics models for predicting variants of influenza A/H3N2 viruses. *Bioinformatics*, 24, 505-512.

[364] Lin, L.I. (1989). A concordance correlation coefficient to evaluate reproducibility. *Biometrics*, 45, 255-268.

[365] Lin, L.I. (1992). Assay validation using the concordance correlation coefficient. *Biometrics*, 48, 599-604.

[366] Lin, L.I. Hedayat, A.S., Sinha, B., and Yang, M. (2002). Statistical methods in assessing agreement: Models, issues, and tools. *Journal of the American Statistical Association*, 97, 257-270.

[367] Lin, M., Chu, C.C., Chang, S.L., Lee, H.L., Loo, J.H., Akaza, T., Juji, T., Ohashi, J., and Tokunaga, K. (2001). The origin of Minnan and Hakka, the so-called "Taiwanese", inferred by HLA study. *Tissue Antigen*, 57, 192-199.

[368] Lin, Y. and Shih, W.J. (2001). Statistical properties of the traditional algorithm-based designs for phase I cancer clinical trials. *Biostatistics*, 2, 203-215.

[369] Little, R.J. (1994). A class of pattern-mixture models for normal missing data. *Biometrika*, 81, 471-483.

［370］Little, R.J. and Rubin, D.B. (1987). *Statistical Analysis with Missing Data*, Wiley, New York.

［371］Little, R.J. and Rubin, D.B. (2002). *Statistical Analysis with Missing Data*, 2nd ed., Wiley, New York.

［372］Liu, C.H. and Rubin, D.B. (1995). ML estimation of the t distribution using EM and its extension ECM and ECME. *Statistica Sinica*, 5, 19-39.

［373］Liu, H.K. (1990). Confidence intervals in bioequivalence. *Proceedings of the Biopharmaceutical Section of the American Statistical Association*, American Statistical Association, Alexandria, VA. pp. 51-54.

［374］Liu, J.P. (1995). Use of the repeated crossover designs in assessing bioequivalence. *Statistics in Medicine*, 14, 1067-1078.

［375］Liu, J.P. (1998). Statistical evaluation of individual bioequivalence. *Communications in Statistics, Theory and Methods*, 27, 1433-1451.

［376］Liu, J.P. and Chow, S.C. (1996). Statistical issues on FDA conjugated estrogen tablets guideline. *Drug Information Journal*, 30, 881-889.

［377］Liu, J.P. and Chow, S.C. (2008). Statistical issues on the diagnostic multivariate index assay and targeted clinical trials. *Journal of Biopharmaceutical Statistics*, 18, 167-182.

［378］Liu, J.P., Chow, S.C., and Hsiao, C.F. (2013). *Design and Analysis of Bridging Studies*, Chapman & Hall/CRC Press, Taylor & Francis Group, New York.

［379］Liu, J.P. and Lin, J.R. (2008). Statistical methods for targeted clinical trials under enrichment design. *Journal of the Formosan Medical Association*, 107, S34-S41.

［380］Liu, J.P., Lin, J.R., and Chow, S.C. (2009). Inference on treatment effects for targeted clinical trials under enrichment design. *Pharmaceutical Statistics*, 8, 356-370.

［381］Liu, J.P., Hsueh, H.M., and Hsiao, C.F. (2002a). Bayesian approach to evaluation of the bridging studies. *Journal of Biopharmaceutical Statistics*, 12, 401-408.

［382］Liu, J.P., Hsueh, H.M., Hsieh, E., and Chen, J.J. (2002b). Tests for equivalence or noninferiority for paired binary data. *Statistics in Medicine*, 21, 231-245.

［383］Liu, J.P., Ma, M.C., Wu, C.Y., and Tai, J.Y. (2006). Tests of equivalence and non-inferiority for diagnostic accuracy based on the paired areas under ROC curves. *Statistics in Medicine*, 25, 1219-1238.

［384］Liu, J.P., Dai, J.Y., Lee, T.C., and Liao, C.T. (2007). A new hypothesis to test minimal fold changes of gene expression levels. In: *The 5th International*

Conference on Multiple Comparison Procedures, Vienna, Austria, July 9-11.

[385] Liu, Q. and Chi, G.Y.H. (2001). On sample size and inference for two-stage adaptive designs. *Biometrics,* 57, 172-177.

[386] Liu, Q., Proschan, M.A., and Pledger, G.W. (2002). A unified theory of two-stage adaptive designs. *Journal of American Statistical Association*, 97, 1034-1041.

[387] Lohr, S.L. (1999). *Sampling Design and Analysis*, Duxbury Press, Pacific Grove, CA.

[388] Loke, Y.C., Tan, S.B., Cai, Y., and Machin, D. (2006). A Bayesian dose finding design for dual endpoint Phase I trials. *Statistics in Medicine*, 25, 3-22.

[389] Longford, N.T. (1993). *Random Coefficient Models*, Oxford University Press, New York.

[390] Louis, T.A. (1982). Finding the observed information matrix when using the EM algorithm. *Journal of the Royal Statistical Society*, 44, 226-233.

[391] Løvik Goll, G. (2016). NOR-SWITCH study: A randomized, doubleblind, parallelgroup study to evaluate the safety and efficacy of switching from innovator infliximab to biosimilar infliximab compared with maintained treatment with innovator infliximab in patients with rheumatoid arthritis, spondyloarthritis, psoriatic arthritis, ulcerative colitis, Crohn's disease and chronic plaque psoriasis. http://www.lisnorway.no/.

[392] Lu, Q., Chow, S.C., and Tse, S.K. (2007). Statistical quality control process for traditional Chinese medicine with multiple correlative components. *Journal of Biopharmaceutical Statistics*, 17, 791-808.

[393] Lu, Y., Kong, Y., and Chow, S.C. (2017). Analysis of sensitivity index for assessing generalizability in clinical research. *Jacobs Journal of Biostatistics*, 2(1), 9-19.

[394] Lu, Q., Tse, S.K., and Chow, S.C. (2010). Analysis of time-to-event data under a twostage survival adaptive design in clinical trials. *Journal of Biopharmaceutical Statistics*, 20, 705-719.

[395] Lu, Q., Tse, S.K., Chow, S.C., Chi, Y., and Yang, L.Y. (2009). Sample size estimation based on event data for a two-stage survival adaptive trial with different durations. *Journal of Biopharmaceutical Statistics*, 19, 311-323.

[396] Lu, Q.S., Tse, S.K., Chow, S.C., and Lin, M. (2012). Analysis of time-to-event data with non-uniform patient entry and loss to follow-up under a two-stage seamless adaptive design with Weibull distribution. *Journal of Biopharmaceutical Statistics*, 22, 773-784.

[397] Lyle, R.M., Melby, C.L., Hyner, G.C., Edmondson, J.W., Miller, J.Z., and Weinberger, M.H. (1987). Blood pressure and metabolic effects of calcium supplementation in normotensive white and black men. *Journal of American Medical Association*, 257, 1772-1776.

[398] Ma, H., Smith, B., and Dmitrienko, A. (2008). Statistical analysis methods for QT/QTc prolongation. *Journal of Biopharmaceutical Statistics*, 18, 553-563.

[399] Maca, J., Bhattacharya, S., Dragalin, V., Gallo, P., and Krams, M. (2006). Adaptive seamless phase II/III designs—background, operational aspects, and examples. *Drug Information Journal*, 40, 463-474.

[400] Machin, D., Campbell, M.J., Tan, S.B., and Tan, S.H. (2008). *Sample Size Tables for Clinical Studies*, 3rd ed., Wiley-Blackwell, Chichester, UK.

[401] Maitournam, A. and Simon, R. (2005). On the efficiency of targeted clinical trials. *Statistics in Medicine*, 24, 329-339.

[402] Malik, M. and Camm, A.J. (2001). Evaluation of drug-induced QT interval prolongation. *Drug Safety*, 24, 323-351.

[403] Mallows, C.L. (1973). Some comments on Cp. *Techniometrics*, 15, 661-675.

[404] Mankoff, S.P., Brander, C., Ferrone, S., and Marincola, F.M. (2004). Lost in translation: Obstacles to translational medicine. *Journal of Translational Medicine*, 2, 14.

[405] MAQC Consortium. (2006). The MAQC project shows inter- and intraplatform reproducibility of gene expression measurements. *Nature Biotechnology*, 24, 1151-1161.

[406] Marcus, R., Peritz, E., and Gabriel, K.B. (1976). On closed testing procedures with special reference to ordered analysis of variance. *Biometrika*, 63, 655-660.

[407] Margolies, M.E. (1994). Regulations of combination products. *Applied Clinical Trials*, 3, 50-65.

[408] Mathew, T. and Sinha, B.K. (1992). Exact and optimum tests in unbalanced split-plot designs under mixed and random models, *Journal of the American Statistical Association*, 87, 192-200.

[409] Maxwell, C., Domenet, J.G., and Joyce, C.R.R. (1971). Instant experience in clinical trials: A novel aid to teaching by simulation. *Journal of Clinical Pharmacology*, 11, 323-331.

[410] McCarthy, J. (2015). NIH kicks off cohort grants for precision medicine. www.govhealthit. com/news. *November* 23, 2015.

［411］McLachlan, G.J. and Krishnan, T. (1997). *The EM Algorithm and Extensions*, Wiley, New York.

［412］McLachlan, G.J. and Peel, D. (2000). *Finite Mixture Models*, Wiley, New York.

［413］Meier, P. (1972). The biggest public health experiment ever, the 1954 field trial of the salk poliomyeitis vaccine. In *Statistics A Guide to Unknown*. Mosteller et al. eds. Holden-Day, Wadsworth, Belmont, CA. pp. 2-13.

［414］Meier, P. (1989). The biggest public health experiment ever, the 1954 field trial of the Salk poliomyelitis vaccine. In *Statistics: A Guide to the Unknown*, 3rd ed., Tanur, J.M., Mosteller, F. and Kruskal, W.H. (Eds.), Wadsworth, Belmont, CA, pp. 3-14.

［415］Members of the Toxicogenomic Research Consortium. (2005). Standardization of global gene expression analysis between laboratories and across platforms. *Nature Methods*, 2, 351-356.

［416］MHLW. (2007). *Basic Principles on Global Clinical Trials*. Notification No. 0928010, September 28, 2007, Ministry of Helath, Labour and Welfare of Japan. Available at http://www.pmda.go.jp/eglish/service/pdf/notification/0928010-e.pdf.

［417］Milliken, G.A. and Johnson, D.E. (1988). *Analysis of Messy Data: Designed Experiments*, John Wiley & Sons, New York.

［418］Moore, J.W. and Flanner, H.H. (1996). Mathematical comparison of curves with an emphasis on dissolution profiles. *Pharmaceutical Technology*, 20, 64-74.

［419］Moore, K.L. and van der Laan, M.J. (2009). Increasing power in randomized trials with right censored outcomes through covariate adjustment. *Journal of Biopharmaceutical Statistics*, 19, 1099-1131.

［420］MOPH. (2002). Guidance for Drug Registration. Ministry of Public Health, Beijing, China.

［421］Moses, L.E. (1985). Statistical concepts fundamental to investigations. *New England Journal of Medicine*, 312, 890-897.

［422］Moss, A.J. (1993). Measurement of the QT interval and the risk associated with QT interval prolongation. *American Journal of Cardiology*, 72, 23B-25B.

［423］Mosteller, F. and Kruskal, W.H. (1972). *Statistics A Guide to Unknown*, 3rd Edition, Holden-Day, Wadsworth, Belmont, CA.

［424］Mosteller, F. and Tukey, J.W. (1987). *Data Analysis, including Statistics*, CRC Press, New York, pp. 601-720.

［425］Motzer R, Penkov, K., Haanen, J., Rini, B., Albiges, L., Campbell, M.T.,

Venugopal, B., Kollmannsberger, B., Negrier, S., Uemura, M., Lee, J.L. Vasiliev, A., Miller, W.H., Gurney, H., Schmidinger, M., Larkin, J., Atkins, M.B., Bedke, J., Alekseev, B., Wang, J., Mariani, M., Robbins, P.B., Chudnovsky, A., Fowst, C., Hariharan, S., Huang, B., di Pietro, A., and Choueiri, T.K. et al. (2019). Avelumab plus Axitinib versus Sunitinib for Advanced Renal Cell Carcinoma. *The New England Journal of Medicine*, 380, 1103-1115.

[426] Moye, L.A. (2003). *Multiple Analyses in Clinical Trials*, Springer-Verlag, New York.

[427] Mugno, R., Zhus, W., and Rosenberger, W.F. (2004). Adaptive urn designs for estimating several percentiles of a dose response curve. *Statistics in Medicine*, 23, 2137-2150.

[428] Muller, H.H. and Schafer, H. (2001). Adaptive group sequential designs for clinical trials: Combining the advantages of adaptive and classical group sequential approaches. *Biometrics*, 57, 886-891.

[429] Myrand, S.P., Sekiguchi, K., Man, M.Z., Lin, X., Tzeng, R.Y., Teng, C.H., Hee, B. et al. (2008). Pharmacokinetics/genotype associations for major cytochrome P450 enzymes in native and first- and third-generation Japanese populations: Comparison with Korean, Chinese, and Caucasian populations. *Clinical Pharmacology & Therapeutics*, 84(3), 347-361.

[430] Natarajan, J. and Tian, H. (2008). Effect of baseline measurement on the change from baseline in QTc intervals. *Journal of Biopharmaceutical Statistics*, 18, 542-552.

[431] NRC. (2010). *The Prevention and Treatment of Missing Data in Clinical Trials*. Panel on Handling Missing Data in Clinical Trials. Committee on National Statistics, Division of Behavioral and Social Sciences and Education, The National Academies Press, Washington, DC.

[432] NCCLS. (2001). *User Demonstration of Performance for Precision and Accuracy*. Approved Guidance, NCCLS document EP15-A, National Committee for Clinical Laboratory Standards, Wayne, PA.

[433] Nevius, S.E. (1988). Assessment of evidence from a single multicenter trial. *Proceedings of Biopharmaceutical Section of the American Statistical Association*, Alexandria, VA, pp. 43-45.

[434] News Release. (2015). FACT SHEET: President Obama's Precision Medicine Initiative. The White House, Office of the Press Secretary, January 30, 2015.

[435] Ng, T.H. (2007). Simulatneous testing of noninferiority and superiority increases the false discover rate. *Journal of Biopharmaceutical Statistics*, 17, 259-264.

[436] Nie, L., Chu, H., Cheng, Y., Spurney, C., Nagaraju, K., and Chen, J. (2009). Marginal and conditional approaches to multivariate variables subject to limit of detection. *Journal of Biopharmaceutical Statistics*, 19, 1151-1161.

[437] Nie, L., Niu, Y., Yuan, M., Gwise, T., Leven, G. and Chow, S.C. (2019). Strategy for similarity margin selection in comparative biosimilar clinical studies. *Journal of Biopharmaceutical Statistics*, To appear.

[438] NIH. (1998). NIH policy for data and safety monitoring. The United States National Institutes of Health. June, 1998. http://grants1.nih.gov/grants/guide/noticefiles/not98-084.html.

[439] NIH. (2000). Further guidance on data and safety monitoring for phase I and II trials. The United States National Institutes of Health, OD-00-038, June 2000.

[440] Nityasuddhi, D. and Bohning, D. (2003). Asymptotic properties of the EM algorithm estimate for normal mixture models with component specific variances. *Computational Statistics and Data Analysis*, 41, 591-601.

[441] NRC. (2011). *Toward Precision Medicine: Building a Knowledge Network for Biomedical Research and a New Taxonomy of Disease*. Committee on A Framework for Developing a New Taxonomy of Disease, National Research Council, The National Academies Press, Washington DC.

[442] Oehlert, G.W. (1992). A note on the delta method. *The American Statistician*, 46, 27-29.

[443] Ohlhorst, F.J. (2012). *Big Data Analytic Turning Big Data into Big Money*, John Wiley & Sons, New York.

[444] Olschewski, M. and Schumacher, M. (1990). Statistical analysis of quality of life data in cancer clinical trials. *Statistics in Medicine*, 9, 749-763.

[445] O'Neill, R.T. (2003). The ICH E5 guidance: An update on experiences with its implementation. *Presented at the 2003 Symposium on Statistical Methodology for Evaluation of Bridging Evidence*, Taipei, Taiwan.

[446] O'Quigley, J. (2001). Dose-finding designs using continual reassessment method. In: *Handbook of Statistics in Clinical Oncology*, Crowley, J. (Ed.), Marcel Dekker, New York, pp. 35-72.

[447] O'Quigley, J. and Chevret, S. (1991). Methods for dose finding studies in cancer clinical trials: A review and results of a Monte Carlo study. *Statistics in Medicine*,

10, 1647-1664.

［448］O'Quigley, J., Hughes, M.D., and Fenton, T. (2001). Dose finding designs for HIV studies. *Biometrics*, 57, 1018-1029.

［449］O'Quigley, J., Pepe, M., and Fisher, L. (1990). Continual reassessment method: A practical design for phase I clinical trials in cancer. *Biometrics*, 46, 33-48.

［450］O'Quigley, J. and Shen, L. (1996). Continual reassessment method: A likelihood approach. *Biometrics*, 52, 673-684.

［451］Owen, D.B. (1965). A special case of a noncentral t distribution. *Biometrika*, 52, 437-446.

［452］Paez, J.G., Janne, P.A., Lee, J.C., Tracy, S., Greulich, H., Gabriel, S., Herman, P. et al. (2004). EGFR mutations in lung cancer: Correlation with clinical response to gefitinib therapy. *Science*, 304(5676), 1497-1500.

［453］Paik, S., Shak, S., Tang, G., Kim, C., Baker, J., Cronin, M., Baehner, F.L. et al. (2004). A multigene assay to predict recurrence of tamoxifen-treated, node-negative breast cancer. *New England Journal of Medicine*, 351, 2817-2826.

［454］Paik, S., Tang, G., Shak, S., Kim, C., Baker, J., Kim, W., Cronin, M. et al. (2006). Gene expression and benefit of chemotherapy in women with node-negative, estrogen receptor-positive breast cancer. *Journal of Clinical Oncology*, 24, 1-12.

［455］Pariser, A. (2014). Rare disease and clinical trials. Office of Translational Sciences Center for Drug Evaluation and Research, Food and Drug Administration, November 4, 2014.

［456］Paoletti, X. and Kramar, A. (2009). A comparison of model choices for the Continual Reassessment Method in phase I cancer trials. *Statistics in Medicine*, 28, 3012-3028.

［457］Parmigiani, G. (2002). *Modeling in Medical Decision Making*, John Wiley & Sons, Chichester, UK.

［458］Patterson, S., Agin, M., Anziano, R., Burgess, T., Chuang-Stein, C., Demitriwnko, A., et al. (2005a). Investigating drug-induced QT and QTc prolongation in the clinic: A review of statistical design and analysis considerations: Report from the Pharmaceutical Research and Manufacturers of America QT Statistics Expert Team. *Dug Information Journal*, 39, 243-266.

［459］Patterson, S.D., Jones, B., and Zariffa, N. (2005b). Modelling and interpreting QTc prolongation in clinical pharmacology studies. *Dug Information Journal*, 39, 437-445.

[460] Patterson, T.A., Lobenhofer, E.K., Fulmer-Smentek, S.B., Collins, P.J., Chu, T.M., Bao, W., Fang, H. et al. (2006). Performance comparison of one-color and two-color platforms with the MAQC project. *Nature Biotechnology*, 24, 1140-1150.

[461] PDR. (1998). *Physicians' Desk Reference for Herbal Medicines*, Medical Economics Company, Montvale, NJ.

[462] Peabody, F. (1927). The care of the patient. *JAMA*, 88, 877.

[463] Petricciani, J.C. (1981). An overview of FDA, IRBs and regulations. *IRB*, 3, 1-3.

[464] Pfanzagl, J., with the assistance of R. Hamböker (1994). *Parametric Statistical Theory*, Walter de Gruyter, Berlin, Germany, pp. 207-208.

[465] Philipp, E. and Weihrauch, T.R. (1993). Multinational drug development and clinical research: A bird.s eye view of principles and practice. *Drug Information Journal*, 27, 1121-1132.

[466] Phillips, K.F. (1990). Power of the two one-sided tests procedure in bioequivalence. *Journal of Pharmacokinetics and Biopharmaceutics*, 18, 137-144.

[467] Phillips, K.F. (2003). A new test of non-inferiority for anti-infective trials. *Statistics in Medicine*, 22, 201-212.

[468] PhRMA. (2003). Investigating drug-induced QT and QTc prolongation in the clinic: Statistical design and analysis considerations. Report from the Pharmaceutical Research an Manufacturers of America QT Statistics Expert Team, August 14, 2003.

[469] Piantadosi, S. and Liu, G. (1996). Improved designs for dose escalation studies using pharmacokinetic measurements. *Statistics in Medicine*, 15, 1605-1618.

[470] Pizzo, P.A. (2006). *The Dean's Newsletter*, Stanford University School of Medicine, Stanford, CA.

[471] Pong, A. and Raghavarao, D. (2002). Comparing distributions of drug shelf lives for two components in stability analysis for different designs. *Journal of Biopharmaceutical Statistics*, 12, 277-293.

[472] Posch, M. and Bauer, P. (1999). Adaptive two stage designs and the conditional error function. *Biometrical Journal*, 41, 689-696.

[473] Posch, M. and Bauer, P. (2000). Interim analysis and sample size reassessment. *Biometrics*, 56, 1170-1176.

[474] Posch, M., Konig, F., Brannath, W., Dunger-Baldauf, C., and Bauer, P. (2005). Testing and estimation in flexible group sequential designs with adaptive treatment selection. *Statistics in Medicine*, 24, 3697-3714.

［475］Pratt, C.M., Hertz, R.P. Ellis, B.E., Crowell, S.P., Louv, W., and Moye, L. (1994). Risk of developing life-threatening ventricular arrhythmia associated with tefenadine in comparison with over-the-counter antihistamines, ibuprofen and clemastine. *American Journal of Cadiology*, 73, 346-352.

［476］Press, W.H., Teukolsky, S.A., Vetterling, W.T., and Flannery, B.P. (2002). Numerical Recipes in C++, 2nd ed., Cambridge University Press, Cambridge, UK.

［477］Proschan, M.A. and Hunsberger, S.A. (1995). Designed extension of studies based on conditional power. *Biometrics*, 51, 1315-1324.

［478］Proschan, M.A. and Wittes, J. (2000). An improved double sampling procedure based on the variance. *Biometrics*, 56, 1183-1187.

［479］Quan and Shih (1996). Assessing reproducibility by the within-subject coefficient of variation with random effects models. *Biometrics*, 52, 1195-1203.

［480］Quan, H., Zhao, P.L., Zhang, J., Roessner, M., and Aizawa, K. (2010). Sample size considerations for Japanese patients based on MHLW guidance. *Pharmaceutical Statistics*, 9, 100-112.

［481］Quinlan, J.A., Gallo, P., and Krams, M. (2006). Implementing adaptive designs: Logistical and operational consideration. *Drug Information Journal*, 40, 437-444.

［482］Raghupathi, W. and Raghupathi, V. (2014). Big data analytics in healthcare promise and potential. *Health Information Science and Systems*, 2, 2-3.

［483］Rao, J.N.K. and Scott, A.J. (1981). The analysis of categorical data from complex sample surveys: Chi-square tests for goodness-of-fit and independence in two-way tables. *Journal of American Statistical Association*, 76(374), 221-230.

［484］Rao, J.N.K. and Scott, A.J. (1987). On simple adjustments to chi-square tests with sample survey data. *The Annals of Statistics*, 15, 1-12.

［485］Rao, J.N.K. and Shao, J. (1992). Jackknife variance estimation with survey data under hot deck imputation. *Biometrika*, 79, 811-822.

［486］Redman, M.W. and Allegra, C.J. (2015). The master protocol concept. *Seminars in Oncology*, 42(5), 724-730.

［487］Reiser, B. and Faraggi, D. (1997). Confidence intervals for the general ROC criterion. *Biometrics*, 53, 644-652.

［488］Roger, S.D. (2006). Biosimilars: How similar or dissimilar are they? *Nephrology*, 11, 341-346.

［489］Roger, S.D. and Mikhail, A. (2007). Biosimilars: Opportunity or cause for concern? *Journal of Pharmaceutical Science*, 10, 405-410.

［490］Rom, D.M. (1990). Asequentially rejective test procedure based on a modified Bonferroni inequality. *Biometrika*, 77, 663-665.

［491］Rosenbaum, P.R. and Rubin, D.B. (1983). The central role of the propensity score in observational studies for causal effects. *Biometrika*, 70(1), 41-55.

［492］Rosenbaum, P.R. and Rubin, D.B. (1984). Reducing bias in observational studies using subclassification on the propensity score. *Journal of American Statistical Association*, 95, 749-759.

［493］Rosenberger, W.F. and Lachin, J.M. (2003). *Randomization in Clinical Trials*, John Wiley & Sons, New York.

［494］Rosenberger, W.F., Stallard, N., Ivanova, A., Harper, C.N., and Rick, M.L. (2001). Optimal adaptive designs for binary response trials. *Biometrics*, 57, 909-913.

［495］Rothmann, M.D., Koti, K., Lee, K.Y., Lu, H.L., and Shen, Y.L. (2009). Missing data in biologic oncology products. *Journal of Biopharmaceutical Statistics*, 19, 1074-1084.

［496］Rotnitzky, A., Robins, J.M., and Scharfstein, D.O. (1998). Semiparametric regression for repeated measures outcomes with non-ignorable non-response. *Journal of the American Statistical Association*, 93, 1321-1339.

［497］Rutgeerts, P., Sandborn, W.J., Feagan, B.G., Reinisch, W., Olson, A., Johanns, J., Travers, S. et al. (2005). Infliximab for induction and maintenance therapy for ulcerative colitis. *New England Journal of Medicine*, 353, 2462-2476.

［498］Salah, S., Chow, S.C., and Song, F.Y. (2017). On evaluation of reliability, repeatability, and reproducibility in laboratory testing. *Journal of Biopharmaceutical Statistics*, 27, 331-337.

［499］Sampson, A. and Sill, M.W. (2005). Drop-the-losers design: Normal case. *Biometrical Journal*, 47(3), 257-268.

［500］Sargent, D.F., Wieand, S., Haller, D.G., Gray, R., Benedetti, J.K., Buyse, M., Labianca, R. et al. (2005). Disease-free survival versus overall survival as a primary end point for adjuvant colon cancer studies. *Journal of Clinical Oncology*, 23, 8864-8670.

［501］Sarkar, S. and Chang, C.K. (1997). Simes method for multiple hypothesis testing with positiviely dependent test statistics. *Journal of American Statistical Association*, 91, 1601-1608.

［502］Schafer, J.L. (1997). *Analysis of Incomplete Multivariate Data*, Chapman and Hall, London, UK.

[503] Scheffé, H. (1959). *The Analysis of Variance*, Wiley, New York.

[504] Schellekens, H. (2004). How similar do 'biosimilar' need to be? *Nature Biotechnology*, 22, 1357-1359.

[505] Schuirmann, D.J. (1987). A comparison of the two one-sided tests procedure and the power approach for assessing the equivalence of average bioavailability. *Journal of Pharmacokinetics and Biopharmaceutics*, 15, 657-680.

[506] Searle, S.R., Casella, G., and McCulloch, C.E. (1992). *Variance Components*. Wiley, New York.

[507] Serfling, R.J. (1980). *Approximation Theorems of Mathematical Statistics*, Wiley, New York.

[508] Shao, J. (1993). Linear model selection by cross-validation. *Journal of American Statistical Association*, 88, 486-494.

[509] Shao, J. (1999). *Mathematical Statistics*, Springer-Verlag, New York.

[510] Shao, J., Chang, M., and Chow, S.C. (2005). Statistical inference for cancer trials with treatment switching. *Statistics in Medicine*, 24, 1783-1790.

[511] Shao, J. and Chow, S.C. (1993). Two-stage sampling with pharmaceutical applications. *Statistics in Medicine*, 12, 1999-2008.

[512] Shao, J. and Chow, S.C. (2002). Reproducibility probability in clinical trials. *Statistics in Medicine*, 21, 1727-1742.

[513] Shao, J. and Chow, S.C. (2007). Variable screening in predicting clinical outcome with high-dimensional microarrays. *Journal of Multivariate Analysis*, 98, 1529-1538.

[514] Shao, J. and Tu, D. (1995). *The Jackknife and Bootstrap*, Springer, New York.

[515] Shao, J. and Wang, H. (2002). Sample correlation coefficients based on survey data under regression imputation. *Journal of American Statistical Association*, 97, 544-552.

[516] Shao, J. and Zhong, B. (2003). Last observation carry-forward and last observation analysis. *Statistics in Medicine*, 22, 2429-2441.

[517] Shardell, M. and El-Kamary, S. (2009). Sensitivity analysis of informatively coarsened data using pattern mixture models. *Journal of Biopharmaceutical Statistics*, 19, 1018-1038.

[518] Shibata, R. (1981). An optimal selection of regression variables. *Biometrika*, 68, 45-54.

[519] Shih, W.J. (2001a). Sample size re-estimation-a journey for a decade. *Statistics in*

Medicine, 20, 515-518.

［520］ Shih, W.J. (2001b). Clinical trials for drug registrations in Asian Pacific countries: Proposal for a new paradiam from a statistical perspective. *Controlled Clinical Trials*, 22, 357-366.

［521］ Shih, W.J., Gould, A.L., and Hwang, I.K. (1989). The analysis of titration studies in phase III clinical trials. *Statistics in Medicine*, 8, 583-591.

［522］ Shippy, R., Fulmer-Smentek, S., and Jensen, R.V., Jones, W.D., Wolber, P.K., Johnson, C.D., Pine, P.S. et al. (2006). Using RNA sample titrations to assess microarray platform performance and normalization techniques. *Nature Biotechnology*, 24, 1123-1131.

［523］ Shun, Z., Lan, K.K., and Soo, Y. (2008). Interim treatment selection using the normal approximation approach in clinical trials. *Statistics in Medicine*, 27(4), 597-618.

［524］ Sidak, Z. (1967). Rectangular confidence regions for the means of multivariate normal distributions. *Journal of the American Statistical Association*, 62, 626-633.

［525］ Simon, R. (1999). Bayesian design and analysis of active control clinical trials. *Biometrics*, 55, 484-487.

［526］ Simon, R. (2006). Validation of pharmacogenomics biomarker classifier for treatment selection. *Cancer Biomarkers*, 2, 89-96.

［527］ Simon, R. (2008). Development and validation of biomarker classifier for treatment selection. *Journal of Statistical Planning and Inference*, 138, 308-320.

［528］ Simon, R. and Maitournam, A. (2004). Evaluating the efficiency of targeted designs for randomized clinical trials. *Clinical Cancer Research*, 10, 6759-6763.

［529］ Simon, R.M., Korn, E.L., McShane, L.M., Radmacher, M.D., Wright, G.W., and Zhao, Y. (2003). Design and Analysis of DNA Microarray Investigations, *Springer*, New York.

［530］ Simes, R.J. (1986). An improved Bonferroni procedure for multiple test procedures. *Journal of American Statistical Association*, 81, 826-831.

［531］ Smith, N. (1992). FDA perspectives on quality of life studies. *Presented at DIA Workshop*, Hilton Head, SC.

［532］ Snapinn, S. (2017). Some remaining challenges regarding multiple endpoints in clinical trials. *Presented at 2017 Duke-Industry Statistics Symposium*, Durham, NC, September, 2017.

［533］ Sommer, A. and Zeger, S.L. (1991). On estimating efficacy from clinical trials.

Statistics in Medicine, 10, 45-52.

［534］Soon, G. (2009). Editorial: Missing data—prevention and analysis. *Journal of Biopharmaceutical Statistics*, 19, 941-944.

［535］Sprarano, J., Hayes, D, Dees, E. et al. (2006). Phase III randomized study of adjuvant combination chemotherapy and hormonal therapy versus adjuvant hormonal therapy alone in women with previously resected axillary node-negative breast cancer with various levels of risk for recurrence (TAILORX Trial). http://www. cancer.gov/clinicaltrials/ECOG- PACCT-1. Accessed on June 5 2006.

［536］Spriet, A. and Dupin-Spriet, T. (1992). Good biometrics practice proposals for a set of procedures. *Drug Information Journal*, 26, 405-409.

［537］Sprung, C.L., Finch, R.G., Thijs, L.G., and Glauser, M.P. (1996). International sepsis trial (INTERSEPT): Role and impact of a clinical evaluation committee. *Critical Care Medicine*, 24, 1441-1447.

［538］Srivastava, M.S. and Carter, E.M. (1986). The maximum likelihood method for nonresponse in sample surveys. *Survey Methodology*, 12, 61-72.

［539］Stallard, N. (2010). A confirmatory seamless phase II/III clinical trial design incorporating short-term endpoint information. *Statistics in Medicine*. 29, 959-971.

［540］Stampfer, M.J., Willett, W.C., and Colditz, G.A. (1985). A prospective study of postmenopause estrogen therapy and coronary heart disease. *New England Journal of Medicine*, 313, 1014-1049.

［541］Storer, B.E. (1989). Design and analysis of phase I trials. *Biometrics*, 45, 925-937.

［542］Storer, B.E. (1993). Small-sample confidence sets for the MTD in a phase I clinical trial. *Biometrics*, 49, 1117-1125.

［543］Storer, B.E. (2001). An evaluation of phase I clinical trial designs in the continuous dose-response setting. *Statistics in Medicine*, 20, 2399-2408.

［544］Strieter, D., Wu, W., and Agin, M. (2003). Assessing the effects of replicate ECGs on QT variability in healthy subjects. *Presented at Midwest Biopharmaceutical Workshop*, May 21, 2003, Muncie, Indiana.

［545］Su, J.Q. and Liu, J.S. (1993). Linear combination of multiple diagnostic markers. *Journal of the American Statistical Association*, 88, 1350-1355.

［546］SUPAC-IR. (1995). The United States Food and Drug Administration guideline immediate release solid oral dosage forms. Scale-Up and Postapproval Changes: Chemistry, Manufacturing, and Controls, In Vitro Dissolution Testing, and In Vivo Bioequivalence Documentation, Rockville, MD.

［547］Suwelack, D. and Weihrauch, T.R. (1992). Practical issues in design and management of multinational trials. *Drug Information Journal*, 26, 371-378.

［548］Swain, S.M. (2006). A step in the right direction. *Journal of Clinical Oncology*, 24(23), 1-2.

［549］Tandon, P.K. (1990). Applications of global statistics in analyzing quality of life. *Statistics in Medicine*, 9, 819-827.

［550］Tango, T. (1998). Equivalence test and confidence interval for the difference in proportions for the paired-sample design. *Statistics in Medicine*, 17(8), 891-908.

［551］Temple, R. (1982). Government viewpoint of clinical trials. *Drug Information Journal*, 16, 10-17.

［552］Temple, R. (1993). Trends in pharmaceutical development. *Drug Information Journal*, 27, 355-366.

［553］Temple, R. (2003). Overview of the concept paper, history of the QT/TdP concern; Regulatory implications of QT prolongation. *Presentations at FDA/Industry Statistics Workshop*. September 18-19, 2003, Bethesda, MD.

［554］Temple, R. and Ellenberg, S.S. (2000). Placebo-controlled trials and active-control trials in the evaluation of new treatments. Part 1: Ethical and scientific issues. *Annals of Internal Medicine*, 133(6), 455-463.

［555］Tessman, D.K., Gipson, B., and Levins, M. (1994). Cooperative fast-track development: The fludara story. *Applied Clinical Trials*, 3, 55-62.

［556］Testa, M.A. (1987). Interpreting quality of life clinical trial data for use in clinical practices of antihypertensive therapy. *Journal of Hypertension*, 5, S9-S13.

［557］Testa, M.A., Anderson, R.B., Nackley, J.F., and Hollenberg, N.K. (1993). Quality of life And antihypertensive therapy in men: A comparison of Captopril with Enalapril. *New England Journal of Medicine*, 328, 907-913.

［558］Thall, P.F. and Russel, K.E. (1998). A strategy for dose-finding and safety monitoring based on efficacy and adverse outcomes in phase I/II clinical trials. *Biometrics*, 54, 251-264.

［559］Thomas, A.L. (1982). Finding the observed information matrix when using the EM algorithm. *Journal of the Royal Statistical Society*, 44, 226-233.

［560］Tibshirani, R. (1996). Regression shrinkage and selection via the Lasso. *Journal of Royal Statistical Society: Series B*, 58, 267-288.

［561］Todd, S. (2003). An adaptive approach to implementing bivariate group sequential clinical trial designs. *Journal of Biopharmaceutical Statistics*, 13, 605-619.

420

［562］Todd, S. and Stallard, N. (2005). A new clinical trial design combining Phases 2 and 3: Sequential designs with treatment selection and a change of endpoint. *Drug Information Journal*, 39, 109-118.

［563］Tong, W., Lucas, A.B., Shippy, R., Fan, X., Fang, H., Hong, H., Orr, M.S. et al. (2006). Evaluation of external RNA controls for the assessment of microarray performance. *Nature Technology*, 24, 1132-1139.

［564］Torrance, G.W. (1976). Toward a utility theory foundation for health status index models. *Health Services Research*, 4, 349-369.

［565］Torrance, G.W. (1987). Utility approach to measuring health-related quality of life. *Journal of Chronic Diseases*, 40, 593-600.

［566］Torrance, G.W. and Feeny, D.H. (1989). Utilities and quality-adjusted life years. *Journal of Technology Assessment in Health Care*, 5, 559-575.

［567］Tse, S.K., Chang, J.Y., Su, W.L., Chow, S.C., Hsiung, C., and Lu, Q.S. (2006). Statistical quality control process for traditional Chinese medicine. *Journal of Biopharmaceutical Statistics*, 16, 861-874.

［568］Tsiatis, A.A. and Mehta, C. (2003). On the inefficiency of the adaptive design for monitoring clinical trials. *Biometrika*, 90, 367-378.

［569］Tsong, Y. (2007). Special issue on active controlled clinical trials. *Journal of Biopharmaceutical Statistics*, 17, 197-199.

［570］Tsong, Y., Higgins, K., Wang, S.J., and Hung, H.M.J. (1999). An overview of equivalence testing-CDER reviewers' perspective. *Proceedings of the Biopharmaceutical Section of American Statistical Association*, pp. 214-219.

［571］Tsong, Y. and Shen, M. (2007). An alternative approach to assess exchangeability of a test treatment and the standard treatment with normally distributed response. *Journal of Biopharmaceutical Statistics*, 17, 329-338.

［572］Tsong, Y., Shen, M., Zhong, J., and Zhang, J. (2008). Statistical issues of QT prolongation assessment based on linear concentration modeling. *Journal of Biopharmaceutical Statistics*, 18, 564-584.

［573］Tsong, Y. and Zhang, J. (2005). Testing superiority and noninferiority hypotheses in active controlled clinical trials. *Biometrical Journal*, 47, 62-74.

［574］Tsong, Y. and Zhang, J. (2007). Simultaneous test for superiority and noninferiority hypotheses in active-controlled clinical trials. *Journal of Biopharmaceutical Statistics*, 17, 247-257.

［575］Tsong, Y. and Zhang, J. (2008). Guest editors' notes on statistical issues in design

421

and analysis of thorough QTc studies. *Journal of Biopharmaceutical Statistics*, 18, 405-407.

［576］Tsong, Y., Zhong, J., and Chen, W.J. (2008). Validation testing in thorough QT/QTc clinical trials. *Journal of Biopharmaceutical Statistics*, 18, 529-541.

［577］Tsong, Y., Zhang, J., and Levenson, M. (2007). Choice of δ noninferiority margin and dependency of the noninferiority trials. *Journal of Biopharmaceutical Statistics*, 17, 279-288.

［578］Tsou, H.H., Hsiao, C.F., Chow, S.C., Yue, L., Xu, Y., and Lee, S. (2007). Mixed noninferiority margin and statistical tests in active controlled trials. *Journal of Biopharmaceutical Statistics*, 17, 339-357.

［579］Tsou, H.H., Tsong, Y., Wang, W.J., Dong, X., and Hsiao, C.F. (2012). Design and analysis issues of multi-regional clinical trials with different regional endpoints. *Journal of Biopharmaceutical Statistics*, 22, 1051-1059.

［580］Tusher, V.G., Tibshirani, R., and Chu, G. (2001). Significance analysis of microarrays applied to ionizing radiation response, *Proceedings of National Academy of Sciences*, 98, pp. 5116-5121.

［581］Uesaka, H. (2009). Sample size allocation to regions in multiregional trial. *Journal of Biopharmaceutical Statistics*, 19, 580-594.

［582］Ueta, M., Sotozono, C., Tokunaga, K., Yabe, T., and Kinoshita, S. (2007). Strong association between HLA-A*0206 and Stevens-Johnson syndrome in the Japanese. *American Journal of Ophthalmology*, 143(2), 367-368.

［583］USP/NF. (2000). United States Pharmacopeia 24 and National Formulary 19, United States Pharmacopeial Convention, Rockville, MD.

［584］Van't Veer, L.J., Dai, H., van de Vijver, M.J., He, Y.D., Hart, A.A., Mao, M., Peterse, H.L. et al. (2002). Gene expression profiling predicts clinical outcome of breast cancer. *Nature*, 415, 530-536.

［585］Van de Vijver, M.J., He, Y.D., van't Veer, L.J., Dai, H., Hart, A.A., Voskuil, D.W., Schreiber, G.J. et al. (2002). A gene-expression signature as a predictor of survival in breast cancer. *New England Journal of Medicine*, 347, 1999-2009.

［586］Varmus, H. (2006). The new era in cancer research. *Science*, 312, 1162-1165.

［587］Wang, H. (2001). Two-way contingency tables with marginally and conditionally imputed nonrespondents. Ph.D. Thesis, Department of Statistics, University of Wisconsin- Madison, WI.

［588］Wang, H. and Chow, S.C. (2002a). On statistical power for average bioequivalence testing under replicated crossover design. *Journal of Biopharmaceutical Statistics*, 12, 295-309.

[589] Wang, H. and Chow, S.C. (2002b). A practical approach for parallel trials without equal variance assumptions. *Statistics in Medicine*, 21, 3137-3151.

[590] Wang, H., Chow, S.C., and Li, G. (2002). On sample size calculation based on odds ratio in clinical trials. *Journal of Biopharmaceutical Statistics*, 12, 471-483.

[591] Wang, J., Chang, M., and Menon, S. (2014). Biomarker-informed adaptive design. In: Carini C, Menon S, Chang M (Eds), *Clinical and Statistical Considerations in Personalized Medicine*. CRC Press, Boca Raton, FL, pp. 129-148.

[592] Wang, S. and Ethier, S. (2004). A generalized likelihood ratio test to identify differentially expressed genes from microarray data. *Bioinformatics*, 20, 100-104.

[593] Wang, S.J., Hung, H.M.J., and Tsong, Y. (2002). Utility and pitfall of some statistical methods in active controlled clinical trials. *Controlled Clinical Trials*, 23, 15-28.

[594] Wang, S.J., O'Neill, R.T., and Hung, H.M.J. (2007). Approaches to evaluation of treatment effect in randomized clinical trials with genomic subset. *Pharmaceutical Statistics*, 6, 227-244.

[595] Wang, S.K. and Tsiatis, A.A. (1987). Approximately optimal one-parameter boundaries for a sequential trial. *Biometrics*, 43, 193-200.

[596] Wang, X., Wu, Y., and Zhou, H. (2009). Outcome- and auxiliary-dependent subsampling and its statistical inference. *Journal of Biopharmaceutical Statistics*, 19, 1132-1150.

[597] Wang, Y., Pan, G., and Balch, A. (2008). Bias and variance evaluation of QT interval correction methods. *Journal of Biopharmaceutical Statistics*, 18, 427-450.

[598] Ware, J.E. (1987). Standards for validating health measures definition and content. *Journal of Chronic Diseases*, 40, 473-480.

[599] Webber, K.O. (2007). Biosimilars: Are we there yet? Presented at Biosimilars 2007, George Washington University, Washington, DC.

[600] Weerakkody, G.J. and Johnson, D.E. (1992). Estimation of within model parameters in regression models with a nested error structure. *Journal of the American Statistical Association*, 87, 708-713.

[601] Wei, G.C.G. and Tanner, M.A. (1990). A Monte Carlo implementation of the EM algorithm and the poor man's data augmentation algorithm. *Journal of the American Statistical Association*, 85, 699-704.

［602］Wei, L.J. (1978). The adaptive biased-coin design for sequential experiments. *The Annals of Statistics*, 9, 92-100.

［603］Wei, X. and Chappel, R. (2005). A test for non-inferiority with a mixed multiplicative/additive null hypothesis. *Presentation in 2005 ENAR Spring Meeting*, March 20-23, 2005, Austin, Texas.

［604］Westfall, P. and Bretz, F. (2010). Multiplicity in clinical trials. In *Encyclopedia of Biopharmaceutical Statistics*, 3rd ed., Chow, S.C. (Ed.), Taylor & Francis Group, New York.

［605］Westfall, P.H., Tobias, R.D., Rom, D., Wolfinger, R.D., and Hochberg, Y. (1999). *Multiple Comparisons and Multiple Tests Using the SAS System*. SAS Institute, Gary, NC.

［606］Westlake, W.J. (1976). Symmetrical confidence intervals for bioequivalence trials. *Biometrics*, 32, 741-744.

［607］Whitehead, J. (1997). Bayesian decision procedures with application to dose-finding studies. *International Journal of Pharmaceutical Medicine*, 11, 201-208.

［608］Whitehead, J. and Williamson, D. (1998). An evaluation of Bayesian decision procedures for dose-finding studies. *Journal of Biopharmaceutical Medicine*, 8, 445-467.

［609］WHO. (2005). World Health Organization Draft Revision on Multisource (Generic) Pharmaceutical Products: Guidelines on Registration Requirements to Establish Interchangeability, Geneva, Switzerland.

［610］Wikipedia. (2010). List of withdrawn drugs. http://en.wikipedia.org/wiki/List_of_withdrawn_drugs.

［611］Wiles, A., Atkinson, G., Huson, L., Morse, P., and Struthers, L. (1994). Good statistical practices in clinical research: Guideline standard operating procedures. *Drug Information Journal*, 28, 615-627.

［612］Williams, G.H. (1987). Quality of life and its impact on hypertensive patients. *American Journal of Medicine*, 82, 98-105.

［613］Williams, G., Pazdur, R., and Temple, R. (2004). Assessing tumor-related signs and symptoms to support cancer drug approval. *Journal of Biopharmaceutical Statistics*, 14, 5-21.

［614］Wilson, P.W.F., Garrison, R.J., and Castelli, W.P. (1985). Post-menopause estrogen use, cigarette smoking and cardiovascular morbidity in women over 50: The Framingham study. *New England Journal of Medicine*, 313, 1038-1043.

[615] Woodcock, J. (2004). FDA's critical path initiative. FDA: http://www.fda.gov/oc/initiatives/criticalpath/woodcock0602/woodcock0602.html.

[616] Woodcock, J. (2005). FDA introduction comments: Clinical studies design and evaluation issues. *Clinical Trials*, 2, 273-275.

[617] Woodcock, J., Griffin, J., Behrman, R., Cherney, B., Crescenzi, T., Fraser, B., Hixon, D. et al. (2007). The FDA's assessment of follow-on protein products: A historical perspective. *Nature Reviews Drug Discovery*, 6, 437-442.

[618] Woodcock, J. and LaVange, L.M. (2017). Master protocols to study multiple therapies, multiple diseases, or both. *New England Journal of Medicine*, 377, 62-70.

[619] Wu, Y.J., Tan, T.S., Chow, S.C., and Hsiao, C.F. (2014). Sample size estimation of multiregional clinical trials with heterogeneous variability across regions. *Journal of Biopharmaceutical Statistics*, 24, 254-271.

[620] Wysowski, D.K., Corken, A., Gallo-Torres, H., Talarico, L., and Rodriguez, E.M. (2001). Postmarketing reports of QT prolongation and ventricular arrhythmia in association with cisapride and Food and Drug Administration regulatory actions. *American Journal of Gastroenterology*, 96, 1698-1703.

[621] Yan, X., Lee, S., and Li, N. (2009). Missing data handling methods in medical device clinical trials. *Journal of Biopharmaceutical Statistics*, 19, 1085-1098.

[622] Yan, X., Wang, M.C., and Su, X. (2007). Test for the consistency of noninferiority from multiple clinical trials. *Journal of Biopharmaceutical Statistics*, 17, 265-278.

[623] Ying, L., Song, F.Y., Chow, S.C., Zheng, J., Li, X., Henry, D., and Sethuraman, V. (2018). On evaluation of consistency in multi-regional clinical trials. *Journal of Biopharmaceutical Statistics*, 28(5), 840-856. doi:10.1080/10543406.2017.1397008.

[624] Ypma, T.J. (1995). Historical development of the Newton-Raphson method. *SIAM Review*, 37(4), 531-551.

[625] Yue, L. (2006). Statistical and regulatory issues with the application of propensity score analysis to nonrandomized medical device clinical studies. *Journal of Biopharmaceutical Statistics*, 17(1), 1-13.

[626] Zhang, H. and Paik, M.C. (2009). Handling missing responses in generalized linear mixed model without specifying missing mechanism. *Journal of Biopharmaceutical Statistics*, 19, 1001-1017.

[627] Zhang, J. (2008). Testing for positive control activity in a thorough QTc study.

Journal of Biopharmaceutical Statistics, 18, 517-528.

［628］Zheng, J. and Chow, S.C. (2019). Criteria for dose-finding in two-stage seamless adaptive design. *Journal of Biopharmaceutical Statistics*, 1-12.

［629］Zhang, J. and Machado, S.G. (2008). Statistical issues including design and sample size calculation in thorough QT/QTc studies. *Journal of Biopharmaceutical Statistics*, 18, 451-467.

［630］Zhang, L., Dmitrienko, A., and Luta, G. (2008). Sample size calculations in thorough QT studies. *Journal of Biopharmaceutical Statistics*, 18, 468-482.

［631］Zhang, W., Sargent, D.J., and Mandrekar, S. (2006). An adaptive dose-finding design incorporating both toxicity and efficacy. *Statistics in Medicine*, 25, 2365-2383.

［632］Zheng, J., Yin, D., Yuan, M., and Chow, S.C. (2019). Simultaneous confidence interval approach for analytical similarity assessment. *Journal of Biopharmaceutical Statistics*, 29, In press.

［633］Zhou, J. Vallejo, J., Kluetz, P., Pazdur, R., Kim, T., Keegan, P., Farrell, A., Beaver, J.A., and Sridhara, R. (2019). Overview of oncology and hematology drug approvals at US Food and Drug Administration between 2008 and 2016. *Journal of the National Cancer Institute*, 111(5), 449-458. doi:10.1093/jnci/djy130.

［634］Zhou, X.H., Li, S.L., Tian, F., Cai, B.J., Xie, Y.M., Pei, Y., Kang, S., Fan, M. and Li, J.P. (2012). Building a disease risk model of osteoporosis based on traditional Chinese medicine symptoms and western medicine risk factors. *Statistics in Medicine*, 31, 643-652.

［635］Zhou, X., Liu, S., Kim, E.S., Herbst, R.S., and Lee, J.J. (2008). Bayesian adaptive design for targeted therapy development in lung cancer-a step toward ersonalized medicine. *Clinical Trials*, 5, 181-193.

［636］Zhou, Y. and Whitehead, J. (2003). Practical implementation of Bayesian doseescalation procedures. *Drug Information Journal*, 37, 45-59.

［637］Zhou, Y., Whitehead, J., Bonvini, E., and Stevens, J.W. (2006). Bayesian decision procedures for binary and continuous bivariate dose-escalation studies. *Pharmaceutical Statistics*, 5, 125-133.

［638］Zwinderman, A.H. (1990). The measurement of change of quality of life in clinical trials. *Statistics in Medicine*, 9, 931-942.